清宫医案骨关节炎治疗方现代研究

主编 陈俊 吴广文

U0353653

全国百佳图书出版单位

中国中医药出版社

·北京·

图书在版编目（CIP）数据

清宫医案骨关节炎治疗方现代研究 / 陈俊，吴广文主编 . —北京：中国中医药出版社，2023.4

ISBN 978-7-5132-8040-2

Ⅰ . ①清… Ⅱ . ①陈… ②吴… Ⅲ . ①关节炎—医案—汇编—中国—清代 Ⅳ . ① R274.943

中国国家版本馆 CIP 数据核字（2023）第 028306 号

中国中医药出版社出版

北京经济技术开发区科创十三街 31 号院二区 8 号楼

邮政编码　100176

传真　010-64405721

山东临沂新华印刷物流集团有限责任公司印刷

各地新华书店经销

开本 787×1092　1/16　印张 24.5　字数 419 千字

2023 年 4 月第 1 版　2023 年 4 月第 1 次印刷

书号　ISBN 978 – 7 – 5132 – 8040 – 2

定价　136.00 元

网址　www.cptcm.com

服 务 热 线　010-64405510

购 书 热 线　010-89535836

维 权 打 假　010-64405753

微信服务号　**zgzyycbs**

微商城网址　**https://kdt.im/LIdUGr**

官 方 微 博　**http://e.weibo.com/cptcm**

天猫旗舰店网址　**https://zgzyycbs.tmall.com**

如有印装质量问题请与本社出版部联系（010-64405510）

《清宫医案骨关节炎治疗方现代研究》
编委会

主　编　陈　俊　吴广文

编　委（以姓氏笔画为序）

叶锦霞　刘淑如　刘淑娟　许　文

李明波　邱建清　张　婷　陈　楠

陈振沅　林　洁　林　晴　罗清清

郑若曦　郑春松　赵忠胜　段辛威

郭宇辰　黄佳瑜　黄艳峰　董　淇

潘丹虹　戴雨婷

序

福建中西医结合研究院成立于 2005 年 7 月，中国中医科学院资深院士、国医大师陈可冀研究员担任院长。在陈院士的指导下，2007 年 1 月研究院骨病研究所成立，开展骨关节炎相关研究。

宫廷医学作为中医学的重要组成部分，代表着中国传统医学的发展方向和各朝代当时的最高医疗水平，而清代宫廷医学在一定程度上代表了中国古代中医发展的最高水平。陈可冀院士是清宫医案研究第一人，骨病研究所陈俊及吴广文两位博士依据《陈可冀学术思想及医案实录》之"关于骨关节炎的辨证论治原则"及陈院士主持整理的《清宫医案集成》《清宫配方集成》《清宫药引精华》《清宫外治医方精华》等清宫专著，在传承清宫用药经典的同时，通过改进药物剂型、提炼核心用药等方式对经典进行创新探索，同时结合现代有关骨关节炎临床和基础研究进展，探讨形成了本痿标痹核心病机之骨关节炎治疗新方案，为从事中医药治疗骨关节炎的广大学者和医务工作者在研究思路及研究方法上提供借鉴和参考。

党的二十大报告提出"推进健康中国建设，促进中医药传承创新发展"，这是新时代中医药事业发展的新坐标。新时代的使命任务鼓舞人心、催人奋进，我们要不负使命、勇毅前行，在以中国式现代化全面推进中华民族伟大复兴的新征程上展现中医药的担当作为。

是以为序。

二零二二年十月于福州

前　言

国医大师陈可冀院士是清宫医案研究第一人，不仅在心脑血管疾病诊治方面作出了卓越贡献，对老年性疾病尤其是骨关节炎也有专门的理论论述和医案实录。我们依据陈院士《陈可冀学术思想及医案实录》与《清宫配方集成》等一系列清宫经典专著中辨治骨关节炎的学术思想，结合骨关节炎最新研究进展与药物制剂新技术，传承经典、守正创新，形成"本痿标痹"核心病机之骨关节炎治疗新方案——洗腿又方熏洗，骨痛停气雾剂外喷，荣筋拈痛方内服，荣筋祛痹方熏洗。

新方案的研究充分运用网络药理学、计算机模拟与动物实验等基础研究方法，从保护软骨、抑制基质降解和减轻滑膜炎症等方面，阐明上述诸方治疗骨关节炎的作用机制。同时通过大量临床实践与病例对照研究，证实本新方案从外用到内服，多层次、多维度共同起效，对骨关节炎具有较好的治疗效果。

知之愈明，行之愈笃。敬请广大读者不吝赐教，惠予指正，共同为祖国医药事业的发展作出贡献。

《清宫医案骨关节炎治疗方现代研究》编委会

2022 年 9 月

目　录

第一章　清代宫廷医学与骨关节炎

第二章　原方研究：洗腿又方

第六章　相关单味药研究

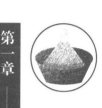

第一章

清代宫廷医学与骨关节炎

清代宫廷医学在长期的发展过程中，形成了系统而丰富的养生保健及疾病诊疗的理论和方法，至今仍有效地指导中医临床实践。本章从药香氤氲、广用经方和养生保健等方面概括清代宫廷医方的特点，并进一步从养生防病和疾病诊治等角度阐述其对骨关节炎的认识，最后撷取清代宫廷治疗骨关节炎的经典方并从中归纳总结用药特色。

第一节　清代宫廷医学概述

中医学延续到清代有较大的发展，除对医学经典著作及金元时期形成的多种医学理论有进一步的交叉融合、深层次的探讨分析及作出由博返约的论述，如编纂《医宗金鉴》等书外，医学流派之间的学术争鸣也颇为昌盛，尤为引人注目的是经方、时方之争，伤寒、温病之争，以及温补与反温补之争等。这些都深深地影响了清代医学界进步与发展，使清代医学形成了自己的学术特色，达到了新的科学水平。这些特色，自然也反映到清代宫廷内部医疗活动中。

宫廷作为中国专制社会最高统治者的居所和国家最高权力之所在，在长期的医疗保健活动中，构成了独特的医药空间，形成了独具特色的宫廷医学。从 20 世纪 80 年代起，清代宫廷医学的研究渐成气候，至今方兴未艾。研究者投入大量的精力，取得了丰硕的成果，形成了深厚的学术积累。从事清代宫廷医学研究的学者分属医学界、博物馆界和史学界，不同人群的研究方法自成一体，研究成果各有千秋。

医学文物是人类在长期的医事活动中遗留下来的物证。清宫的医学文物，即紫禁城中与医事活动有关的实物遗存和文字记载。清宫医学文物是故宫博物院藏品中重要而富有特色的门类，就学术研究而言，清宫医学文物是研究医学史、宫廷史和中外文化交流史的第一手资料。对于中医学来讲，对清宫医学文物的充分利用有着事半功倍的效果，从而使医学教育变得极具吸引力、感染力和说服力。

溯源寻流，我们将清宫医疗特色归纳为药香氤氲、名医大家、崇尚实效、广用经方、温病时方、代茶饮方、养生保健七个板块。相对于元、明两代的宫廷医药档案，清宫医案保存相对完好，其医学价值和史学价值均不容小觑。在医学界、博物馆界和史学界的共同努力下，随着学科之间的交叉和融合，以及多学科综合研究方法的不断应用，清代宫廷医学研究必将取得更多具有重要影响力的优秀成果。

一、药香氤氲

清宫所用药材，其来源大致可分为以下五类。

一是征收各省药材。这一来源是清代宫廷药材最主要的来源。清代有这样的规定："各直省岁解药材本色并折色钱粮。"这一规定有三层含义：第一，朝廷对各省药材每年征收一次，所收药材分药材本色和药材折色两部分；第二，所征收的药材均以各省的道地药材为主，以确保药材的特性及其品质优良；第三，各省上交药材的数量是有定额的，倘若不能完成本色药材的数额，则需按价折银完纳。清代对各省交纳药材的管理相当严细。"各直省出产药材地方，每年接纳本院生药库收储"。太医院生药库对所收到的药材，必须验其优劣，仔细清点、登记造册。太医院选委二员为生药库库使，典守库务。

二是官员进贡。清朝官员常以个人名义上贡、献纳方物，其名目、缘由很多，主要有节贡、例节等，所贡物品五花八门。就药而言，既有道地药材，又有成药，还有西洋药。所谓的道地药材是指来自特定产区的优质药材，土壤、气候、环境等综合因素决定了一些药材只有产自特定地区药性才能达到最佳，正是由于药材的这种特性，道地药材就成了其产区官员进献贡品的不二选择。进贡道地药材和本土成药是持续性、经常性行为，而进献外国药则是在中西文化交流鼎盛的康雍乾时期较为多见，其他时期则寥寥无几。

三是外买药材和成药。宫中所用药材，一方面从太医院生药库传取，另一方面则按定例给价，令药商采办。最有名的药商当属同仁堂药商。清代享有供奉御药殊荣的民间药铺只有同仁堂一家，同仁堂供奉御药包括药材和成药两方面。同仁堂以选料上乘，配方独特，炮制讲究，疗效显著，药味齐全闻名于世。通常情况下，同仁堂每三个月进药一次，每次进药情况都有详细记录。倘若遇到紧急事务，则随时传取，限时交进。从御药房发给同仁堂的"票传"和"粘单"上看，每次传取的药物少则数十种，多则数百种。同仁堂供奉的成药部分至今仍保存在故宫，如太乙紫金锭、八宝太乙紫金锭、黎峒丸、十香返魂丹、神效活络丹、再造丸、苏合丸。传取同仁堂药品，表明清宫对同仁堂药品的信任和青睐，同时也证明同仁堂成药的品质优良，可以和御药房所制成药互为替代。尽管有御药房修合，同仁堂供奉，宫中药品难免有不能满足使用之时，解决燃眉之急的最有效措施莫过于从宫外购买。在非常时期，外买药品便是唯一行之有效的办法。

四是外国使节馈赠。一些西方国家出于开展对华贸易的需要，派遣使团来到中国。为了表达通商的迫切心情，他们往往向清廷奉送丰厚礼品，西洋药品作为礼品中一类进入宫中。宫中西洋药品还有一些是西洋传教士所呈进。传教士为了博取皇帝的好感，以谋求教务之发展，屡屡进献药品。虽然这种渠道进入宫中的药品数量有限，但作用却十分可观，故在探讨宫中医药来源时是不容忽视的。除西方国家外，对清称臣之藩属国，如琉球、安南、朝鲜、暹罗等，也不断派遣使节，向朝廷纳贡。这些来自异域的药材都是其土产，是名副其实的道地药材，无疑对丰富清宫药材的品种大有裨益。

五是宫中自制药品。宫中自制药品是解决宫廷用药的正途，帝后服用的汤药和宫廷所用成药大多是由宫内有关机构制作的。宫中制作成药的机构有两个，分别是御药房和内务府造办处。御药房是供应宫廷所需药材的炮制和各型成药加工的机构。造办处是清宫内务府所属负责制造皇家御用品的专门机构。在制药方面，造办处和药房各有侧重，药房主要制备帝后日常用的丸散膏丹，造办处主项是配制锭子药及军前用药。虽品种相对单一，但基本是批量制作，数量较大。通过以上这些途径，各种药材和部分成药源源不断地进入宫廷。

清宫医学所用药引取材极广，大凡草木、金石、介类、虫兽，以及茶叶、菜食，乃至极为罕见、具有鲜明特点者皆可入药为引，粗略统计有上百种之多。其最有效地实践了自《内经》以来的中医归经理论，这可以从入脏腑和入病位两个方面粗略地加以论述。其中，脏腑归经是依据脏腑经络学说并结合具体实践所产生的中医基本理论，分别可归属入心、肝、脾、肺、肾；病位归经则是指对于不同的病位，根据中药的升降沉浮、性味归经理论，选择引药，直达病所，可达到更好的治疗效果。这与西医学的载体学说有内在相同之处。

二、名医大家

太医院医务人员皆为各省督抚举荐之名医，部分太医院培养者，亦因师于高手而具有一定水平。为宫廷权贵服务注重实效，自不待言，太医的医术水平应当是很高的，但由于太医身居宫廷内部，活动范围狭小，大都鲜为人知。现列举部分名医如下。

刘裕铎，字铺仁，"同春堂"第三代传人，作为清太医院太医，乾隆年间曾和吴谦一起担任《医宗金鉴》的总修官。刘裕铎的存世医案不多，但从他仅存的医案中也能对其高超的医术窥见一斑。根据医案记载，刘裕铎的学术思想可概括为如下几点：①善用古方，随证化裁：在清宫医案中，刘裕铎多用古人之验方随证化裁，如应用仓廪散加减治疗庄亲王之痢疾等。②药味精当，量少效佳：作为御医，长期供奉宫廷，故遣方用药之谨慎可想而知。刘裕铎力求药少效佳，在档案所能见到的处方中，最大的单味药用量仅为三钱。③长于调摄：在对清宫医案的统计分析中不难发现，刘裕铎对于慢性病、病情恢复期常酌情配伍丸药，正所谓

"丸者，缓也"。

力钧，字轩举，号医隐，福州永福人，为中国近代名医，首倡中西医结合，注重临床实践，是清末民初杰出的医学家和学者。长期的临床实践及大量接触西洋医学的经历，使其融会诸家之说，倡导中西汇通，形成了独具特色的学术思想。其学术思想可概括为以下几点：①重视气血：力钧对内科诸病的论治十分强调气血的变化，从其诊治的脉案中亦随处可见力钧阐释气血盛衰对病情改善的重要性。②善用经方，擅治疫病：诸如用四逆散治疗慈禧太后之泄泻等。③倡导中西医汇通：力钧身处清光绪年间西洋医学大量涌入之际，在接触西洋医学的过程中，他以一种开放包容的胸怀，勇于实践、创新，最终成为中西医汇通的倡导者和践行者。

马培之，字文植，自幼随其祖父马省三习医16年，尽得其学，后又博采王九峰、费伯雄等医家之说，融会贯通。他应召进京为慈禧太后治病，故宫廷有"外来医生以马文植最著"的说法。马培之是孟河医派四大名医之首，其学术思想可概括为以下3个方面：①博采众方，内外兼长，外科尤甚：马培之精研古籍，博采众方，在外科方面尤为擅长，著有《外科全生集》《医略存真》《外科传薪集》《外科集腋》等。②简明扼要治外证，内外贯通：马培之对于各类疮疡的治法独具特色，强调内外兼治、刀针结合，疗效极好。③辨证准确，用药平正：他强调深入剖析病情，抓住疾病症结所在；讲究药力，注重药物的性能、专长、配伍、炮制等，以利药效充分发挥。马培之以调养心脾法辨治慈禧之二阳病、以温补固肠饮治疗太后之泄泻等经典医案，为临床治疗心脾疾病提供了借鉴。

赵文魁，字友琴，清代著名医家，其祖上业医，三代御医。他对《内经》《难经》《伤寒论》及温病著作皆有精研，尤其擅长内科、温病，对脉学也颇有研究。根据清宫医案的记载，赵文魁的学术思想可概括为以下3个方面：①辨脉求本：他精研《难经》，深究《濒湖脉学》，合清宫诊疗实际，几经探索，总结出以脉定夺的临床经验。他认为，凡病皆根于内而形诸外，症或有假不可凭者，而脉必无假而诊知其本。②宣透达邪：他博采温病各家之论，结合临床实际，总结出凡温热病莫不由内热久郁，复感温邪所致。治疗强调宣透达邪，切不可专进寒凉。③平妥轻灵：细察赵文魁宫中医案，绝大多数立论平妥，立法周全，组方轻灵严密。究其原因，帝后养尊处优，所患以伤风感冒、伤热食积为多，因此，其治疗重在存津保液，用药多轻灵精巧为主。

太医院作为当时最高的医疗机构，对医学特别是北京地区的医学发展有相当大的影响力。对"北京中医药数字博物馆"所列的近代北京名医进行统计，96 位中就有 29 位名医是清宫太医及其传人，如赵文魁及其传人赵绍琴、韩一斋及其传人刘奉五等。以清末御医及御医传人为代表，形成了北京御医学派，对北京中医教育、医疗和学术方面产生了深远的影响。

三、崇尚实效

清宫医案是清代 200 余年近千名太医临床经验的集中体现。由于所处的环境特殊，清宫医案的诊治对象为宫廷权贵，加之皇家数百年的生活环境相对稳定，因而涉及的病证具有较明显的特征。此外，清宫医案中的医者同为太医院太医，各自临床与研究的场所大致相同，因此清宫医学又具有类似学派的氛围，从而形成了清代宫廷医学以崇尚实效为首要特点。御医治病，惟以疗效之良否作为诊治之关键，进而产生了一大批临床上疗效确切并历代延续使用的名方、名药。这些都决定了清宫医派的临床经验在医学领域能够展现出其相应的特色。

崇尚实效的案例，在宫中脉案里更是俯拾即是，不胜枚举。御医治病，非执滋补一途，每以中病为准，倘有瘀滞，纵至尊之体，硝黄之属亦重用而不忌；如遇顽疾，虽金枝玉叶，蛇蝎之品也用之以求痊。其中惟以疗效之良否，作为诊治之关键。以光绪三十二年慈禧太后脉案为例，是年慈禧主要患有脾胃病，经治疗脾气健运，腹泻渐止，气道较畅，神力较好。其药效可见。然纵观本年的脉案记录，均是因证施治，重在取效，其治疗法则，前后变易颇大。例如"闰四月十四日，庄守和（院使）张伸元（左院判）姚宝生（右院判）请得皇太后脉息左关弦而稍数，右寸关滑数，沉按有力。诸证渐轻，惟肠胃宿滞未清，肝热尚盛，中气欠畅，有时头晕口渴，谷食不香，大关防（大便）郁滞未畅，小关防（小便）色赤而短，今谨拟益阴清热化滞之法调理"。拟方如下：

细生地 四钱　玄参 三钱　知母 二钱　枳实 二钱　莱菔子 一钱五分，炒研　山楂 三钱，炒　麦芽 三钱　酒军 二钱　元明粉 一钱　酒芩 二钱　泽泻 一钱五分　甘草 一钱

药引用竹叶 一钱

彼时，慈禧已年逾古稀，且居至尊之位，而御医据其脉证分析属"肠胃宿滞未清"，而取"益阴清热化滞之法"，方宗增液承气汤化裁，虽然芒硝、大黄之属病家多惧，而御医则因其证之所需，投用不忌。次日脉案有"诸证见好"等语，

足征有效。至闰四月二十日，辨证仍有"胃热饮滞未清"之记载，遂用调中化饮之法，投用大承气汤。药用：

紫厚朴_{一钱五分} 广皮_{一钱五分} 枳实_{一钱五分} 蔻仁_{一钱，研} 炙香附_{二钱} 山楂_{三钱，炒} 神曲_{三钱} 栀子_{二钱，炒} 元明粉_{一钱，后煎} 酒军_{二钱，后煎} 泽泻_{一钱五分} 甘草_{一钱}

药引用合欢花_{五朵}

后于闰四月二十三日中又称"欲升清阳，先用降浊之法"，继投大承气汤服用，病情渐次改善。可见治疗实以取效为上，故即使如《本草经疏》所称之"大苦大寒，性禀直遂，长于下通"、力猛有"将军"之誉的大黄，以及由大黄、芒硝为主，具破结除满、荡涤肠胃之功之大承气汤，亦无所顾忌。同年五月下旬，慈禧"脉右关滑缓，中气仍滞"，用温通之品治疗后，六月一日其"脉息右关缓而有神，中气稍振"。御医张仲元等击鼓再进，投以附子理中汤。药用：

人参_{五分} 党参_{四钱} 干姜_{一钱} 生於术_{二钱} 茅山术_{二钱} 桂枝_{八分} 制附片_{六分} 甘草_{五分}

药引用广砂_{一钱，研}

次日仍投此剂，遂中气渐调，血脉渐充，乃继宗此方义化裁收功。附子性大热有毒，《本草汇言》告诫："若病阴虚内热或阳极似阴之证，误用之，祸不旋踵。"御医认证准确，力求速效，故亦投用。八月上旬，有阴液不充之兆，旋易六味地黄汤为主之养阴方剂，终操胜券。此例于一年之中，治疗变化颇大，随其证候不同，相继易用通下、温中、养阴诸法，均获显效，可为宫中崇尚疗效之最好说明。又，慈禧晚年患面风（面神经痉挛）之疾，御医辄用牵正散（白附子、僵蚕、全蝎）外贴其面颊。光绪帝耳鸣不愈，御医亦常用塞耳药（全蝎、麝香、薄荷）塞耳治疗，可见虫类有毒之品，亦常用之。如此种种，均说明清代宫廷医学特点之一崇尚疗效。

四、广用经方

从清宫医案看清代宫廷医学之另一大特色是法度谨严，广用经方，师古而不泥古。所用之经方，包括《内经》之半夏秫米汤与张仲景《伤寒论》《金匮要略》所载之医方。仲景之书，所载之方皆为中医理论与临床实际相结合之经典性文献，有证有法有方，流传迄今而不废，故被誉为经方，《伤寒论》《金匮要略》亦被誉为"群方之祖"和"方书之祖"。清宫御医，虽亦崇尚时方，但亦多是有真才实学者，故能潜心古训，胸有定见，法古参今，而用经方又符合宫中患者之实际病情，可谓能究文通义，目识心融，化而裁之，推而行之。

清宫医案中所用之经方，方类甚为齐全，涉及《伤寒论》113方及《金匮要略》25个篇章中之大要者。如桂枝汤类之桂枝汤加味、桂枝加附子汤、小建中汤等，麻黄汤类之麻黄汤、麻杏甘石汤等，葛根汤类之葛根汤加味等，白虎汤类之白虎汤、竹叶石膏汤等，承气汤类之三承气汤、麻子仁丸、桃核承气汤等，柴胡汤类之大柴胡汤、小柴胡汤、柴胡加芒硝汤、柴胡桂枝汤、四逆散等，泻心汤类之大黄黄连泻心汤、半夏泻心汤、生姜泻心汤、小陷胸汤、旋覆代赭石汤等，四逆汤类之理中汤、真武汤、附子汤等，五苓散类之五苓散、猪苓汤、苓桂术甘汤等，以及固涩止利之赤石脂禹余粮汤。又如中风历节篇之防己地黄汤，血痹虚劳篇之黄芪桂枝五物汤、酸枣仁汤、大黄䗪虫丸，肺痿肺痈咳嗽上气篇之葶苈大枣泻肺汤、桔梗汤，胸痹心痛短气篇之栝楼薤白半夏汤、橘皮枳实生姜汤，腹满寒疝宿食篇之厚朴七物汤、附子粳米汤、当归生姜羊肉汤，消渴小便利淋病篇之文蛤散，黄疸篇之茵陈蒿汤加减、茵陈五苓散，痰饮咳嗽篇之小半夏加茯苓汤，妇人妊娠病篇芎归胶艾汤、当归芍药散，呕吐哕下利篇之橘皮竹茹汤，妇人产后病篇枳实芍药散，妇人杂病篇半夏厚朴汤、甘麦大枣汤、温经汤、肾气丸、蛇床子散等。这些医方分别用于外感热病和内伤杂病，似能知其常而尽其变，虽未必尽善尽美，不越毫末，但多能不拘一经二经，单传双传，目有全豹，斟酌施治，间或亦有一些精辟立论者，似不可以寻常之"寒温补泻"窥伺之。

清初名医徐灵胎（1693—1771）云：仲景制方，"方之治病有定，病之变迁无定"，治疗当穷法溯源。由于清宫治病以实效为上，故在经方之变通应用上，取得较好效果。如嘉庆朝华妃娘娘病"停饮受凉之症"，调治后虽有好转，但"肝阴素虚，气怯身软，胸胁有时作痛"，继以桂枝汤合当归芍药散加减治疗，名为"益气建中汤"，取得良好效果，后以缓肝养荣丸调理收功。桂枝汤虽为辛温解表轻剂，实乃调和营卫之和剂，其变方小建中汤及黄芪建中汤尤为治"虚劳"之名方，故有"理阳气当推建中"之称，宫中用之者不少，如乾隆朝成衮扎布将军年老正虚，"水气凌心"，用黄芪建中汤加减治疗。乾隆朝禄贵人用桂枝汤合二陈汤加减治"内有停饮，外受微寒"。慈禧用苓桂术甘汤（桂枝用肉桂）"以助脾气化水饮"。光绪朝佛佑夫人肺痈之先用葶苈大枣泻肺汤合泻白散治疗，病势稍缓后，以黄芪桂枝五物汤合玉屏风散"益气和表养肺"，不失其调和营卫之大意。光绪皇帝且有以桂枝汤加味治疗其遗精病者，如清宫医案载："光绪□年三月二十七日李锡璋请得皇上脉息左关微弦，右寸关稍数。厥阴肝客于阴器则梦接，相火鼓之，致肾不闭藏则遗。谨拟滋阴固肾汤调理。"药用：

桂枝一钱　白芍一钱　牡蛎一钱五分,煅　蛤粉一钱五分　芡实二钱　甘草一钱

药引用生姜一片　红枣三枚

由此案可见，彼时宫中御医对桂枝汤之应用知识，颇为丰富与精到，已看到此方实乃治杂病之第一方，故能步武前哲张仲景之学，对其学术更无"雾里看山""是丹非素，胸中无主"之嫌；在温病学派崛起兴盛之时，仍不弃麻桂柴葛，无清代名医吴鞠通（1758—1836）所议之"宗张者非刘，宗朱者非李"之弊，而竟用于至尊"皇上"，可谓难得。

麻黄汤为仲景辛温逐邪发汗峻剂，咸丰朝丽皇贵妃服麻黄汤加味治疗"外感风寒"取效。麻杏甘石汤则为仲景所创之清上焦热、解表止咳定喘名方，乾隆朝循嫔"脉息浮大"，"肺胃有热，外受风凉，以致咳嗽有汗，发热声重"，用此方合橘枳姜汤加减，三天后病情即得控制。白虎汤类方之应用方面，如慈禧之用加味白虎汤治"咽喉舌干，口渴引饮，时作咳嗽"等。柴胡剂与葛根剂在清宫中也用得较多，尤其是柴胡类方更是常用，如光绪三十三年七月二十四日，光绪皇帝就曾用柴胡桂枝汤加减，行血和解治疗其虚劳证。慈禧之用四逆散以疏肝和胃，隆裕之用四逆散加味治疗腹胁作痛，食后身倦，用以调气和胃。又如瑾贵人（尚未晋为瑾妃时）之用大柴胡汤及截疟七宝饮或达原饮方意合方加减治疗疟疾后"痰饮滞热"，"阴亏脾弱"。又如道光三年七月初十日珍贵人病"疟疾之症"，"寒热往来，胁腹胀满"，认为系"湿热乘于荣分所致"，应用柴平汤治疗（柴胡、半夏、酒芩、赤苓、苍术、厚朴、陈皮、草果、槟榔、生地黄、当归，引用生姜、灯心）；实寓小柴胡汤、平胃散及达原饮方意，可谓经方与时方合璧，次日即取效。达原饮为温病学派创始人吴又可《瘟疫论》中之"开达膜原，辟秽化浊"治疟名方，由槟榔、厚朴、知母、芍药、黄芩、草果及甘草组成，清宫御医合经方、时方于一炉，甚是可贵。

关于泻心汤类方宫中亦多所化裁应用。如光绪朝总管崔玉贵鼻衄，先后用大黄黄连泻心汤及犀角地黄汤加减治疗后好转。又如宣统朝端康皇贵妃气道郁结，胸次堵满，夜间微疼，时作烦急，以旋覆代赭石汤合栝楼薤白半夏汤加减治

疗。道光朝顺常在于道光十七年十月二十一日，"脉息弦数，原系肺胃热盛，外受风凉，以致恶寒，胸胁胀痛，牙龈宣肿，牵引咽喉作痛，饮食难下"，以"瘟热过盛"，"外擦玉露霜，内服柴葛陷胸汤"，套用了小陷胸汤全方，次日即取得较好效果，咽喉肿痛渐消。

五苓散类方应用范围也较广。如嘉庆皇帝于某年闰四月十八日曾以五苓散治疗，证候虽未详注，但该方配制颇好，脉案载："皇上用，五苓散二料：云苓八钱，炒於术四钱，泽泻六钱，猪苓六钱，紫油桂八分去粗皮，共研细面，每服一钱，焦三仙汤送下。"嘉庆朝二阿哥患"红白痢"，以香连胃苓汤治疗，次日即获显效。乾隆朝定郡王之用胃苓汤，道光朝景常在之用胃苓汤均套用了五苓散。慈禧之用苓桂术甘汤治疗"水泄"，"水气作鸣"，也用过猪苓汤、文蛤散加减治疗"口渴水滑"。宣统大便作泻，四肢倦息，治以"化湿平肝法"，也用五苓散加石莲肉，引用荷叶、竹茹。又如宣统二年五月，总管春恒（即小德张）痢疾后"胃气未清，浮热欠退"，用增液、五苓合方化裁清热平胃利湿，次日即"精神如常，饮食渐佳"，效果颇好。今人仍常用五苓散以化气利水，合生脉散对心功能不全者亦宜。

其他经方如慈禧之用肾气丸加减治疗"肺不降，肝不调，肾不纳"证候；用芍药甘草汤加减治疗"肝气冲逆""胸胁窜疼"。光绪之用防己茯苓汤加减治疗湿气下注足痛，用小半夏加茯苓汤治疗"胃气欠和，余湿未清"。光绪朝总管李莲英之用防己茯苓汤合四君子汤加减治疗"脾元欠畅，湿热下注"。宣统之用橘皮竹茹汤加味治疗胃气欠畅"作呕"。嘉庆朝华妃之用当归生姜羊肉汤加减以温中补血。各朝之大量应用甘桔汤或玄参甘桔汤治咽喉不利等。这些都说明清宫对仲景经方是十分推崇的，尽管彼时温病学派理论和实践在宫中脉案里已有所反映，但六经与三焦辨证，一横一纵，深浅上下，各有特点，可以互为补充。朱丹溪在其所著《局方发挥》中谓仲景经方实"万世医门之规矩准绳"，从中医源流言，此说不为过，这些经方为日本汉方学界所重视，值得我们深入整理研究，使之臻于新的科学境界。

五、温病时方

清宫医案中，除了大量运用经方治病以外，也广泛征用温病时方，形成了医疗上的又 特点。"温病"成为 派学说，溯源丁《内经》，孕育丁《伤寒》，产生于金、元，成长于明，成熟于清。所谓温病时方，主要是指明清温病学家所创用之方剂，如《温疫论》（吴又可）、《临证指南医案》（叶天士）、《温病条辨》（吴鞠通）、《温热经纬》（王孟英）等之制方，其中尤以《温病条辨》最为系统，而为突出之代表。此外，明清以前之医家如刘河间所创之寒凉诸方，亦属时方之范畴。观清代宫廷医案，自顺治朝至宣统朝，其间绵亘二百多年，正值医学史上温病学派完全形成，中医学术臻于新的境界之时期。宫中除了运用明清温病学家之代表方剂外，还大量自制时令新方，并在使用有名的温病代表方剂时，别有心杼，加以变化，这些均显示了清代宫廷的医疗水平之高超，和清宫医案中的独特经验，运用时方，而又不期师古，承先启后，丰富和发展了温病学说的内容。

在征用温病时方方面，以下可举数首方剂为例。

（一）杏苏饮

清代中期杏苏饮广泛应用于清宫。对于感受风凉，外有寒邪表证，内有饮热里证，依据症情之偏热偏寒、偏湿偏饮，使用杏苏饮治疗者颇多，且用法灵活，多有变化。此时正值叶天士、吴鞠通盛名之际，时方经过多种变化，用法十分灵活，其中乾隆年间宫中对此方之运用，足以证明清宫医药与温病学说之密切关系。

值得注意的是，杏苏散是《温病条辨》所载方，该书撰成于1798年，即乾隆六十三年，而宫中于乾隆三十三年即已应用本方，较吴氏之书成书时间为早。如乾隆三十三年十二月二十三日，御医田丰年、高存谨看八阿哥下长子"肺胃有热"，"咳嗽有痰，鼻塞声重"，"外受风凉、风热之症"，即用杏苏饮治疗。拟方：

杏仁一钱，研　苏叶八分　前胡八分　桔梗八分　枳壳六分　荆穗一钱　防风一钱　桑皮一钱，炒　陈皮八分　半夏一钱，制　甘草三分

药引用姜一片　灯心二十寸

次日复诊，即谓"服过杏苏饮，今鼻塞、咳嗽有痰、眼角红渐退"，外感之症大减，而改予疏风宁嗽汤调理。此案为风热感冒，因时在冬月，内有伏热而外束风寒，故方药宜辛凉、辛温同用，处以杏苏饮，十分对症，宜其见效之速。又如乾隆三十五年十月初五日，十一阿哥次女病外感，御医陈增看后，处以杏苏饮。药用：

苏叶一钱　杏仁一钱五分　枳壳一钱　桔梗一钱　陈皮一钱　柴胡二钱　前胡一钱　防风一钱　葛根一钱五分　麦芽一钱五分，炒研　羌活一钱　生草四分

药引用生姜_{一片} 红枣_{二枚} 二帖，午晚服。

次日续用"前方杏苏饮二帖午晚服"，并遂告痊。参考本案此方与《温病条辨》杏苏散相比较，无茯苓、半夏，而有柴胡、葛根、羌活，解表之力更强。乾隆三十五年，吴氏之书虽未问世，但其法叶氏早有阐明。据《临证指南医案·幼科要略》载："秋深初凉，稚年发热咳嗽，证似春月风温症。但温乃渐热之称，凉即渐冷之意。春月为病，犹冬藏固密之余，秋令感伤，恰值夏热发泄之后。其体质之虚实不同，但温自上受，燥自上伤，理亦相等，均是肺气受病……若果暴凉外束，身热痰嗽，只宜葱豉汤，或苏梗、前胡、杏仁、枳、桔之属，仅一二剂亦可……当以辛凉甘润之方，气燥自平而愈。"显而易见，清宫之杏苏饮有受叶氏之影响，用药上亦有宗叶氏之痕迹。又如乾隆朝十五阿哥福晋（即嘉庆皇后）于乾隆四十六年二月二十九日，由御医姜晟处以疏解杏苏饮方（苏叶、杏仁、防风、葛根、前胡、羌活、薄荷、桔梗、黄芩、枳壳、陈皮、甘草，引生姜、灯心）治疗；同年八月初八日又用上方去羌活、薄荷、灯心，而加桑叶治疗；十二月十六日，复因"脉息浮紧"，"系肺胃饮热，外受风寒"，予以"荆防杏苏饮调理"，方中增用荆芥、防风、羌活、白芷等辛温之品以解散风寒。此案虽皆用杏苏饮治疗，但不同月份，感邪不同，而有所变化。偏于热时重用辛凉之药，偏于寒时重用辛温之品，贵在临证化裁。本案由于寒邪偏重，故辛温之药为重；而乾隆朝定郡王之案，则由于热邪偏盛，而辛凉之品为多，兹录其医案如下："乾隆四十七年十月二十八日，田福请得定郡王，加味杏苏饮。"药用：

苏叶_{七分} 杏仁_{一钱} 前胡_{一钱} 枳壳_{一钱，炒} 桔梗_{二钱} 广皮_{一钱} 半夏_{一钱五分，制} 赤苓_{二钱} 甘草_{五分，生} 薄荷_{五分} 葛根_{八分} 瓜蒌_{二钱} 黄芩_{一钱}

药引用姜_{二片} 红枣肉_{二枚} 二帖，午晚服。

本案之方若去薄荷、葛根、瓜蒌、黄芩即为《温病条辨》杏苏散之全方，可见吴氏之书虽未刊行，而此方于宫中却已盛传，且已有各种不同之变化，显露了清宫运用温病时方既早又精的特点。

（二）达原饮

达原饮出自著名温病学家吴又可之《温疫论》，是治疗瘟疫或疟疾邪伏膜原的有名方剂，在清代宫廷中，历朝均有应用。如嘉庆朝南府首领禄喜病疟，由御医张自兴于嘉庆十六年六月十六日诊得"脉息弦数，原系停饮受凉之症，病后复受暑热，发疟，间日往来寒热"，认为"由素有湿饮所致"，因而"用加味达原饮"治疗。药用：

柴胡二钱　赤芍三钱　知母二钱五分　槟榔二钱五分　厚朴一钱五分　半夏曲三钱　赤苓四钱
黄芩三钱　花粉三钱　木通三钱　滑石三钱　草果八分，煨

药引用乌梅三个

之后续用达原、截疟等法进退，至二十九日"脉息和缓""诸症已好"，至此"暑疟"之症告痊。又如道光朝琳贵妃病瘟项肿，于道光二十九年十一月二十四日由御医张镇、师国栋诊为"脉息弦数""右项下漫肿，形势三寸有余，筋脉坚硬，痛连肩臂，有时头项作痛，寒热往来"，断为"此由胃热肝郁，外感瘟疫所致"，议用"清肝达原饮，午服调理"。拟方如下：

柴胡一钱五分　葛根一钱五分　草果一钱　厚朴二钱　黄芩三钱　知母三钱　牛蒡子三钱　青皮二钱　槟榔二钱　芍药三钱　甘草一钱

药引用生姜二片

次日即"症状微减"，以上方加焦三仙继服。二十六日因外感风寒，治以疏解，至二十七日脉案中称"脉息洪数，原系肝郁夹瘟之症，复受风寒之症。昨服荆防杏苏饮，风寒已解，惟瘟疫自膜原发于肌肤，以致烦躁大热，凝滞腹痛，此由瘟疫流入大肠所致"，改用"清热达原饮"治疗。取柴胡、草果、槟榔、黄芪、知母、赤芍、石膏、炒栀子、花粉、厚朴为方以治。此案运用达原饮，依据患者症状不同，而有清肝、清肠之别，足见清宫御医运用时方已有自己的经验与见解，并不拘泥于原方。此外，清宫医案还载有光绪帝因"时疫疟疾之症"，曾用加味达原饮治愈。本方能开达膜原，实为和解之剂，温热瘟疫使用机会甚多，奈后世惧其苦温太过，用之不慎可耗液劫津，遂置又可佳方于窟而少应用。观清宫医案中，下至太监，上至帝妃，皆有选用，而又有变化之法，足以证明宫中广用时方，而不泥古，皆可供今日临床之借鉴。

（三）藿香正气散

藿香正气散出自《太平惠民和剂局方》（以下简称《局方》），用治外感风寒、内伤湿滞等证，著名温病学家吴鞠通扩充其用法，而有五个加减正气散之设，成

为著名之时方。清宫中对本方的运用更是十分广泛，不仅改散剂为汤剂、丸剂，而且在其基础上尚有多种之化裁。以乾隆朝循嫔为例，乾隆四十五年三月初七日，御医杜朝栋为其立和胃正气汤治其外感而又胃气不和。药用：

藿香一钱　厚朴二钱　半夏一钱五分，制　苏梗一钱五分　桔梗一钱　赤苓二钱　大腹皮一钱五分

陈皮一钱　神曲二钱　枳壳一钱五分　甘草一钱

药引用生姜二片

乾隆四十六年三月初五日，御医丁进忠复为循嫔拟正气保和汤，服后应手。药用：

藿香二钱　苏叶二钱　陈皮一钱五分　厚朴一钱五分　半夏一钱五分，制　苍术二钱，炒　枳壳一钱，炒　山楂二钱，炒　神曲二钱，炒　麦芽二钱，炒　赤苓二钱　大腹皮一钱五分　甘草五分

药引用生姜二片

至初七日，又由御医武世倬、李德宣"请得循嫔脉息弦缓，中脘停饮之症，以致呕吐恶心，肚腹微痛"，而改汤为丸，"用藿香正气丸二钱，淡姜汤送调"，丸以缓图，徐徐收功。以后本此法治疗，初九日"表凉已解"，遂清里热，至十三日"脉息和缓，表里之热已清"而愈。乾隆四十七年八月初五日，御医杜朝栋又为循嫔处以疏解正气汤。拟方如下：

羌活一钱　苏叶一钱　藿香一钱　防风一钱　厚朴一钱五分　赤苓二钱　枳壳一钱　桔梗一钱　半夏一钱五分　陈皮一钱五分　大腹皮一钱　白芷一钱　甘草五分

药引用生姜一片

药后次日，复以本方加减，兹后未再用药而愈。综上所述，同一循嫔，不同年月，所用之各种正气汤，名虽不同，实则皆本藿香正气散方变化而来，据各次服药后之脉案记载，疗效确实，故为其经年习用。又如嘉庆十九年闰二月二十四日，三阿哥之大格格因"痰热气滞，外受风凉"，症见四肢酸痛，发热膈满，御医吴锦先以清痰正气汤治之，其效不显，次日御医傅仁宁断其"系内有痰饮，外受风凉"，改用正气化饮汤（即藿香正气散原方）治疗。药用：

藿香一钱五分　苍术一钱五分　焦曲二钱　苏梗一钱五分　厚朴一钱五分　赤苓二钱　大腹皮三钱

陈皮一钱　枳壳一钱五分，炒　姜半夏二钱　白芷一钱五分　甘草一钱五分

药引用生姜三片

服药之后，据原脉案载即未再诊，诸症得愈，至九月始再感凉。道光三年十一月三十日，道光皇后因"脉息滑数"，症见"头疼身酸，发热恶寒，胸膈满闷，心悸不安"，御医陈昌龄、王明福、郝进喜等会诊后认为"系内停痰饮，外受风凉之症"，遂用疏解正气汤治疗，其方即系藿香正气散去厚朴、腹皮，加羌活、防风而成，药后次日即"表凉已解"，改用三仙饮调理，可见藿香正气散在清宫医疗中颇具良效。

以上各种正气汤，由原本的藿香正气散化裁而来，综观各朝医案，大凡暑湿感冒、停饮受凉，或夹湿、夹温、郁热，以及胃脘不适等症，宫中常取本方变换治疗，多获奇效。在清宫医案中，凡以"正气"名方者，大多属于此类。

此外，在《温病条辨》五个加减正气散问世的前后，清宫中已经使用本方融合了温病时方的长处，早已冲破了《局方》的格局，或解表、或利湿、或清里热，或治"湿郁三焦""秽湿着里"，以及多种胃肠性疾病，上述是吴氏书中描述的方法，而在宫中早已广泛施行。如道光皇后，于道光五年二月初六日，"脉息浮数"，致有"头疼胸满，发热身酸"等症，经御医郝进喜诊断为"肝胃不和，停饮受凉之症"，而用藿香正气汤治疗。因其伏饮化热，脉带数象，气机不畅，湿浊不化，身酸胸满，故拟方如下：

羌活二钱　藿香二钱　姜连一钱　防风二钱　苏叶二钱　桔梗二钱　青皮二钱　赤苓三钱
白芷一钱五分　苍术一钱五分,炒　半夏曲二钱,炒　厚朴一钱五分　六一散三钱
药引用生姜二片　灯心一束

此方系苦辛寒法，实已寓加减正气散之意。因有受凉之症，故用羌、防以散之；因有伏饮湿热，故取连、滑以清之；复以藿香、桔梗、青皮、苏叶宣气机，利肺气，气化则湿热俱化，与患者病情颇相适合。据次日之脉案称"昨服藿香正气汤，表凉已解"，乃一方而中，由此可见宫中御医应用温病时方之精妙。

（四）桑菊饮

桑菊饮，方出《温病条辨》，以桑、菊为君而名。方中取桑叶善平肝风，用于春令，抑肝木之有余，且桑叶善走肺络而宣肺气；菊花除轻宣上焦风热外，又可补金水二脏，用之以补其不足。二味合用，抑有余而补不足，于风温轻证甚宜。清宫中帝后乃"至尊之体"，时有温热小恙，御医诊治，既欲愈疾，又忌病轻

药重，还欲病者少尝医药之苦，于是温病中辛凉、甘润之轻剂使用甚频，桑菊饮即是其中之一。不过在拟方之时，也常针对病情而增减其制。例如光绪三十三年正月初十日，时值新春，御医庄守和、张仲元、姚宝生为慈禧诊疾，"脉息左关稍弦，右寸关滑而稍数"，仅"肺胃稍有郁热"，于是选用"轻扬宣郁"之方治疗，药用：

霜桑叶 二钱　甘菊花 一钱五分　广橘红 八分　连翘 一钱　焦三仙 各一钱五分

药引用鲜芦根 二支，切碎

十二日复诊，取"鲜青果二十个研，鲜芦根三支切碎"，清热利湿，轻剂调理；至十三日"脉息右寸关滑而稍数，肺胃稍有风热"，再用轻扬宣郁之法，拟方如下：

牛蒡子 一钱五分，炒研　霜桑叶 二钱　广橘红 一钱五分　连翘 一钱　鲜芦根 三支，切碎

药引用鲜青果 七个，研

据慈禧脉案载，十四日复加苦桔梗八分，经此治疗后，风热之疾，遂即痊愈。脉法：右寸主肺，右关主脾，数脉主热。此案脉息右寸关滑而稍数，正应肺胃有热。《温病条辨》以脉之不缓不紧而动数，或两寸独大为太阴温病。本案前后之处方，实为桑菊饮加减，药用皆为辛凉轻清之品，故称轻扬宣郁之法，亦取吴氏治上焦如羽之意。庄、张、姚在晚清分别任太医院院使（院长）、院判（副院长）等职，学识经验俱富，三人结合会诊而拟用《温病条辨》之桑菊饮方加减，亦足以证明清宫御医对温病时方的重视。

除上面所举之外，时方大量在宫中运用，而且取得很好疗效的案例尚属不少，其中颇有影响之方剂如凉膈散、香薷饮、人参败毒散、三黄石膏汤、增液汤、五汁饮等更是屡用不鲜。此外，宫廷御医还时常根据患者的病情和自己的经验，结合温病学说，自创时剂新方，形成了清宫医药所独有的鲜明特点。

清宫中大量征用温病时方，已说明御医们治病并非一味师古，只限于经方，不敢越古圣贤雷池一步，而是看到了疾病的不断发生、发展和变化而医学也应不断地向前发展，而这种发展又应是在继承的基础上的发展。清代正是我国温病学说鼎盛的时期，清宫医疗中运用大量温病时方，本身即是中医学在此承先启后，医学飞跃发展的历史时期情况之反映。不仅如此，在时方的运用上，清宫也是既有继承，又有发展，承先启后，推陈出新。例如前面所举之藿香正气散，本出

《局方》，而在清宫医疗中，不但吸收了后来温病学家加减正气散的经验，而且延伸了其用法而有各种正气汤之变化，以致历朝沿用经久不衰，成为清宫治疗外感、暑湿、腹泻、凝滞等症之效方。此外，有的温病时方还是清宫中先行使用，如雍正朝之用五汁饮，乾隆朝之用青蒿鳖甲汤等，以后才被温病学家所采用，由此可见清宫医药在中医学发展中的承先启后的重要作用。

六、代茶饮法

代茶饮系宫中御医在中医辨证论治理论原则指导下处方煎汤，令患者当茶频频饮用的一种治疗方法。在清代宫廷医药资料中，应用代茶饮的记载甚火，尤以道光朝开始日渐普遍。其药物组成多寡不一，治疗作用相异，应用范围广泛，有其独特之处，因而颇受宫中权贵的欢迎。

宫中代茶饮的运用与发展之原因有以下几点：①与清代温病学独立体系的形成有关。温病学的发展到了清代，无论是在理论上或是具体治疗上都有了飞跃的发展，形成了具有丰富内容和独立系统的学科。其治疗重在存津保胃，用药多轻灵精巧，御医处方遣药亦多宗之，而煎汤代茶亦颇合其用药之大旨。②治疗对象是皇帝、后妃等"至尊至贵"者，其体稍有违和即召医诊治；且服药亦多不喜进苦辛味重之品，御医为之采取变通之法，茶剂颇为理想。③以药代茶，饮用方便，易于调整，御医与病家皆宜。④深受皇帝、后妃等欢迎。因此，宫中代茶饮的应用范围十分广泛。

宫中代茶饮的应用，大致包括调理善后、病重者辅佐主方治疗、轻病的对症治疗，以及回乳或小儿病等临时调治措施四个方面。

代茶饮系由中药组成，具有治疗的作用，但用药以和解、调和者居多，故常通过调和之法而使脏腑达到阴阳气血盛衰趋于正常的目的，因此，用于疾病向愈之善后调理颇为相宜。宫中代茶饮用于调理善后的记载颇多，如道光三年四月十二日皇后脉案："赵永年、王明福、郝进喜请得皇后脉息和缓，原系停滞受凉之症用药调治，诸症渐好，惟余热不净，胃气欠和，今议用清热和胃代茶饮调理。"拟方如下：

竹茹三钱　麦冬三钱　小生地三钱　花粉三钱　赤苓三钱　神曲三钱　焦楂三钱　谷芽三钱　灯心五十寸

水煎代茶。

道光皇后表里俱病，经解暑清里后，诸症好转，则改以清热和胃代茶饮，养阴清热和中，以清余邪。本方药性平和，宜于频频饮用。再如光绪五年正月初四日皇上脉案："皇上脉息和缓，精神、寝食均好，诸症俱痊。惟脾胃稍有未和，偶觉口黏，今用和胃代茶饮一帖调理。"拟方如下：

生於术一钱五分　茅术一钱五分　茯苓二钱　陈皮一钱　金石斛一钱　谷芽二钱　建曲一钱，炒焦　广砂四分，研

水煎随便代茶。

此方实宗平胃、二陈之意化裁，据前日脉案有"余湿未尽""胸膈嘈闷"等语，知其当病痰湿内停。经治疗痰湿俱去，自当调中和胃，以收全功。然调补脾胃非一日可成，遂以此方"随便代茶"饮之，旨在缓图。再如道光六年□月十八日和嫔脉案："系肝郁夹饮，暑湿之证。服药以来，诸症俱好。惟胃气未复，宜止汤药，今暂用清热代茶饮，合除湿缓肝丸，每服三钱，常服调理。"药用：

酒芩二钱　酒连一钱　木瓜一钱五分　赤苓三钱　木通一钱五分　焦曲三钱　谷芽三钱　天水散三钱

药引用灯心一束

脉案中明确指出"宜止汤药"，"暂用清热代茶饮"，自是调理善后之意。显然，对于病后之调理，体力之恢复，采用代茶饮之方法，徐徐服之，当有益处，亦易于为皇家所接受。

有时还有病情复杂之患者，宫中御医在运用主方治疗主要疾病的同时，亦常用代茶饮辅佐治疗，或用于治疗兼证，或用于病情向愈之调治，颇为灵活。如光绪□年六月初二日慈禧皇太后脉案："脉息左关弦滑，右寸关沉滑。胃气欠调，消化迟滞，食后嘈杂，头目不爽。议拟调中畅脾之法调理。"拟方如下：

瓜蒌三钱，研　菊花二钱　银花二钱　麦冬三钱，去心　焦三仙各三钱　槟榔一钱五分　广皮一钱　白蔻五分，研

调引用鲜青果七个，去尖研

据此脉案可知，慈禧皇太后所患病症主要有二：一是头目不爽；二是胃气欠调。其治疗应以清热明目、理气调中为法。惟其病系脾胃欠调，以致升降失和，

湿热上蕴，故另以"炒谷芽二钱，生槟榔二钱，水煎代茶"以助其调理中州气机之力。

总之，代茶饮具有方便、灵活、有效的特点，是一种独具特色的治疗方法。其应用范围及运用原则是调理善后、辅助主方、轻病治疗及病情向愈之调治。

宫中代茶饮之组方，大致与临床所用方剂之组合原则相同，用药分君臣佐使，拟方审温凉寒热。药味少则一味，是为力专；组合多而越十，乃求兼顾。药味重浊如硝黄之属，亦用之不忌；药味轻扬如桑菊之类，常化裁更行。但宫中代茶饮与方剂尚有相异之处，其组方特点有以下3个方面：①用药之剂量偏轻，大抵以二三钱者居多，鲜见有每味近两者。②用药之药味偏平，大多属微寒微苦之品，少有其药味过于苦辛者。③用药之功效多偏于清热、利湿养阴、益气，而温阳峻下者少。至于代茶饮之组方较方剂组合不同之原因，则由代茶饮之服药特点、治疗对象所决定。

七、养生保健

清代帝王重视药物调理和补益养生，且在饮食养生方面颇有研究。据史料记载：秦汉时期帝王平均寿命34岁，隋唐帝王平均寿命44岁，北宋皇帝平均48岁，元代帝王平均39岁，明代皇帝平均42岁；清代皇帝12人，平均年龄为53岁，比以往历代皇帝的平均寿命都要长。这与他们充分认识到食疗的重要性密不可分，可见清代宫廷食疗不仅可以用于治疗疾病，还可用于益寿延年。此外，清代前期的几位皇帝都是擅长骑马射猎、习武健身。清代长寿皇帝都具有遵从祖制的特点，这些特点可概括为保持良好的心态、勤学奋进的意志、规律的生活及适度的运动。因此，清宫养生保健方法可概括为以下几点：

（一）食疗药膳

食疗是中医药学的重要组成部分，随着历代饮食养生理念的变迁而不断发展，直至今日，食疗药膳在现代养生保健、防病治病中仍发挥着重要的作用。历代帝王具备寻求优越养生方式的条件，可以尽天下物质、财富为己所用，且拥有更为专业的指导，因此宫廷食疗更能体现中医药理论与饮食文化相融合的特点，充分展现"寓医于食"的理想养疗方式。我国宫廷食疗历史悠久。先秦周代即设有"食医"，掌管宫廷饮食温凉及分量调配；秦汉时期，民间习俗及西域饮食逐渐引入宫廷；南北朝时期宫廷重视茶饮，并在烹饪技法上有所提升；唐宋时期宫廷食疗进一步发展，《太平圣惠方》中载有大量宫廷食疗方剂，其中以补益强身的药酒最为突出；元代宫廷食疗与蒙古族传统饮食紧密结合，太医忽思慧编写了我国最早的营养学专著《饮膳正要》；明代宫廷膳方中开始出现各种珍贵食材，药膳的配料上更加讲究。清代宫廷食疗积累前朝之精华，以满族传统饮食为基础，吸纳各民族的饮食特色，同时结合时代特点不断改进与提升，以其庞大复杂的管理机构、日益发展的养生理论和种类繁多的饮食形态等优势，成为历代宫廷食疗中的突出代表。清代宫廷食疗的主要特色可归纳如下：

1. 选材广泛，善用肉类 清代宫廷饮食选材来源之广泛、组合之繁杂是前代所无法比拟的。由于追寻珍奇之风盛行，清代宫廷多选用燕窝、鱼翅、海参、鹿尾等各种山珍海味作为宫廷食疗方的原料。同时，清代统治者多通过"狍鹿赏"将产自东北的野生兽肉赏赐给宗室及八旗将领，以表达对他们的认可与鼓励，并将鹿、猪、牛、羊、鸭等肉制品作为肉类的主要来源，根据需求制成不同的膳食，用以强身祛病、补阳滋阴。另外，清代宫廷保健膳食也多选材猪肉，如"野参七星肘子""煸白肉""熘肉片""黄金肉"等。《随息居饮食谱》中记载猪肉"补肾液，充胃汁，滋肝阴，润肌肤，利二便，止消渴，起尪羸"。由此可见，清代宫廷对于肉类的疗养价值有着深入的认识。

2. 乳制品彰显满族特色 乳制品作为满族必不可少的食物，以其精巧细致、配料丰富和营养均衡等特点彰显出独特的满族特色。清军入关后，其医药和饮食文化习俗也被满族帝王贵族引入清代宫廷，使清宫食疗具有鲜明的满族文化习俗和民族特点。满族喜爱乳制品，认为经常食用可起到滋补强壮和延年益寿的作用。《随息居饮食谱》中记载，乳汁"补血，充液，填精，化气生肌，安神益智，长筋骨，利机关，壮胃养脾，聪耳明目"。由此可见，清代统治者将人乳用作膳食原料不无道理。

3. 常用茶饮化浊降脂 中药代茶饮是指在中医辨证论治理论指导下，选用合适的中药组成方剂，将药物经加工后再用热水冲泡或煎汁做茶，不计时候，频频饮用，以此防治疾患，达到治疗、保健和调理的作用。在清代宫廷的原始医药档案中，太医院御医喜欢通过代茶饮防治病患，其种类之多、应用之广是清宫食疗的一大特色。受满族喜食黏食、爱食野味的饮食传统影响，清代宫廷的日常饮食习惯也具有长期摄入高糖、高热量食品及大量食用肉类食品等特点，日久损伤脾胃，化湿生痰，气血瘀滞，致使帝王贵族体质羸弱。因此，具有化浊降脂功效的清宫仙药茶应运而生。还有和胃代茶饮、二神代茶饮、保元代茶饮等多个品种，能够健脾养胃、滋胃和中。茶对人的好处，一是它的保健作用，二是它的养性功能。合理地饮茶有益于身体健康，而茶文化又能培养情趣、陶冶情操。

4. 药酒重视温阳补肾 药酒作为广泛应用于清代宫廷的另一种饮品，同样特色突出。满族酿酒和饮酒的历史悠久，以酒浸泡药物饮用以防治疾病是满族民间的传统习俗，故在清代宫廷中，满族酿制果酒、药酒以保健养生的传统方法得到了很好的继承与发展。如用人参、五味子、鹿茸等东北道地药材泡制成药酒，正是清宫药酒疗法的一大特色。受刘河间、朱丹溪之学派的影响，明清之前的部分医家用药偏于寒凉，常损人脾胃、克伐真阳。明代开始，强调脾胃和命门阳气对生命主宰作用的温补学派逐步发展，其立足于先后天，或侧重于脾，或侧重于肾，善用甘温之味，一直延续至清代中期，因此具有温阳补肾之功也成为清代宫廷药酒的另一大特色。

（二）日常防病

1. 浴身 就是洗浴，具有清洁皮肤、促进血液循环、舒经活络、祛风散寒等功效。浴身有很多种：根据水的温度来分，有温水浴和凉水浴两种；根据浴洗的方式分，有淋浴、坐浴、泡浴三种；根据水中所含成分来分，有天然水浴、矿泉水浴、花浴、药浴四种；当然也有上述各种浴法的混合方式。清朝宫廷中用得较多的是温泉浴和药浴，如康熙、雍正、乾隆三帝都喜欢温泉坐浴。康熙称坐汤，认为"浴之蠲烦除疴，导和怡性"；雍正对温泉浴更是赞不绝口，曾作诗《咏汤泉》，曰："凌云兰殿郁崔嵬，绕槛涟漪温液回。养正为能恒净洁，莹心不止荡氛埃。宿舍炎德珠光润，只觉阳和涧底来。著绩岂徒堪愈疾，溶溶一脉万年开。"

2. 梳头 古人认为，一个人的气血如何，常可从其发之生长和色泽窥见一斑。若气血盛则肾气强，肾气强则骨髓充满，故发润而黑；若气血虚则肾气弱，肾气弱则骨髓枯竭，故发白也。因此又有"血盛则发荣，血衰则发落"之说法。中医理论指出，头部乃人体之主宰，且有很多重要的穴位，如上星、神庭、百会、风池、玉枕等。经常梳理头发可以起到按摩穴位的作用，这对改善大脑皮层的兴奋与抑制过程，调节中枢神经系统的功能，促进头部血液循环等都是十分有益的。另外，经常梳头还能安心定神、提高睡眠质量、防止头晕目眩和中风后遗症等作用。早在隋代《诸病源候论》中就有"千过梳发，发不白"之说，书中还列举很多相关的经验和作用机理。清朝人的头发都很长，要经常梳理才显整洁和美丽，尤其在清朝的后宫中，为了防止自己因"色衰而爱驰"，妃子们梳头理发几乎成了一种竞争。她们所用的梳具也是各种各样，从质地到外形都达到了历代梳具的顶峰，故宫中目前仍然可以看到当时妃子们梳具、梳台等遗物。

3. 养性类围棋、象棋和琴书画戏等项目的广泛传播 围棋是我国传统棋艺之一，古代称之为"弈"。清朝是我国古代围棋出现的第三个发展高峰，这与清帝王喜好围棋有直接的关系；此外，帝后王妃们也都是围棋的爱好者，他们常以此来娱乐身心，陶冶性情。如果说围棋是高雅之为，那么象棋就是雅俗共赏了。清朝同样也是我国古代象棋发展的全盛时期，名家辈出，名谱众多。有关象棋著作有《梅花泉》《韬元机略》《心武残篇》《竹香斋象戏谱》《百局象棋谱》等。乾隆皇帝是一个象棋迷，常以下棋来娱乐身心；溥仪在《我的前半生》中也描述过慈禧太后下棋的霸王棋风。清朝皇帝及后妃除了大都喜欢下棋外，还对琴、书、画、戏感兴趣，以示情志风雅。这一类修身养性类项目在清宫中的大量展开，既体现了心理健康的重要性，又达到了防病益寿延年的目的。

（三）运动养生

在我国寒冷的北方地区，满族先民为抵御并适应严寒恶劣的自然环境，在生产生活、抗击战争中逐渐创造出一些独特的运动养生方式和习俗，使气血宣畅，舒筋活络，消除疲劳，强身健体。清代乾隆皇帝弘历遵照其祖父康熙皇帝"练武习劳"的庭训，几十年都坚持每年"行围"，配合巡视，既深体民情，监督吏治，也锻炼了身体，促进了健康。习武、狩猎、散步都是满族帝王健身的方法。据《中国宫廷医学》记载，"慈禧太后于晚膳之后，还常在寝宫前后巡行散步，有时也让权阉李莲英等伴行，直到二更时分方入寝宫"。清宫的运动养生观点早已被现代人所认同。中医学认为，散步是一种运动，可以运动四肢，脾主四肢，因此散步对于脾胃的运化有重要的反馈性作用。此外，清宫还有各种利于身心健康的体育活动，如猎兽斗兽、驯象仪象、舞马养马、驯鹰玩鹰、苑养珍禽、玩狗养狗等。

（四）保健医方

据统计，清代宫廷常用的养生保健医方有 50 多种，如养心延龄益寿丹、延龄益寿丹、长春益寿丹、益寿膏、益寿膏又方、保元益寿丹、培元益寿膏、菊花延龄膏、五芝地仙金髓丹、八珍糕、保元固本膏、十全人补丸、扶元和中膏、加减扶元和中膏、扶元益阴膏、加味枇杷膏方、益阴固本丸、益阴治痨方、龟龄集方、琼玉膏方、古方长春益寿广嗣丹、毓麟固本膏等。

清代作为我国最后一个封建王朝，其政治、经济、科技、文化水平均达到历代以来的高峰。稳定的政治环境、持续发展的经济水平，使人们更加注重对养生保健的探索。帝后的养生保健方药方法是清宫医学较为独特的组成部分，经过两千多年的发展，形成了独具一格的养生方法，其主要特点是重视日常防病、食疗药膳、运动养生及保健医方的使用。

以上仅就清宫医案，亦即清代宫廷医疗经验特色之主要方面加以论述，其他如中西医会诊之肇始，中西医会通理论在宫中脉案之体现等，虽均有所反映，但并非主流，留待日后做进一步的整理和论述。

第二节　骨关节炎宫廷概识

骨关节炎在中医学中属于"痹证""痿证"的范畴。其病因病机可分为内因和外因，外因多为感受六淫之邪，感邪的诱因多种多样，内因多为肝肾亏虚。从外因讲，感受风寒湿等邪，留滞骨节，发为骨关节炎；或感受湿热之邪，湿热互结于骨节，发为骨关节炎；热盛也可化火，或内生热毒，热毒腐蚀骨节，发为骨关节炎；或外感湿邪，久而不去，聚湿生痰，或脾胃虚弱，痰湿内生，或因痹久血行迟缓，瘀血由生，痰瘀搏结，经络气血不得通畅，凝聚骨节，发为骨关节炎。清代林珮琴《类证治裁》曰："诸痹……气血凝涩，久而成痹……故在骨则重而不举。"描述了骨关节炎发病有外因和内因，多因感受外邪、肝肾亏虚和痰浊瘀血而发病，但总不外"虚、邪、瘀"三类。即虚为肝肾亏虚，邪为外邪侵袭，瘀为瘀血痰浊。骨关节炎的病位主要在骨，可涉及筋肉、关节，与肾、肝、脾等脏腑关系密切。其基本病机为经脉气血闭阻，筋骨失养；病理特点是骨节腐蚀，筋骨挛缩。他病引起者，病位初起多在肢体、筋骨、关节，病久日深，则侵及肝肾。骨关节炎有虚实之分，实多为寒、湿、热、痰浊、瘀血等，虚多为肝肾亏虚。因筋骨相连，故骨关节炎与筋痹有时可以同见。根据古代医家对骨关节炎证候的描述，骨关节炎的临床表现大致有以下几个特点：①关节或肌肉疼痛剧烈；②肢体酸胀重着；③关节浮肿，甚则变形；④肢体僵硬，屈曲难伸；⑤汗出烦心。中医学历节、痛风、尪痹、鹤膝风等病的某些证候与骨关节炎有相似之点。

一、通达古今，推陈出新

通过分析、研究《普济方》《奇效良方》《医方类聚》《本草纲目》《景岳全书》《临证指南医案》《张氏医通》《杂病源流犀烛》《医宗金鉴》《医门法律》《证治汇补》《医碥》《医级》《医林改错》《类证治裁》等34部明清时期的中医古籍，可以发现，由于明清时期中医基础理论与临证实践的飞跃发展，其在痹证治疗理论上有三个重大发展，并成为论治骨痹的主要指导思想。

（一）"肾主骨"理论的成熟

"肾主骨"理论早在《内经》中就已提出。如《素问·上古天真论》中指出：

"三八，肾气平均，筋骨劲强……四八，筋骨隆盛，肌肉满壮；五八，肾气衰，发堕齿槁；六八，阳气衰竭于上，面焦，发鬓颁白；七八，肝气衰，筋不能动。八八，天癸竭，精少，肾脏衰，形体皆极，则齿发去。"这是对人体生命活动规律及其骨骼发育、退化、衰老过程的最早的认识。应用这一理论对骨痹病因病机的阐释见于《素问·逆调论》，曰："是人者，素肾气胜，以水为事，太阳气衰，肾脂枯不长……肾者水也，而生于骨，肾不生则髓不能满，故寒甚至骨也。所以不能冻栗者……病名曰骨痹，是人当挛节也。"这些说明了肾气虚弱是发生骨痹的内在机制。

"肾主骨"理论的成熟阶段在明清时期，表现有二：①杨清叟根据《内经》"肾主骨"理论，结合自己的体会，认为骨痈疽的根源是肾虚，提出了"肾实则骨有生气"的论点。他在《外科集验方·服药通便方》中具体地阐明了肾与骨在生理、病理上的密切关系，这是《内经》"肾主骨"理论经1500年的实践检验后的再总结。②明清命门学说大盛，影响到骨伤科领域，突出表现在医家开始重视补肾与治伤的关系。正如薛己《正体类要·上卷·正体主治大法》谓："筋骨作痛，肝肾之气伤也。"薛氏用补肾法治伤在实践中取得了重大成功。明清医学基础理论的发展，繁荣了这一时期骨伤科的学术争鸣，而"肾实则骨有生气"的学术观点进一步被推崇，从而成为明清时期论治骨痹的理论依据。如温补学派的代表医家张景岳在论治痹证时指出"阳非有余""真阴不足"。王肯堂在《证治准绳·杂病》中对于颈项强痛病因病机的认识，曰："人多有挫闪，及久坐失枕，而致项强不可转移者，皆由肾虚不能生肝，肝虚无以养筋，故机关不利。"张璐在《张氏医通·诸痛门》中论及膝痛，曰："膝者，筋之府，无有不因肝肾虚者，虚者风寒湿气袭之。"《卫生宝鉴》云："老年腰膝久痛，牵引少腹两足，不堪步履，奇经之脉，隶于肝肾为多。"以上诸家的论述，都强调了肝肾虚弱是骨痹发生的内在原因。

由于"肾主骨"理论的成熟，从而确立了从肝肾论治骨痹的治则。宋元时期，对骨痹的治疗已开始得到重视，补肾填精药也得到广泛使用。这一点可以从宋元时期几部大型方书中找到依据。最具代表性的当属宋代御纂医学著作《圣济总录》。《圣济总录·诸痹门》中对骨痹病因病机的认识，悉遵经旨，并做了进一步的阐释，对骨痹的病机除强调肾气衰弱外，还补充了髓少筋燥这一病机特点。此书共收载治痹方剂百余首，其中治骨痹方20余首，方中"补肝肾以壮骨"法的运用主要体现在以下3个方面：①主治证候：书中所载大部分方剂的主治证候是肾脏气虚、肾脏久虚或肾脏中风寒湿而致骨痹，突出了肾虚骨痹一型。②方剂命名：

治疗骨痹的方剂如石斛丸、补肾熟干地黄丸等，其所用方名多以补肾填精药冠名，强调了补肾填精药的君药地位。③方药组成：每首方剂的组成除运用大量的补肝肾药外，还增加了养血柔阴的药物联合配伍。最常用熟干地黄、杜仲、牛膝、川断、胡桃肉、肉苁蓉、石斛、山茱萸等。

明清以前，命门学说和温补学派的兴起，尤其"肾实则骨有生气"理论的形成，极大地巩固了"补肾填精"治则的地位。温补学派代表医家张景岳学验俱丰，在《内经》痹论的基础上，结合临床，提出了"阳非有余"及"真阴不足""人体虚多实少"等论点，形成了他在治疗上注重补益真阴元阳，慎用寒凉及攻伐之品的风格；并创制三气饮、大防风汤、易老天麻丸之类方剂，嘱"治痹之法，惟此为最"。景岳之后的清代医家张璐在治疗痹在骨时，选安肾丸，药用小茴香、补骨脂、续断、山药之类。叶天士治疗久痹正虚者，认为"肝肾下病，必连及奇经八脉"，以通补奇经独辟治径，从奇经论治，喜用龟甲、阿胶、鳖甲、鹿角胶等血肉有情之品，以通补任督，使肝肾受荫，经脉舒缓。林珮琴论治痹证，以《内经》为本，博采历代医家精论，强调痹证以正虚为主，治法补助真元，宣通脉络，提出治疗苦痛彻骨的骨痹，选安肾丸，药用肉桂、巴戟天、山药、石斛、肉苁蓉、补骨脂等；治老人、虚人腰痛，不能转侧者，用二至丸或立安丸，杜仲、鹿角、鹿茸等是首选。总之，治疗骨痹使用补肝肾壮骨法，经千百年临床实践的反复验证，充分说明了此法具有确切疗效。

（二）"痹有瘀血"理论的突破

瘀血理论肇始于《内经》。如《素问·调经论》云："寒独留，则血凝泣，凝则脉不通。"《神农本草经》中记载了具有消瘀血、通血脉、除血痹功效的药物70余种，为活血化瘀法在临床中的应用奠定了药物学基础。晋代已开始重视温经活血方药的运用，从葛洪《肘后备急方》中可见，治疗痹痛的虎骨膏、独活酒等，选用丹参、川芎、当归、牛膝等活血药，配伍辛热通经止痛的附子、细辛、乌头为特点。隋唐时期治疗痹痛则突出了对酒的应用，如麻子酒、鲁公酒等；且在药酒组成中也用了大量的活血化瘀药物。《外台秘要》中特别介绍了四物汤加附子治疗"风湿百节疼痛，不可屈伸"。这些都深刻反映了这段历史时期，对痹证的治疗以活血补血为主，祛风湿止疼痛为辅的治疗原则。至宋元时期，根据《内经》"血行而不得反其空，故为痹厥也"之旨，认为气滞血凝是其病机的关键，制定了活血祛风、寒温并用、健脾利湿等更趋精细的辨治方法。明清时期，随着对气血理论与人体生理病理的关系的探讨更加深化，瘀血学说日臻完善起来。对瘀血学说贡献最大的当属清代医家王清任。王氏重视实践，勇于创新，认为"治病之要，在明白气血"，并创制了一系列补气活血逐瘀方剂，有相当的实用价值。他在《医林改错》中明确提出了"痹有瘀血"的学术论点，在论述用活血化瘀法治疗痹证时说："总滋阴，外受之邪，归于何处？总逐风寒、去湿热，已凝之血，更不能活。如水遇风寒，凝结成冰，冰成风寒已散。明此义，治痹症何难……用身痛逐瘀汤。"王清任在痹证论治方面的贡献，在于开拓了医家的思路，为活血化瘀法在痹证临床上更广泛的应用树立了典范，使得明清时期对"瘀血理论"的探讨更加深入，在痹痛治疗上紧紧围绕活血化瘀、宣通经络这一核心进行施治。

（三）"久病入络"理论的创新

"久病入络"理论的首倡者是温病大家叶天士。《临证指南医案·痹》中记载了叶氏治疗痹证的医案共75例，这些医案基本上反映了叶氏辨治痹证的学术思想和实践经验，特别是"久病入络"这一理性认识的提出，发展了中医理论，为痹证的治疗开辟了新的思路，产生了较大的影响。叶天士认为"初病湿热在经，久则瘀热入络"。体现在痹证的论治上，他指出："风寒湿三气合而为痹，然经年累月，外邪留著，气血皆伤，其化为败瘀凝痰，混处经络，盖有诸矣。倘失其治，多年气衰，延至废弃沉疴。"（《痹》"张案"）久病络病，叶氏主张从络论治，"医不明治络之法，则愈治愈穷矣"（《诸痛》"庞案"）。络虚邪留，痰瘀互结，病势顽固，显然草木之剂难能为功，必用精灵走窜之"搜剔动药"方能透络达邪。如"鲍案"患周痹数十年，用蜣螂虫、全蝎、地龙、穿山甲、蜂房、麝香大队虫类药搜剔逐邪而效；"沈案"患肝阴虚疟之痹，早服养肝息风之方，夜饮逐瘀搜络之剂，通补交替，令人拍案叫绝。其法灵机活泼，归纳其用药，主要有：①辛润透络：以辛香、辛咸之味与活血柔润之品相伍，药选归尾、桃仁、新绛、红花等治疗痹久络滞者。②辛温宣络：对于寒入脉络之络瘀病证，以辛温、温络、活血之药相合，多选桂枝、姜黄、归身、降香等。③搜剔通络："每取虫蚁迅速飞走诸灵。俾飞者升，走者降，血无凝著，气可宣通。"多用全蝎、穿山甲、地龙、蜂房等搜剔动药与当归、桃仁、川芎等活血化瘀药配伍应用，治疗结血牢固深入者。总之，叶氏将其独特的奇经辨证、"久病入络"理论综合运用到痹证的辨证治疗，特别是擅用通络治痹之法贯穿全篇始末，实补前人之所未及，令后学者借鉴之处颇多。

综上所述，明清时期由于医学的飞跃发展和在理论上的重大发展与创新，对骨痹病因病机的认识突破了明清之前的"肾气虚弱，寒湿入骨"的局限，开创性地把"肾实则骨有生气"理论、"痹有瘀血"理论、"久病入络"理论运用到对骨痹的治疗中，从而使对骨痹的认识上升到一个较高的层次。

二、未病先防，顾护正气

中医学"治未病"思想首见于《内经》。《素问·四气调神大论》曰："圣人不治已病治未病，不治已乱治未乱，此之谓也。夫病已成而后药之，乱已成而后治之，譬犹渴而穿井，斗而铸锥，不亦晚乎！"这段话从正反两方面强调"治未病"的重要性，同时对后世医家影响深远，后经金元时期朱丹溪、明代张景岳、清代叶天士等历代医家的不断发展，其学术思想得到进一步完善。其一，未病之前，要求人们重视预防疾病的重要性，不要成为"渴而穿井，斗而铸锥"之"愚者"。古人云："流水不腐，户枢不蝼，动也。"要结合自身情况选择适于自己的方法、方式去锻炼，养成良好的生活习惯，增强免疫力，争取做到"正气存内，邪不可干"。其二，以整体观为理论依据，掌握疾病的传变规律。

（一）勤练筋骨

《吕氏春秋·尽数》曰："形不动则精不流，精不流则气郁。"适量进行身体锻炼，增强体质，促进身体内精气流通。经常参加体育锻炼的人，不仅身体强壮，而且免疫力较强，抗病能力强。正如《内经》所云："正气存内，邪不可干""邪之所凑，其气必虚。"但运动应有度，如过度劳力则容易伤及营卫气血，从而使阳气不足，卫外不固，邪气流注经络、关节，反致本病。要多做关节无负荷运动，减轻对骨关节的压力，增强关节周围肌肉的力量，以增加对关节的保护功能。

（二）轻身减重

华佗有言："轻体使人头不白。"（《三国志·魏书·华佗传》）骨关节炎亦是重视轻身减重，人在走路时每走一步，对关节的压力相当于4倍于本身的重量，所以体重越大，对关节的压力也越大，易造成关节尤其是膝关节软骨过早磨损退化，加速膝关节退行性病变的进程。

（三）保暖防寒

《素问·痹论》谓："风寒湿三气杂至，合而为痹也。"尤应注意膝部保暖，不然外邪就易侵犯关节；热天不可贪凉，以免为日后留下隐患。中医学认为，通则不痛，痛则不通。人体感受风寒湿等外邪后，外邪注于肌腠经络，滞留于关节，导致气血痹阻，而发为痹证。人体营卫相合，气血流畅，则疼痛不易发生。

（四）精神调摄

人体的精神活动与生理、病理关系密切。突然强烈或反复、持续的精神刺激，可扰乱人体的气机，气血阴阳失调而发病。《素问·上古天真论》云："恬惔虚无，真气从之，精神内守，病安从来。"保持心情舒畅，从而使人体气机通畅、气血平和，才能有效防止骨关节炎的发生。

三、辨证论治，重视病机

虽然"辨证论治"作为中医学固定术语真正出现是在 1955 年，但张仲景早在《伤寒杂病论》中就提出了"辨证"一词，且在《伤寒论》《金匮要略》两书中都以"辨病脉证并治"为标题，讨论各种病证。但《伤寒论》《金匮要略》中的"证"都是指症状和体征而言，张仲景"辨病脉证"辨出来的是病机，而不是"证"。后续医家朱丹溪称之为"脉因证治"、周之干要之为"辨证施治"、张介宾述之为"诊病施治"、徐大椿命之为"见症施治"、章虚谷概之为"辨证论治"等，如此看来，"辨证论治"虽未在明清时期出现，但其理念早已被广泛应用。

根据骨关节炎的病症，可追溯到《内经》的"痹"病，《素问·痹论》云："风寒湿三气杂至，合而为痹。"明代秦景明《症因脉治》认为"肾痹之症，即骨痹也""痹者，闭也。经络闭塞，麻痹不仁，或攻注作痛，或凝结关节，或重着难移，手足偏废，故名曰痹"。《医学传心录》阐明了痹证发病的外因是风寒湿邪侵入机体，流注经络，导致局部气血津液运行不畅，久之成痰饮，或成瘀血，或痰瘀夹杂，不通则痛。关于骨关节炎的病因病机各代医家均有论述，可总结出湿、痰、瘀、虚四个病机特点。近代医家在这几个病机的基础上亦有独到的发挥。岭南地区的骨关节炎发病，风寒湿邪的侵袭是主要也是首要病因，风性开泄，发表可散，寒邪凝滞，温阳可通，可应用汗法、温法。唯湿邪黏滞，无论是新感还是久患，缠绵机体难以祛除，并且湿邪易阻遏气机，损伤人体阳气，易导致气滞血瘀、正气不足，瘀血流滞四肢经脉，久之可导致筋骨失养，发而为"痹"。其次是肥胖人群，将其归属于痰湿体质，关键在于中焦，脾主运化，胃主受纳，二者升降失司，可导致湿食痰饮存留，湿邪积聚成痰，痰湿互结，脾主四肢，流注于四肢关节。再加上年老体弱，肝肾逐渐不足，肝主筋、藏血，膝为筋之府，肝血虚难以濡养经筋，肾主骨，一身阴阳之根基，阳虚则髓海不养，阴虚则生化无源，再加上脾胃升降的异常，这几个脏的虚损，使得气血亏虚、骨髓失充，正虚而湿瘀阻络。"不荣则痛"是造成骨关节炎久治难愈的根本，甚至发展到后期的畸形。"痹者，闭也"，一方面"痰、瘀、湿"纠缠互结于肢体经络关节，导致气血经脉运行的不畅；另一方面，随着年龄增长的脏腑亏虚，气血化生不足，人体正气不足，难以祛除痰、瘀、湿等病理产物，使得筋骨濡养不足，发而为痹。因此，"痰、瘀、湿、虚"是膝痹病中关键的病因病机理论基础，在临床上实行辨证论治及经验方的治疗具有重要的指导意义。

（一）从"湿"辨证论治

《素问·举痛论》曰："经脉流行不止……寒气入经而稽迟，泣而不行。"骨关节炎的病因病机外为风寒湿气侵袭，湿邪中夹有寒邪，而李中梓《医宗必读·痹》提到痹证的治疗时曰："治行痹者，散风为主，御寒利湿仍不可废……治痛痹者，散寒为主，疏风燥湿仍不可缺。"无论是哪种痹证，都要兼顾湿气，进行散寒化湿、燥湿。风邪开泄可疏，寒邪可温，惟湿性黏滞，易夹寒流滞，正邪相争而化热，寒湿热三者与正气搏结，气血运行异常，致使经络痹阻，早期为麻木拘急，渐致疼痛痉挛，遇寒则重，遇热则肿，膝关节屈伸不利。

（二）从"痰"辨证论治

骨关节炎从"痰"的病机辨证，可分为有形之痰与无形之痰，结合骨关节炎的致病因素，与脾胃的气机升降密切相关，以有形之痰为主。《素问·厥论》提到"脾主为胃行其津液者也"，脾运化的津液有着充盈空窍、滑利关节等作用，脾胃气机升降失常，湿邪内停，久聚成痰浊，流注于关节之处，《景岳全书·风痹》提到"痹者，闭也"，滞留在体内则病情易复杂，痰浊凝聚而血涩不畅。据相关调查，部分地区气虚、痰湿相关体质以男性偏多，认为是痰积随着经络流注至关节，与气血相搏的结果，辨证上为湿痰凝滞和肾阳亏虚，治疗上调治兼邪，独重祛痰，本虚标实为核心。对于骨关节炎患者，重视从"痰"病机的角度出发，初期为气血津液运行失常，津液不得输布，渐聚而成痰，久病者，以行散通结豁痰为重。

（三）从"瘀"辨证论治

叶天士认为痹证初期是气郁结在经，久则血虚邪气渐入络，因为十二正经主气，十二络主血，久病经与络均有血瘀的存在。"瘀"包括气滞血瘀和气虚血瘀，作为一个常见的病理产物，从早期贯穿至膝骨关节炎晚期。在研究清宫治疗骨关节炎的有效用方中发现牛膝、川芎、当归等活血化瘀兼补虚中药被大量使用，可见，针对不同程度的瘀血，均要在化瘀中兼有补虚、活血，"化瘀兼补新血"，血行源生流周不休。根据不同成瘀阶段证情的轻重缓急，可分为五期，分别予以不同治法：瘀前期、成瘀期予祛邪；瘀成期行气活血；瘀重期在于破血；后期正虚，治以补正活血。对于常规治疗，在膝关节局部容易出现血液循环差，运用舒筋活血汤方舒筋通络、活血化瘀，缓解患者的疼痛，改善膝关节活动度。

（四）从"虚"辨证论治

骨关节炎在"虚"的病机上，主要与肝脾肾相关。《灵枢·百病始生》认为"无虚……邪不能独伤人"。脾胃为后天之本，脾主肌肉及四肢，"脾气虚则四肢不用"，脾虚则不能散精，水谷化生来源不足，气血不能化生，充盈内脏。《素问·痹论》曰："骨痹不已，复感于邪，内会于肾。"《中脏经》说嗜欲不节易导致伤肾，发为骨痹。肝藏血主筋，膝者筋之府，血虚则经筋不养，"屈伸不能，行则偻附，筋将惫矣"。脾主运化、肝主筋、肾主骨，共同滋养膝关节的骨骼、经筋。

四、既病防变，瘥后防复

未病先防是预防疾病较为理想的措施，但如果疾病已经发生，则应密切观察病情变化，及时采取有效措施，防止疾病的发展和转变。《素问·刺热》曰："肝热病者，左颊先赤；心热病者，颜先赤；脾热病者，鼻先赤；肺热病者，右颊先赤；肾热病者，颐先赤。病虽未发，见赤色者刺之，名曰治未病。"《金匮要略·脏腑经络先后病脉证》指出："夫治未病者，见肝之病，知肝传脾，当先实脾。"本病临床治疗主要以缓解膝关节疼痛，改善功能，防止进一步关节损害为原则。

本病初起多为实证，以感受外邪为主，其中又以感受风、寒、湿、热之邪多见。早期若积极治疗，则疾病预后较好；若病久筋脉失于濡养，导致关节功能受限，则疾病预后较差。因此，骨关节炎应当准确辨证，对证用药，尽快控制病情进一步发展，从而提高患者生活质量。风寒湿痹初起为实证，以寒湿为主。病久施治不当，外邪郁而化热，形成寒热错杂之证；湿热蕴结日久，耗伤阴液，形成气阴两虚之证；若痰瘀互结，病久不愈，邪入骨骱，预后较差；若迁延不已，复感外邪，内舍于肾，可发为肾痹。若失治、误治，也可以转化为内生热毒或重复感受热毒而发展为热毒炽盛。

（一）动静结合

一方面，骨关节炎患者要锻炼腿部和臀部的力量，增加患者膝关节的稳定性及灵活性，通过强大的肌肉力量保护关节，减少负重对于膝关节的刺激。同时要注意运动强度，根据骨关节疾病部位的不同调整运动方式，用"运动处方"来干预，能改善病情、缓解症状。另一方面，老年人要少参加对关节冲击力大的健身运动，如跳绳、跳远、跑步等跳跃性较大的运动。当中老年人做下蹲动作准备起立时，最好扶着周围物体再站起来，以减少膝关节的压力。喜欢太极拳的中老年人在打太极拳时，应尽可能提高身体重心，避免那些增加关节扭力或关节面负荷过大的训练。保证休息最重要，该休息时不要硬撑。例如人到中年，如果由于家务繁重或工作劳累使得腰椎酸痛、腰肌劳损而感到很不舒服时，不妨躺上半天，不要硬撑着劳动或工作，这样可以延缓关节的磨损进程，避免以后因关节过度受损而导致长期卧床。

（二）保暖防寒

基于"风寒湿三气杂至，合而为痹"的理论基础，保暖对骨关节炎患者意义重大。我们常常听到某个关节比天气预报还准的说法。天气一变化，关节就酸痛起来，持续受凉和温度反差太大，会让患者的血液循环受到阻碍，也可导致肌肉和血管收缩，从而引起关节疼痛；另一方面，也与患有慢性炎症的关节对外界的反应较为敏感有关，气候环境稍有风吹草动，关节就能感应到，风湿患者正因为邪气久居患处，一旦有邪气在外策应，例如外风外寒外湿或者湿热之邪，可单独致病也可合而为致，原来的痹证就会加重。久病的患者以痛痹等为多见，所以做好局部关节或全身的保暖就十分重要。对于有"老寒腿"的患者，最重要的是要注意关节的保暖，千万不要贪图凉快。随着季节的交替，气温逐渐降低，关节炎患者发病会明显增多，秋冬季节防病对于中老年人显得十分重要。

（三）药食同养

骨关节炎在中医学中被称为"骨痹"，始见于《素问·长刺节论》，被认为是一种寒湿痹，其指出："病在骨，骨重不可举，骨髓酸痛，寒气至，名曰骨痹。"继后《类证治裁》《张氏医通》《圣济总录》等医籍对本病的病因病机均有阐述。中医学认为"肾主骨，生髓"，髓居骨中，骨赖髓以充养。本病以肝肾亏虚、气血亏虚为本，因此中老年患者或久病之人，可服用独活寄生汤、补中益气汤以调肝肾、强筋骨、补益气血，正所谓"正气存内，邪不可干"。

平时可多吃海参、海蜇皮等富含胶质的食物保护关节。牛筋、鹿筋、鱼胶、鲨鱼骨、乌蛇煲瘦肉或老鸭汤，有以形补形、祛风除湿的功效。绿茶中含多种化合物，有保护软骨的功效，可减缓关节肿痛。

明清时期，在我国古代多年的医疗经验积累下，医疗技术日趋成熟，当时已有各种医学流派和名医大家，对疾病也有比较系统的认识。对于骨关节炎，中医学把其归属为痹证的范畴，病位主要在骨、关节，与肾肝脾等脏腑关系密切。其发病原因不外"虚、邪、瘀"三类。主要病机为经脉气血痹阻，筋骨失养。本病治疗以"虚、邪、瘀"为纲进行辨证，正虚证候多以扶正为主，治宜滋补肝肾，兼以通络；邪实证候多以祛邪为主，治宜散寒祛湿、清热利湿；痰瘀证候宜活血化瘀、化痰通络等。对于湿热蕴结证的骨关节炎患者，关节肿痛明显时应辅以外治贴敷法，注意包扎不宜太紧，以免影响血脉运行；对于风寒湿痹证患者，要注意保暖，勿使用凉水，尤其在寒冷季节更应注意；对于行动困难的患者应给予拐杖、推车等辅助活动工具，患者行动时要有人看护，以防摔伤；避免过度使用关节，做到科学锻炼、动静结合、调摄情志、注意饮食。病情尚未稳定时不能绝对卧床休息，每日要活动病变关节，可以卧位或坐位，使病变关节得到锻炼。

第三节 良方集锦

从治疗途径及用药方式分类，中医药疗法可以分为两大类，即内治法和外治法。内治法，是通过内服药物的治疗途径来防治疾病的方法。如内服汤剂、丸剂、散剂、药酒、片剂、冲剂、胶囊及口服液等。外治法，从广义上讲，应当包括内治法以外所有的中医药疗法，如针灸、推拿、外伤科手术或手法治疗，以及中药洗、浴、熏、贴、涂、敷、熨、闻等药物外治法。由于针灸、推拿、骨伤等已形成专科，所以从狭义上讲，外治法一般是指中药外治法，就是运用中药的各种制剂方式，通过体表、孔窍、经穴给药，用以防治疾病或养生健身。本节内容收集整理了有关骨关节炎的大量清宫医方，在治疗方面很有特色，可为当今的临床疗法应用和研究发展提供一份可借鉴的资料。

从医药发展史上看，外治法起源于内治法。早在原始社会，就开始了外治的萌芽。人们在觅食或与野兽斗争中，受伤患病，就试图用各种草类、树叶、树皮敷扎或涂抹伤处。当人们学会用火取暖后，逐渐发现燃着的树枝叶或草类熏烤局部或闻吸其烟气，可消除肿痛，减轻病患。可能在几十万年前就已形成多种外治法的雏形。《内经》中记载着药熨、渍、浴、敷等外治法。东汉张仲景《伤寒论》《金匮要略》中，载有熨、敷、洗、熏、导、扑粉、坐药、搐鼻、吹喉等许多外治法和医方。晋代葛洪所著急症急救专书《肘后备急方》中，载有淋洗、热熨、溻渍、敷贴、吹鼻、药枕等多种外治法，介绍了不少实用急救方，如皂荚吹鼻"救卒中恶死"等。晋末的《刘涓子鬼遗方》是我国现存第一部外科专著，其中有外治膏方 69 首，薄贴方 6 首，约占全书方之半数。隋代巢元方《诸病源候论》中也有沐浴、熨、枕、摩、粉等外治法。至唐代孙思邈著《备急千金要方》及《千金翼方》，外治法应用更为广泛，如熏蒸、膏摩、滴鼻、热熨、溻渍、薄贴、药枕、涂敷等，其中仅以外用药物治疗儿科疾患的内容约有二百余条，外治美容方也有数十首。宋元明时期，外治学术和医方进一步丰富。南宋时期的《幼幼新书》，外治方法的内容很丰富，关于点眼制剂等的配制，方法较为精细、科学。元代名医许国桢，在宋御药院方书的基础上，编撰《御药院方》，从中可窥见宋元时代宫廷用药特点之一，即外治制剂甚多，如"治咽喉口齿门"的外用散剂，漱口、刷牙剂，嗅鼻剂；"治眼目门"的点眼、搐鼻散剂，点眼膏剂，淋洗剂，"沈面药门"的多种剂型的外用美容制剂等。明代伟大的医药学家李时珍在《本草纲目》中，广泛收载了敷、涂、扑、擦、浴、漱、吹、贴、摩、嗜、导下、坐药、搐鼻、塞鼻等数十种外治法，所治病种遍及临床各科。以上这些外治方药流传后世，对清代宫廷外治的应用也有很大影响。因此清代是外治法在以往基础上得到较大发展并趋于成熟的时期，我国现存第一部中医药外治专著《急救广生集》（又名《得生堂外治秘方》），由清代程鹏程纂集，初刊于1805年（清嘉庆十年）。该书大致汇总了此前千余年的外治经验和方法，引录书目约400种，载外治方1500多首，方多简便易行，有些疗效显著，至今临床依旧沿用。

我们收集整理的有关骨关节炎的清宫医方，按照内治和外治分类列举如下。

一、内治方

内治方是指口服类医方，清代御医在临床辨证论治、选方用药方面，具有说理透彻、认证准确、立法谨言、治病求本、宗经旨而述新意的特色。这对今天的临床来讲，仍有许多值得借鉴的地方。

（一）内服汤药类

1. 治肩背筋骨疼痛方

出处：光绪□年十一月十一日，上交治肩背筋骨疼痛方。

组成：槐花子五钱　核桃五钱　芝麻五钱　细茶五钱

制法：用水五碗，煎至一半，热服。

按语：本方为清补并施之剂。其中芝麻有滋补肝肾作用，多用于治疗肝肾不足、风痹、瘫痪等证。《本草拾遗》载，芝麻壳五钱，酒煎服，治半身不遂。核桃亦能补肾固精，可治肾虚腰痛脚弱。槐花子善清热凉血，含抗菌物质，能抗葡萄球菌及大肠埃希菌。茶叶可清头目、解毒，所含鞣酸具维生素P活性，对毛细血管壁代谢有益。

2. 治项节脊背疼痛方

出处：光绪□年五月二十三日，皇上治项节脊背疼痛之法调理。

组成：羌活二钱　独活一钱半　片姜黄二钱　钩藤一钱半　甘草八分　藁本一钱半　蔓荆子二钱　防风二钱　川芎二钱

制法：水煎，温服。

按语：本方即《局方》羌活胜湿汤加钩藤、片姜黄而成，主治湿气在表之头项腰脊疼痛。是方以疏风药居多，系宗《内经》"风能胜湿"大旨而设。方中羌活、独活、防风、藁本、蔓荆子等祛风除湿；川芎、片姜黄活血通经；钩藤活络引经；甘草调和诸药，助其辛温发散之力。按：光绪帝自光绪三十二年起，腰胯疼痛甚剧，但彼时体虚病久，谅此方不宜，故推测为早期患病所拟。

3. 治寒腿方

出处：光绪□年□月□日，治寒腿方。

组成：当归_{二两} 圆肉_{三两} 熟地黄_{二钱} 防己_{一两} 茜草_{二钱} 地风_{六钱} 年健_{二两} 川牛膝_{八钱} 桂枝_{八钱} 草薢_{七钱} 甘草_{一两} 杜仲炭_{七钱} 大蜈蚣_{三条} 煅虎骨_{两钱} 冰糖_{四两} 干酒_{六斤}

按语：本方治寒腿，非一味温散，而是以培补肝肾为主，佐以祛寒除湿。考虑光绪帝久患肾病，御医们拟治寒腿之方，着重肝肾用药，实为求本之治，符合《内经》"身半以下，地气主之""肝主筋，肾主骨"旨意。唯方中用蜈蚣三条，借虫类搜风，可见宫中制药，以病为主，虽至尊至贵如帝后，一旦病情需要，峻药猛剂亦在所不忌。

4. 益阴化湿利节丸

出处：光绪□年二月初十日，张仲元、忠勋谨拟：皇上益阴化湿利节丸。

组成：生地黄_{四钱} 泽泻_{一钱五分} 牡丹皮_{一钱五分} 云苓_{三钱} 海桐皮_{二钱} 片姜黄_{一钱} 没药_{二钱} 秦艽_{二钱} 青皮_{一钱五分} 盐柏_{一钱五分} 知母_{一钱五分，炒} 独活_{一钱五分}

制法：共研细面，蜜为小丸，每服二钱，白开水送服。

按语：光绪帝自幼羸弱，素患遗精、腰痛痼疾，肾元戕伤。虽是关节痛病，但与肾虚、风湿侵袭相关，故用此法，亦标本兼顾之意。据光绪帝脉案记载，当时帝"脉息左部沉弦，右寸关沉滑"，属"肾水不足，肝防欠和"，因此"脊骨按之仍痛"。本方用减味六味地黄滋肾阴，桐皮、秦艽等祛风除湿，知柏泻火益阴，共成益阴化湿利节之效，故以法名方。

5. 九分散方

出处：（九分散）上用丸散膏丹配方簿；《慈禧光绪医方选议》慈禧太后各类效验医方；《太医院秘藏膏丹丸散方剂·卷四》。

（1）方一

出处：光绪五年二月三十日，九分散方。

组成：乳香_{四两} 没药_{四两} 马钱了_{四两} 麻黄_{四两} 上豎上_{四钱} 自然铜_{四钱}

制法：共研细面。

按语：本方系活血化瘀之方，药味少、分量重、力大功专，为伤科要药。功能化瘀止痛，主治跌打损伤、伤筋动骨、红肿疼痛等症，宫中刑杖之伤亦可用之。因取九分重药装袋，每服一袋，故名九分散。据载由醇王府传抄而来，宫中常使用，效应确实。现今南京所制九分散成药，与清宫之方一致，在国内享有盛誉。（《慈禧光绪医方选议》）

（2）方二

组成：乳香_{四两}　没药_{四两}　麻黄_{四两}　马钱子_{四两}　自然铜_{四钱}　土鳖虫_{四钱}

制法：共为细末。

主治：此药专治跌打损伤，从高坠落，筋骨折断，瘀血肿疼，皮肉损破，刑伤棒伤，车碰马踏，闪腰叉气，强力努伤，停留瘀血，胸肋刺疼，筋聚肉肿，皮色青紫，红肿不消。凡一切外伤皮肉筋骨，未破已破，用烧酒调敷，立效如神。（《太医院秘藏膏丹丸散方剂》）

6. 当归拈痛汤

症状：腿膝疼痛，脉息弦滑。

组成：当归_{二钱}　黄芩_{二钱}　柴胡_{一钱五分，醋炒}　苦参_{一钱五分}　葛根_{一钱五分}　青皮_{一钱五分}　木瓜_{三钱}　知母_{一钱五分}　黄连_{一钱}　牛膝_{二钱}　茵陈_{二钱}　赤茯苓_{三钱}

药引：桑枝_{五钱}

按语：根据症状辨证为湿热下注，故用当归拈痛汤利湿清热。

7. 养荣蠲痹汤

症状：手足转侧，不能屈伸，肢体疼痛，自汗恶风；脉息沉涩。

组成：当归_{二钱}　白芍_{一钱五分}　川芎_{一钱}　生地黄_{三钱}　秦艽_{一钱五分}　威灵仙_{一钱五分}　桂枝_{一钱五分}　木瓜_{二钱}　独活_{一钱}　牛膝_{一钱五分}　赤茯苓_{二钱}　炙甘草_{八分}

药引：姜皮_{二片}　荷叶_{三钱}

按语：根据症状辨证为气血两虚、内湿外寒证，故用养荣蠲痹汤调补气血、清除内湿。

8. 调肝舒郁化湿饮

症状：胸膈堵闷，时作咳嗽，左边起腿膝筋脉窜疼；脉息左寸关沉弦，右寸关滑数。

组成：郁金_{三钱，研}　赤茯苓_{三钱}　青皮_{二钱}　黄芩_{二钱}　橘络_{一钱}　枳壳_{二钱，炒}　栀子_{一钱，炒}　苍术_{二钱}　苦参_{二钱}　秦艽_{二钱}　续断_{三钱}　生甘草_{一钱}

药引：牛膝_{二钱}

按语：根据症状辨证为湿热下注、肝郁不舒，故用调肝舒郁化湿饮调肝舒郁、清利湿热。

9. 舒肝调气拈痛汤

症状：周身筋脉抽掣，牵及腿膝疼痛，胸膈胁胀满，时作烦躁，谷食不香，夜不得寐；脉息右寸关滑数稍浮，左寸关弦数。

组成：柴胡_二钱，醋_ 薄荷_一钱五分_ 香附_三钱，炙_ 郁金_三钱，研_ 当归_三钱_ 生地黄_四钱_ 粉牡丹皮_三钱_ 栀子_三钱，炒_ 秦艽_三钱_ 牛膝_三钱_ 木瓜_二钱_ 橘络_三钱_

药引：乳香_一钱_ 没药_一钱_

外治：熥熨方。

透骨草_三两_ 青风藤_一两_ 独活_二两_ 防己_二两_ 木瓜_二两_ 赤芍_一两五钱_ 当归_一两五钱_ 香附（炙）_三两_

共捣粗末，烧酒醋拌潮润，装布袋两个，蒸热，换熥腿膝疼处。

按语：根据症状可见肝阴不实、气道欠畅、肺胃饮热、稍受风湿，用舒肝调气拈痛汤滋阴疏肝、利湿清热。

10. 疏解胜湿汤

症状：胸胁、肢体尚觉酸痛，脉息弦滑。

组成：羌活_三钱_ 独活_二钱_ 前胡_三钱_ 防风_二钱_ 苍术_二钱，炒_ 白术_三钱，土炒_ 苏叶_二钱_ 牛膝_三钱，酒炒_ 橘红_二钱_ 赤茯苓_三钱_ 续断_三钱_ 杜仲_二钱，炒_

药引：生姜_三片_

按语：根据症状可辨证为风湿闭塞经络，湿困则肢体酸痛，故用疏解胜湿之法。

11. 温经养荣汤

症状：腿膝浮肿，疼痛身热，口渴；脉息沉紧。

组成：独活_三钱_ 桑寄生_三钱_ 川芎_二钱_ 当归_四钱_ 木瓜_三钱_ 茯苓_三钱_ 白芍_三钱_ 威灵仙_一钱五分_ 松节_二钱_ 乳香_三钱，去油_ 川牛膝_三钱_ 桂枝_一钱_

药引：生姜_三片_ 老酒_一匙_

按语：由症状可知肝脾湿热，荣血不能下注，用温经养荣汤养血通络，方中独活、桑寄生可止痛。

12. 温经定痛汤

症状：腿膝浮肿，疼痛身热，口渴胸满食少。

组成：生地黄_三钱_ 当归_三钱，酒炒_ 独活_二钱_ 炒茯苓_三钱_ 白芍_三钱，酒炒_ 木瓜_三钱_

桑寄生_{三钱}　松节_{三钱}　泽泻_{三钱}　川牛膝_{三钱}　炒秦艽_{三钱}　川乌_{二钱}　桂枝_{八分}

药引：炮姜_{六分}　老酒_{一匙}

按语：根据症状可辨证为肝脾湿热，荣血不能下注，用温经定痛汤温经行血，配伍独活、秦艽止痛。

13. 温经渗湿汤

症状：寒邪已解，腿膝疼痛渐止，浮肿酸痛。

组成：当归_{四钱}　白芍_{三钱}　松节_{三钱}　茯苓_{三钱}　秦艽_{三钱}　桂枝_{八分}　木瓜_{三钱}　泽泻_{二钱}　独活_{三钱}　牛膝_{三钱}　川乌_{二钱}　茵陈_{一钱五分}

药引：生姜_{三片}　老酒_{一匙}

按语：由症状可判断为寒邪已解，而湿邪未清，用温经渗湿汤温化寒湿。

14. 除湿拈痛汤

症状：腿膝肿痛，发热恶寒，夜不得寐；脉息浮数。

组成：当归_{三钱}　羌活_{二钱}　独活_{二钱}　防风_{二钱}　牛膝_{二钱}　木瓜_{三钱}　苦参_{三钱}　川芎_{一钱五分}　赤茯苓_{三钱}　茵陈_{三钱}　猪苓_{二钱}　泽泻_{二钱}　生甘草_{五分}

药引：木瓜酒盅

按语：根据症状辨证为湿热下注，故用除湿拈痛汤清利湿热、消肿止痛。

15. 除湿化滞汤

症状：头闷身酸，胸满恶寒，腿膝疼痛；脉息弦滑。

组成：柴胡_{一钱}　泽泻_{二钱}　赤茯苓_{三钱}　神曲_{三钱}　猪苓_{一钱五分}　苍术_{一钱五分}　焦山楂_{三钱}　青皮_{二钱}　枳壳_{二钱,炒}　麦芽_{三钱,研}　酒黄芩_{一钱五分}　生甘草_{八分}

药引：木瓜_{三钱}

按语：由症状可判断为湿滞受凉，用除湿化滞汤清除湿邪积滞。

16. 清热化滞汤

症状：腰酸，腿膝有时作痛；脉息弦滑。

组成：当归_{三钱}　酒洗赤芍_{三钱}　茵陈_{二钱}　苍术_{二钱}　酒黄芩_{三钱}　焦三仙_{六钱}　枳壳_{三钱}　大黄_{三钱}　黄柏_{三钱,炒}　六一散_{二钱}

药引：灯心_{二束}

按语：根据症状可知湿热尚盛，湿热之邪下聚于经络，导致腰膝疼痛，故用清热化滞汤清除湿热积滞。

17. 清热凉血汤

症状：日晡微作潮热，腰腿牵引疼痛，夜间少寐；脉息弦数。

组成：酒黄连_{八分} 酒黄芩_{三钱} 当归_{三钱} 白芍_{三钱} 生地黄_{五钱} 牡丹皮_{三钱} 知母_{三钱} 大黄_{三钱} 焦三仙_{六钱} 六一散_{三钱}

药引：竹叶_{二十片}

按语：由症状可知患者肝胃欠和、血分有热，故选用可清血分热的清热凉血汤。

18. 舒气化饮汤

症状：肢体牵引作痛，胸满呕恶；脉息弦滑。

组成：乌药_{二钱} 白芍_{三钱，酒炒} 川芎_{二钱} 泽泻_{三钱} 厚朴_{二钱} 陈皮_{二钱} 砂仁_{一钱} 研木瓜_{三钱}

按语：根据症状可知证候为气郁停饮，故用舒气化饮汤理气化饮，治疗疾病。

19. 疏经祛湿汤

症状：腿膝遇凉则痛；脉息沉缓。

组成：当归_{五钱} 赤芍_{三钱} 川芎_{一钱五分} 生地黄_{四钱，姜汁炒} 川牛膝_{三钱} 续断_{三钱} 秦艽_{三钱} 独活_{三钱} 杜仲_{三钱} 炒防己_{三钱}

药引：生姜_{三片}

按语：依据症状和脉象可辨证为寒湿之证，应温化寒湿，故用疏经祛湿汤。

20. 独活寄生汤

症状：周身酸软，腰膝作痛；脉息弦数。

组成：独活_{一钱五分} 生地黄_{五钱} 木瓜_{三钱} 桑寄生_{三钱} 秦艽_{二钱} 防风_{一钱五分} 川芎_{一钱五分} 杜仲_{三钱，炒去丝} 白芍_{二钱，炒} 当归_{三钱，酒洗} 牛膝_{三钱，酒炒} 威灵仙_{一钱}

药引：桑枝_{五钱} 生姜_{二片}

按语：由症状和脉象可知肝阴素亏，复受风凉，故用独活寄生汤祛风湿、止痹痛、补肝肾、补气血。

21. 理气除痹汤

症状：头痛腿疼，筋脉拘急；脉息弦缓。

组成：当归_{三钱} 川芎_{二钱} 茯苓_{三钱} 制川乌_{一钱} 木瓜_{三钱} 桂枝_{一钱} 白芍_{三钱} 制麻黄_{八分} 独活_{二钱} 党参_{三钱}

药引：乳香_{一钱}

按语：由症状可知患者荣卫不和、湿饮郁结，故用理气除痹汤调荣卫、止痹痛。

（二）药酒类

1. 虎骨药酒

出处：丸药配方档;《清太医院配方·风痰门》。

组成：虎胫骨五斤 熟地黄一两 枸杞一两 红花一两 广皮一两 桑寄生一两 白芍一两 枳壳一两 当归一两 木香一两 牛膝一两 防风一两 独活一两 羌活一两 人参一两 木瓜二两 续断二两 杜仲二两 红曲二两 於术二两 菖蒲二两 远志二两 甘草五钱 檀香五钱 丁香五钱

制法：用陈存烧酒三十斤煮热，将群药用绢囊盛之，泡入；加白糖一斤、蜂蜜二斤，再兑陈存加减史国公药酒三十斤。

主治：治男妇老人筋骨疼痛，麻木不仁；或半身不能动转；或用力过度；或跌打损伤，致伤筋骨，以及内伤年久，仍作疼痛；或每逢交节，或阴天即作疼痛；或风痛、寒痛、湿痛、心痛、胃痛，阳虚头痛，并气血两虚，五劳七伤，真火不足，饮食不化，肾气虚损，旋溺疝气，阴弱阳虚，遍身浮肿，肾囊湿痒，以及腿足疮痈常流清水，塌陷不起，不能成脓，寒湿脚气，鹤膝风，漏肩风，腿受风寒，转筋疼痛。以上诸症，服之各有奇效。每日早晚各服三钱，或五七钱。久久服之，五脏充实，筋骨强壮，乌须黑发，固齿轻身，广嗣延寿。如治妇女诸症，必得年过 49 岁以后方可服之。青年妇女忌服。

2. 健步虎骨酒

出处:《太医院秘藏膏丹丸散方剂·卷一》。

组成：虎胫骨五钱 千年健三钱 钻地风二钱 金毛狗脊三钱 生杜仲三钱 川牛膝二钱 桑寄生三钱 甘草节一钱

制法：上药味，一处用夏布口袋盛之，泡酒十斤，加冰糖一斤。

主治：此酒能壮筋骨、和血脉、通行十二经络、搜风利湿、舒畅筋脉、活动关节，药性不热不寒，清淡可饮。

3. 牛膝酒

出处：原始医药档案。

八月十七日臣张彭年请得皇上（光绪皇帝）脉两尺软弱无力，左关微弦，右关不调。腰胯跳痛偏右更重，酸麻叠见，余恙如旧。窃思：痛入络，经气多痹。《丹溪心法》治主开通。惟温热既不能进，第有血气两调以冀经络渐和，痛势递减。仿三痹汤合牛膝酒方加减，谨拟方药上呈。

八月十七日臣张彭年、施焕敬蓬合拟牛膝酒方，备用试饮。

组成：干地黄_{五两}　川芎_{三钱}　苡米_{一两}　海桐皮_{一两}　羌活_{二钱}　甘草_{二钱}　牛膝_{一两}　地骨皮_{五钱}　五加皮_{五钱}　云茯苓_{一两}　续断_{一两}

制法：上药洗净、细切，用陈黄酒四斤泡七日，去渣，取净酒一斤，每用酌饮一小杯。

4. 泡酒方

出处：《慈禧光绪医方选议》慈禧太后药酒方。

光绪三十二年九月初十日，老佛爷泡酒方当日用十剂，减去牛膝。

组成：石菖蒲_{六钱，鲜，一窝}　鲜木瓜_{六钱}　桑寄生_{一两}　小茴香_{二钱}　九月菊_{六钱，根，一窝}　如腿疼加川牛夕（膝）_{二钱}，当日牛夕（膝）未用。

制法：烧酒三斤，泡七日，早服一杯。

按语：据光绪三十二年九月脉案载"皇太后脉息左部沉弦而细，右寸关沉滑，肾元素弱，脾不化水，郁遏阳气"，以致有"眩晕、防虚恶风、谷食消化不快、步履无力、耳鸣"等见症。御医张仲元等曾拟理脾化饮之法调理。除汤剂外，辅以药酒方，清心柔肝补肾，以冀对西太后病情有所裨益。

二、外治方

清宫外治医方的内容十分丰富多彩，在清宫中广泛应用于临床各科。种类可谓是应有尽有，几乎包括了中医药外治的大部分用法，比如治疗腰肢疼痛，有薄贴、熏洗、熥熨、涂抹、膏搽、药物束腰带等法。其中有些用药方法很独特，如摩腰止痛和络方，是以补肝肾、祛风湿、通络止痛的中药研细末，用煮熟的蜜调为丸，用时以绍酒化开，烘蘸于手掌，摩擦腰部疼痛处。俗话说"伴君如伴虎"，御医的主要服务对象是帝王后妃等宫廷权贵，为他们治病，必须既安全稳妥，又确有疗效。为了追求安全和疗效，清宫外治医方十分讲究药物的剂量、配比和制作方法。如固本膏浸药的时间"春五日、夏三日、秋七日、冬十日"，是根据不同的季节气温的不同而有差异的。清宫外治医方注重辨证选方，适当随证用药，讲究制法用法，注意宜忌调摄，对清宫医方的用药组方进行分析，应当取其精华，弃其糟粕，辩证看待。

（一）洗药方类

1. 舒筋活血洗药方

出处：光绪□年五月初五日，范一梅谨拟：皇上舒筋活血洗药方。

组成：独活_{二钱} 秦艽_{三钱} 防己_{三钱} 木瓜_{三钱} 赤芍_{三钱} 牡丹皮_{二钱} 桑枝_{三钱} 木香_{一钱，研}

制法：此药用水熬透，洗患处。

按语：本方功能祛风除湿，药味多用祛风之品，本《素问》"风气通于肝""肝生血气"之旨，治风即可治血，通络即可荣筋。与前方相较，药味虽有变更，方名虽有不同，但治光绪帝筋骨疼痛、腰胯酸痛等疾则相一致。

2. 活瘀止痛洗药方

出处：光绪□年五月二十日申刻，范一梅谨拟：皇上活瘀止痛洗药方。

组成：酒归尾_{三钱} 赤芍_{二钱} 牡丹皮_{一钱五分} 防风_{一钱五分} 酒红花_{一钱} 木香_{六分，研}

制法：此药用水熬透，熨洗患处。

按语：本方与前方基本相同，熨洗患处，亦借热力助其药性透达，盖"血得温则流"，瘀滞通则疼痛可止。

3. 荣筋活络洗药方

出处：光绪□年三月二十四日，赵文魁谨拟：皇上荣筋活络洗药方。

组成：宣木瓜_{三钱} 松节_{三钱} 赤芍_{四钱} 透骨草_{二钱} 全当归_{四钱} 天仙藤_{三钱} 青风藤_{三钱} 乳没_{各二钱} 红花_{二钱}

制法：水煎，兑烧酒二两洗之。

按语：全方以养血柔肝、活血通络为治，于光绪帝病情颇适合。青风藤为治风湿痹痛常用之品。天仙藤即青木香，可行气止痛，实验表明有阻断交感神经节的作用，临床上可用以降压，并治子痫。古方有用其茎藤缓解风湿痹痛的记载，本方用此，似亦取其行气、活血、止痛的功效。赵文魁为清末太医院院使，承值光绪帝后期，纵有灵丹妙药，迭更方剂，奈光绪帝病久日深，痼疾似亦难拔。

4. 祛风湿洗药方

出处：光绪□年□月□日，祛风湿洗药方。

组成：南红花_{三钱} 羌活_{五钱} 透骨草_{五钱} 宣木瓜_{六钱} 防己_{五钱} 桑枝_{六钱}

制法：各捣粗渣，分包。

按语：本方为祛风除湿之剂。羌活散太阳之游风，风能胜湿。木瓜、防己、桑枝祛湿通络。透骨草配红花则活血止痛，配羌活、防己则祛风除湿。诸药水煎，趁热熏洗，对治风湿疼痛有效。

5. 洗药方（一）

出处：光绪□年六月初六日戌刻，范一梅谨拟：皇上洗药方。

组成：宣木瓜三钱　秦艽二钱　防风二钱　防己二钱　伸筋草二钱　白芷二钱

制法：用水熬透，洗之。

按语：此亦祛风、除湿、舒筋药方，《证治准绳》防己散防风、防己同用，治风湿痛、手足顽痹有良效。现代临床上用木防己治各种神经痛，当有效。

6. 洗药方（二）

出处：光绪□年□月□日，范一梅谨拟：皇上洗药方。

组成：宣木瓜三钱　杜仲三钱，炒　牛膝三钱　秦艽三钱　汉防己三钱　钩藤二钱　生苍术三钱　桑枝四钱

制法：兑烧酒一盅，用水熬透，洗患处。

按语：本方用木瓜、杜仲、牛膝等养肝补肾药，入于祛风除湿通络方中，当是治光绪帝腰腿疼痛之症。再兑烧酒，增加血液循环，对寒凝气滞疼痛，有效。

7. 洗药方

出处：光绪□年六月十三日，任锡庚谨拟：皇上洗药方。

组成：南红花二钱　桃仁二钱，研　归尾一钱　防风一钱　桂枝尖一钱五分　菊花二钱　银花一钱五分　草梢八分

制法：水煎，淋洗。

按语：此方用治光绪帝痹痛，具清热解毒、活血化瘀之效，亦本"通则不痛"之意。结合光绪帝脉案，痹痛当在腰腿。

8. 活血止痛洗药方

出处：光绪□年□月□日。

组成：川羌二钱　骨碎补二钱　乳香三钱　三七二钱　归尾二钱　川续断二钱　没药三钱　牛膝二钱　红花二钱　马钱子二钱，去毛　血竭二钱　防己二钱　防风三钱　透骨草二钱　白芷二钱　甘草二钱

制法：用老葱胡十个，食盐二两，烧酒半斤，拌好将药装袋内。

本方减马钱子，加苏木三钱，共为粗末。

此药装在布口袋内，每日熏洗。缝两个口袋，用笼屉熏烫方叉。

按语：本方一派活血药物，化瘀通络、止痛作用极强。方佐补肾祛湿之品，

结合光绪帝病情，当用于治其腰胯疼痛之症。惟光绪帝此症，辗转反复，虽经寒热温凉各种治法，腰胯痛始终不减。本方从血分入手，仿伤科八厘散治法，似亦医者"急者治标"之意。又，马钱子活血通络作用显著，但过量则易中毒。据近代实验研究，苏木水煎剂可以对抗马钱子碱与可卡因的中枢神经兴奋作用，御医使用本方，有"减马钱子加苏木"法，由此足证清代宫廷医学经验之可贵。另外，装药于口袋，用笼箅蒸烫，当有消毒作用。

9. 洗手荣筋方

出处：光绪□年□月□日，赵文魁谨拟：皇上洗手荣筋方。

组成：桂枝尖_{二钱} 赤芍_{二钱} 没药_{一钱五分} 乳香_{一钱} 宣木瓜_{三钱} 秦艽_{二钱} 甲珠_{二钱} 天仙藤_{三钱} 丝瓜_{一钱}

制法：水煎，洗之。

按语：本方通络化瘀、温寒止痛，于风湿性痹痛有效。方中桂枝用尖，取其上行手臂，配以丝瓜、天仙藤等药以通经络，乳、没定痛。中医学认为肝主筋，疏肝养肝即可荣筋，方中取芍药、木瓜、甲珠敛肝补肝调肝，立方可谓周全。本方趁热外洗，更可活血舒筋。

10. 荣筋拈痛洗腿方

出处：光绪□年十一月二十八日，赵文魁谨拟：皇上荣筋拈痛洗腿方。

组成：宣木瓜_{四钱} 赤芍_{三钱} 橘络_{二钱} 乳香_{三钱} 全当归_{四钱} 没药_{二钱} 红花_{二钱} 防风_{三钱}

制法：水煎，兑烧酒四两，随时洗之。

按语：病在腿而不在手，虽荣筋拈痛之法与前方同，而用药则异。于前方去桂枝尖等扬上横行之药，而加重消瘀之品，使药力专下行，洗时兑入烧酒，更促血行，则化瘀活血、荣筋定痛之力更著。

11. 洗腿方

出处：光绪□年十月初二日，杨世芬谨拟：皇上洗腿方。

组成：酒归尾_{三钱} 宣木瓜_{三钱} 生草梢_{一钱} 酒杭芍_{三钱} 橘络_{三钱} 乳香_{三钱} 青风藤_{三钱} 白鲜皮_{三钱}

按语：本方中之白鲜皮，除祛风除湿、通利经络外，还可治疮疡癣疾。

12. 洗腿又方

出处：光绪□年十二月初七日戌刻，杨世芬谨拟：皇上洗腿方。

组成：酒归尾_{三钱} 青风藤_{三钱} 宣木瓜_{三钱} 炒赤芍_{三钱} 透骨草_{三钱} 防风_{一钱五分}

制法：水煎，熏洗。

按语：光绪帝肩背四肢酸痛，皆因血虚风湿入络所致。因而方中除用祛风除湿、通利经络之药外，兼以归、芍和营养血。即使外洗方，辨证用药亦较严谨，绝非从风湿药中，拈来数味敷衍了事。

13. 洪医洗药方

出处：上用丸散膏丹配方簿，宣统各种药方；《慈禧光绪医方选议》慈禧太后四肢病医方。光绪八年十一月二十八日，洪医洗药方。

组成：羌活三钱　防风三钱　川牛膝二钱　当归三钱　红花二钱　防己二钱　透骨草三钱　甘草节二钱　食盐四钱　葱头七个

制法：共熬汤，兑烧酒一两五钱，烫洗。

按语：本方由养血活血、祛风通络药组成，烫洗肢节疾病当可有效。兑烧酒外用，其活血脉之力当更强。

14. 活血舒筋止痛洗药方

出处：光绪□年四月十六日，范一梅谨拟：皇上活血舒筋止痛洗药方。

组成：酒归尾三钱　赤芍二钱，炒　牡丹皮二钱　乳香一钱，研　夏枯草三钱　没药一钱，研　木香一钱，研　红花一钱，酒

制法：用水熬透，熏洗患处。

按语：光绪帝筋骨疼痛之疾，因血虚而致。本方于众多活血通络药中，寓养血之意，瘀血去则新血生。加入木香，治血治气同行，水煎熏洗患处，更可扩张局部血管，改善血液循环，增加活血舒筋止痛作用。

15. 搜风定痛汤

出处：丸药配方档；《清太医院配方·杂治门》。

组成：乳香五钱　没药五钱　红花四钱　秦艽四钱　防风四钱　荆芥四钱　地枫二钱　猴姜二钱　老鹳草一两　青风藤二钱　海风藤二钱　透骨草一两　蒜瓣一两　木瓜六钱　花椒五钱

制法：将药和引共煎百沸，趁热熏洗，每日洗三次。

兹将一切引料开列于后：

出处：《清太医院配方》。

组成：老酒一斤　米醋二斤　生姜三大片　食盐一两　老葱头七个（带白一寸）

主治：六淫之中，惟风为首，中于肢体，则麻木不仁，疼痛浮肿，膀臂疼痛，抬举艰难，两手颤掉，不能持物者，或有腿痛、膝痛、足痛，不能履地者，或有手足拘挛，不能屈伸者，并用此汤洗之。专主祛风除湿、活血止痛，其效甚速，

以及跌打损伤，青肿者，并皆治之。

按语：本方活血化瘀、通经活络、祛风胜湿，又以酒、醋等为引及热力作用，由此可见取效较速。

16. 活脉除湿祛风洗方

组成：老鹳草八钱　木瓜八钱　羌活四钱　透骨草六钱　白芷四钱　防己四钱　白鲜皮五钱　没药四钱　乳香四钱　当归五钱　南红花三钱　食盐二两　金果榄五钱　丝瓜络三钱

制法：水煎，熏洗。

功用：祛风除湿，活脉止痛。

主治：风湿、瘀血所致肢体疼痛。

按语：此方与上方均治大太监李莲英蓄湿生热、经脉未和之证，可用于外洗治疗风湿疼痛。

（二）膏药方类

1. 保应膏

出处：原始医药档案。雍正八年十一月十七日，臣林祖成、钱斗保（进）保应膏。

组成：当归一两　川芎一两　防风一两　白芷一两　木鳖仁四十九个　穿山甲七大片　蓖麻仁一百二十粒　川乌三钱　草乌三钱　槐枝三十寸　柳枝三十寸　肉桂一两

制法：上述药油浸足日期，用文火煎至药焦为度，以三五重丝线滤渣、务净，将渣另于铜勺内烧出药油约一斤，次第入后药。

飞丹炒黑，净一斤，右丹乘油出火，渐渐调入令匀，再加后药。

阿魏一两，用葱汁炖化，搅入令匀，冷后再加后药。

组成：滴乳香一两　没药一两　血竭一两　肉桂五钱　附子五钱　麝香一钱

制法：共研极细末，渐渐搅入令匀，收贮有盖厚磁罐内封固，取用后仍须盖紧。凡用看患之大小，摊厚青布上，先以水姜擦过方贴，贴后以热手或热盐包熨之。

按语：此方养血祛风、温阳散寒、活血定痛，外敷以治疗关节肿痛，当效。

2. 膏药方

出处：原始医药档案。

（宣统期）志老太太膏方：壬寅夏月议年尊之体，气营两亏，肝脾不和，督带统摄维艰，八脉拥护失司，见病都属肝胃，以厥阴为风脏，阳明为盛阳耳。恰逢

47

冬令天气温暖，阳气不潜，阴不下吸，脉络不为流利，所以骨节时有酸楚。幸调治以来，尚称合机。当此阳生节后，拟滋养肝木，调和营气，以冀回春泰和耳。

组成：大熟地四两　沉香末二钱拌炒　全当归一两五钱，陈酒同炒　云茯苓三两，辰砂拌煎　潞党参三两，元米同炒　东白芍一两　杭白菊一钱炮汤炒　川续断一两五钱，盐水炒　久制首乌三两　蛤粉三钱拌炒　黑穞豆皮一两五钱　猪脊筋二条，去渣同捣　桑寄生一两五钱，炒　野於术二两，净土同炒　女贞子一两五钱，蒸透　金毛脊一两五钱，去毛炒　肥玉竹二两　厚杜仲一两五钱　怀山药二钱，土炒　远志肉一两五钱，盐水炒　炙香附一两五钱，杵碎　未知四药

制法：上药如法修制，先用嫩桑枝一两、九孔石决明（打）二两、建莲子（去衣心）一两、丝瓜络四味先煎代水，然后入药，煎三次去渣，用文火收膏时，溶入陈阿胶一两五钱、鹿角胶一两，收至滴水成珠不化为度。每日或早晚开水酌调四五钱可。

3. 固本膏

出处：《清太医院秘录：医方配本·外科损伤门》。

组成：淫羊藿二两，香油炙　石燕五钱，酒浸　锁阳二两，酒炙　金樱子二两，酒炒　牛膝二两，酒炒　肉苁蓉二两，酒洗　故纸二两，盐炒　杜仲二钱，酒炒　制附子五钱　甘遂二两　蛤蚧一对　阳起石五钱，煅　覆盆子二两，酒煮　蚯蚓一对　麝香三钱　血余三钱　生甘草五钱

制法：上药用香油五斤，将药浸入，春五日、夏三日、秋七日、冬十日，再加柳、桃、桑、榆、杏、梅、槐枝各七寸，铜锅熬枯去渣，再熬，下黄腊二两、黄丹二斤，收膏，入水撤去火毒，盛埋土中，七日取出，摊用。

主治：此膏贴腰后肾俞穴，筋骨疼摊红布贴之。

4. 虎骨镇风膏

出处：《太医院秘藏膏丹丸散方剂·卷三》。

组成：全虎骨一架　麻黄一两　桂枝一两　官桂一两　羌活一两　生杜仲一两　川芎一两　秦艽一两　当归一两　生地黄一两　生山甲一两　独活一两　川乌一两　草乌一两　川断一两　川附子一两　千年健一两　钻地风一两　牛膝一两　红花一两　龙骨一两　海螵蛸一两　桑枝一两　槐条一两

制法：用香油十斤，将前药炸枯去渣，加入熊油二两，苏合油五钱，再入炒漳丹六十两，熬至滴水成珠，再入后药。

组成：乳香五钱　没药五钱　樟脑五钱　丁香三钱　肉桂五钱　血竭三钱　冰片三钱　麝香三钱

制法：共研细面，兑入前药内，搅匀为度，熬成掏滑石面上，冷结成坨，装

入坛中，撒滑石面。用时以勺化开摊贴，勿令见风。曾收数十年亦可。虎骨小，用香油九斤。

主治：此药治血虚受风，筋骨腰膝疼痛，及一切寒湿为患，并贴患处。

5. 活络贴药方

出处：《慈禧光绪医方选议》光绪皇帝皮肤病医方。光绪□年十月二十六日，全顺、忠勋谨拟：皇上活络贴药方。

组成：乳香_一钱_　没药_五分_　威灵仙_五分_　片姜黄_五分_　儿茶_三钱_　独活_五分_　生香附_五分_

制法：上药共研极细，用茶卤调，均摊于布上，微火燧融，贴于痛处。

按语：本方于活络中兼以祛风止痛，重用儿茶旨在除湿敛疮。现代药理实验证明：儿茶水浸剂（1：2）对多种皮肤真菌有抑制作用，用于方中，不仅可配乳没活血通络，且可助威灵仙、独活祛湿除风。至于外用药中加入生香附，或取其行气即可通络，活络即可止痛。虽是外用贴药，也寓内治之理。

6. 老鹳草膏

出处：丸药配方档；《清太医院配方·杂治门》。

组成：老鹳草_十六两_　当归_四两_　白鲜皮_二两_　川芎_二两_　红花_一两_

制法：用水煎透，炼蜜成膏。

主治：男妇一切风湿之症，筋骨不舒，手足疼痛，皮肤作痒。功用为通经络，活血脉。用之或熬水熏洗，或和丸药入汤剂，或调酒内服之皆可，其效尤速。实乃祛风除湿，屡经试验之上品也。

7. 熊油虎骨膏

出处：丸药配方档、上用丸散膏丹配方簿；《慈禧光绪医方选议》慈禧太后各类效验医方；《清太医院配方·杂治门》。

方一：熊油虎骨膏。《慈禧光绪医方选议》

出处：光绪□年□月□日，熊油虎骨膏配方。

组成：首乌_五钱_　草乌_五钱_　文蛤_五钱_　川断_五钱_　大黄_五钱_　枳壳_五钱_　栀子_五钱_　川乌_五钱_　羌活_五钱_　桃仁_五钱_　苦参_五钱_　黄芩_五钱_　益母草_五钱_　海风藤_五钱_　白鲜皮_五钱_　威灵仙_五钱_　玄参_五钱_　白芷_五钱_　荆芥_五钱_　青皮_五钱_　生地黄_五钱_　藁本_五钱_　木通_五钱_　苍术_五钱_　僵蚕_五钱_　芫花_五钱_　银花_五钱_　良姜_五钱_　茵陈_五钱_　麻黄_五钱_　秦皮_五钱_　前胡_五钱_　甘草_五钱_　黄柏_五钱_　知母_五钱_　乌药_五钱_　穿山甲_五钱_　牛膝_五钱_　蒺藜_五钱_　杜仲_五钱_　远志_五钱_　薄荷_五钱_　升麻_五钱_　防风_五钱_　杏仁_五钱_　山药_五钱_　泽泻_五钱_　当归_五钱_　贝母_五钱_　苍耳子_五钱_　香附_五钱_　地榆_五钱_　陈皮_五钱_　白术_五钱_　南星_五钱_　连翘_五钱_　黄连

五钱　白及_{五钱}　独活_{五钱}　白芍_{五钱}　大枫子_{五钱}　柴胡_{五钱}　桔梗_{五钱}　熊骨_{八两}　虎骨_{一斤}
桑寄生_{二钱}　天麻_{一两}　红花_{一两}　桃条_{五条}　柳条_{五条}　榆条_{五条}　槐条_{五条}

制法：用香油十斤，熬枯去渣，入黄丹五斤收膏，待凉后，再入麝香、冰片各二钱五分，肉桂、丁香各一两，血竭、乳香、没药各一钱化。

按语：此膏配方较方二和方三药味多而面广，其大要亦无外补肾、强筋、壮骨、活血、除湿、祛风。原相传内府熊油虎骨膏配方本此。今清东陵慈禧皇太后陵墓所在之文物管理所，仍展出有西太后生前所用之熊油虎骨膏药罐。

方二：熊油虎骨膏又方。《慈禧光绪医方选议》

出处：光绪七年十一月二十二日，庄守和、李德昌拟：熊油虎骨膏。

组成：虎骨_{一架}　肉桂_{三两}　乳香_{六两}　没药_{五两}　当归_{八两}　血余_{四两}　熊油_{五两}　香油_{十五斤}　章丹_{七斤八两，净}

制法：浸泡虎骨七日，剔净筋肉一日，晒晾虎骨一日，炸炼虎骨熬膏二日。先将虎骨炸酥后，再炸当归、血余二味，出渣后入熊油再炼，将油炼好，兑丹后再将肉桂、乳香、没药共研极细末，兑入膏内。

按语：此膏能驱风邪，实腠理，活血疏风，镇痛。凡风寒痿痹之证，贴之有效。

方三：熊油虎骨膏加减方。《慈禧光绪医方选议》

出处：光绪九年二月十一日，庄守和、李德昌、佟文斌谨拟：熊油虎骨膏加减方。

组成：虎骨_{一架}　肉桂_{三两}　乳香_{六两}　没药_{五两}　当归_{八两}　血余_{四两}　熊油_{五两}　香油_{十五斤}　章丹_{七斤八两}　杜仲_{四两}　金毛狗_{四两}　巴戟天_{三两}　续断_{四两}　独活_{三两}

制法：熬法见前。

方三按语：本方为熊油虎骨膏加入杜仲、狗脊、巴戟天、续断、独活等补肾之品而成，对于肾虚之骨痿风痹，效验可较显著。

方四：熊油虎骨膏又方（丸药配方档；《清太医院配方》）。

组成：首乌_{一两}　草乌_{一两}　文蛤_{一两}　川断_{一两}　大黄_{一两}　枳壳_{一两}　栀子_{一两}　川乌_{一两}　羌活_{一两}　桃仁_{一两}　苦参_{一两}　黄芩_{一两}　益母草_{一两}　海风藤_{一两}　白鲜皮_{一两}　威灵仙_{一两}　玄参_{一两}　白芷_{一两}　荆芥_{一两}　青皮_{一两}　生地黄_{一两}　藁本_{一两}　木通_{一两}　苍术_{一两}　僵蚕_{一两}　芫花_{一两}　银花_{一两}　良姜_{一两}　茵陈_{一两}　麻黄_{一两}　桑皮_{一两}　前胡_{一两}　甘草_{一两}　黄柏_{一两}　知母_{一两}　乌药_{一两}　穿山甲_{一两}　牛膝_{一两}　萆薢_{一两}　杜仲_{一两}　远志_{一两}　薄荷_{一两}　升麻_{一两}　防风_{一两}　杏仁_{一两}　泽泻_{一两}　山药_{一两}　当归_{一两}　贝

母_一两_　苍耳子_一两_　香附_一两_　地榆_一两_　陈皮_一两_　白术_一两_　南星_一两_　连翘_一两_　黄连_一两_　白及_一两_　独活_一两_　白芍_一两_　大枫子_一两_　柴胡_一两_　桔梗_一两_　熊骨_一斤_　虎骨_二斤_　桑寄生_四两_　天麻_二两_　红花_二两_　桃柳榆槐桑条_各十条_

制法：用香油二十斤，熬枯去渣，入黄丹十斤，收膏；再入麝香、冰片各五钱，肉桂、丁香各二两，血竭、乳香、没药各一两。

主治：经云："风为百病之长。"凡中风之人，必其真气先虚，荣卫空疏，然后外邪乘虚而入，则百病生焉。此膏专祛风邪，实腠理。一切风寒痿痹之证，并皆贴之，大有奇效。

8. 糯米黑豆熨方

组成：糯米_半升，炒黄_　黑大豆_半升，水泡、炒热_

制法：趁温用绢包二包，如冷再炒温，不要太热，贴放于腰之两旁，频频温之，自可缓解。

功用：温经止痛。

主治：腰痛。

按语：此方亦为吕用宾所报，熨治光绪腰痛。同时报两首方，可见御医之尽心尽力。

9. 熥熨方

组成：透骨草_三两_　青风藤_一两_　独活_二两_　防己_二两_　宣木瓜_三两_　赤芍_一两五钱_　归尾_一两五钱_　香附_三两，米炙_

制法：共捣为粗末，白酒醋拌调匀，装布袋两个，蒸热，换熥腰膝痛处。

功用：祛风除湿，行气活血，通络止痛。

主治：风湿痹证。

按语：此方用治光绪朝珍贵人（即珍妃）"周身筋脉抽掣，牵及腿膝疼痛，胸膈胁胀满"之症，同时还服舒肝调气拈痛汤。方中透骨草有祛风除湿、活血止痛之功效，用治风湿疼痛及跌打损伤、经闭痛肿等症，效果较好。

（三）熥熨方类

1. 治腰痛熨方

出处：光绪□年□月□日。

组成：生牡蛎_五钱_　川牛膝_三钱_　川独活_一钱五分_

制法：以上三味，共研细末，用盐水同连须葱头十个，并炒热，细布包熨后，再用。

按语：本方系属外用。方中牡蛎敛阴潜阳，《神农本草经》谓"强关节"。牛膝可补肝肾、强筋骨，治腰痛。《本草正义》载：川牛膝"用之于肩背手臂，疏通经络，流利骨节，其效颇著"。独活具祛风除湿、散寒止痛之功效，《本草正义》称其为"祛风通经之药"，"专治腰膝足胫等症"。葱须可通阳散寒，《药品化义》述其可"疏通关节"。综合而论，本方有通经络、散风寒、利关节之作用。

2. 治骨节痛方

出处：光绪□年十二月初八日，上交治骨节痛方。

组成：乳香_一两　没药_一两　皮胶_二两　生姜_二斤，捣汁

制法：先用姜汁煮胶，次入药末，摊布上贴患处，再以鞋底用火炙热熨之。忌铁器。或加葱、蒜汁各一碗亦可。

按语：乳香、没药为气中之血药，二者相伍，有活血止痛之功效。本方用胶者使其成膏薄贴；用姜汁及或加葱蒜汁等，增加辛散透达之力；用鞋底炙热熨之，即今热敷之意，使药力温散，则止痛效果更好。

3. 舒筋愈风散

组成：威灵仙_五钱　桂枝_五钱　防风_五钱　秦艽_五钱　香附_五钱　川芎_五钱　羌活_五钱　苍术_五钱　乳香_五钱　没药_五钱

制法：共为粗末，用醋拌炒熨患处。

功用：祛风舒筋，活血祛瘀，通络止痛。

主治：腰痛。

按语：道光朝孝慎成皇后停滞受凉，腰部稍感酸痛，御医处此方为其外熨。

4. 推熨方

组成：半夏　天麻　细辛

制法：上各二两，和匀，盛二绢袋，蒸热，交互推熨痛处。

功用：化痰通络，息风止痛。

主治：腰痛。

按语：此方由御医吕用宾拟，熨治光绪腰痛。

5. 腰痛外治方

组成：小茴香_一两　全当归_一两　乳香_一两　广木香_一两　川芎_五钱　没药_一两　红花_四钱　川乌_五钱　穿山甲_五钱，炙　白附了_五钱

制法：上药为末，酒炒，摊铺薄棉中，乘热束腰。

功用：温经活血，通络止痛。

主治：腰痛。

按语：此方为张彭年等6位御医共拟熨治光绪腰痛。

6. 通气活络止痛熨药方

组成：独活_{五钱}　秦艽_{四钱}　木瓜_{六钱}　茅术_{四钱}　抚芎_{三钱}　当归尾_{五钱}　木香_{三钱}　没药_{四钱}

制法：共捣粗末，兑食盐八两，麸子一升，用陈醋拌匀，蒸极热，煏熨患处。

功用：祛风除湿，行气活血，通络止痛。

主治：腰痛。

按语：此方用治光绪之隆裕皇后腰痛。

7. 煏药方

出处：乾隆朝方；《慈禧光绪医方选议》慈禧太后四肢病医方。光绪□年□月十六日，药一贴。

组成：龙骨_{四钱}　虎骨_{四钱}　白芷_{三钱}　防风_{四钱}　川芎_{四钱}　川椒_{四钱}　木瓜_{三钱}　桔梗_{四钱}　荆芥_{四钱}　黄芩_{四钱}　一枝蒿_{四钱}

按语：本方当为治关节疼痛外用方，以风湿痛可能性大。全方除一枝蒿外，均为日常常用药。一枝蒿，即《尚书》所称之"蓍"，见《本草纲目》及《纲目拾遗》，一般本草学及方书中少有描述，而宫中却用之于治疗慈禧太后病，足证太医们除用古典医方外，也注意征用民间草药治病，不拘泥于成法。此药活血、祛风、止痛、解毒，治风湿痛，亦治跌打损伤。

（四）外治保健用品方类

1. 外治养元固肾暖腰方

组成：上肉桂_{一两}　大茴香_{一两}　升麻_{一两}　川楝子_{一两}　广木香_{一两}　丁香_{五钱}　川椒_{一两}　补骨脂_{一两}　附片_{四钱}　蕲艾_{一斤，另搓软}

制法：将上药共为末，蕲艾搓软，拌匀，用绫绢约六寸宽做成围腰式，将药装入。围于腰上，长久用之。

功用：温肾壮阳，养元暖腰止痛。

主治：腰胯酸痛。

按语：此方为光绪腰胯酸痛所拟，方中均为温通补肾之药。

2. 腰痛外治束腰方

组成：天南星_{五钱，生} 半夏_{五钱，生} 黑牵牛_{五钱} 天麻_{一两} 桃仁_{五钱} 红花_{四钱} 乳香_{四钱，生} 没药_{四钱，生}

制法：上药共为细末，酒炒热，分两绢袋，轮流盛熨，熨后将药末焙干，撒棉花中，绢扎束腰。

功用：活血通络，化痰止痛。

主治：腰胯酸痛。

按语：光绪腰胯酸痛病势沉重，攻补皆非所宜，用药较杂，纵观前后诸方，常热温凉、攻补兼施，终不能效。中药腰带疗法是御医千方百计为光绪治疗的方法之一，对当今中药外治保健品的研究开发也有参考价值。

3. 摩腰止痛和络方

组成：香附_{三钱，生} 全当归_{三钱} 元红花_{一钱} 晚蚕砂_{一钱五分} 桑寄生_{三钱} 香独活_{一钱五分} 威灵仙_{一钱五分} 宣木瓜_{一钱五分} 雄黄_{二分} 麝香_{一分}

制法：上药研为细末，用煮熟白蜜酌调为丸，丸如桂圆大，用时以绍酒化开，烘热勿凉，蘸于手掌，摩擦腰部痛处为度。

功用：补肝肾，祛风湿，活血通络止痛。

主治：腰胯酸痛。

按语：此方用治光绪腰胯酸痛等症。此种剂型用法，颇有特色。

第四节　用药特色

宫廷作为历史上中国封建社会最高统治者的居所和国家最高权力之所在，其中广含世间名医名药，且由于所医治对象的身份地位特殊，对医者的要求颇高。清宫御医在一定程度上代表了当时的最高医疗水平，因此在长期的骨关节炎治疗中，构成了独特的医药体系，形成了别具一格的用药特色。

一、重在补益肝肾、活血化瘀、祛风寒湿

骨关节炎属于中医学"痿证""痹证"范畴。本病病机以肝肾渐衰、气血不足而致风寒湿邪浸淫留滞、形成中间病理产物瘀血。临床多见虚实夹杂之证，故其用药重在祛风寒湿、活血化瘀、补益肝肾，同时应当结合临床辨证，灵活选择理法方药。

其常用药物为当归、牛膝、防风、独活、羌活、杜仲、地黄、茯苓、甘草、枸杞子、木瓜、乳香、没药、虎骨等。多用性温、平，味辛、苦、甘，入肝、肾、脾经的中药，其功效多以祛风除湿、活血化瘀、补肝肾、强筋骨为主；在清代宫廷中治疗骨关节炎的常用药物组合包括当归、牛膝、防风、独活、羌活、杜仲、地黄、茯苓、甘草、枸杞子、木瓜、乳香、没药、虎骨等，由此可以看出清宫治疗骨关节炎的方剂是以独活寄生汤（由独活、桑寄生、当归、牛膝、防风、杜仲、地黄、茯苓、甘草、细辛等中药组成）为核心加减组方用药的。独活寄生汤出自《备急千金要方》，具有祛风湿、止痹痛、益肝肾、补气血的作用，是临床治疗骨关节炎的经典方剂。除上述常见用药组合外，还有川乌、白芍、乌药、木香、天麻、萆薢等中药组合，这体现了中医治疗重视个体差异、随症加减的用药特色。如气虚、肾阳不足者，加用黄芪、党参、肉苁蓉、鹿角片、巴戟天等益气温肾、坚强筋骨之药；血虚、肝肾阴虚者，需养血育阴，加用生地黄、熟地黄、枸杞子、山萸肉、阿胶珠、女贞子、首乌等；风寒浸淫者，加用独活、桂枝、防风、鹿衔草、寻骨风、络石藤等以祛风散寒、温经通络；若膝关节肿胀灼热，苔黄腻者，则重用清热利水消肿之药，加用黄柏、薏苡仁、苍术、土茯苓、赤芍、银翘、牡丹皮等。清宫中不仅会使用治疗骨关节炎的常用药及组合，还会用到一些低频次的中药如青风藤、狗脊、豨莶草等。又由于其所医对象身份地位的特殊性，药物

种类广泛、来源丰富，用药不受拘束，因此其用药广而精。

二、应用丸、散、膏、汤等多种剂型

清宫治疗骨关节炎，有常用的八宝接骨丹、五虎丹、仙传黑虎丹等丸剂，舒筋愈风散、七厘散、九分散方等散剂，以及老鹳草膏、虎骨镇风膏、固本膏等膏剂。尤善应用中药煎汤熏洗局部给药，如洗手荣筋方、洗腿方、荣筋拈痛洗腿方、洗腿又方等。现临床常用的洗腿又方出自清宫《慈禧光绪医方选议》光绪皇帝四肢病医方，太医杨世芬的组方以6味药组成，其中重用当归、赤芍活血化瘀止痛，青风藤、透骨草、木瓜、防风诸药补益肝肾、祛风散寒除湿，可达到标本兼治的目的。多种剂型的使用，足以证明清代宫廷治疗骨关节炎丰富的经验。

清宫治疗骨关节炎的用药思路大体上不离骨关节炎的病因病机进而选择祛风寒湿、活血化瘀、补益肝肾等类药物，再结合病情辨证选择其他药味加减。又根据药物的种类或病情需要出现了许多颇有疗效的剂型，尤以中药熏洗被大量应用，既可用来防病治病，又可用于养生保健。且由于其所医治的对象身份地位的特殊性，疗效显著也成为清宫医方的标签。因此总结其用药特色就是药物广而精，剂型多而简，疗效佳而快。

第二章

原方研究：洗腿又方

本章先介绍洗腿又方的组方配伍、药理作用和化学物质基础研究，再进一步通过网络药理学验证、实验研究和临床疗效观察，探讨洗腿又方治疗骨关节炎的有效性。

第一节　洗腿又方概述

一、组方配伍

1. 组成　酒归尾、赤芍、青风藤、宣木瓜、透骨草、防风。

2. 功效　活血通络，祛风止痛。

3. 主治　骨关节炎（瘀血阻滞型）。

4. 方解　洗腿又方出自清宫《慈禧光绪医方选议》光绪皇帝四肢病医方。方中以酒归尾为君，其活血化瘀之效尤强，其性温味甘，酒制可使其辛散之性倍增，加强活血化瘀功效；赤芍苦寒为臣，可直入肝经血分，有养阴活血、化瘀止痛之为；青风藤、透骨草均归属肝经，可补肝益肾，其味辛苦，辛能散能行，舒经通络之效突出，苦能燥湿，可散关节寒湿之邪气；木瓜性温、味酸，善于缓急止痛、活络舒筋，亦能祛湿，是治疗各种痹证之良药；防风为风家之润剂，其性微温、味辛甘，具有祛风散寒除湿、通络止痛的作用。洗腿又方重用当归、赤芍活血化瘀止痛，青风藤、透骨草、木瓜、防风诸药补益肝肾，祛风散寒除湿，可达到标本兼治的目的。

二、现代药理学研究

（一）君药的现代药理学研究

当归味甘、辛，性温，归肝、心、脾经，具有补血活血、调经止痛、润肠通便等功效，用于血虚萎黄、眩晕心悸、月经不调、经闭痛经、虚寒腹痛、风湿痹痛、跌仆损伤、痈疽疮疡、肠燥便秘。现代药理研究发现，当归既能补血，又能活血，故有和血的功效，为治血病的重要之药。当归的主要有效成分为挥发油、多糖、氨基酸、有机酸和黄酮等有机物。当归中的当归多糖可协同修复退变骨组织，通过调节体液免疫和细胞免疫，促进骨关节炎软骨蛋白聚糖的合成，调节软骨细胞的代谢。中医学认为"血瘀"与血小板聚集状态有关，活血化瘀与抑制血小板聚集有密切关系，当归能明显抑制血小板聚集，也能使已聚集的血小板解聚率提高，亦可使血小板减少。当归的"归尾"有活血调经止痛之功，这与阿魏酸在归尾的含量较高有关。阿魏酸抑制血小板的机制为抑制前列腺素代谢及磷酸二酯酶活性，升高血小板环磷酸腺苷（cyclic adenosine monophosphate，cAMP）的含量。阿魏酸是通过抑制肿瘤坏死因子（tumor necrosis factor，TNF）/TNF 受体（tumor necrosis factor receptor，TNFR）信号转导途径来减少炎症反应。酒制是当归炮制的主体，古人认为酒性升腾发散，可助药效，使当归的作用趋势向上、向外，增强活血止痛等功效。Cu、Ni 为人体必需微量元素，参与多种酶系统，在造血过程中可促进机体对 Fe 的吸收和利用。Ni 还可刺激生血功能，促进红细胞再生。Pb 则是有害元素，可直接损伤甲状腺功能，降低垂体激素分泌及肾上腺皮质功能，还可损伤生殖细胞及性功能。而当归酒炙后 Cu、Ni 含量增加，Pb 的含量降至原含量的 1/5。因而酒归尾作为洗腿又方的君药，充分发挥其活血祛瘀的功效，对于治疗瘀血阻滞型骨关节炎有显著作用。

（二）臣药的现代药理学研究

赤芍之名最早在南北朝时期陶弘景所撰写的《本草经集注》中明确提出。赤芍味苦，性微寒，归肝、脾经，具有清热凉血、散瘀止痛的功效，用于热入营血、温毒发斑、肝郁胁痛及痈肿疮疡等。研究指出，赤芍具有抗炎的作用，能够有效刺激鼠 RAW264.7 细胞和人单核细胞中的破骨细胞分化[1]。在赤芍的活性成分中，芍药苷可抑制 β– 抑制蛋白 2 抗体的表达，同时下调环磷酸腺苷 – 蛋白激酶 A 信号，改善 G 蛋白偶联受体信号转导的过度脱敏，降低炎性因子水平，从而抑制人类成纤维样滑膜的增殖和炎症的发生。同时目前的研究数据表明，芍药苷在发挥神经保护作用时显著降低了 AD 小鼠核因子 –κB（nuclear factor，NF–κB）–p65、肿瘤坏死因子 –α（tumor necrosis factor–α，TNF–α）、白介素（interleukin，IL）–1β 和 IL–6 的活性，从而达到抑制炎症的作用。此外，对赤芍新鉴定出的新木脂素苷类化合物化学成分的体外抗炎活性研究指出，此化合物对 LPS 诱导的 RAW264.7 细胞 NO 的释放具有较强的抑制活性。值得注意的是，研究发现赤芍煎剂给大鼠灌胃，能明显延长体外血栓形成时间，减轻血栓干重，还能使凝血醇原形成时间及白陶土部分凝血酶时间延长，使优球蛋白溶解时间缩短，充分验证赤芍凉血活血的功效。

（三）佐药的现代药理学研究

青风藤的主要功效有祛风湿、通经络、利小便，用于风湿痹痛、关节肿胀、

① Tzeng HE, Tsai CH, Ho TY, et al. Radix Paeoniae Rubra stimulates osteoclast differentiation by activation of the NF-κB and mitogen-activated protein kinase pathways[J]. BMC Complement Altern Med, 2018, 18(1): 132.

麻痹瘙痒等。目前，青风藤的主要化学成分青藤碱的制剂在临床应用较多，其结构与吗啡近似，具有非常好的镇痛抗炎作用，而且无成瘾性，早已作为抗类风湿关节炎（RA）药用于临床。有实验指出对小鼠口服青藤碱、注射均显示有镇痛作用，青藤碱最小镇痛有效剂量仅为静脉注射的 1/3000，说明中枢神经为镇痛作用部位。青藤碱在一定浓度及作用时间内可诱导 RA 患者滑膜细胞凋亡，其作用机制可能与下调 Bcl-2 蛋白表达及阻滞 G1 期细胞向 S 期移行有关。青藤碱对 T 淋巴细胞的增殖及炎性细胞因子分泌的抑制作用也是其发挥免疫抑制活性的主要途径。此外，青风藤还具有良好的镇静作用，对化学性致痛及外周镇痛也有效果。小鼠腹腔注射青藤碱后，其自发活动明显减少，剂量增大之后，作用更加明显。宣木瓜性温味酸，入肝、脾经，具有舒经活络、和胃化湿之功效。近年报道，宣木瓜提取物、木瓜苷、总有机酸等均有较好的抗炎镇痛作用，其机制可能是木瓜苷作用于关节滑膜细胞，通过改善滑膜细胞异常的超微结构并抑制其过度分泌 IL-1、TNF-α 和前列腺素 E_2（prostaglandin E_2，PGE_2），抑制细胞亢进的代谢、增值和分泌功能，从而达到治疗关节炎的作用。透骨草入肺、肝经，有除湿、祛风、活血、舒筋、解毒、止痛的功效，研究指出从透骨草中提取的吡啶 -2.6（1H，3H）二酮生物碱能显著抑制血小板聚集，起到防止血栓形成、活血化瘀的作用。防风味辛、甘、性微温，归肝、脾、膀胱经，功效有祛风解表、胜湿止痛、止痉等。防风被称为"治风通用药"，也是许多中药复方的重要组成药味。防风中的升麻素苷、5-O-甲基维斯阿米醇苷、挥发油等成分具有较好的抗炎抗菌作用，可以有效缓解一些由炎症引起的临床急症，从而进行针对性用药。

三、小结

清代医家王清任提出"痹有瘀血""治以活血化瘀"。洗腿又方具有活血通络、祛风止痛的功效，符合中医学论证的血瘀证与膝骨关节炎发病病机的关系。骨关节炎的发病机制虽尚不明确，但相关学说主要包括细胞因子、免疫反应、生物力学等。洗腿又方组方中 6 味药的有效成分分别具有抑制血小板聚集、抑制炎性因子、缓解疼痛、滑利关节等作用，对瘀血阻滞型骨关节炎有显著疗效。对于其他证型的骨关节炎，可考虑在洗腿又方的基础上进行药物加减配伍，发挥其更有效的作用。

第二节　洗腿又方化学成分分析

近年来，液质联用超高效液相色谱四级杆－飞行时间质谱（ultra performance liquid chromatography–quadrupole–time of flight–mass spectrometer，UPLC–Q–TOF–MS）技术在中药复方的定性分析中运用越来越广泛。该技术具有高效率、高灵敏度、高分辨率等特点，根据获得化合物精确质量数可得到化合物元素组成及质谱碎片离子信息等，可以高效地解析复方的化学成分。因此本研究基于UPLC–Q–TOF–MS的方法分析洗腿又方的化学成分，旨在揭示洗腿又方发挥治疗骨关节炎作用的化学物质基础，为其质量控制和分子机理研究奠定基础，同时也为质量控制提升提供参考。

一、材料与方法

1. 药物　洗腿又方的药物包括酒归尾、宣木瓜、赤芍、青风藤、透骨草、防风，购于福建中医药大学附属第二人民医院。

2. 试剂与仪器　甲醇、乙腈（质谱纯，德国默克公司），甲酸（色谱纯，批号F190210，阿拉丁试剂上海有限公司）。超高压输液系统（型号I–Class PLUS）串联Zevo XS型高分辨飞行时间质谱仪（美国Waters公司），Milli–Q超纯水仪（美国Millipore公司），CPA225D十万分之一分析天平（Sartorius公司）。

3. 供试品溶液的制备　称取酒归尾9g、宣木瓜9g、赤芍9g、青风藤9g、透骨草9g、防风4.5g，制成一剂处方量的洗腿又方（共49.5g），加入10倍量水，加热回流提取2次（保持微沸），每次1.5h，滤过，合并两次回流的滤液，取1mL滤液置于20mL量瓶中，加入50%甲醇定容至刻度，摇匀，置于高速离心机中以10000r/min离心10min，取上清液，过0.22μm滤膜，即得。

4. 色谱与质谱条件

（1）**色谱条件**　Waters CORTECS C_{18}（2.1mm×100mm，1.6μm），流动相乙腈（A）–0.1%甲酸水（B），梯度洗脱（0～0.5min，5%A～95%B；0.5～1.5min，9%A～91%B；1.5～4.5min，11%A～89%B；4.5～9.5min，12.5%A～87.5%B；9.5～17.0min，20%A～80%B；17.0～27.5min，25%A～75%B；27.5～37.0min，30%A～70%B；37.0～39.0min，55%A～45%B；

39.0～43.5min，90%A～10%B；43.5～45.0min，95%A～5%B），流速0.25mL/min，柱温40℃，进样量2μL。

（2）质谱条件　Zevo XS高分辨飞行时间质谱仪，采用电喷雾离子源（ESI）正、负离子模式进行监测一级质谱，毛细管电压2.5kV，质量数扫描范围m/z 50～2000，锥孔电压30.0V，脱溶剂气流N₂，流速800L/h，脱溶剂温度400℃，锥孔气流N₂，流速50 L/h，离子源温度120℃，碰撞气体氩气。质谱测定数据采用全扫描负离子模式采集，数据采集范围m/z 50～2000。

二、结果

取一剂处方量的洗腿又方，取上述"3"项下条件制备的洗腿又方样品，在"4"项下条件进样检测分析，分别得到洗腿又方在正、负离子模式下的总离子流图，如图2-1所示。利用UPLC-Q-TOF-MS获得各成分的精确相对分子质量，结合已有相关文献报道数据比对，从洗腿又方中共辨识出41个化学成分，见表2-1。

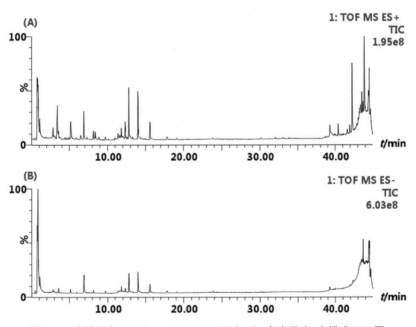

图2-1　洗腿又方UPLC-Q-TOF-MS正（A）、负离子（B）模式BPI图

表 2-1 洗腿又方 UPLC-Q-TOF-MS 化学成分鉴定表

序号	t_R（min）	分子式	理论值	实测值	检测离子	误差（ppm）	鉴定成分	来源
1	1.41	$C_6H_6O_5$	169.0137	169.0139	$[M-H]^-$	1.18	没食子酸（gallic acid）	赤芍、宣木瓜
2	2.38	$C_7H_6O_4$	153.0188	153.0187	$[M-H]^-$	-0.65	原儿茶酸（protocatechuic acid）	赤芍、宣木瓜
3	2.50	$C_{16}H_{24}O_9$	359.1342	359.1311	$[M-H]^-$	-8.63	1-O-glucopyranosyl	赤芍
4	2.74	$C_8H_8O_5$	183.0293	183.0300	$[M-H]^-$	3.82	没食子酸甲酯（methyl gallate）	赤芍
5	3.00	$C_{30}H_{26}O_{12}$	577.1346	577.1323	$[M-H]^-$	-3.99	原花青素 B₃（procyanidin B₃）	宣木瓜
6	3.22	$C_7H_6O_3$	137.0239	137.0237	$[M-H]^-$	-1.46	原儿茶醛（3,4-dihydroxybenzaldehyde）	赤芍
7	3.24	$C_{30}H_{26}O_{12}$	577.1346	577.1323	$[M-H]^-$	-3.99	原花青素 B₂（procyanidin B₂）	宣木瓜
8	3.40	$C_{19}H_{23}NO_4$	330.1705	330.1736	$[M+H]^+$	9.39	青藤碱（sinomenine）	青风藤
9	3.50	$C_{15}H_{14}O_6$	289.0712	289.0732	$[M-H]^-$	6.92	儿茶素（catechin）	赤芍、宣木瓜
10	3.53	$C_{23}H_{28}O_{12}$	495.1403	495.1496	$[M-H]^-$	18.78	氧化芍药苷（oxypaeoniflorin）	赤芍
11	3.55	$C_{16}H_{18}O_9$	353.0873	353.0869	$[M-H]^-$	-1.13	绿原酸（5-caffeoylquinic acid）	宣木瓜
12	3.57	$C_7H_{12}O_6$	191.0556	191.0562	$[M-H]^-$	3.13	奎尼酸（D-(-)-quinic acid）	宣木瓜
13	4.10	$C_{23}H_{28}O_{11}$	479.1553	479.1537	$[M-H]^-$	-8.48	芍药内酯苷（albiforin）	赤芍
14	4.17	$C_9H_8O_4$	179.0344	179.0359	$[M-H]^-$	-8.38	咖啡酸（caffeic acid）	宣木瓜
15	4.40	$C_8H_8O_4$	167.0344	167.0353	$[M-H]^-$	5.39	香草酸（vanillic acid）	当归、赤芍
16	5.02	$C_{15}H_{14}O_6$	289.0712	289.0732	$[M-H]^-$	6.92	表儿茶素（epicatechin）	宣木瓜

序号	t_R（min）	分子式	理论值	实测值	检测离子	误差（ppm）	鉴定成分	来源
17	5.17	$C_{20}H_{23}NO_4$	342.1705	342.1697	$[M+H]^+$	-2.34	紫堇杷明碱（corypalmine）	青风藤
18	6.38	$C_{23}H_{28}O_{11}$	479.1553	479.1537	$[M-H]^-$	-3.34	芍药苷（paeoniflorin）	赤芍
19	6.46	$C_{20}H_{24}NO_4$	342.1705	342.1697	$[M+H]^+$	-2.34	黄柏碱（phellodendrine）	青风藤
20	6.78	$C_9H_{10}O_5$	197.0450	197.0450	$[M-H]^-$	0.00	没食子酸乙酯（ethyl gallate）	赤芍
21	7.93	$C_{10}H_{10}O_4$	193.0501	193.0518	$[M-H]^-$	8.81	阿魏酸（ferulic acid）	当归
22	8.12	$C_{22}H_{28}O_{11}$	467.1553	467.1546	$[M-H]^-$	-1.50	升麻苷（prim-O-glucosylcimifugin）	防风
23	8.36	$C_{21}H_{25}NO_4$	356.1703	356.1840	$[M+H]^+$	38.46	延胡索乙素（tetrahydropalmatine）	青风藤
24	10.06	$C_{19}H_{18}NO_4$	324.1236	324.1247	$[M+H]^+$	3.39	去亚甲基小檗碱（demethyleneberberine）	青风藤
25	11.34	$C_{30}H_{32}O_{15}$	631.1663	631.1648	$[M-H]^-$	-2.38	没食子酰芍药内酯苷（galloylalbiflorin）	赤芍
26	11.39	$C_{16}H_{18}O_6$	307.1182	307.1181	$[M+H]^+$	-0.33	升麻素（cimifugin）	防风
27	11.79	$C_{30}H_{32}O_{15}$	631.1663	631.1648	$[M-H]^-$	-2.38	没食子酰芍药苷（galloylpaeoniflorin）	赤芍
28	11.95	$C_{21}H_{20}O_{11}$	447.0927	447.0932	$[M-H]^-$	1.12	槲皮素-7-O-葡萄糖苷（quercetin-7-O-glucoside）	透骨草
29	12.32	$C_{22}H_{28}O_{10}$	453.1761	453.1765	$[M+H]^+$	0.88	5-O-甲基维斯阿米醇苷（4'-O-β-D-glucosyl-5-O-methylvisamminol）	防风
30	12.98	$C_{14}H_4O_4$	247.0970	247.0932	$[M+H]^+$	-15.38	紫花前胡苷元（nodakenetin）	防风
31	13.55	$C_{12}H_{14}O_2$	189.0916	189.0930	$[M-H]^-$	7.40	藁本内脂（Z-ligustilide）	当归
32	13.98	$C_{15}H_{16}O_6$	293.1025	293.1021	$[M+H]^+$	-1.36	异补骨脂素（angelicin）	防风

续表

序号	t_R（min）	分子式	理论值	实测值	检测离子	误差（ppm）	鉴定成分	来源
33	14.22	$C_{13}H_{10}O_5$	245.0450	245.0437	$[M-H]^-$	-5.31	异茴芹灵（isopimpinellin）	当归
34	15.60	$C_{26}H_{30}O_7$	455.2070	455.2066	$[M+H]^+$	-0.88	黄柏酮（obacunone）	青风藤
35	16.22	$C_{14}H_{14}O_4$	245.0814	245.0829	$[M-H]^-$	6.12	异紫花前胡内酯（marmesin）	当归
36	19.13	$C_{15}H_{16}O_5$	277.1076	277.1037	$[M+H]^+$	-14.07	亥茅酚（hamaudol）	防风
37	20.28	$C_{12}H_8O_4$	217.0501	217.0470	$[M+H]^+$	-14.28	花椒毒素（xanthotoxin）	防风
38	40.55	$C_{20}H_{22}O_7$	375.1444	375.1414	$[M+H]^+$	-8.00	防风色酮醇（ledebouriellol）	防风
39	43.29	$C_{10}H_{13}N_5O$	268.1046	268.1028	$[M+H]^+$	-6.71	腺苷（adenosine）	防风
40	44.17	$C_{30}H_{48}O_3$	455.3525	455.3513	$[M-H]^-$	-2.64	熊果酸（ursolic acid）	宣木瓜
41	44.65	$C_7H_{10}O_5$	173.0450	173.0449	$[M-H]^-$	-0.58	莽草酸（shikimic acid）	宣木瓜

三、讨论

目前，对于洗腿又方的药效物质基础研究未见报道，有关该复方的化学成分研究报道也只局限于单味药材成分的定性分析。中药复方成分极为复杂，发挥其治疗作用具有多成分、多靶点的特点，因此，对洗腿又方化学成分的全面分析尤为重要。本实验分别采用正、负离子模式进行全扫描检测，发现防风与青风藤的成分在正离子模式下响应比负离子模式好，赤芍、透骨草和宣木瓜的成分在负离子模式下响应值较好，为了得到多成分较高的响应值，本实验最终采用正、负离子两种采集模式进行检测。

本研究洗腿又方中包括酒归尾、宣木瓜、赤芍、青风藤、透骨草、防风这6种成分，主要运用在治疗以关节骨质增生、软骨退变、关节间隙变窄为主要病理特征，关节疼痛和功能障碍的膝骨关节炎。根据中医学理论，方中当归尾养血和营，具有治血虚发热证，兼具补气生血和摄血退热之功效；研究表明木瓜中富含多种抗氧化成分，包括有机酸、酚类等①，用于治疗类风湿关节炎已有数千年的历史；防风广泛应用于缓解疼痛，治疗关节炎等；赤芍具有养血、调经之效，其与当归尾配伍，具有活血化瘀的作用；青风藤来源于青藤的茎，其中生物碱是其主要成分，近年来被广泛应用于类风湿关节炎的临床治疗，具有显著的抗炎作用；透骨草中的主要成分槲皮素，具有清除活性氧的能力，是良好的抗氧化剂，在骨关节炎治疗中发挥抗氧化应激的作用。

本实验首次采用UPLC–Q–TOF–MS联用技术对洗腿又方体外主要化学物质基础进行研究，共鉴定出41种化学成分，其中在赤芍中鉴定了13个，当归中鉴定了5个，青风藤中鉴定了6个，透骨草中鉴定了1个，宣木瓜中鉴定了8个，防风中鉴定了9个，可为进一步阐明洗腿又方的药效物质基础及质量控制奠定实验基础。

---

① Huang W, He J, Nisar MF, et al. Phytochemical and Pharmacological Properties of Chaenomeles speciosa: An Edible Medicinal Chinese Mugua[J]. Evid Based Complement Alternat Med, 2018, 2018: 9591845.

第三节　洗腿又方治疗骨关节炎的网络药理学研究

系统药理学是一门将生物信息学应用于药理学研究的学科。不同于通过特定的蛋白质－药物反应来评估药物的效果，系统药理学认为药物通过形成一个相互作用网络来发挥作用，相互作用网络包括药物－蛋白质和蛋白质－蛋白质相互作用，以及遗传、信号和生理相互作用。系统药理学利用生物信息学和统计学来整合和解释药物相互作用的网络，为研究中医药治疗疾病的生物学机制提供了一种有效的方法。本节采用网络药理学方法分析洗腿又方治疗骨关节炎的作用机制。

一、资料与方法

1. 筛选骨关节炎的差异表达基因　在 GEO（Gene Expression Omnibus，https://www.ncbi.nlm.nih.gov/geo/）数据库样本中以"osteoarthritis"为关键词检索相关芯片，获取编号为 GSE82107 的芯片数据原始文件和 GPL570 的芯片基因注释文件，该芯片数据中包含了 17 个滑膜活检样本，其中 10 名来自骨关节炎患者，健康对照 7 名。使用 R 语言对芯片的原始数据加以分析，采用多阵列平均分析（robust multiarray average，RMA）算法进行背景校正和矩阵数据归一化处理，利用 limma 程序包分析芯片数据的差异基因，将显著差异基因的筛选条件设定为 $P < 0.05$，差异倍数（fold change，FC）> 2；运用 plot 程序包绘制芯片原始的火山图、热图，最终获得骨关节炎的差异表达基因。

2. 洗腿又方中中药的活性成分收集与筛选　使用 TCMSP（https://tcmsp-e.com/tcmsp.php）、HERB（http://herb.ac.cn/）　和 TCMID（http://www.megabionet.org/tcmid/）数据库搜集洗腿又方活性成分及其作用靶点，并根据外用药物经皮吸收的特点，设置活性成分属性值的筛选条件为类药性（drug-likeneee，DL）$\geqslant 0.18$，分子量（molecular weight，MW）$\leqslant 500$，脂水分配系数对数值（AlogP）在 $1 \sim 3$ 之间，获得候选活性分子，结合文献资料最终确定活性成分。获得洗腿又方中 6 味药物的有效成分和靶点蛋白，通过蛋白质序列数据库（UniPortKB，https://www.uniprot.org/uniprot/）对靶点蛋白进行标准化注释。

3. 复方－疾病交集基因的获取　应用 R 语言的 Draw Venn Diagrams 工具对"1"与"2"中获取到的疾病靶点与药物靶点进行处理，获得交集基因靶点，并输出 Venny 图展示。

4. 蛋白－蛋白互作网络及网络拓扑分析和药物活性成分－共同靶点网络 将"洗腿又方"与"骨关节炎"的共同靶点导入 STRING 数据库构建蛋白－蛋白互作网络（PPI），使用 Cytoscape 3.8.2 软件对结果做可视化分析及后续的网络拓扑分析。同时利用该软件构建药物活性成分－共同靶点网络。

5.GO 和 KEGG 通路富集分析及 KEGG 关系网络构建 DAVID 数据库是一个具有全面功能注释、可视化和集成发现的数据库工具，可完成基因表达数据的批量处理与注释、基因本体论（gene ontology，GO）及京都基因与基因组百科全书（Kyoto encyclopedia of genes and genomes，KEGG）通路富集分析。利用 DAVID 在线分析工具对上述关键靶点进行功能富集分析，运用 R 语言 ggplot2 程序包绘制气泡图，图中气泡越大则代表信号通路的基因数目越多，与该通路的重要性成正比。最后使用 Cytoscape 3.8.2 软件制作 KEGG 关系网络构建。

6. 分子对接 为进一步探究洗腿又方对骨关节炎的调控作用，将"4"中获取的主要化学成分与筛选得到的核心靶点进行分子对接验证。从 PubChem 数据库（https://pubchem.ncbi.nlm.nih.gov）查询"4"中关键成分结构，优化结构并保存为 mol 格式。从 PDB 数据库（https://www.rcsb.org）下载核心靶点的 3D 结构，保存为 PDB 格式，使用 PyMol 软件删除蛋白结构的水分子和小分子配体，并导入 AutoDockTools 进行加氢等预处理。将活性成分和靶点蛋白均转换成 pdbqt 格式文件。最后运行 AutoDockTools 对活性成分和靶点蛋白分别进行对接，保存最低结合能数据作为分子对接的结果。结合能越低，表明活性成分与靶蛋白的结合力越强，一般认为结合能 ≤ −5.0kJ/mol 的药物分子与靶点具有较好的结合活性。

7. 主要观察指标 通过上述方法最终能得出药物－活性成分－共同靶点网络，直观反映洗腿又方与骨关节炎各潜在靶点的联系，得出 PPI 网络，并通过网络拓扑分析反映各潜在靶点的联系及重要程度，得出 GO 及 KEGG 分析及 KEGG 关系网络构建结果反映潜在靶点的综合作用机制，得出分子对接结果反映主要活性成分与靶点潜在结合活性。

二、结果

1. 骨关节炎的差异基因 芯片 GSE82107 的原始数据文件中包含了 17 个滑膜活检样本，将 10 名骨关节炎患者的滑膜活检样本与 7 名健康人的滑膜活检样本组织进行对比。借助 R 语言分析共获得 2072 个显著改变与影响的基因，其中上调基因数为 1191 个，下调基因数为 881 个，绘制骨关节炎差异基因的火山图、热图，详见图 2-2、图 2-3。

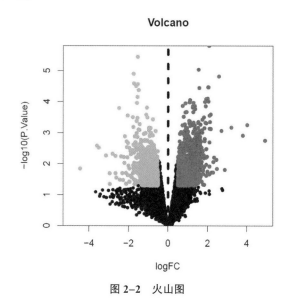

图 2-2 火山图

红色的点代表上调基因；绿色的点代表下调基因；黑色的点代表非差异基因

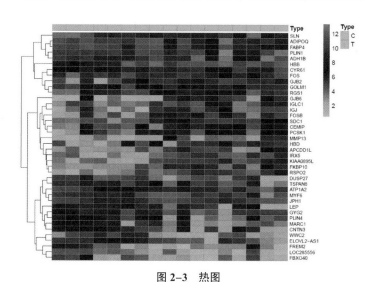

图 2-3 热图

C 为正常组；T 为患病组

2. 洗腿又方中药物活性化合物分析 依据 $DL \geqslant 0.18$，$MW \leqslant 500$，AlogP 在 1～3 之间，获得候选活性分子，并结合文献资料，最终确定活性成分。共筛选得洗腿又方中药物的活性化合物 34 个，其中赤芍 9 个，当归 2 个，防风 12 个，木瓜 2 个，青风藤 3 个，透骨草 6 个。部分药物活性成分见表 2-2。

表 2–2　洗腿又方中药物的部分活性化合物

中药	编号	化学成分
赤芍	MOL001002	ellagic acid
赤芍	MOL002714	baicalein
赤芍	MOL000492	（＋）–catechin
当归	MOL008253	sphingomyelin
当归	MOL008288	coniferyl ferulate
防风	MOL000011	（2R,3R）–3–（4–hydroxy–3–methoxy–phenyl)-5–methoxy–2–methylol–2,3–dihydropyrano[5,6–h][1,4]benzodioxin–9–one
防风	MOL011731	3'–O– acetylhamaudol
防风	MOL011734	cimifugin
木瓜	MOL000073	ent–epicatechin
木瓜	MOL000098	quercetin
青风藤	MOL000365	syringaresinol
青风藤	MOL000622	magnograndiolide
青风藤	MOL000623	michelenolide
透骨草	MOL001004	pelargonidin
透骨草	MOL000002	cyanidol
透骨草	MOL000008	apigenin

3. 洗腿又方作用靶点的预测与活性成分 – 靶点网络图的构建　应用 R 语言的 Draw Venn Diagrams 工具对获取到的疾病靶点与药物靶点进行处理，获得交集基因靶点为 30 个，并输出 Venny 图展示，见图 2–4。

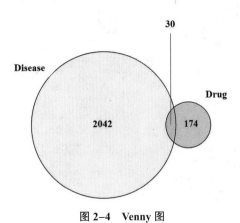

图 2–4　Venny 图

黄色部分为疾病的靶点数量；蓝色部分为复方的靶点数量；中间交集处为交集靶点数量

利用 Cytoscape 3.8.2 软件分别构建了 6 味中药的活性成分与作用靶点的网络图。经 TCMSP 数据库靶点预测模型配对分析后，得到有对应靶点的活性成分 20 个；再利用 Cytoscape 3.8.2 软件构建洗腿又方活性成分 – 靶点网络图（图 2–5），洗腿又方治疗骨关节炎相关作用靶点 30 个。

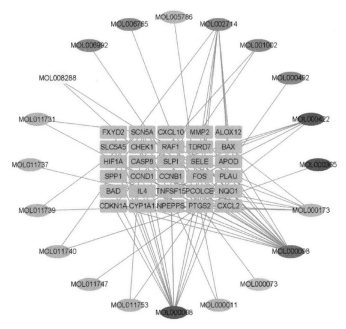

图 2-5 洗腿又方活性成分 – 靶点网络图

黄色为当归有效成分；绿色是防风的有效成分；玫红色是赤芍的有效成分；深绿色为青风藤的有效成分；蓝色是透骨草的有效成分；橙色是木瓜的有效成分；红色为共同的有效成分；浅蓝色为靶点基因

4. 蛋白 – 蛋白互作网络及网络拓扑分析　将"洗腿又方"与"骨关节炎"的共同靶点导入 STRING 数据库构建蛋白 – 蛋白互作网络（PPI），使用 Cytoscape 3.8.2 软件运用 HPRO、BIND、DIP、MINT、INTACT 和 BIOGRID 等数据库对结果做可视化分析及后续的网络拓扑分析，通过 PPI 蛋白互作网络分析得到疾病相关靶点多达 1531 个，靶点与靶点相互关系 25214 个。可采用 CytoNCA 根据网络节点的拓扑属性筛选发现关键节点，见图 2-6。

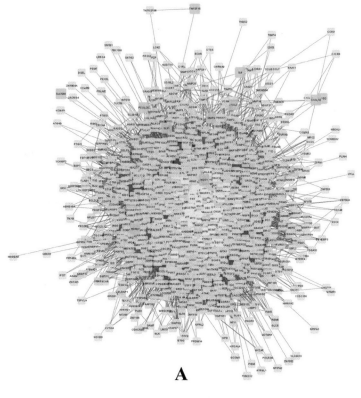

A

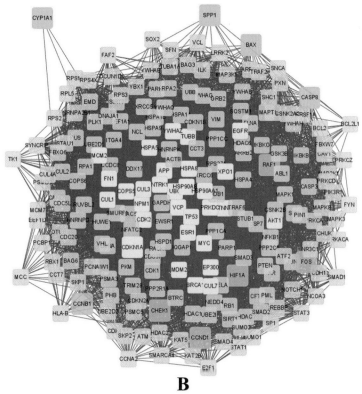

B

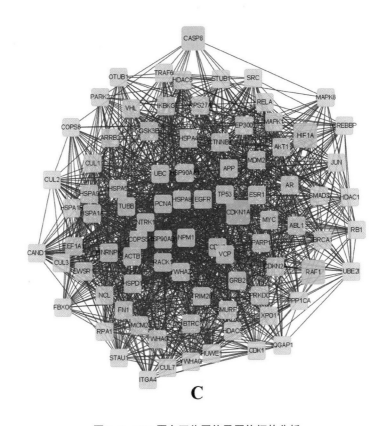

图 2-6　PPI 蛋白互作网络及网络拓扑分析

A 为 PPI 初始网络（1531 nodes and 25214 edges）；B 为设定 DC 值＞ 61 的 PPI 网络（218 nodes and 5547 edges）；C 为设定 BC 值＞ 400 的 PPI 网络（71 nodes and 1099 edges）

5. 靶点基因功能富集分析与 KEGG 关系网络构建　　在 DAVID 数据库中进行 GO 和 KEGG 富集分析，其中 GO 分析结果生物过程（BP）主要富集在对金属离子的反应、对氧水平的反应、缺氧反应、对氧水平降低的反应和对机械刺激的反应等方面，见图 2-7。GO 分析结果分子功能（MF）主要表现在细胞因子活性、细胞因子受体结合活性、泛素 - 类蛋白连接酶结合活性和受体 - 配体活性等方面，见图 2-8。GO 分析结果细胞组分（CC）主要涉及细胞器外膜、膜筏、膜微域、膜区等方面，见图 2-9。KEGG 富集分析结果主要涉及卡波西肉瘤、疱疹病毒感染、人乳头瘤病毒感染、脂质与动脉粥样硬化、化学致癌 - 活性氧物、白介素 -17 信号通路和内分泌抵抗等信号通路，见图 2-10。使用 Cytoscape 3.8.2 软件制作 KEGG 关系网络构建，见图 2-11。

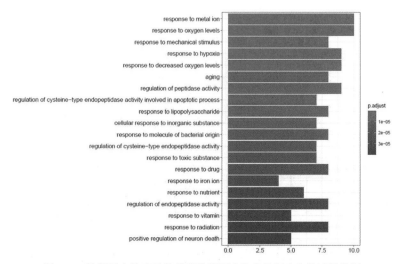

图 2-7 洗腿又方治疗骨关节炎的基因本体论数据库生物过程分析

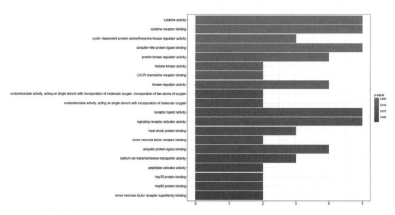

图 2-8 洗腿又方治疗骨关节炎的基因本体论数据库分子功能分析

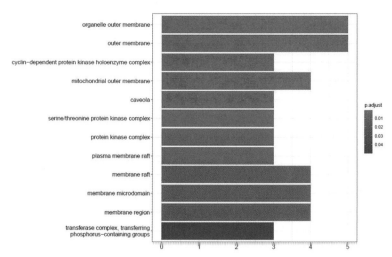

图 2-9 洗腿又方治疗骨关节炎的基因本体论数据库细胞组分分析

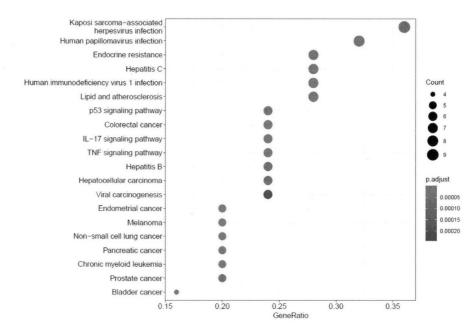

图 2-10　洗腿又方治疗骨关节炎的关联信号通路分析

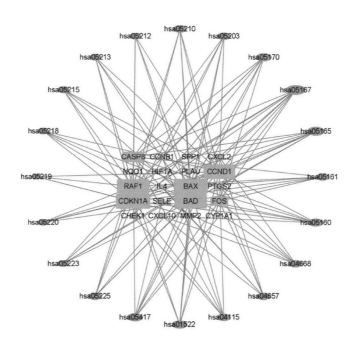

图 2-11　KEGG 关系网络构建

图中浅蓝色的为基因，与其相联系的通路越多体积越大；橙红色的为通路，与其联系的基因越多体积越大

　　6. 分子对接分析　采用网络药理学预测和分析网站，依据活性成分 – 共同靶点网络图的节点度值排名，将主要活性成分芹黄素（apigenin）、槲皮素

（quercetin）分别与 degree 靠前的蛋白包括 HIF–1A、CASP8 进行分子对接。由分子对接结果可知，两种化合物与目标受体蛋白对接的结合能均小于 –5kJ/mol，说明各分子与目标受体均能较好结合，见图 2–12。以上结果间接证明，洗腿又方主要活性成分可对核心靶点发挥调控作用。

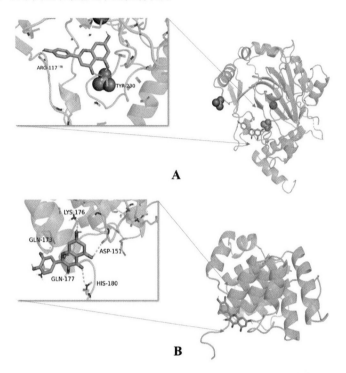

图 2–12　洗腿又方活性成分 – 骨关节炎核心靶点的对接分析

A 为芹黄素（apigenin）–HIF–1A；

B 为槲皮素（quercetin）–CASP8；图中较大分子为靶点蛋白，较小分子为活性成分

三、讨论

目前，临床上治疗骨关节炎仍在使用许多常用的对症治疗的药物，例如止痛药（阿片类药物和非阿片类药物）、非类固醇抗炎药，还有骨关节炎中的对症慢效药物及局部给药制剂；外用药物的使用最大程度上避免了口服药所带来的一系列不良反应，如胃肠道不适和心血管方面的不良事件。但这些药物只能缓解患者的疼痛症状，延缓疾病进展，并不能完全治愈。而骨关节炎属于中医骨伤科治疗的优势病种，中医药因其疗效显著且不良反应少而逐渐凸显其治疗早、中期骨关节炎的潜在优势。

本研究借助网络药理学方法获得洗腿又方后得到有对应靶点的活性成分 20个，洗腿又方治疗骨关节炎相关作用靶点 30 个。本研究初步筛选出洗腿又方中的芹黄素（芹菜素）、槲皮素、汉黄芩素、黄芩素等为治疗骨关节炎的关键成分。如芹黄素是一种具有多种药理特性的天然黄酮，具有抗炎、抗氧化活性、保护软骨和抗肿瘤等作用。在骨关节炎大鼠中，有研究发现芹黄素可使 IL-1β 显著降低，还可以使 SOX-9、Ⅱ 型胶原 α1（COL2α1）和蛋白聚糖的表达水平增加，因此发现芹黄素可能具有减轻氧化应激、抑制炎症和促进细胞外基质成分产生的作用 [1]。HIF-2α 是骨关节炎发展过程中分解代谢因子表达的主要调节剂，有研究发现芹黄素可以减弱 HIF-2α 诱导的与骨关节炎进展有关的软骨破坏。体外和体内研究表明，芹黄素可降低 IL-1β、IL-6、IL-17 和 TNF-α 诱导的基质金属蛋白酶（matrix metalloproteinase，MMP）-3、MMP-13、ADAMTS-4、ADAMTS-5 和 COX-2 的上调并阻止骨关节炎的发展。芹黄素能有效降低 HIF-2α 的表达并抑制 HIF-2α 诱导的关节软骨细胞中 MMP-3、MMP-13、ADAMTS-4、IL-6 和 COX-2 的表达。芹黄素以浓度依赖的方式完全阻断了 IL-1β 诱导 JNK 磷酸化和 IκB 降解（代表 HIF-2α 表达的关键途径）。这些作用共同表明，芹黄素可以作为新型 HIF-2α 抑制剂用于治疗骨关节炎 [2]。还有研究发现芹黄素可以抑制炎症、疼痛、胶原酶及软骨降解，并改善软骨基质合成以预防骨关节炎 [3]。

槲皮素是一种从常见的天然植物中提取而成的典型黄酮类化合物，具有多种生物活性，如抗炎、抗氧化、免疫调节和关节滑膜组织增殖的抑制等，在延缓骨关节炎病理进程中发挥良效。如在动物实验中，有研究发现槲皮素治疗的骨关节炎大鼠的血清 IL-1β 和 TNF-α 水平也降低。在槲皮素治疗骨关节炎大鼠中，TLR-4 和 NF-κB 的表达以剂量依赖性方式被显著抑制，因此发现了槲皮素对骨关节炎大鼠具有治疗作用。也有研究发现槲皮素有 26 种与骨关节炎有关的靶蛋白。这些靶标主要集中在线粒体 ATP 合成、质子转运、细胞对雌二醇刺激的反应及一氧化氮的生物合成过程中。体外研究发现槲皮素显著抑制基质降解蛋白酶和炎性介质的表达，同时促进 IL-1β 诱导的大鼠软骨细胞中软骨合成代谢因子的产生。

① Estakhri F, Reza Panjehshahin M, Tanideh N, et al. Efficacy of Combination Therapy with Apigenin and Synovial Membrane-Derived Mesenchymal Stem Cells on Knee Joint osteoarthritis in a Rat Model[J]. Iran J Med Sci, 2021, 46(5): 383-394.

② Cho C, Kang LJ, Jang D, et al. Cirsium japonicum var. maackii and apigenin block Hif-2α-induced osterthritic cartilage destruction[J]. J Cell Mol Med, 2019, 23(8): 5369-5379.

③ Kang BJ, Ryu J, Lee CJ, et al. Luteolin Inhibits the Activity,Secretion and Gene Expression of MMP-3 in Cultured Articular Chondrocytes and Production of MMP-3 in the Rat Knee[J]. Biomol Ther (Seoul) , 2014, 22(3): 239-245.

槲皮素是通过减少细胞内活性氧（ROS），恢复线粒体膜电位（MMP）和抑制凋亡大鼠软骨细胞中的 caspase-3 途径，表现出抗凋亡作用。槲皮素诱导 M2 巨噬细胞极化并上调转化生长因子（transforming growth factor，TGF）-β 和胰岛素样生长因子（insulin-like growth factor，IGF）的表达，从而为软骨细胞创造了促生长的微环境，并促进了糖胺聚糖的合成（GAG）。槲皮素的关节内注射减轻了大鼠骨关节炎模型中软骨的降解和软骨细胞的凋亡。滑膜液中 TGF-β1 和 TGF-β2 的表达及滑膜中 M2 巨噬细胞的比例升高。因此研究证明槲皮素通过抑制软骨细胞的炎症和凋亡，调节滑膜巨噬细胞向 M2 巨噬细胞的极化，并为软骨细胞提供促软骨形成的环境来增强软骨在骨关节炎环境下的软骨修复，从而发挥软骨保护作用。

从 DAVID 对 30 个关键靶点富集分析结果可知，洗腿又方主要通过干预细胞周期、炎症与内分泌等相关通路而发挥治疗骨关节炎的作用。结合分子对接结果可见，芹黄素、槲皮素可靶向调控 HIF-1A、CASP8 等减缓骨关节炎病程的发展，可见洗腿又方活性成分多具有抑制炎症、抗氧化、保护软骨基质等功能。

在细胞周期相关通路方面：①有研究发现滑膜诱导的血管生成是骨关节炎发病机制的核心，脂肪因子 apelin（APLN）参与骨关节炎发病机制和血管生成。通过研究人骨关节炎滑膜成纤维细胞中 APLN 和血管内皮生长因子（vascular endothelial growth factor，VEGF）表达之间的串扰，探究了 APLN 在滑膜诱导的血管生成中的作用，结果发现骨关节炎样品中的 APLN 和 VEGF 表达水平高于正常样品。这些发现有助于阐明骨关节炎滑膜中脂肪因子诱导的血管生成的发病机制。②也有研究发现通过调节 RANKL 信号通路来治疗 RANKL 介导的破骨细胞活化的应用及其对骨关节炎的治疗作用[1]。③骨关节炎患者软骨中 WISP-1 表达被上调。WISP-1 的表达与骨关节炎的严重程度有关。rhWISP-1 在体外抑制骨关节炎软骨细胞的衰老和凋亡，这被 $\alpha_v\beta_3$ 抗体和 PI3K/Akt 抑制剂 LY294002 逆转。证明了 WISP-1 可以通过调节骨关节炎中的 $\alpha_v\beta_3$ 受体和 PI3K/Akt 信号通路来保护软骨细胞的衰老和凋亡，可能代表潜在的骨关节炎治疗的价值。

在炎症相关通路方面：①有研究发现当体外激活 B 细胞时，IL-7Rα 的表达增加，刺激 IL-7R 会诱导 pSTAT5 的细胞内蓄积。IL-7 刺激的 IL-7R 成熟 B 细胞发挥促炎作用。②骨关节炎的恶化与浅表和中层软骨区的 TLR 免疫染色增加之间存在相关性，成熟的软骨细胞表达 TLR-1 和 TLR-2，并可能对软骨基质/软骨细胞

---

① Liu C, He Y, Xu X, et al. The study of natural compounds target RANKL signaling pathway for treating bone diseases[J]. Curr Drug Targets, 2020, 21(4): 344-357.

衍生的危险信号或降解产物产生反应。这导致促炎细胞因子的合成，刺激进一步的 TLR 和细胞因子表达，形成恶性循环。这表明骨关节炎可以作为一种自身炎症性疾病，并将旧的机械磨损概念与骨关节炎的现代生化观点联系起来。这些发现表明软骨细胞本身是骨关节炎中最早和最重要的炎症细胞[1]。

在内分泌相关通路方面：①有研究探究甲状腺激素受体（THRs）信号在骨关节炎成骨细胞中的作用。发现了在骨关节炎成骨细胞中 THRα 敲低后，这些 THR 下游基因 VEGF、HIF-1α 和 IGF-1 被下调。骨关节炎中异常的软骨下骨形成得以促进，因此软骨下骨中的微血管生成可能部分归因于成骨细胞中 THRα 信号异常，并且局部抑制 THRα 可能是治疗骨关节炎的潜在靶标。②已有研究证实促卵泡激素可以下调软骨细胞样 ATDC5 细胞中细胞外基质相关蛋白的表达。此外，通过 shRNA 介导的关节组织 FSHR 下调阻断 FSH 信号，有效延缓了骨关节炎的发展。

综上所述，本研究通过综合运用生物信息学与网络药理学的手段，探讨洗腿又方治疗骨关节炎可能的关键基因及分子机制，可为治疗骨关节炎提供新的切入点，为深入挖掘其潜在的机制提供参考。

① Sillat T, Barreto G, Clarijs P, et al. Toll-like receptors in human chondrocytes and osterthritic cartilage[J]. Acta Orthop, 2013, 84(6): 585-592.

第四节 洗腿又方抗炎镇痛作用的实验研究

本研究通过观察洗腿又方外洗对小鼠膝关节肿胀度及阈值的影响，来探讨洗腿又方治疗骨关节炎的抗炎镇痛效果。

一、材料与方法

（一）材料

1. 实验动物 SPF 级雌性昆明种小鼠 28 只，体质量（20±2）g，由上海斯莱克实验动物有限责任公司提供，实验动物许可证号：SCXK（沪）2019-0007。

2. 实验药品与试剂 双氯芬酸二乙胺乳胶剂（扶他林，北京诺华制药有限公司，批号：EM2A）；碘乙酸（Aladdin 公司，批号：K2024059）；洗腿又方：酒归尾、宣木瓜、赤芍、青风藤、透骨草、防风。

3. 仪器 游标卡尺（日本三丰精密仪器有限公司，型号：CD-AX）；电子压痛仪（济南益延科技发展有限公司，型号：YLS-3E）。

（二）方法

1. 试剂药品的制备 将碘乙酸用 0.9% 生理盐水配置成 100mg/mL 的浓度。将洗腿又方以固液比 1∶10 加入纯水，煎煮 2h，收集药液，共煎煮 3 次，将 3 次药液混合后 4℃保存备用。

2. 模型的建立及干预 用随机数字表法将小鼠分为空白组（$n=7$）、模型组（$n=7$）、治疗组（$n=7$）、对照组（$n=7$），用 10% 水合氯醛按体重 3mL/kg 的剂量腹腔注射诱导麻醉，用胰岛素枪头双侧膝关节腔注射 1μL 的液体，其中空白组注射 0.9%NaCl，其余组别注射碘乙酸，造模 7 天后进行干预。其中空白组和模型组给予纯水外洗；治疗组用洗腿又方外洗，先将药液用恒温水浴锅加热至 50℃温度并将小鼠置于固定器中，将小鼠下肢泡入药液中以没过膝关节为度，每日浸泡约 30min，连续 14 天；对照组给予扶他林涂抹干预。用电子游标卡尺测量各组干预前、干预后 7 天、干预后 14 天小鼠双侧膝关节直径以观察膝关节肿胀度，用压痛仪测量各组干预前后小鼠机械压痛阈值变化情况。

3.指标测量

（1）膝关节肿胀度测量 小鼠适应性喂养1周后，在模型建立后洗腿又方外洗干预的前后采用电子游标卡尺测量其膝关节宽度，连续测量3次，取其平均值。

（2）痛阈值的测量 在给药前和末次给药30min后，把小鼠放在固定器内，把小鼠尾巴末端露出固定器外，等小鼠平息后方可开始实验。测之前要对小鼠做标记，标记在小鼠尾巴末端的1/3处作为刺激点。刺激时将小鼠出现嘶叫或者挣扎作为疼痛反应的指标，记录此压力值，即该鼠痛阈值。重复测定时，支撑点可以稍作移动，避免压伤小鼠组织。以给药后的痛阈提高值（给药后痛阈值－给药前痛阈值）为测定指标。

4.统计学处理 使用SPSS 22.0统计软件进行数据分析。计量资料属正态分布均以 $\bar{x}\pm s$ 表示，多组间比较采用单因素方差分析；组间两两比较，方差齐采用LSD检验，方差不齐采用Games-Howell检验。检验水准 $\alpha=0.05$。

二、结果

1.各组小鼠膝关节宽度 在干预前，与空白组相比，模型组、治疗组、对照组中小鼠膝关节宽度增高，差异均具有统计学意义（$P < 0.05$），说明本次造模成功。在干预14天后，膝关节的宽度与空白组相比，模型组、治疗组、对照组宽度依然均有不同程度的升高，说明洗腿又方外洗有改善的效果，但达不到治愈的效果；但与模型组相比，治疗组和对照组的膝关节宽度均出现不同程度的下降，差异均具有统计学意义（$P < 0.05$），且随着干预时间的增加，膝关节宽度下降增加；说明洗腿又方外洗具有缓解膝关节肿胀的作用，见表2-3。

表2-3 各组小鼠膝关节直径比较（$n = 7$，$\bar{x}\pm s$，单位：mm）

组别	干预前	干预14天后
空白组	3.33±0.09	3.32±0.12
模型组	5.26±0.14*	5.24±0.16*
治疗组	5.24±0.11#	4.73±0.06#
对照组	5.28±0.16#	4.72±0.05#

与空白组相比，*$P < 0.05$；与模型组相比，#$P < 0.05$。

2.各组小鼠机械痛阈值 与空白组相比，模型组的痛阈抑制率提高没有明显变化，差异没有统计学意义（$P > 0.05$）；与模型组相比，治疗组与对照组痛阈抑制率皆有明显提高，差异具有统计学意义（$P < 0.05$），说明洗腿又方具有镇痛作用。见表 2-4。

表 2-4　鼠尾压痛法致小鼠疼痛的影响（$n = 7$，$\bar{x} \pm s$）

组别	痛阈的抑制率 /%
空白组	4.35 ± 1.54
模型组	$8.19 \pm 1.38^{*}$
治疗组	$32.94 \pm 4.77^{\#}$
对照组	$55.44 \pm 7.07^{\#}$

与空白组相比，$^{*}P > 0.05$；与模型组相比，$^{\#}P < 0.05$。

三、讨论

膝骨关节炎在中医学中被称为"膝痹"。按照《内经》中认为的"皮→脉→肉→筋→骨"的顺序，有人提出先出现筋伤继而发展为骨伤。《素问·脉要精微论》曰："膝者，筋之府也。"滑膜属于"筋"的范畴，参与了膝骨关节炎生理病理的全过程。膝骨关节性滑膜炎症主要由急性损伤或慢性劳损所致。膝关节遭到突然暴力损伤，血溢脉外，经气不行，不通则痛，形成气滞血瘀证；长年累月过度使用膝关节，正气亏虚，累及肝肾，不荣则痛，形成肝肾亏虚证；平素肝肾亏虚，又受到风寒湿邪侵袭，经脉拘急，气血不畅，形成风寒湿痹证。洗腿又方出自清宫《慈禧光绪医方选议》光绪皇帝四肢病医方，全方由酒归尾、宣木瓜、赤芍、青风藤、透骨草、防风 6 味药构成，具有活血养血、化瘀止痛、祛风除湿的功效，常用于治疗肝肾亏虚、风寒湿邪痹阻引发的"膝痹"。

现代药理研究表明：当归的抗炎镇痛作用与当归多糖（ASP）、当归挥发油、藁本内酯（ligustilide）、阿魏酸（FA）等物质有关。研究发现酒当归相较于其他当归炮制品对冰醋酸所致小鼠扭体次数的抑制作用最强，酒当归挥发油能显著抑制模型大鼠足肿胀度。酒不仅是常用的一种溶剂，更可增加活血化瘀的功效。研究表明，宣木瓜中总有机酸、木瓜总苷、木瓜苷（GCS）及木瓜籽等均有较好的抗炎镇痛效果。宣木瓜还具有祛风除湿的作用，木瓜苷可调节 T 淋巴细胞的功能，抑制巨噬细胞过度分泌炎性细胞因子。赤芍总苷（TPG）是赤芍的活性部位，TPG 具有"消炎"之功，可使自发性高血压大鼠（SHR）sCD40L、hs-CRP 水平降低，NO 水平升高。除此之外，TPG 中的芍药苷、丹皮酚具有抗血栓、抗凝血作用，是"活血化瘀"功效的物质基础；TPG 还发挥抗内毒素作用，是"清热凉血"功效的物质基础。青藤碱（sinomenine，SIN）是青风藤的根和茎中提取分离出的生物碱，SIN 可通过抑制核转录因子 NF-κB 的结合活性来降低炎性因子在 mRNA 上的表达，实验表明在正常大鼠和小鼠的甩尾实验中发现 SIN 具有中等程度的镇痛作用。透骨草能对抗醋酸诱发的小鼠腹腔毛细血管通透性增加，对热板引起小鼠足痛具有明显的镇痛作用。防风主要含有色原酮、香豆素、多糖、挥发油等化合物，发挥解热镇痛的作用。

中药外洗是使得药力从皮达肉、从筋到骨、由外及内并透达筋肉关节的一种外治疗法，具有物理热疗和中药药效的双重作用，操作简便，不良反应少，在临床上得到了广泛使用。本研究采用洗腿又方外洗小鼠膝关节，发现洗腿又方明显抑制了碘乙酸引起的小鼠足肿胀反应，提高了小鼠的痛阈值。由此可见洗腿又方外洗具有良好的抗炎镇痛作用，对膝骨关节炎性滑膜炎症所引起的肿胀、疼痛具有显著的药效活性，为后续更深入的作用机制研究及活性成分的寻找奠定了一定的基础。

第五节 洗腿又方熏洗治疗骨关节炎临床疗效观察

本节内容主要是通过观察洗腿又方熏洗治疗风寒湿痹型膝骨关节炎的临床疗效，探讨其对膝关节腔内积液的影响。

一、资料与方法

1. 一般资料 选取 2015 年 3 月～ 2017 年 3 月福建中医药大学附属第二人民医院针灸科收治的风寒湿痹型膝骨关节炎患者 64 例，按照随机数字表法分为治疗组和对照组，每组各 32 例。两组在治疗过程中均出现病例脱落，其中治疗组脱落3 例（2 例因自行改用药物治疗，1 例因搬家中止治疗），对照组脱落 2 例（1 例因呼吸系统疾病停止治疗，1 例因出差中止治疗），实际收集病例为 59 例，治疗组29 例，对照组 30 例。两组在性别、年龄、病程、症状积分、疼痛评分、病情轻重分布等方面比较，差异无统计学意义（$P > 0.05$），具有可比性，见表 2-5。

表 2-5 两组患者一般资料比较

组别	n	性别		年龄/岁			病程/年				症状积分（/分）	疼痛评分（/分）	病情轻重		
		男	女	40~49	50~59	60~69	0~1	1~3	3~5	>5			轻度	中度	重度
对照组	30	6	24	3	12	15	5	13	7	5	14.89±4.96	7.66±2.04	12	17	1
治疗组	29	7	22	5	11	13	5	13	7	4	15.37±5.73	7.72±1.88	11	16	2

2. 诊断标准 西医诊断标准，参照中华医学会骨科分会《骨关节炎诊治指南》（2007 年版）中膝骨关节炎诊断标准。中医证候诊断标准参照"国家中医药管理局'十一五'重点专科协作组膝痹病（膝关节骨性关节炎）诊疗方案"中风寒湿痹证的诊断标准。

3. 纳入标准 包括：①符合上述中、西医诊断标准；②年龄 40 ～ 70 岁；③患者及其家属同意参与本研究，并自愿签署知情同意书。

4. 排除标准 包括：①伴有累及膝关节的免疫系统疾病；②并发症累及患膝者；③合并严重器质性病变者；④哺乳期或妊娠期妇女、精神病患者；⑤研究过程中因依从性差或其他原因不能完整完成治疗者。

5. 治疗方法 治疗组：采用洗腿又方熏洗膝关节局部。洗腿又方药物包括酒归尾、宣木瓜、赤芍、青风藤、透骨草、防风，均来自福建省第二人民医院中药房。采用 LXZ-200E 型多功能全身中药熏蒸治疗床［杭州立鑫医疗器械有限公司生产，浙食药监（准）字 2009 第 2260728 号］，将洗腿又方中药加 2000mL 冷水浸泡 1h，通电煎煮后当熏蒸舱温度达 40℃时，嘱患者暴露患侧膝关节，开始入舱熏洗治疗，电脑调节药液温度在 40～45℃，以患者能耐受调节适宜温度，每次30min，每日 1 次，15 日为 1 个疗程，连续熏洗两个疗程。对照组：给予扶他林乳剂涂抹于膝关节外部。使用扶他林乳剂（北京诺华制药有限公司生产；国药准字：H19990291；每支 20g），涂抹在患膝关节外部皮肤，每日 3 次，15 日为 1 个疗程，连续使用两个疗程。

6. 症状积分与病情评估 参照《中药新药临床研究指导原则（试行）》中关于膝关节临床症状积分的评分标准，评估患者膝关节疼痛及活动度等 11 项相关临床症状，将各项分数累加之和即为症状积分，症状积分又可分为 3 度，轻度＜10分，10 分≤中度≤18 分，重度＞18 分，最高总评分 33 分。

7. 疼痛评分 参照简化 McGill 疼痛评分法，画 10cm 的一条直线，均分为 10等份，但并不明标数码，令患者根据自身膝关节疼痛情况分别于治疗前后在标尺上点出疼痛的相应位置，即为患者该时点的疼痛评分值，0 分表示无痛，分值越大表示疼痛程度越高，10 分则代表难以忍受的最剧烈疼痛。

8. 临床疗效评定 参照《中药新药临床研究指导原则（试行）》，将疗效分为临床治愈、显效、有效及无效，计算两组的总有效率。①临床治愈：临床症状、体征消失或基本消失，综合积分减少≥95%；②显效：临床症状、体征明显改善，70%≤综合积分减少＜95%；③有效：临床症状、体征均有好转，30%≤综合积分减少＜70%；④无效：临床症状、体征均无明显改善，甚或加重，综合积分减少＜30%。总有效率＝［（治愈例数＋显效例数＋有效例数）/总例数］×100%。

9. 膝关节腔内积液检测 治疗前后对患者膝关节腔内积液进行测定。采用 Sequoia 512 型彩色多普勒超声诊断仪（西门子公司生产），探头频率调至9～12MHz，以髌上囊部位的最大前后径作为积液深度，按 Walther 积液分级标准评定积液量：Ⅰ级为无积液；Ⅱ级为轻度积液，积液深度≤5mm；Ⅲ级为中等积液，积液深度 5～10mm；Ⅳ级为明显积液，积液深度≥10mm。

10. 统计学方法 采用 SPSS 20.0 软件进行统计学处理。计数资料以构成比（%）或频数描述，采用 χ^2 检验或秩和检验。计量资料以（$\bar{x}\pm s$）表示，两组间比较，采用两独立样本 t 检验或秩和检验；组内治疗前后比较，采用配对样本 t 检验。$P < 0.05$ 为差异有统计学意义。

二、结果

1. 两组症状积分、疼痛评分比较　见表 2-6。

表 2-6　两组治疗前后症状积分、疼痛评分比较（$\bar{x} \pm s$）

组别	n	症状积分		疼痛评分	
		治疗前	治疗后	治疗前	治疗后
对照组	30	14.89±3.96	9.35±1.95*	7.66±2.01	4.97±1.23*
治疗组	29	15.37±3.73	5.14±1.74*#	7.72±1.88	2.26±1.15*#

与治疗前比较，*$P < 0.05$；与对照组比较，#$P < 0.05$。

2. 两组病情程度比较　见表 2-7。

表 2-7　两组治疗前后病情程度比较

组别	n	治疗前			治疗后		
		轻度	中度	重度	轻度	中度	重度
对照组	30	12	17	1	18*	11*	1
治疗组	29	11	16	2	23*#	5*#	1*

与治疗前比较，*$P < 0.05$；与对照组比较，#$P < 0.05$。

3. 两组临床疗效比较　见表 2-8。

表 2-8　两组治疗后临床疗效比较

组别	n	临床治愈	显效	有效	无效	总有效率（%）
对照组	30	3	10	6	11	63.3
治疗组	29	5	14	9	1	96.55*

与对照组比较，*$P < 0.05$。

4. 两组患膝关节腔内积液含量比较　见表 2-9。

表 2-9　两组患膝关节腔内积液含量比较

组别	治疗前				治疗后			
	Ⅰ级	Ⅱ级	Ⅲ级	Ⅳ级	Ⅰ级	Ⅱ级	Ⅲ级	Ⅳ级
对照组	1	16	10	3	3*#	19*#	7*#	1*#
治疗组	1	15	10	3	16*#	9*#	4*#	0*#

与治疗前比较，*$P < 0.05$；与对照组比较，#$P < 0.05$。

三、讨论

骨关节炎是在关节软骨退行性改变的基础上产生的一种慢性关节疾病。膝骨关节炎属中医学"骨痹"范畴，其病机为本虚标实，病因多为年老久劳，肝肾亏虚，气血耗伤，筋骨失养，加之复感风寒湿邪，脉络痹阻。风寒湿痹又为膝骨关节炎较常见的临床证型。风寒湿痹型膝骨关节炎多以体虚为基础，风寒湿邪乘虚袭入，导致膝部气血不荣，运行无力，寒凝则经络凝滞不通，故见关节冷痛重着，得寒痛剧，得热稍减；风性"善行而数变"，故关节疼痛部位不定；湿重或见关节肿胀，积液停滞。洗腿又方出自清宫《慈禧光绪医方选议》光绪皇帝四肢病医方，太医杨世芬组方以酒归尾、宣木瓜、赤芍、青风藤、透骨草、防风为伍。当归性温，味甘，其尾活血化瘀力强，酒制可择其辛散之性，增强活血化瘀功效；木瓜性温，味酸，可伸筋通络；赤芍性微寒，味苦，敛阴柔，能养阴化瘀止痛；青风藤、透骨草均归肝、肾经，能祛风湿、利关节；防风性微温，味辛、甘，具有祛风通络的作用。四肢酸痛，皆因血虚风湿入络所致，除用木瓜、青风藤、透骨草、防风等祛风除湿、通利经络之外，兼以当归、赤芍和营养血，标本兼治。本研究采用集热疗、透皮给药作用于一体的熏洗疗法，可促进药物吸收，使祛风散寒除湿、活血化瘀通络之药效更易作用于体内。此外，中药熏洗可加速病灶血液和淋巴循环，使药物分子更易透达关节腔，具有有效缓解临床症状，延缓关节退变的作用。本研究结果也表明洗腿又方熏洗治疗风寒湿痹型膝骨性关节炎确有较好的临床疗效。研究中以扶他林乳剂外用为对照，结果发现治疗组总有效率为96.55%，对照组为63.33%，治疗组总有效率明显高于对照组，在改善临床症状积分、疼痛评分、病情变化及促进关节腔内积液吸收方面，治疗组也明显优于对照组。综上，洗腿又方熏洗治疗风寒湿痹型膝骨关节炎有较好的临床疗效，在改善症状、镇痛及促进关节积液吸收等方面较扶他林乳剂外用有一定优势，值得临床推广。

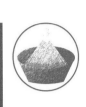

第三章

原方剂型新探索：整骨麻药膏剂与骨痛停气雾剂

整骨麻药作为内服药被收录在《清宫配方集成》中，本课题组将其药量及剂型进行改进，作为治疗骨关节炎的外用方在临床上使用。本章的内容首先是研究整骨麻药的组方配伍、药理作用及化学物质基础，再进一步通过网络药理学研究和临床疗效观察，探讨新剂型骨痛停气雾剂治疗骨关节炎的可行性。

第一节 整骨麻药膏剂概述

一、组方配伍

1.组成 草乌、川乌、麻黄、姜黄、闹羊花、胡茄子。

2.功效 祛风除湿，温经散寒，活血通络。

3.主治 骨关节炎。

4.方解 方中草乌和川乌都具有温经止痛、驱寒逐冷的功效。在《长沙药解》中有记载："乌头，温燥下行，其性疏利迅速，开通关腠，驱逐寒湿之力甚捷。"《素问·痹论》曰："风寒湿三气杂至，合而为痹。"然三气之中，最重要的致病因素为寒邪。寒为阴邪，寒主收引，其性凝滞，易致气机阻滞，不通则痛，故此病疼痛尤为显著。正所谓"寒者阳气不足也，阳愈虚则寒愈甚"。基于这一认识，在治疗痹证时主张重用川乌、草乌，此所谓"益火之源，以消阴翳"。麻黄辛温，与川乌、草乌共用，三药相济，具"开腠理而见阳光"之大效，阳光普照则寒凝自散。姜黄为姜科多年草本植物姜黄的根茎，有活血行气、通经止痛的功效。闹羊花具有祛风除湿、散瘀定痛之效。胡茄子消炎止痛。诸药合用，共奏搜风止痛、活血消肿之功。

二、整骨麻药膏剂的现代药理学研究

（一）君药的现代药理学研究

川乌、草乌为临床常用中药，具有祛风除湿、温经止痛之功效，用于风寒湿痹、关节疼痛、心腹冷痛、寒疝作痛、麻醉止痛，药用历史悠久，药用价值高。现代药理学研究表明，乌头碱型生物碱是川乌、草乌镇痛的主要成分，此外川乌中还含有的东莨菪碱可以加强其止痛作用。小鼠实验表明，川乌、草乌镇痛作用较附子明显。川乌与草乌比较，川乌为乌头的干燥母根，草乌为北乌头的干燥块根。实验证明，乌头与北乌头在等毒剂量（1/10 或 1/5LD50）口服，均有明显镇痛作用，北乌头略强于乌头。在抗炎作用方面，川乌总碱显著抑制角叉菜胶、蛋清、组胺和 5-IIT 所致大鼠足肿胀，抑制二甲苯所致小鼠耳肿胀，抑制组胺、5-HT 所致大鼠皮肤毛细血管通透性亢进，抑制巴豆油所致肉芽囊肿的渗出和增

生。草乌可促进蛋清所致大鼠足水肿消退，对巴豆油引起的鼠耳肿胀和腹腔毛细血管通透性有抑制。川乌、草乌在临床使用时，可通过炮制降低其毒性，或与白芍、防己等药味配伍达到减毒增效的目的。

（二）臣药的现代药理学研究

麻黄始载于《神农本草经》，其化学成分复杂，具有发汗平喘、利尿、降血脂、抗氧化等多种药理活性，临床应用广泛。中药麻黄包括草麻黄、木贼麻黄与中麻黄三种麻黄属的植物，为草本状灌木，采用部位为草质茎，也是重要的药用植物。其生物碱含量丰富，是提取麻黄碱的主要资源。麻黄可用于治疗因伤寒而引起的疼痛，其主要活性成分麻黄碱与伪麻黄碱，均可以降低 Ca^{2+} 水平和增加 cAMP 的含量，下调 COX–2 表达，从而达到镇痛作用，还可以激活 p38MAPK 通路，抑制促炎性因子释放。麻黄用于镇痛出自东汉张仲景。如治疗风湿痹痛的麻黄加术汤，可开发肌表、温煦机体，以益于气血运行，达到祛湿止痛的疗效；麻黄还可以用于瘀血性疼痛的治疗，麻黄的药性辛温，可以宣透皮毛腠理，有助于瘀血发散。麻黄附子细辛汤，最初为治疗太少两感证，随着研究进一步深入，如今也常用于治疗因气血不畅、经脉受阻导致的诸多痛症。胡茄子又称曼陀罗子，具有祛风、止痛之功效。曼陀罗是茄科野生植物，在世界范围内广泛分布。其全株有毒，适量有镇静、镇痛、麻醉的功能；含有多种有毒的丙烷生物碱，如阿托品、莨菪碱和东莨菪碱。用于治跌打损伤时，取曼陀罗子 3g，泡酒 180mL，每次服 10mL（《民间常用草药汇编》）。在东方医学中，特别是在印度的阿育吠陀医学中，曼陀罗被用于治疗各种人类疾病，包括溃疡、伤口、炎症、风湿病和痛风、坐骨神经痛等。曼陀罗具有较强的抗炎作用，研究表明曼陀罗可抑制二甲苯引起的小鼠耳肿胀，效果显著[1]。对蛋清所致大鼠足肿胀的抑制作用呈量效关系。曼陀罗剂量与抗炎强度呈正相关。

（三）佐药的现代药理学研究

姜黄能行气破瘀、通经止痛，主治肩臂痹痛、跌打损伤。如《本草纲目》曰姜黄"治风痹臂痛"，《本草述》言其"治气证痞证，胀满喘噎，胃脘痛，腹胁肩背及臂痛，痹，疝"。姜黄素作为姜黄根茎中提取出的黄色色素，在临床具有抗炎、抗氧

---

[1] Yang X, Xiao C, Zhang K, et al. Research progress on clinical application and pharmacological functions of ephedra[J]. Chinese Archives of Traditional Chinese Medicine, 2015, 33(12): 2874-2877.

化、抗凝、镇痛、降脂、抗动脉粥样硬化等多种作用。川草乌具有祛风除湿、温经止痛的作用，用于治疗风寒湿痹、关节疼痛等病症；其镇痛的活性成分主要是乌头类生物碱，乌头类中药镇痛作用机制与中枢去甲肾上腺素能系统及中枢 Ca^{2+} 有密切关系。闹羊花又称羊踯躅，《本经疏证》载其"性能祛风寒湿，故可以治恶痹"，具有祛风除湿、散瘀定痛的功效，用于风湿痹痛、跌打损伤；闹羊花中的毒效成分为二萜类，也为该药材的特征性成分，国内外学者对其进行大量分离鉴定研究，目前从闹羊花中总共分离得到了 36 个二萜化合物，分别属于 grayanane、kalmane、seco-kalmane、3,4-seco-grayanane 4 种二萜骨架类型，其中以 grayanane 为主，如闹羊花毒素 Ⅱ、Ⅲ、Ⅴ 等。该类物质是一把"双刃剑"，具有镇痛、抗炎、杀虫、降压等药理活性，同时也具有神经毒性、肝脏毒性、心脏毒性。

三、小结

现代医学研究提出许多膝骨关节炎发病机制的学说，主要涉及细胞因子、免疫反应及蛋白酶、骨内高压、生物力学、性激素内环境紊乱、细胞凋亡、一氧化氮含量升高、氧自由基学说等相关学说和观点。整骨麻药膏活血通络、祛风寒湿，以止痹痛，可缓解膝骨关节炎之肿痛、功能障碍。其主要作用机制是通过调节副交感神经及炎性介质的产生及其生物学效应，达到促进炎症消退、抑制炎性反应、促进水肿消退的功效，从而缓解疼痛，改善关节功能。全方诸药合用，具有镇痛、抗炎作用，可有效地抑制、消灭外来风寒湿邪。

本方组方缜密，运用灵活，临证时可根据风、寒、湿、热等不同致病因素随证酌情配伍：风邪偏盛者，加乌梢蛇祛风通络；寒邪偏盛者，加川乌、草乌或制附子、细辛温经散寒；热邪偏盛者，可加石膏、知母、忍冬藤等清热通络；湿邪偏盛者，可加薏苡仁、黄柏等祛湿除痹。全方以扶正为本，祛邪为辅，紧扣本病"正虚邪实，本痿标痹"之病机，从根本上延缓膝骨关节炎退变进程，为膝骨关节炎的临床治疗提供更可靠、更科学的药理学依据。

第二节　整骨麻药膏剂抗炎镇痛作用的实验研究

一、材料与方法

（一）材料

1. 药物　清宫整骨麻药水提物、醇提物、空白基质凝胶剂和低、中、高浓度的清宫整骨麻药凝胶剂（福建中西医结合研究院自制）；1% 角叉菜胶（SIGMA-ALDRICH，批号：9000-07-1）；扶他林乳胶剂（北京诺华制药有限公司，批号：X5086）；乙酸（国药集团化学试剂有限公司，批号：20141215）；凡士林（山东利尔康医疗科技股份有限公司江西分公司，批号：150529）。

2. 动物　SPF 级 SD 大鼠 60 只，体质量（250±10）g，雌雄各半；SPF 级昆明种小鼠 80 只（其中雄性 10 只、雌性 70 只），体质量（20±2）g。均由上海斯莱克实验动物有限责任公司提供，实验动物许可证号：SCXK（沪）2012-0002。

3. 仪器　ZH-YLS-7B 足跖容积测量仪（安徽正华生物仪器设备有限公司）；AL204 型电子天平（梅特勒 - 托利多仪器上海有限公司）；RB-200 智能热板仪（成都泰盟软件有限公司）。

（二）方法

1. 抗炎实验

（1）不同溶剂抗足跖肿胀实验　取 SD 大鼠 18 只，随机分为空白组、清宫整骨麻药水提外用组、清宫整骨麻药醇提外用组，共 3 组，每组 6 只。各组按设定剂量（大鼠与人体等效剂量换算比例为 6.3 : 1，整骨麻药水提、醇提外用组均为 1.1025g 生药 /kg，空白组给予涂抹等量的空白基质凝胶剂）于大鼠足关节脚掌处涂抹相应药物，每日 2 次，给药 3 天。末次给药后 1h，用足跖容积测量仪测量每只大鼠右后足容积 2 次，取平均值作为各大鼠致炎前正常容积，将 1% 角叉菜胶 0.1mL 注射于每只大鼠右后足跖三四趾之间，同时再给药一次，分别于注入后 0.67h、2h、4h 测定大鼠致炎后足容积，以致炎前后足跖容积差作为足肿胀度（肿胀度＝致炎后平均大鼠足容积－致炎前平均大鼠足容积），并计算炎症抑制率〔抑制率＝（空白组平均肿胀度－给药组平均肿胀度）/ 空白组平均肿胀度〕。

（2）不同浓度抗足跖肿胀实验　取 SD 大鼠 60 只，随机分为空白组、清宫整骨麻药凝胶剂低、中、高剂量组，其中低、中、高剂量组又分为0.67h、2h、4h三个测量组，共10组，每组6只。各组按设定剂量（大鼠与人体等效剂量换算比例为6.3∶1，整骨麻药凝胶剂低、中、高剂量组分别为1.1025g生药/kg、2.205g生药/kg、4.41g生药/kg，空白组给予涂抹等量的空白基质凝胶剂）于大鼠足关节脚掌处涂抹相应药物，连续给药2次，每次间隔30min。其余步骤参照"不同溶剂抗足跖肿胀实验"部分。

（3）不同药物抗足跖肿胀实验　取SD大鼠60只，随机分为空白组、扶他林组和清宫整骨麻药凝胶剂中、高剂量组，其中扶他林组和清宫整骨麻药中、高剂量组又分为0.67h、2h、4h三个测量组，共10组，每组6只。各组按设定剂量（大鼠与人体等效剂量换算比例为6.3∶1，扶他林组和整骨麻药凝胶剂中、高剂量组分别为0.5g生药/kg、2.205g生药/kg、4.41g生药/kg，空白组给予涂抹等量的空白基质凝胶剂）于大鼠足关节脚掌处涂抹相应药物，连续给药两次，每次间隔30min。其余步骤参照"不同溶剂抗足跖肿胀实验"部分。

2. 镇痛实验

（1）小鼠热板法　取SPF级雌性小鼠，放入（55±0.5）℃热板仪上，用秒表记录小鼠从置于热板上到舔后足反应所需时间（s），作为该小鼠的正常痛阈值。挑选痛阈值在5～30s内的小鼠，其余小鼠均弃去不用。取合格的小鼠60只，随机分为空白组、空白基质组、扶他林组和整骨麻药凝胶剂低、中、高剂量组，共6组，每组10只。各组按设定剂量（小鼠与人体等效剂量换算比例为12∶1，扶他林组和整骨麻药凝胶剂低、中、高剂量组分别为0.95g生药/kg，2.1g生药/kg、4.2g生药/kg、8.4g生药/kg，空白基质组给予涂抹等量的空白基质凝胶剂）给小鼠双足涂抹给药2次，每隔30min涂药1次，空白组不做处理。记录小鼠自投入热板至出现舔后足反应的时间，作为该小鼠的给药后痛阈值，如60s内无反应的小鼠，应立即取出，其痛阈值按60s计算。于涂抹给药0.5h、1h、2h测定其痛阈值，计算痛阈提高率。痛阈提高率＝（给药后痛阈值－给药前痛阈值）/给药前痛阈值×100%。

（2）小鼠醋酸扭体法　取SPF级雌性小鼠60只，随机分为空白组、空白基质组、扶他林组和清宫整骨麻药低、中、高剂量组，共6组，每组10只。于腹部涂抹连续给药2次（各组给药剂量同前），每次间隔30min，末次给药1h后将0.6%醋酸溶液注射于小鼠腹腔内（每只0.2mL），以引起深部的大面积而持久的疼痛刺激，致使小鼠产生扭体反应。以小鼠腹部凹陷、双后肢伸展为扭体反应指标。观察各组小鼠出现扭体反应的时间（潜伏期）及 15min 内产生扭体反应的次数。

（3）皮肤刺激性实验　取 SPF 级小鼠 20 只，雌雄各半，随机分为完整皮肤受试药、赋形剂组和受损皮肤受试药、赋形剂组，共 2 组，每组 10 只。给药前 24h 对给药区（背部脊柱两侧）进行脱毛处理，去毛范围左、右各 3cm×3cm。给药前检查去毛皮肤是否受损，有损伤的皮肤不宜进行完整皮肤试验。进行破损皮肤研究时在脱毛部位用刀片划"井"字，并以渗血为度。设赋形剂对照，采用同体左右侧自身对比的方法，清宫整骨麻药凝胶涂敷在右侧脱毛区，左侧脱毛区涂敷凡士林，然后用二层纱布和一层玻璃纸或类似物覆盖，再用医用橡皮膏加以固定。24h 后用温水洗去清宫整骨麻药凝胶，除去受试物后 1h、24h、48h、72h 观察涂敷部位有无红斑和水肿反应。

（4）统计学处理　实验数据均以 $\bar{x} \pm s$ 表示，采用 SPSS 20.0 统计软件进行单因素方差分析，组间比较采用 t 检验，以 $P < 0.05$ 为差异有统计学意义。

二、结果

（一）抗炎实验

1. 不同溶剂对足跖肿胀的影响　与空白组相比，水提物和醇提物都对大鼠足肿胀反应产生明显的抑制作用（$P < 0.05$）；其中，醇提物效果更佳（$P < 0.05$）。基于此，后期研究优选清宫整骨麻药醇提物为原料。见表 3-1。

表 3-1　不同溶剂对足跖肿胀的影响（$\bar{x} \pm s$）

组别	正常足容积（μL）	致炎 0.67h		致炎 2h		致炎 4h	
		肿胀度（μL）	抑制率（%）	肿胀度（μL）	抑制率（%）	肿胀度（μL）	抑制率（%）
空白组	2103.67±270.77	646.33±176.34	–	1052.83±192.92	–	724.75±122.14	–
水提外用组	2062.25±289.36	581.92±182.92	9.97	704.33±314.08*	33.10	535.42±373.75	26.12
醇提外用组	2206.25±314.57	569.08±239.13	11.95	505.75±163.58*	51.96	435.17±206.72*	39.96

与空白组相比，*$P < 0.05$。

2. 不同浓度对足跖肿胀的影响　与低剂量组相比，中、高剂量组对大鼠足肿胀反应产生更迅速的抑制作用（$P < 0.05$）。基于此，后期研究优选清宫整骨麻药

中、高剂量组。见表 3-2。

表 3-2　不同浓度对足跖肿胀的影响（$\bar{x} \pm s$）

组别	正常足容积（μL）	致炎 0.67h		致炎 2h		致炎 4h	
		肿胀度（μL）	抑制率（%）	肿胀度（μL）	抑制率（%）	肿胀度（μL）	抑制率（%）
空白组	2467.67±423.34	235.92±95.23	–	425.17±150.66	–	561.08±201.30	–
低剂量组	2307.25±381.41	205.00±88.74	13.11	254.83±84.96*	40.06	376.67±232.64	32.87
中剂量组	2477.17±344.23	187.33±79.15	20.60	199.83±106.93*	53.00	276.17±119.34*	50.78
高剂量组	2323.17±434.83	128.67±83.95*	45.46	140.50±64.69*	66.95	211.25±113.68*	62.35

与空白组相比，*$P < 0.05$。

3. 不同药物对足跖肿胀的影响　与中剂量相比，高剂量组对大鼠足肿胀反应产生了更迅速的抑制作用（$P < 0.05$），扶他林组与高剂量组相比无统计学意义（$P > 0.05$）。综上表明清宫整骨麻药具有显著的抗炎效果，可达到与常用抗炎药物扶他林相当的水平。见表 3-3。

表 3-3　不同药物对足跖肿胀的影响（$\bar{x} \pm s$）

组别	正常足容积（μL）	致炎 0.67h		致炎 2h		致炎 4h	
		肿胀度（μL）	抑制率（%）	肿胀度（μL）	抑制率（%）	肿胀度（μL）	抑制率（%）
空白组	2372.08±445.06	295.58±134.23	–	498.67±81.22	–	463.08±228.28	–
扶他林组	2259.50±348.49	150.08±59.95*	49.23	196.08±135.66*	60.68	256.50±96.59*	44.61
中剂量组	2418.92±558.70	238.42±80.67	19.34	226.08±128.12*	54.66	264.83±132.19*	46.52
高剂量组	2454.08±395.40	156.17±146.91*	47.16	164.58±50.60*▲	66.70	206.00±126.56*▲	57.44

与空白组相比，*$P < 0.05$；与扶他林组相比，▲$P > 0.05$。

（二）镇痛实验

1. 清宫整骨麻药对热板法小鼠痛阈的影响　与空白组、空白基质组、低剂量组相比，中、高剂量组对提高痛阈值具有更为明显的作用（$P < 0.05$）；扶他林组与高剂量组相比具有统计学意义（$P < 0.05$），综上表明清宫整骨麻药具有显著的镇痛作用，效果优于或与扶他林相当。见表 3-4。

表 3-4　清宫整骨麻药凝胶对热板致小鼠疼痛的影响（$\bar{x} \pm s$）

组别	n	给药前痛阈值	给药后痛阈值和提高百分率					
			0.5h	%	1 h	%	2h	%
空白组	10	16.24±4.40	17.95±4.67	10.53	18.91±6.87	16.44	22.29±7.30	37.25
空白基质组	10	16.30±7.02	19.33±7.91	18.59	23.74±6.19	45.64	25.65±7.96	57.36
扶他林组	10	15.28±5.66	24.64±6.75*	61.26	32.56±8.83*▲	113.09	39.21±10.42*▲	156.61
低剂量组	10	18.10±7.68	23.46±6.46◇	29.61	29.66±7.20*◇	63.87	36.00±6.66*▲◇	98.90
中剂量组	10	17.46±7.64	27.81±6.05*▲◇	59.28	37.29±5.92*▲◇	113.57	44.55±8.67*▲◇	155.15
高剂量组	10	18.00±3.72	29.45±5.26*▲◇	63.61	39.97±10.16*▲♦	122.06	48.68±8.29*▲♦	170.44

与空白组相比，$^*P < 0.05$；与空白基质组相比，$^▲P < 0.05$；与扶他林组相比，$^◇P > 0.05$，$^♦P < 0.05$。

2. 清宫整骨麻药对醋酸致小鼠扭体的影响　与空白组、空白基质组、低剂量组相比，中、高剂量组对延长小鼠扭体反应的潜伏期和减少 15min 扭体反应次数具有更为明显的作用（$P < 0.05$）；扶他林组与中、高剂量组相比，差异无统计学意义（$P > 0.05$）。综上表明清宫整骨麻药具有显著的镇痛作用，效果与扶他林相当。见表 3-5。

表 3-5　清宫整骨麻药对醋酸致小鼠扭体的影响（$\bar{x} \pm s$）

组别	n	潜伏期（s）	扭体次数（次数，≤ 15min）
空白组	10	219.00±72.79	23.90±8.03
空白基质组	10	223.10±55.80	21.40±7.93
扶他林组	10	288.90±55.35*▲	12.90±5.45*▲
低剂量组	10	277.40±45.17	15.90±11.34*
中剂量组	10	292.45±101.55*▲◇	12.60±7.76*▲◇
高剂量组	10	327.80±76.67*▲◇	11.50±8.54*▲◇

与空白组相比，$^*P < 0.05$；与空白基质组相比，$^▲P < 0.05$；与扶他林组相比，$^◇P > 0.05$。

3. 清宫整骨麻药对皮肤刺激的影响　小鼠皮肤均未出现红斑、水肿等反应，表明清宫整骨麻药对皮肤无刺激性。见表 3-6～表 3-8。

表 3-6　皮肤刺激反应评分标准

刺激反应	分值	刺激反应	分值
红斑		水肿	
无红斑	0	无水肿	0
轻度红斑（勉强可见）	1	轻度水肿（勉强可见）	1
中度红斑（明显可见）	2	中度水肿（明显隆起）	2
重度红斑	3	重度水肿（皮肤隆起 1mm，轮廓清楚）	3
紫红色红斑到轻度焦痂形成	4	严重水肿（皮肤隆起 1mm 以上并有扩大）	4
		最高总分值	8

表 3-7　皮肤刺激强度评价标准

分值	评价	分值	评价
0～0.49	无刺激	3.0～5.99	中度刺激性
0.5～2.99	轻度刺激性	6.0～8.00	重度刺激性

表 3-8　清宫整骨麻药凝胶对小鼠皮肤刺激性试验结果（$n = 10$）

观察时间（h）	各级红斑反应动物数					各级水肿反应动物数					反应积分	刺激强度
	0	1	2	3	4	0	1	2	3	4		
对照组（完整皮肤）												
1	10/10	0	0	0	0	10/10	0	0	0	0	0	无刺激性
24	10/10	0	0	0	0	10/10	0	0	0	0	0	无刺激性
48	10/10	0	0	0	0	10/10	0	0	0	0	0	无刺激性
72	10/10	0	0	0	0	10/10	0	0	0	0	0	无刺激性
清宫整骨麻药凝胶组（完整皮肤）												
1	10/10	0	0	0	0	10/10	0	0	0	0	0	无刺激性
24	10/10	0	0	0	0	10/10	0	0	0	0	0	无刺激性
48	10/10	0	0	0	0	10/10	0	0	0	0	0	无刺激性
72	10/10	0	0	0	0	10/10	0	0	0	0	0	无刺激性
对照组（破损皮肤）												
1	10/10	0	0	0	0	10/10	0	0	0	0	0	无刺激性
24	10/10	0	0	0	0	10/10	0	0	0	0	0	无刺激性
48	10/10	0	0	0	0	10/10	0	0	0	0	0	无刺激性
72	10/10	0	0	0	0	10/10	0	0	0	0	0	无刺激性
清宫整骨麻药凝胶组（破损皮肤）												
1	10/10	0	0	0	0	10/10	0	0	0	0	0	无刺激性
24	10/10	0	0	0	0	10/10	0	0	0	0	0	无刺激性
48	10/10	0	0	0	0	10/10	0	0	0	0	0	无刺激性
72	10/10	0	0	0	0	10/10	0	0	0	0	0	无刺激性

三、讨论

中医学的"痹证"与西医学中骨关节炎、类风湿关节炎等疾病有关。中医学认为，"痹"即痹阻不通，不通则痛。"痹证"是指人体机表、经络因感受风、寒、湿、热等邪气引起的以肢体关节及肌肉酸痛、麻木、重着、屈伸不利，甚或关节肿大灼热等症状的一类病症。主要病机是气血痹阻不通，筋脉关节失于濡养。临床上以"痛、酸、麻、重"为主要临床特征，有渐进性或反复发作的特点。

西医学治疗骨关节炎、类风湿关节炎常口服抗炎镇痛药，为了减少药物不良反应对人体的伤害，可以在传统医学理论的基础上，探究外用替代药物的抗炎镇痛作用。中医治疗痹证的治则包括祛风除湿、活血散寒、补益正气等。在清宫整骨麻药的药物组成中，麻黄有散寒的功效，其主要活性成分包括麻黄碱与伪麻黄碱，均可以降低 Ca^{2+} 水平和增加 cAMP 的含量，下调 COX-2 表达，从而达到镇痛作用，还可以激活 p38MAPK 通路，抑制促炎性因子释放[1]。胡茄子又称曼陀罗子，具有祛风、止痛之功效，用于治跌打损伤时，取曼陀罗子 3g，泡酒 180mL，每次服 10mL（《民间常用草药汇编》）。姜黄能行气破瘀、通经止痛，主治肩臂痹痛、跌打损伤，如《本草纲目》曰姜黄"治风痹臂痛"，《本草述》言其"治气证痞证，胀满喘噎，胃脘痛，腹胁肩背及臂痛，痹，疝"。姜黄素作为姜黄根茎中提取出的黄色色素，在临床具有抗炎、抗氧化、抗凝、镇痛、降脂、抗动脉粥样硬化等多种作用。川草乌具有祛风除湿、温经止痛的作用，用于治疗风寒湿痹、关节疼痛等病症；其镇痛的活性成分主要是乌头类生物碱，乌头类中药镇痛作用机制与中枢去甲肾上腺素能系统及中枢 Ca^{2+} 有密切关系。闹羊花又称羊踯躅，《本经疏证》载其"性能祛风寒湿，故可以治恶痹"，具有祛风除湿、散瘀定痛的功效，用于风湿痹痛、跌打损伤；二萜类成分是其主要药效成分，具有抗炎、镇痛等药理作用。

在此实验观察中，清宫整骨麻药对角叉菜胶引起的大鼠足肿胀反应具有明显抑制作用；对小鼠热板法和醋酸扭体实验引起的疼痛具有很好的缓解作用，效果优于或与扶他林相当；且清宫整骨麻药对皮肤无刺激性。由此可见清宫整骨麻药外用具有良好的抗炎镇痛作用，对骨关节炎、类风湿关节炎等疾病所引起的肿胀、疼痛具有显著的药效活性，且对皮肤没有刺激性。

---

[1] Wu Z, Kong X, Zhang T, et al. Pseudoephedrine/ephedrine shows potent anti-inflammatory activity against TNF-α-mediated acute liver failure induced by lipopolysaccharide/d-galactosamine[J]. Eur J Pharmacol, 2014, 724: 112-121.

第三节　骨痛停气雾剂化学成分分析

对中药复方中化学成分的分析是研究药物治疗机制与明确药效物质基础的前提。中药方剂对机体发挥整体治疗作用具有"多成分、多途径、多靶点"的特点，所含成分具有复杂性，近年来，超高效液相色谱四级杆－飞行时间质谱（UPLC-Q-TOF-MS）技术愈来愈多运用于中药复方成分的辨识，该技术具有选择性强、分辨率高、效率高等特点，可同时得到化合物的精确分子量及碎片离子等信息，快速分析鉴定出被测成分。至今，关于骨痛停气雾剂方的药效物质基础仅局限于单味药材成分的定性分析，对于全方化学成分研究尚未见报道。因此，本研究采用UPLC-Q-TOF-MS 技术首次对骨痛停气雾剂方的化学成分进行定性分析，依据质谱信息、相关文献报道等，使用 MassLynx™ 4.2 软件分析数据，从骨痛停气雾剂方中共鉴定 71 个化合物，可较全面地表征该方的化学组成，对阐明药效物质基础、作用机制研究及质量控制指标的选择具有重要意义。

一、材料与方法

1. 药物　骨痛停气雾剂药物包括草乌、川乌、麻黄、姜黄、闹羊花和胡茄子，购于福建中医药大学附属第二人民医院。

2. 试剂与仪器　甲醇、乙腈（质谱纯，德国 Merk 公司），甲酸［色谱纯，批号 F190210，阿拉丁试剂（上海）有限公司］。I-Class PLUS 超高压输液系统串联 Zevo XS 高分辨飞行时间质谱仪（UPLC-Q-TOF-MS，美国 Waters 公司）；CPA225D 十万分之一分析天平（Sartorius 公司）；Milli-Q 超纯水仪（美国 Millipore 公司）。

3. 供试品溶液的制备　取一剂处方量骨痛停气雾剂（共 31.5g），加入 10 倍量 95% 乙醇，加热回流提取 2 次（保持微沸），每次 1.5h，滤过，合并滤液，取 0.5mL 滤液置于 10mL 量瓶中，加 50% 甲醇定容至刻度，摇匀，置于高速离心机中以 10000r/min 离心 10min，取上清液，过 0.22μm 滤膜，即得。

4. 色谱与质谱条件

（1）**色谱条件**　Waters CORTECS C$_{18}$（2.1mm×100mm，1.6μm），流动相乙腈（A）–0.1% 甲酸水（B），梯度洗脱（0～0.5min，5%A～95%B；0.5～1.5min，

9%A ～ 91%B；1.5 ～ 4.5min，11%A ～ 89%B；4.5 ～ 9.5min，12.5%A ～ 87.5%B；9.5 ～ 17.0min，20%A ～ 80%B；17.0 ～ 27.5min，25%A ～ 75%B；27.5 ～ 37.0min，30%A ～ 70%B；37.0 ～ 39.0min，55%A ～ 45%B；39.0 ～ 43.5min，90%A ～ 10%B；43.5 ～ 45.0min，95%A ～ 5%B），流速 0.25mL/min，柱温 40℃，进样量 2μL。

（2）质谱条件　Zevo XS 高分辨飞行时间质谱采用电喷雾负离子模式，毛细管电压 2.5kV，喷雾器压力 0.2MPa，碰撞能量 10 ～ 30eV。脱溶剂气流：氮气，流速 800L/h，脱溶剂温度 400℃；锥孔气流：氮气，锥孔电压 30.0V，流速 50L/h，离子源温度 120℃，四极杆离子能量 3.0eV；碰撞气体：氩气。质谱测定数据采用全扫描负离子模式采集，数据采集范围 m/z 50 ～ 2000。

二、结果

取一剂处方量的骨痛停气雾剂，取 "3" 项下条件制备的骨痛停气雾剂方样品，在 "4" 项下条件进样检测分析，分别得到骨痛停气雾剂方在正、负离子模式下的总离子流图，如图 3-1 所示。利用 UPLC-Q-TOF-MS 获得各成分的精确相对分子质量，结合已有相关文献报道数据比对，从骨痛停气雾剂方中共辨识出 71 个化学成分，见表 3-9。

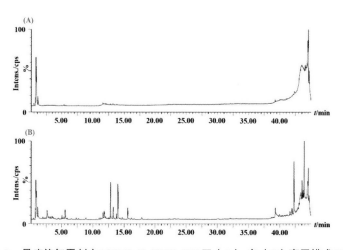

图 3-1　骨痛停气雾剂方 UPLC-Q-TOF-MS 正（A）、负（B）离子模式 BPI 图

表 3-9 骨痛停气雾剂 UPLC-Q-TOF-MS 成分鉴定结果表

序号	t_R/min	分子式	监测离子	测得值	真实值	error	化合物	来源
1	1.95	$C_{22}H_{35}NO_5$	$[M+H]^+$	394.2607	394.2593	3.55	10-羟基乌头碱（10-hydroxylinaconitine）	川乌、草乌
2	2.60	$C_{22}H_{35}NO_4$	$[M+H]^+$	378.2610	378.2644	-8.99	polyaconitine	川乌、草乌
3	2.64	$C_{10}H_{15}NO$	$[M+H]^+$	166.1224	166.1232	-4.82	麻黄碱（ephedrine）	麻黄
4	2.71	$C_{10}H_{15}NO$	$[M+H]^+$	166.1224	166.1232	-4.82	伪麻黄碱（pseudoephedrine）	麻黄
5	2.72	$C_{22}H_{35}NO_5$	$[M+H]^+$	394.2562	394.2593	-7.86	kalacolidine	川乌、草乌
6	2.79	$C_{24}H_{39}NO_9$	$[M+H]^+$	486.2680	486.2703	-4.73	新乌头原碱（mesaconine）	川乌、草乌
7	2.80	$C_{28}H_{38}O_7$	$[M+H]^+$	487.2682	487.2696	-2.87	5α,12α,27-trihydroxy-（20S,22R）-6α,7α-epoxy-1-oxowitha-2,24-dienolide	胡茄子
8	2.88	$C_{11}H_{17}NO$	$[M+H]^+$	180.1372	180.1388	-8.88	甲基麻黄碱或甲基伪麻黄碱（N-methylephedrine）	麻黄
9	2.95	$C_{23}H_{37}NO_6$	$[M+H]^+$	424.2659	424.2699	-9.43	senbusine A/ senbusine B	川乌、草乌
10	3.10	$C_{22}H_{35}NO_4$	$[M+H]^+$	378.2655	378.2644	2.91	carmichaeline	川乌、草乌
11	3.15	$C_{23}H_{37}NO_5$	$[M+H]^+$	408.2732	408.2750	-4.41	isotalatizidine	川乌、草乌
12	3.46	$C_{22}H_{31}NO_3$	$[M+H]^+$	358.2379	358.2382	-0.84	准噶尔乌头碱（songorine）	川乌、草乌
13	3.50	$C_{17}H_{21}NO_4$	$[M+H]^+$	304.1531	304.1549	-5.92	东莨菪碱（scopolamine）	胡茄子
14	3.65	$C_{20}H_{27}NO_3$	$[M+H]^+$	330.2066	330.2069	-0.91	hetisine	川乌、草乌
15	3.72	$C_{20}H_{32}O_6$	$[M+Na]^+$	391.2105	391.2097	2.15	rhodomollein I	闹羊花
16	3.93	$C_{26}H_{41}NO_7$	$[M+H]^+$	480.2955	480.2961	-1.25	Bullatine C	川乌、草乌
17	4.09	$C_{20}H_{34}O_7$	$[M+Na]^+$	409.2200	409.2202	-0.55	rhodojaponin VI	闹羊花
18	4.34	$C_{28}H_{38}O_6$	$[M+H]^+$	471.2749	471.2747	0.42	曼陀罗苷 S（daturafoliside S）	胡茄子
19	4.46	$C_{28}H_{38}O_5$	$[M+H]^+$	455.2793	455.2797	-0.88	7α,27-dihydroxy-1-oxowitha-2,5,24-trienolide	胡茄子

续表

序号	t_R/min	分子式	监测离子	测得值	真实值	error	化合物	来源
20	4.81	$C_{24}H_{39}NO_7$	$[M+H]^+$	454.2806	454.2805	0.22	附子灵（Fuziline）	川乌、草乌
21	5.02	$C_{24}H_{39}NO_6$	$[M+H]^+$	438.2879	438.2856	5.25	雪上一枝蒿乙素（neoline）	川乌、草乌
22	5.27	$C_{24}H_{37}NO_5$	$[M+H]^+$	420.2716	420.2750	-8.09	14-acetylkarakoline	川乌、草乌
23	5.36	$C_{20}H_{34}O_7$	$[M+Na]^+$	409.2200	409.2202	-0.55	rhodomollein III	闹羊花
24	5.55	$C_{17}H_{23}NO_3$	$[M+H]^+$	290.1747	290.1756	-3.10	阿托品（atropine）	胡茄子
25	5.74	$C_{27}H_{30}O_{15}$	$[M+H]^+$	595.1647	595.1663	-2.69	新西兰牡荆苷–II（vicenin–II）	麻黄
26	6.32	$C_{22}H_{33}NO_2$	$[M+H]^+$	344.2588	344.2590	-0.58	光翠雀碱（denudatine）	川乌、草乌
27	6.48	$C_{24}H_{39}NO_5$	$[M+H]^+$	422.2874	422.2906	-7.58	塔拉萨敏（talatisamine）	川乌、草乌
28	6.67	$C_{22}H_{36}O_8$	$[M+Na]^+$	451.2281	451.2308	-5.96	rhodojaponin VI–3–glucoside	闹羊花
29	6.94	$C_{26}H_{28}O_{14}$	$[M+H]^+$	565.1533	565.1557	-4.25	异夏佛塔苷（isoxafoside）	麻黄
30	7.13	$C_{28}H_{42}O_8$	$[M+H]^+$	507.2958	507.2958	0.00	baimantuoluoline D	胡茄子
31	7.50	$C_{26}H_{28}O_{14}$	$[M+H]^+$	565.1533	565.1557	-4.25	新西兰牡荆苷 I／III（vicenin– I／III）	麻黄
32	7.56	$C_{22}H_{36}O_8$	$[M+Na]^+$	451.2281	451.2308	-5.96	rhodomollein XVI	闹羊花
33	7.60	$C_{26}H_{28}O_{14}$	$[M+H]^+$	565.1587	565.1557	5.31	夏佛塔苷（schaftoside）	麻黄
34	7.65	$C_{20}H_{32}O_6$	$[M+Na]^+$	391.2105	391.2097	2.15	rhodojaponin III	闹羊花
35	7.91	$C_{10}H_{10}O_4$	$[M+H]^+$	195.0655	195.0657	-1.03	阿魏酸（ferulic acid）	麻黄
36	8.31	$C_{25}H_{41}NO_6$	$[M+H]^+$	452.3009	452.3012	-0.66	查斯马宁（chasmanine）	川乌、草乌
37	9.82	$C_{21}H_{20}O_{12}$	$[M+H]^+$	465.1016	465.1033	-3.66	草棉黄素–7–O–β–D–葡萄糖苷（quercetin–7–O–β–D–glucoside）	麻黄
38	9.98	$C_{20}H_{32}O_6$	$[M+Na]^+$	391.2060	391.2097	-9.35	rhodojaponin II	闹羊花
39	10.05	$C_{21}H_{20}O_{10}$	$[M+H]^+$	433.1153	433.1135	4.16	牡荆素（vitexin）	麻黄

清宫医案骨关节炎治疗方现代研究

序号	t_R/min	分子式	监测离子	测得值	真实值	error	化合物	来源
40	10.44	$C_{27}H_{30}O_{14}$	$[M+H]^+$	579.1725	579.1714	1.90	佛来心苷（violanthin）	麻黄
41	10.86	$C_{26}H_{41}NO_6$	$[M+H]^+$	464.3026	464.3012	3.02	14-acetyl-talatisamine	川乌、草乌
42	11.56	$C_{20}H_{32}O_6$	$[M+Na]^+$	391.2060	391.2097	-9.35	rhodojaponin I	闹羊花
43	11.58	$C_{22}H_{36}O_8$	$[M+Na]^+$	451.2329	451.2308	4.68	rhodojaponin VII	闹羊花
44	11.63	$C_{27}H_{30}O_{16}$	$[M+H]^+$	611.1610	611.1612	-0.33	芦丁（rutin）	麻黄
45	11.68	$C_{16}H_{12}O_7$	$[M+H]^+$	317.0652	317.0661	-2.84	3-甲氧基草棉黄素（3-methoxypsyxanthin）	麻黄
46	11.69	$C_{22}H_{36}O_7$	$[M+Na]^+$	435.2376	435.2359	3.97	rhodojaponin IV	闹羊花
47	11.79	$C_{21}H_{20}O_{12}$	$[M+H]^+$	465.1016	465.1033	-3.66	金丝桃苷（hyperoside）	闹羊花
48	11.99	$C_{15}H_{10}O_7$	$[M+H]^+$	303.0518	303.0505	4.29	草棉黄素（herbacetin）	麻黄
49	12.02	$C_{21}H_{20}O_{11}$	$[M+H]^+$	449.1105	449.1084	4.68	槲皮苷（quercitrin）	闹羊花
50	12.18	$C_{34}H_{46}O_9$	$[M+Na]^+$	621.3026	621.3040	-2.18	baimantuoluoside H	胡茄子
51	13.18	$C_{31}H_{43}NO_{10}$	$[M+H]^+$	590.2994	590.2965	4.91	苯甲酰新乌头原碱（benzoylmesaconine）	川乌、草乌
52	13.55	$C_{33}H_{45}NO_{12}$	$[M+H]^+$	648.2984	648.3020	-5.55	北乌碱（beiwutine）	川乌、草乌
53	13.70	$C_{22}H_{34}O_7$	$[M+Na]^+$	433.2194	433.2202	-1.90	rhodomolin B	闹羊花
54	14.58	$C_{32}H_{45}NO_{10}$	$[M+H]^+$	604.3122	604.3122	0.00	苯甲酰乌头原碱（benzoylaconine）	川乌、草乌
55	16.03	$C_{31}H_{43}NO_9$	$[M+H]^+$	574.3024	574.3016	1.39	苯甲酰次乌头原碱（benzoylhypacoitine）	川乌、草乌
56	16.53	$C_{15}H_{20}O$	$[M+H]^+$	217.1575	217.1592	-7.83	芳姜黄酮（ar-turmerone）	姜黄
57	17.68	$C_{31}H_{41}NO_9$	$[M+H]^+$	572.2828	572.2860	-5.59	焦中乌头碱（aconitineincoke）	川乌、草乌
58	18.11	$C_{20}H_{18}O_5$	$[M+H]^+$	339.1234	339.1232	0.59	去甲氧基姜黄素（demethoxycurcumin）	姜黄
59	18.51	$C_{38}H_{58}O_{11}$	$[M+H]^+$	691.3983	691.4057	-10.70	daturafoliside O	胡茄子

续表

序号	t_R/min	分子式	监测离子	测得值	真实值	error	化合物	来源
60	18.66	$C_{33}H_{45}NO_{12}$	$[M+H]^+$	648.3032	648.3020	1.85	10-O-H-mesaconitine	川乌、草乌
61	22.23	$C_{33}H_{45}NO_{11}$	$[M+H]^+$	632.3048	632.3071	-3.64	新乌头碱（mesaconitine）	川乌、草乌
62	25.28	$C_{33}H_{45}NO_{10}$	$[M+H]^+$	616.3088	616.3122	-5.52	次乌头碱（hypaconitine）	川乌、草乌
63	25.71	$C_{34}H_{47}NO_{11}$	$[M+H]^+$	646.3250	646.3227	3.56	乌头碱（aconitine）	川乌、草乌
64	29.24	$C_{33}H_{47}NO_9$	$[M+H]^+$	602.3354	602.3329	4.15	新江油乌头碱（neojiangyouaconitine）	川乌、草乌
65	30.24	$C_{34}H_{47}NO_{10}$	$[M+H]^+$	630.3284	630.3278	0.95	脱氧乌头碱（3-deoxyaconitine）	川乌、草乌
66	32.16	$C_{34}H_{48}O_{10}$	$[M+H]^+$	617.3308	617.3326	-2.92	daturametelin B	胡茄子
67	39.55	$C_{19}H_{16}O_4$	$[M+H]^+$	309.1135	309.1127	2.59	二去甲氧基姜黄素（bisdemethoxycurcumin）	姜黄
68	39.83	$C_{21}H_{22}O_6$	$[M+H]^+$	371.1497	371.1495	0.54	二氢姜黄素（dihydrocurcum）	姜黄
69	39.98	$C_{21}H_{20}O_6$	$[M+H]^+$	369.1330	369.1338	-2.17	姜黄素（curcumin）	姜黄
70	40.38	$C_{15}H_{22}O$	$[M+H]^+$	219.1757	219.1749	3.65	姜黄酮（turmerone）	姜黄
71	40.63	$C_{29}H_{40}O_8S$	$[M+H]^+$	549.2526	549.2522	0.73	daturametelin E	胡茄子

三、讨论

本研究首次采用 UPLC-Q-TOF-MS 联用技术对骨痛停气雾剂方中的化学成分进行鉴定，为了更加全面地对骨痛停气雾剂方中的化学成分进行定性分析，对药材的提取方式、提取溶剂及提取时间进行优化，最终得出的最佳提取条件为加 10 倍量 95% 乙醇回流提取 2 次，每次 1.5h。流动相采用 0.1% 甲酸 – 乙腈，可改善化合物峰形。质谱监测分别采用了正、负离子模式，结果表明其主要化学成分在正离子模式下响应显著高于负离子模式，因此本实验最终确定采用正离子模式对骨痛停气雾剂方的化学成分进行检测分析。

以《中国药典》2020 年版为指导，乌头碱、次乌头碱、新乌头碱是草乌与川乌的药典指标性成分。乌头碱可抑制类风湿关节炎（RA）成纤维细胞样滑膜细胞（RA-FLS）的增殖并诱导其凋亡，且具有浓度依赖性；次乌头碱能对抗内皮细胞的凋亡，并且能调节 HDAC3-HMGB1 通路达到抗炎作用。网络药理水平系统阐明乌头碱、次乌头碱、新乌头碱的抗炎机制主要与趋化因子介导的前列腺素代谢过程和白细胞趋化性有关，其为风湿病的治疗提供了依据。麻黄中的麻黄碱与伪麻黄碱是其指标性成分，同时也是"风湿关节片"的重要活性成分，具有抑制炎症的作用。姜黄中的指标成分姜黄素，不仅可通过调节免疫细胞和滑膜成纤维细胞中的炎症和自身反应，抑制促炎性介质（如核因子 $-\kappa B$）的表达或功能来减轻类风湿关节炎并发症，而且具有抗增殖、免疫抑制活性的抗氧化作用，也是唯一一项经人体研究的结果表明可显著改善晨僵、行走时间和关节肿胀的物质。闹羊花与胡茄子在药典中虽无规定的指标性成分，但有研究表明闹羊花中的二萜类成分（如 rhodojaponin Ⅲ，rhodojaponin Ⅵ），能有效缓解 CIA 大鼠 RA 病情、具有良好的抗炎镇痛活性；也有研究发现胡茄子的提取物具有较强的抗炎与镇痛的作用。

液质联用 UPLC-Q-TOF-MS 技术可在较短时间内完成对化合物的分离。本实验采用该技术对骨痛停气雾剂方中草乌、川乌、麻黄等 6 味药的主要化学成分进行定性研究，共鉴定出 71 个化学成分。通过数据库对化合物的来源进行归属：乌头碱、苯甲酰乌头原碱等 28 个成分来源于草乌、川乌；麻黄碱、甲基麻黄碱等 14 个成分来源于麻黄；姜黄素、姜黄酮等 6 个成分来源于姜黄；rhodomollein I、rhodomolin B 等 13 个化合物来源于闹羊花；东莨菪碱、baimantuoluoline D 等 10 个化合物来源于胡茄子。此次鉴定涵盖了骨痛停气雾剂方中的各味药材，可较全面地表征复方中主要化学物质基础，为进一步研究骨痛停气雾剂方的药效物质基础及作用机制研究提供实验依据。

第四节　骨痛停气雾剂治疗骨关节炎的网络药理学研究

本节采用网络药理学方法分析骨痛停气雾剂治疗骨关节炎的作用机制。

一、资料与方法

1.筛选骨关节炎的差异表达基因　在 GEO 数据库样本中以 "osteoarthritis" 为关键词检索相关芯片，获取编号为 GSE82107 的芯片数据原始文件和 GPL570 的芯片基因注释文件，该芯片数据中包含了 17 个滑膜活检样本，其中 10 名来自骨关节炎患者，健康对照 7 名。使用 R 语言对芯片的原始数据加以分析，采用 RMA 算法进行背景校正和矩阵数据归一化处理，利用 limma 程序包分析芯片数据的差异基因，将显著差异基因的筛选条件设定为 $P < 0.05$，差异倍数（FC）> 2；运用 plot 程序包绘制芯片原始的火山图、热图，最终获得骨关节炎的差异表达基因。

2.骨痛停气雾剂中的中药活性成分收集与筛选　使用 TCMSP、HERB 和 TCMID 数据库搜集骨痛停气雾剂活性成分及其作用靶点，并根据外用药物经皮吸收的特点，设置活性成分属性值的筛选条件为 DL $\geq$ 0.18，MW $\leq$ 500，AlogP 在 1 ～ 3 之间，获得候选活性分子，并结合文献资料，最终确定活性成分。获得骨痛停气雾剂中 6 味药物的有效成分和靶点蛋白，并通过 UniPortKB 对靶点蛋白进行标准化注释。

3.复方 – 疾病交集基因的获取　应用 R 语言的 Draw Venn Diagrams 工具对获取到的疾病靶点与药物靶点进行处理，获得交集基因靶点，并输出 Venny 图展示。

4.蛋白 – 蛋白互作网络及网络拓扑分析和药物活性成分 – 共同靶点网络　将 "骨痛停气雾剂" 与 "骨关节炎" 的共同靶点导入 STRING 数据库构建蛋白 – 蛋白互作网络（PPI），使用 Cytoscape 3.8.2 软件对结果做可视化分析及后续的网络拓扑分析。同时利用该软件构建药物活性成分 – 共同靶点网络。

5.GO 和 KEGG 通路富集分析及 KEGG 关系网络构建　DAVID 数据库是一个具有全面功能注释、可视化和集成发现的数据库工具，可完成基因表达数据的批量处理与注释、基因本体论（GO）及京都基因与基因组百科全书（KEGG）通路富集分析。利用 DAVID 在线分析工具对上述关键靶点进行功能富集分析，运用 R 语言 ggplot2 程序包绘制气泡图，图中气泡越大则代表信号通路的基因数目越多，与该通路的重要性成正比。最后使用 Cytoscape 3.8.2 软件制作 KEGG 关系网络构建。

6. 分子对接　为进一步探究骨痛停气雾剂对骨关节炎的调控作用，将获取的主要化学成分与筛选得到的核心靶点进行分子对接验证。从 PubChem 数据库查询关键成分结构，优化结构并保存为 mol 格式。从 PDB 数据库下载核心靶点的 3D 结构，保存为 PDB 格式，使用 PyMol 软件删除蛋白结构的水分子和小分子配体，并导入 AutoDockTools 进行加氢等预处理。将活性成分和靶点蛋白均转换成 pdbqt 格式文件。最后运行 AutoDockTools 对活性成分和靶点蛋白分别进行对接，保存最低结合能数据作为分子对接的结果。结合能越低，表明活性成分与靶蛋白的结合力越强，一般认为结合能 ≤ −5.0kJ/mol 的药物分子与靶点具有较好的结合活性。

7. 主要观察指标　通过上述方法，最终能得出药物活性成分 – 共同靶点网络，直观反映骨痛停气雾剂与骨关节炎各潜在靶点的联系，得出 PPI 网络，并通过网络拓扑分析反映各潜在靶点的联系及重要程度，得出 GO 及 KEGG 分析及 KEGG 关系网络构建结果反映潜在靶点的综合作用机制，得出分子对接结果反映主要活性成分与靶点潜在结合活性。

二、结果

1. 骨关节炎的差异基因　芯片 GSE82107 的原始数据文件中包含了 17 个滑膜活检样本，将 10 名骨关节炎患者的滑膜活检样本与 7 名健康人的滑膜活检样本组织进行对比。借助 R 语言分析共获得 2072 个显著改变与影响的基因，其中上调基因数为 1191 个，下调基因数为 881 个，绘制骨关节炎差异基因的火山图、热图，详见图 3-2、图 3-3。

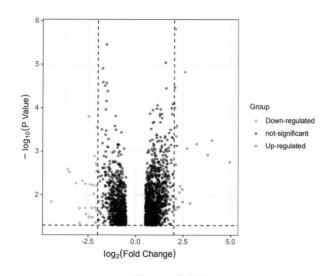

图 3-2 火山图

红色的点代表上调基因；绿色的点代表下调基因；黑色的点代表非差异基因

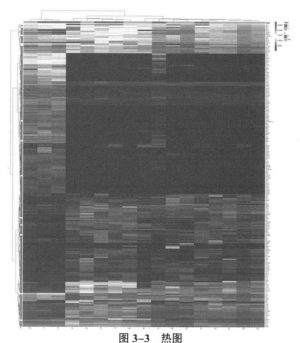

图 3-3 热图

C 为正常组；T 为患病组

2. 骨痛停气雾剂中药物活性化合物分析 依据 DL $\geqslant$ 0.18，MW $\leqslant$ 500，AlogP 在 1 ～ 3 之间，获得候选活性分子，并结合文献资料，最终确定活性成分。共筛选得骨痛停气雾剂中药物的活性化合物 53 个，其中草乌 3 个，川芎 1 个，胡茄子 21 个，麻黄 23 个，闹羊花 5 个。部分药物活性成分见表 3-10。

表 3–10　骨痛停气雾剂中药物的部分活性化合物

中药	编号	化学成分
草乌	MOL004758	lepenine
草乌	MOL004759	napelline
草乌	MOL004761	denudatine
川芎	MOL001729	crysophanol
胡茄子	MOL011093	apohyoscine
胡茄子	MOL011481	datuarmeteline E
胡茄子	MOL011485	datuarmeteloside A_qt
麻黄	MOL010788	leucopelargonidin
麻黄	MOL002083	tricin
麻黄	MOL002823	herbacetin
闹羊花	MOL005137	492–06–8
闹羊花	MOL000422	kaempferol
闹羊花	MOL000354	isorhamnetin

3. 骨痛停气雾剂作用靶点的预测与活性成分 – 靶点网络图的构建　应用 R 语言的 Draw Venn Diagrams 工具对获取到的疾病靶点与药物靶点进行处理，获得交集基因靶点为 32 个，并输出 Venny 图展示，见图 3–4。利用 Cytoscape 3.8.2 软件分别构建了 5 味中药的活性成分与作用靶点的网络图。经 TCMSP 数据库靶点预测模型配对分析后得到有对应靶点的活性成分 19 个；再利用 Cytoscape 3.8.2 软件构建骨痛停气雾剂活性成分 – 靶点网络图，骨痛停气雾剂治疗骨关节炎相关作用靶点 29 个，骨痛停气雾剂活性成分 – 靶点网络图见图 3–5。

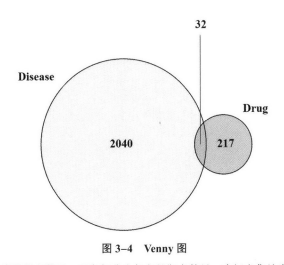

图 3–4　Venny 图

黄色部分为疾病的靶点数量；蓝色部分为复方的靶点数量；中间交集处为交集靶点数量

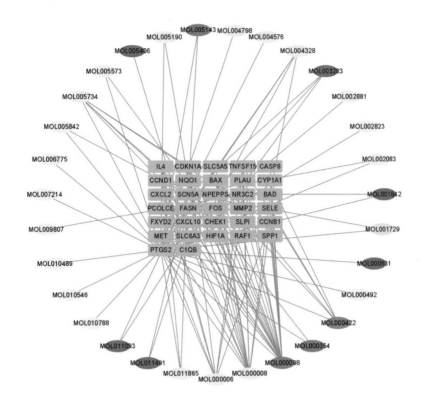

图 3-5 骨痛停气雾剂活性成分 - 靶点网络图

黄色为麻黄的有效成分；粉色是川芎的有效成分；紫色是胡茄子的有效成分；绿色为闹羊花的有效
成分；红色为共同的有效成分；浅蓝色为靶点基因

4. 蛋白 - 蛋白互作网络及网络拓扑分析 将"骨痛停气雾剂"与"骨关节炎"的共同靶点导入 STRING 数据库构建蛋白 - 蛋白互作网络（PPI），使用 Cytoscape 3.8.2 软件运用 HPRO、BIND、DIP、MINT、INTACT 和 BIOGRID 等数据库对结果做可视化分析及后续的网络拓扑分析，通过 PPI 蛋白互作网络分析得到疾病相关靶点多达 1680 个，靶点与靶点相互关系 29194 个。可采用 CytoNCA 根据网络节点的拓扑属性筛选发现关键节点，见图 3-6。

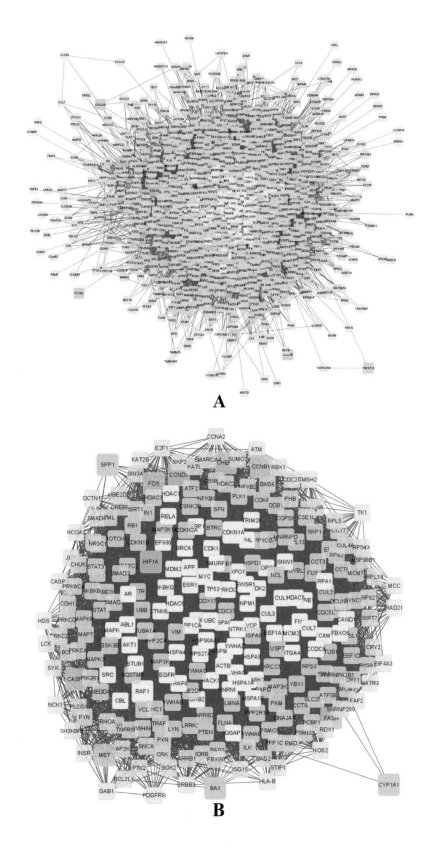

A

B

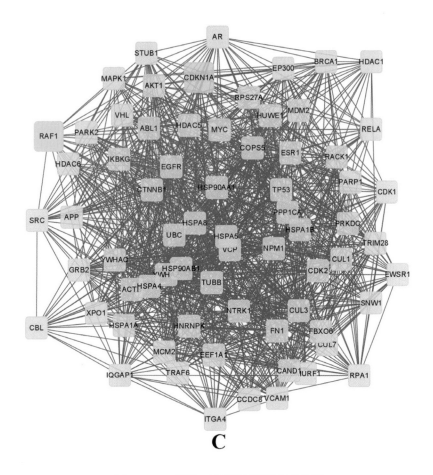

C

图3-6　PPI蛋白互作网络及网络拓扑分析

A为PPI初始网络（1680 nodes and 29194 edges）；B为设定DC值大于61的PPI网络（266 nodes and 7266 edges）；C为设定BC值大于400的PPI网络（70 nodes and 1070 edges）

5. 靶点基因功能富集分析与KEGG关系网络构建　在DAVID数据库中进行GO和KEGG富集分析，其中GO分析结果生物过程（BP）主要富集在对金属离子的反应、对氧水平的反应和对机械刺激的反应等方面，见图3-7。GO分析结果分子功能（MF）主要表现在细胞因子活性、细胞因子受体结合活性、泛素－类蛋白连接酶结合活性和受体－配体活性等方面，见图3-8。GO分析结果细胞组分（CC）主要涉及细胞器外膜、筏膜、膜微域、膜区等方面，见图3-9。KEGG富集分析结果主要涉及白介素–17信号通路和内分泌抵抗等信号通路，见图3-10。使用Cytoscape 3.8.2软件制作KEGG关系网络构建，见图3-11。

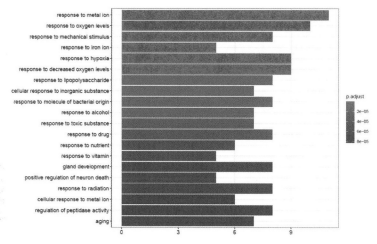

图 3-7　骨痛停气雾剂治疗骨关节炎的基因本体论数据库生物过程分析

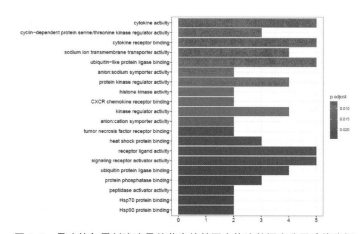

图 3-8　骨痛停气雾剂治疗骨关节炎的基因本体论数据库分子功能分析

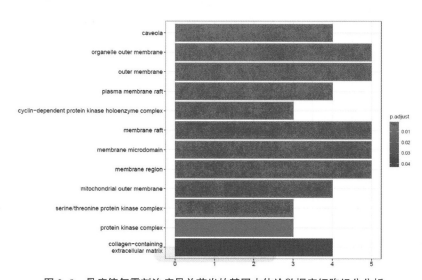

图 3-9　骨痛停气雾剂治疗骨关节炎的基因本体论数据库细胞组分分析

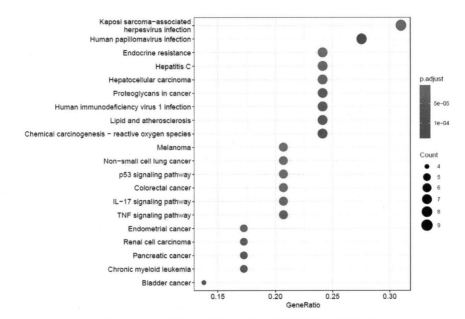

图 3–10   骨痛停气雾剂治疗骨关节炎的关联信号通路分析

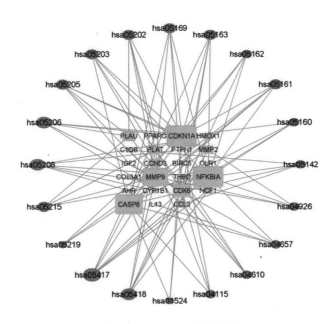

图 3–11   KEGG 关系网络构建

图中黄色的为基因，与其相联系的通路越多体积越大；红色的为通路，与其相联系的基因越多体积越大

6.分子对接分析   采用网络药理学预测和分析网站，依据活性成分－共同靶点网络图的节点度值排名，将主要活性成分姜黄素（apigenin）、槲皮素（quercetin）分别与 degree 靠前的蛋白包括 CDKN1A、RAF1 进行分子对接。由分

子对接结果可知，两种化合物与目标受体蛋白对接的结合能均小于 –5kJ/mol，说明各分子与目标受体均能较好结合，见图 3–12。以上结果间接证明，骨痛停气雾剂主要活性成分可对核心靶点发挥调控作用。

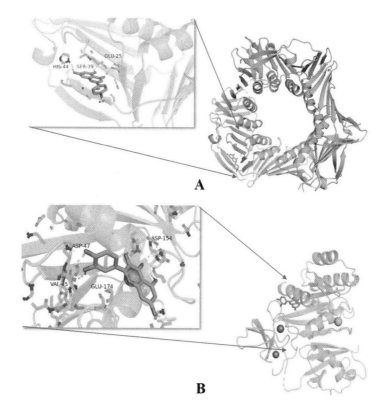

图 3–12 骨痛停气雾剂活性成分 – 骨关节炎核心靶点的对接分析

A 为姜黄素（apigenin）–CDKN1A；B 为槲皮素（quercetin）–RAF1；图中较大分子为靶点蛋白，较小分子为活性成分

三、讨论

目前文献中关于药物治疗骨关节炎的指南主要是使用非甾体抗炎药，或者是关节腔注射糖皮质激素、医用几丁糖等。非甾体类抗炎药物的使用也分为外用和内服，外用非甾体抗炎药具有和口服药相同的止痛功效，且最大程度地避免了口服药所带来的一系列不良反应，如减少胃肠道不适和降低心血管疾病风险等不良事件。这些药虽能够比较迅速地缓解患者的疼痛、改善关节功能，但并不能完全恢复关节软骨的生物力学结构和功能，且其较多的并发症限制了其临床应用。随

着中医学的发展，中医药在预防和治疗骨关节炎等方面显现出一定优势。

本研究的骨痛停气雾剂，原方出自陈可冀院士主编《清宫配方集成》，由草乌、川乌、麻黄、姜黄等药组成。方中以草乌和川乌二者相须为用，有效发挥温通经脉、散寒除湿、通络镇痛之效。基于"阳愈虚则寒愈甚"的认识，重用川乌与草乌为历代诸多医家在治疗痹证时所推崇，即"益火之源，以消阴翳"。麻黄辛温发散，与川乌、草乌共用，三药互相配合，使腠理开而阳光现，阳气由内向外而寒凝自解。姜黄为姜科姜黄属多年生草本植物姜黄的根茎，主要有活血行气、通经止痛的功效。闹羊花祛风除湿，化瘀止痛；胡茄子消炎止痛。故骨痛停气雾剂能有效地缓解病痛，还因其为外用药，可经皮吸收，药物直达病所；且经临床实践检验，具有疗效确切、安全稳定与接受度高等诸多优势。

本研究借助网络药理学方法获得骨痛停气雾剂后得到有对应靶点的活性成分31个，骨痛停气雾剂治疗骨关节炎相关作用靶点32个。本研究初步筛选出骨痛停气雾剂中的木犀草素、姜黄素、槲皮素、山奈酚等为治疗骨关节炎的关键成分。如木犀草素是一种具有多种药理特性的天然黄酮，具有抗炎、抗氧化活性、保护软骨和抗肿瘤等作用。有研究发现木犀草素有效抑制了骨关节炎软骨细胞的增殖，下调了骨关节炎软骨细胞中 JNK 和 p38MAPK 的表达，并下调了 NO、TNF-α 和 IL-6 的表达水平。因此，它减轻了炎症反应，保护了软骨细胞，并延迟了软骨的退化[①]。在骨关节炎大鼠中，有研究发现木犀草素显著降低了 IL-1β 诱导的 NO、PGE$_2$、TNF-α、MMP-2、MMP-8 和 MMP-9 的产生及 COX-2、iNOS、MMP-1、MMP-3 的表达。木犀草素逆转 IL-1β 诱导的胶原蛋白Ⅱ的降解，在体外显著抑制 IL-1β 诱导的 NF-κB 磷酸化；在体内能预防骨关节炎大鼠的软骨破坏和增强胶原Ⅱ表达[②]。还有研究发现木犀草素可以通过直接作用于关节软骨细胞来调节 MMP-3 的基因表达、分泌和活性[③]。姜黄素是姜黄的主要活性成分，具有多种生物活性和药理作用。临床研究表明姜黄素及其衍生物可改善骨关节炎的病理进展。其机制主要包括：①增强抗氧化酶活性，抑制氧化应激，保护软骨免受损伤；②阻断炎症相关信号通路，减少炎症因子的产生和活性，减轻炎症；③通过与软骨素相互作用发挥免疫调节作用。通过抑制软骨细胞凋亡和增强软骨保护来减缓骨关节炎

① Xue J, Ye J, Xia Z, et al. Effect of luteolin on apoptosis, MAPK and JNK signaling pathways in guinea pig chondrocyte with osteoarthritis[J]. Cell Mol Biol (Noisy-le-grand), 2019, 65(6): 91-95.

② Fei J, Liang B, Jiang C, et al. Luteolin inhibits IL-1β-induced inflammation in rat chondrocytes and attenuates osteoarthritis progression in a rat model[J]. Biomed Pharmacother, 2019, 109: 1586-1592.

③ Kang BJ, Ryu J, Lee CJ, et al. Luteolin Inhibits the Activity, Secretion and Gene Expression of MMP-3 in Cultured Articular Chondrocytes and Production of MMP-3 in the Rat Knee[J]. Biomol Ther (Seoul) , 2014, 22(3): 239-245.

病变进展，因此姜黄素是治疗骨关节炎的潜在药物之一。也有体外研究表明姜黄素可以阻止软骨细胞凋亡，抑制蛋白聚糖和金属蛋白酶的释放及软骨细胞中环氧合酶、PGE_2 和炎性细胞因子的表达。这些是通过阻止软骨细胞中活化的 B 细胞核因子 kappa- 轻链增强子（NF-κB）系统的活化，通过阻止 B 细胞抑制剂中 kappa 轻多肽基因增强子的核因子的活化来实现的。Atabaki M 等 [1] 发现姜黄素可使 C 反应蛋白（CRP）、CD4 和 CD8 T 细胞、Th17 细胞和 B 细胞比例明显降低。另外，Treg 细胞显著增加，发现姜黄素给药后临床表现得到了明显改善。此外，其数据证明姜黄素对骨关节炎患者具有免疫调节作用。Kang C 等 [2] 发现姜黄素可通过抑制 TNF-α 和 IL-1β 来极大地保护关节结构免于关节炎侵害。最后绘制出与之关联的活性成分 - 靶点网络图，证明了中药方剂中的有效成分与其作用的靶点之间不仅存在密切的协同关系，而且从侧面反映出中医药治疗疾病具有多成分、多靶点、多路径的特色，这与中医整体观念与辨证施治思想不谋而合。

从 DAVID 对 29 个关键靶点富集分析结果可知，骨痛停气雾剂主要通过干预细胞周期、炎症与内分泌等相关通路而发挥治疗骨关节炎的作用。结合分子对接结果可见，姜黄素、槲皮素可靶向调控 CDKN1A、RAF1 等减缓骨关节炎病程的发展，可见骨痛停气雾剂活性成分多具有抑制炎症、抗氧化、保护软骨基质等功能。

在细胞周期相关通路方面：①有研究发现滑膜诱导的血管生成是骨关节炎发病机制的核心，脂肪因子 apelin（APLN）参与骨关节炎发病机制和血管生成。通过研究人骨关节炎滑膜成纤维细胞中 APLN 和 VEGF 表达之间的串扰，探究了 APLN 在滑膜诱导的血管生成中的作用。结果发现骨关节炎样品中的 APLN 和 VEGF 表达水平高于正常样品。这些发现有助于阐明骨关节炎滑膜中脂肪因子诱导的血管生成的发病机制 [3]。②也有研究发现通过调节 RANKL 信号通路来治疗 RANKL 介导的破骨细胞活化的应用及其对骨关节炎的治疗作用 [4]。③有研究发现在骨关节炎患者软骨中 WISP-1 表达被上调。WISP-1 的表达与骨关节炎的严重程度有关。rhWISP-1 在体外抑制骨关节炎软骨细胞的衰老和凋亡，这被 $\alpha_v\beta_3$ 抗体和

[1] Atabaki M, Shariati-Sarabi Z, Tavakkol-Afshari J, et al. Significant immunomodulatory properties of curcumin in patients with osteoarthritis;a successful clinical trial in Iran[J]. Int Immunopharmacol, 2020, 85: 106607.
[2] Kang C, Jung E, Hyeon H, et al. Acid-activatable polymeric curcumin nanoparticles as therapeutic agents for osteoarthritis[J]. Nanomedicine, 2020, 23: 102104.
[3] Wang Y H, Kuo S J, Liu S C, et al. Apelin Affects the Progression of osteoarthritis by Regulating VEGF-De-pendent Angiogenesis and miR-150-5p Expression in Human Synovial Fibroblasts[J]. Cells, 9(3): 594.
[4] Liu C, He Y, Xu X, et al. The Study of natural compounds target RANKL signaling pathway for treating bone diseases[J]. Curr Drug Targets, 2020, 21(4): 344-357.

PI3K/Akt 抑制剂 LY294002 逆转。证明了 WISP-1 可以通过调节骨关节炎中的 $\alpha_v\beta_3$ 受体和 PI3K/Akt 信号通路来保护软骨细胞的衰老和凋亡，可能代表潜在的骨关节炎治疗的价值[1]。

在炎症相关通路方面：①有研究发现当体外激活 B 细胞时，IL-7Rα 的表达增加，刺激 IL-7R 会诱导 pSTAT5 的细胞内蓄积。IL-7 刺激的 IL-7R 成熟 B 细胞发挥促炎作用[2]。②骨关节炎的恶化与浅表和中层软骨区的 TLR 免疫染色增加之间存在相关性，成熟的软骨细胞表达 TLR-1 和 TLR-2，并可能对软骨基质 / 软骨细胞衍生的危险信号或降解产物产生反应。这导致促炎细胞因子的合成，刺激进一步的 TLR 和细胞因子表达，形成恶性循环。这表明骨关节炎可以作为一种自身炎症性疾病，并将旧的机械磨损概念与骨关节炎的现代生化观点联系起来。这些发现表明软骨细胞本身是骨关节炎中最早和最重要的炎症细胞[3]。

在内分泌相关通路方面：①甲状腺激素受体（THRs）信号在骨关节炎成骨细胞中的作用。研究发现在骨关节炎成骨细胞中 THRα 敲低后，这些 THR 下游基因 VEGF，HIF-1α 和 IGF-1 被下调。骨关节炎中异常的软骨下骨形成得以促进，因此软骨下骨中的微血管生成可能部分归因于成骨细胞中 THRα 信号异常，并且局部抑制 THRα 可能是治疗骨关节炎的潜在靶标。②促卵泡激素可以下调软骨细胞样 ATDC5 细胞中细胞外基质相关蛋白的表达。此外，通过 shRNA 介导的关节组织 FSHR 下调阻断 FSH 信号，有效延缓了骨关节炎的发展。

综上所述，本研究通过综合运用生物信息学与网络药理学的手段，探讨骨痛停气雾剂治疗骨关节炎可能的关键基因及分子机制，可为治疗骨关节炎提供新的切入点，为深入挖掘其潜在的机制提供参考。

---

[1] Cheng C, Tian J, Zhang F, et al. WISP-1 Protects Against Chondrocyte Senescence and Apoptosis by Regulatingαvβ3 and PI3K/Akt Pathway in osteoarthritis[J]. DNA Cell Biol, 2021, 40(4): 629-637.

[2] Pongratz G, Anthofer JM, Melzer M, et al. IL-7 receptor α expressing B cells act proinflammatory in collagen-induced arthritis and are inhibited by sympathetic neurotransmitters[J]. Ann Rheum Dis, 2014, 73(1): 306.

[3] Sillat T, Barreto G, Clarijs P, et al. Toll-like receptors in human chondrocytes and osterthritic cartilage[J]. Acta Orthop, 2013, 84(6): 585-592.

第五节 骨痛停气雾剂治疗骨关节炎临床疗效观察

骨痛停气雾剂，原方出自陈可冀院士《清宫配方集成》内服方整骨麻药，在前期进行了大量基础研究的基础上，现观察其对改善临床症状、疼痛、关节活动功能及促进关节腔内积液吸收方面的疗效。

一、资料与方法

1. 一般资料 纳入 2017 年 6 月～2018 年 7 月就诊于福建中医药大学附属国医堂医院的膝骨关节炎患者 50 例。随机将其分为治疗组 25 例和对照组 25 例。根据国务院《医疗机构管理条例》规定，所有参与本研究的患者对该治疗知情同意，并且签署知情同意书。治疗过程中治疗组脱落 2 例，对照组脱落 1 例，最终进入结果分析 47 例。两组患者在性别、年龄、BMI、病程、依从性等方面的差异均无统计学意义（$P > 0.05$），存在可比性。详见表 3–11。

表 3–11　两组患者在性别、年龄、身高、体重、病程的比较

组别	例数	男/女	年龄（岁）	BMI（kg/m^2）	病程（月）	依从性（%）
治疗组	23	3/20	55.83±6.56	23.16±2.33	47.04±26.44	92
对照组	24	5/19	55.08±7.53	23.44±2.16	45.13±27.12	96

2. 诊断标准 西医诊断标准：参照 2007 年版中华医学会骨科分会的《骨关节炎诊治指南》。

3. 纳入标准 包括：①符合上述西医诊断标准者；②近 1 周内未采用相关治疗药物；③年龄在 40～75 岁之间；④自愿参加本研究，并且签署知情同意书。

4. 排除标准 包括：①妊娠或哺乳期妇女；②合并有影响到关节的并发症，如牛皮癣、痛风性关节炎等；③膝关节结构已严重变形或畸形者；④合并有严重内科方面疾病及精神疾病的患者；⑤对本试验操作过敏者；⑥治疗不配合者。

5. 治疗方法 对照组：①穴取患侧内膝眼、外膝眼、足三里、阳陵泉、悬钟。②患者取平卧位，腘窝下垫一松软被子，膝关节屈曲约 90°。③所有穴位进行严格消毒后，均采用无菌针灸针（佳健牌，规格 0.30mm×40mm），进针后施平补平泻手法，使针下得气。每次治疗时间 30 min，1 周治疗 3 次，连续治疗 4 周后统计疗效。治疗组：在对照组治疗方案的基础上加骨痛停气雾剂外用，1 日 3 次。疗程同

对照组。

6. 观察指标 ①症状评分：参照《中药新药临床研究指导原则（试行）》制定。观察治疗前后患者 11 项症状轻重程度，并逐一评分，评分结果累加后最高 33 分，轻度 < 10 分，中度 10 ~ 18 分，重度 > 18 分。②膝关节运动功能评分：参照 Lysholm 膝关节运动功能评分量表。总 100 分，分数越高功能越好。③疼痛评定：参照简化 McGee 疼痛标尺法，对本研究患者治疗前及治疗后膝关节疼痛程度进行 2 次评分。采用目测类比评分法，相应数字即为疼痛强度值。④膝关节腔内积液量检测：患者取仰卧位，暴露患侧膝关节，采用彩色多普勒超声诊断仪，频率调至 9 ~ 12MHz，以髌上囊部位的最大前后径作为积液深度，按 Walther 积液分级标准评定积液量。

7. 疗效评定标准 参照《中药新药临床研究指导原则（试行）》。显效：积分减少 ≥ 70%；有效：积分减少 ≥ 30%，< 70%；无效：积分减少 < 30%。总有效率 = [（入选总例数 — 无效例数）/ 总例数] × 100%。

8. 统计学方法 运用 SPSS 20.0 统计软件对数据进行统计分析，计数资料采用 χ^2 检验，等级计数资料采用 Wilcoxon 秩和检验；计量资料采用 $\bar{x}\pm s$ 描述。计量资料满足正态性和方差齐性采用独立样本 t 检验，不满足正态性和方差齐性采用秩和检验，组内前后比较采用配对 t 检验。$P < 0.05$ 为差异有显著性意义。

二、结果

1. 两组患者临床疗效比较 两组在治疗后均有显著临床疗效，且治疗组优于对照组，差异存在统计学意义（$P < 0.05$）。见表 3–12。

表 3–12　两组患者临床疗效比较

组别	例数	显效	有效	无效	有效率（%）
治疗组	23	18	3	2	91.3[*]
对照组	24	11	10	3	87.5

与对照组比较，[*]$P < 0.05$。

2. 两组患者治疗前后症状积分比较 两组患者在治疗前对其症状积分进行比较，差异均无统计学意义（$P > 0.05$）。治疗后，组内比较：两组患者治疗后的症状积分均较治疗前减少，差异有统计学意义（$P < 0.05$）；组间比较：治疗组的症状积分改善程度较对照组高，差异有统计学意义（$P < 0.05$）。见表 3–13。

表 3-13　两组患者治疗前后的症状积分变化（分）

组别	例数	治疗前	治疗后
治疗组	23	14.96±4.40	3.78±2.13#
对照组	24	14.42±4.22	5.04±2.18*

与同组治疗前比较，*$P < 0.05$；与对照组治疗后比较，#$P < 0.05$。

3. 两组患者治疗前后功能评分比较　两组患者在治疗前对其功能评分进行对比，差异均无统计学意义（$P > 0.05$）。治疗后，组内比较：两组患者在治疗后的功能评分较前相比均增加，差异存在统计学意义（$P < 0.05$）；组间比较：治疗组关节功能改善程度高于对照组，差异存在统计学意义（$P < 0.05$）。见表 3-14。

表 3-14　两组治疗前后的功能评分变化（分）

组别	例数	治疗前	治疗后
治疗组	23	34.87±6.43	63.91±7.98*#
对照组	24	35.33±6.27	59.17±5.33*

与同组治疗前比较，*$P < 0.05$；与对照组治疗后比较，#$P < 0.05$。

4. 两组患者治疗前后疼痛评分比较　两组在治疗前对其疼痛评分进行比较，差异均无统计学意义（$P > 0.05$）。治疗后，组内比较：两组患者治疗后的疼痛评分与治疗前相比均减少，差异有统计学意义（$P < 0.05$）；组间比较：治疗组疼痛评分改善幅度明显高于对照组，差异有统计学意义（$P < 0.05$）。见表 3-15。

表 3-15　两组患者治疗前后的疼痛评分变化（分）

组别	例数	治疗前	治疗后
治疗组	23	7.13±1.14	2.91±1.35*#
对照组	24	7.00±0.93	3.83±1.27*

与同组治疗前比较，*$P < 0.05$；与对照组治疗后比较，#$P < 0.05$。

5. 两组患者治疗前后关节积液量比较　两组在治疗前对其关节积液量进行比较，差异均无统计学意义（$P > 0.05$）。治疗后，组内比较：两组患者治疗后的关节积液量评分与治疗前相比均减少，差异有统计学意义（$P < 0.05$）；组间比较：治疗组关节积液量改善程度明显高于对照组，差异有统计学意义（$P < 0.05$）。见表 3-16。

表3-16　两组治疗前后膝关节腔内积液含量比较（例）

组别	治疗前				治疗后			
	Ⅰ级	Ⅱ级	Ⅲ级	Ⅳ级	Ⅰ级	Ⅱ级	Ⅲ级	Ⅳ级
治疗组	5	7	9	2	16	5	2	0*#
对照组	5	5	11	3	10	8	5	1*

与治疗前比较，*$P < 0.05$；与对照组比较，#$P < 0.05$。

三、讨论

膝骨关节炎属中医学"痹证"范畴。本病为肝肾精血渐亏，气血不足，筋骨失于濡养，加之迁延损害及感受风寒湿之邪，致经络痹阻不通。因此，本病治疗上应以祛风除湿、补益肝肾、温经散寒、活血通络为主。

骨痛停气雾剂经皮吸收，药物直达病所。针灸治疗膝骨关节炎疗效确切，可加速局部血液循环，促进炎性致痛物质排出；同时通过局部神经调节，提高痛阈，打断疼痛的恶性循环，缓解疼痛，消除水肿，改善关节功能等。内膝眼、外膝眼为局部取穴，针刺可直达病所；足三里具有补益气血之功；阳陵泉为筋会，有舒筋活络之功；悬钟为髓会，可益肾补骨。本研究采用骨痛停气雾剂联合针刺进行治疗，进一步激发经气、疏通经络、调和气血，研究结果显示治疗组总有效率为91.3%，对照组为87.5%，治疗组总有效率明显优于对照组（$P < 0.05$），在改善临床症状、疼痛、关节活动功能及促进关节腔内积液吸收方面治疗组也显著优于对照组（$P < 0.05$）。纵观整个临床研究结果，骨痛停气雾剂联合针刺治疗膝骨关节炎疗效满意，值得临床推广。

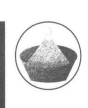

第四章
原内服方数据挖掘研究：荣筋拈痛方

利用数据挖掘来研究清宫医案用药组方，实现从整体上快速、针对性地浏览全方并总结常用中药方剂，在一定程度上克服了传统医案用方学习方法耗时耗力的缺点，具备扎实中医理论基础的研究者可将研究结果与医家丰富的医学经验及现代实验研究结合，进一步探讨其组方用药意义及新方组合的可行性。将数据挖掘技术应用于古方研究，有利于古代医籍临床经验的总结与传承。本章对基于数据挖掘技术组出的荣筋拈痛方进行大量基础与临床研究，以探究其治疗骨关节炎的可行性。

第一节　清宫治疗骨关节炎内服方用药规律

本研究利用中医辅助平台软件提供的改进的互信息法、复杂系统熵聚类、无监督的熵层次聚类三个数据挖掘方法，实现药物间关联性分析、核心组合的提取、新方组方，从而进一步挖掘陈可冀《清宫配方集成》中用药组方的隐形经验，分析书中治疗骨关节炎的组方用药规律。

一、资料与方法

1. 原始资料采集　研究方剂来源于《清宫配方集成》，根据国家中医药管理局制定的骨痹、骨痿（即骨关节炎）诊疗标准，采集其主治涉及"腰膝等关节隐隐疼痛""屈伸、俯仰、转侧不利""脚膝拘挛""骨节僵硬""筋骨不舒"等病症的方剂。

2. 资料数据预处理　根据本次挖掘目标，采用的预处理方法包括数据整理、变换约，即统一规范中药名称、简约分割冗杂方剂。对于一些名称不完整的中药予以剔除，名称完整的中药参照《中药学》教材将中药名进行统一规范形成标准名称，如怀牛膝、怀膝、牛膝统一规范为牛膝，官桂、桂心、肉桂统一规范为肉桂。部分方剂包含不同演变方或者附方，如伤科方中舒筋活血定痛散包括方一、方二、方三，其中方一、方二具有治疗骨关节炎作用，而方三专治跌打损伤，方三不予纳入，故纳入舒筋活血定痛散方一、舒筋活血定痛散方二，一方简约分割成两方。

3. 数据挖掘方法　采用 Microsoft Access 2010 建立数据库，内容包括具体方剂名、中药名称、中药作用、性味、归经，运用频数分析法统计每味药物的使用频数，并进一步分析其作用、性味、归经、频次使用情况。运用中医传承辅助系统（V2.5）软件（中国中医科学院中药研究所提供）对方剂进行关联分析和聚类分析，研究其组方规律、药物核心组合、新方组合分析。

二、结果

1. 频数统计分析用药规律　共收录方剂 124 首，涉及中药 247 味。从统计数据来看，中药使用频次在前 10 位的依次是当归、牛膝、防风、独活、羌活、杜仲、乳香、没药，见表 4-1。对使用频次 ≥ 10 的中药进行功效、性味、归经分析，其功效频次在前 5 位的是祛风湿、活血化瘀、补肝肾、强筋骨、解表；使用温、平，辛、苦、甘性味的频次较多，药物归经以肝、肾、脾为主，见表 4-2。

表 4-1　骨关节炎方剂中使用中药部分频次分析表

序号	中药	频次	频率（%）	序号	中药	频次	频率（%）
1	当归	76	61.29	25	白芷	21	16.94
2	牛膝	65	52.42	26	赤芍	21	16.94
3	防风	48	38.71	27	白芍	21	16.94
4	独活	44	35.48	28	川乌	20	16.13
5	羌活	43	34.68	29	天麻	20	16.13
6	杜仲	43	34.68	30	附子	20	16.13
7	乳香	36	29.03	31	苍术	19	15.32
8	没药	36	29.03	32	黄柏	19	15.32
9	熟地黄	35	28.23	33	香附	19	15.32
10	木瓜	34	27.42	34	穿山甲	18	14.52
11	甘草	34	27.42	35	大黄	18	14.52
12	红花	32	25.81	36	威灵仙	18	14.52
13	虎骨	30	24.19	37	麻黄	17	13.71
14	生地黄	29	23.39	38	山茱萸	17	13.71
15	川芎	27	21.77	39	菟丝子	17	13.71
16	茯苓	27	21.77	40	制首乌	17	13.71
17	肉桂	27	21.77	41	肉苁蓉	17	13.71
18	枸杞子	27	21.77	42	草乌	16	12.9
19	续断	24	19.35	43	麝香	16	12.9
20	丁香	23	18.55	44	补骨脂	16	12.9
21	白术	23	18.55	45	僵蚕	15	12.1
22	木香	23	18.55	46	远志	15	12.1
23	秦艽	22	17.74	47	细辛	14	11.29
24	山药	21	16.94	48	人参	14	11.29

频率＝中药频次 / 总方剂数 ×100%。

表 4-2　频次 ≥ 10 的中药功效、性味、归经分析概况

序列	功效	频次	序列	性味	频次	序列	归经	频次
1	祛风湿	458	1	温	926	1	肝	989
2	活血化瘀	404	2	平	340	2	肾	805

序列	功效	频次	序列	性味	频次	序列	归经	频次
3	补肝肾	276	3	寒	208	3	脾	710
4	强筋骨	208	4	热	83	4	心	486
5	解表	199	5	凉	0	5	胃	311
6	清热	168	1	辛	894	6	肺	278
7	补血	149	2	苦	752	7	膀胱	225
8	补阴	148	3	甘	737	8	胆	94
9	补虚	135	4	酸	149	9	大肠	87
10	温里	119	5	咸	111	10	心包	45
11	理气	110	6	涩	34	11	三焦	42
12	利水通淋	94	7	淡	27			

2. 基于 Apriori 算法关联分析挖掘常见中药组合规律 设置支持度为 20%，对用药模式进行分析得出 25 条数据、15 味中药，按照频次将中药组合药对从高到低排序，见表 4-3。将支持度分别设为 10%、15%、20%，药物关联图用"网络展示"，见图 4-1。设置支持度 20%，置信度设为 0.7，对所得药对进行关联规则分析，结果见表 4-4。

表 4-3 支持度为 ≥ 20% 的中药组合频次情况

序号	药物模式	出现频度	序号	药物模式	出现频度
1	牛膝、当归	40	13	牛膝、防风	27
2	牛膝、杜仲	39	14	牛膝、枸杞子	27
3	当归、防风	36	15	牛膝，独活	27
4	当归、羌活	36	16	当归、虎骨	26
5	没药、乳香	32	17	防风、独活	26
6	防风、羌活	30	18	甘草、当归	25
7	杜仲、当归	29	19	熟地黄、杜仲	25
8	当归、独活	28	20	羌活、独活	25
9	熟地黄、牛膝	28	21	牛膝、杜仲、当归	25
10	牛膝、羌活	28	22	牛膝、当归、羌活	25
11	当归、防风、羌活	28	23	当归、木瓜	24
12	红花、当归	27	24	熟地黄、当归	24

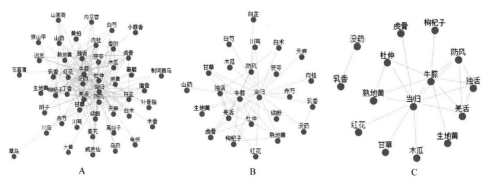

图 4-1　中药关联网络展示图

A 的支持度为 10%；B 的支持度为 15%；C 的支持度为 20%

表 4-4　支持度 ≥ 20% 以上的药物关联规则

序号	前项→后项	置信度	序号	前项→后项	置信度
1	枸杞子→牛膝	1	10	羌活→当归	0.8372
2	防风、羌活→当归	0.9333	11	生地黄→牛膝	0.8276
3	杜仲→牛膝	0.907	12	熟地黄→牛膝	0.8
4	牛膝、羌活→当归	0.8929	13	当归、羌活→防风	0.7778
5	乳香→没药	0.8889	14	当归、防风→羌活	0.7778
6	没药→乳香	0.8889	15	防风→当归	0.75
7	虎骨→当归	0.8667	16	甘草→当归	0.7353
8	杜仲、当归→牛膝	0.8621	17	熟地黄→杜仲	0.7143
9	红花→当归	0.8438	18	木瓜→当归	0.7059

置信度表示前项出现时，后项出现的可能性，置信度愈接近于 1，出现的可能性越大。

3. 基于熵聚类分析可能发挥作用的核心组方、新方组方　基于改进互信息法的药物间关联度分析，设置相关度为 10，惩罚度为 2，进行聚类分析，共得出 29996 条记录。以上述关联度分析结果为基础，按照相关度和惩罚度约束，基于复杂系统熵聚类，演化出 3 ～ 4 位可能发挥作用的中药核心组合，见表 4-5、图 4-2A。再在上述中药核心组合提取的基础上，运用无监督熵层次聚类算法，得到 12 个可能发挥作用的新处方，见表 4-6、图 4-2B。

表 4-5　基于复杂系统熵聚类的核心组合分析结果

序号	核心组方	序号	核心组方
1	山药 - 牛膝 - 枸杞子 - 没药	13	附子 - 肉桂 - 丁香 - 两头尖
2	山药 - 牛膝 - 枸杞子 - 杜仲	14	天冬 - 淫羊藿 - 黑芝麻 - 槐角
3	乳香 - 血竭 - 骨碎补 - 地龙	15	黄芩 - 玄参 - 黄连 - 僵蚕

续表

序号	核心组方	序号	核心组方
4	橘红－半夏－鸡血藤	16	沉香－全蝎－白豆蔻
5	五加皮－秦艽－茄根	17	藿香－三七－葛根
6	小茴香－肉苁蓉－杜仲	18	青皮－黄连－天竺黄
7	肉苁蓉－补骨脂－枸杞子－杜仲	19	胆南星－橘红－半夏
8	沉香－虎骨－茯神－牛黄	20	黄芪－红曲－葛根
9	秦艽－鳖甲－茄根	21	藿香－葛根－松香
10	麝香－乳香－肉桂	22	陈皮－知母－玫瑰花
11	菊花－五加皮－丁香	23	陈皮－知母－薄荷－栀子
12	鹿茸－天冬－淫羊藿	24	白芍－黄芪－白术

表 4-6　基于无监督熵层次聚类算法新方组合分析结果

序号	新方组合	序号	新方组合
1	山药－牛膝－枸杞子－没药－杜仲	7	沉香－全蝎－白豆蔻－虎骨－茯神－牛黄
2	麝香－乳香－肉桂－血竭－骨碎补－地龙	8	胆南星－橘红－半夏－鸡血藤
3	五加皮－秦艽－茄根－鳖甲	9	菊花－五加皮－丁香－附子－肉桂－两头尖
4	鹿茸－天冬－淫羊藿－黑芝麻－槐角	10	藿香－三七－葛根－松香
5	小茴香－肉苁蓉－杜仲－补骨脂－枸杞子	11	陈皮－知母－玫瑰花－薄荷－栀子
6	青皮－黄连－天竺黄－黄芩－玄参－僵蚕	12	白芍－黄芪－白术－红曲－葛根

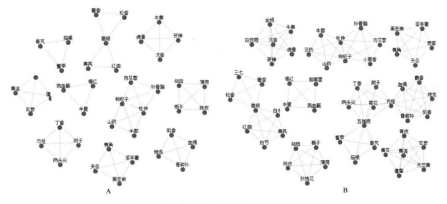

图 4-2　核心组方、新方组方网络展示图

A 为基于复杂系统熵聚类的核心组合分析结果；B 为无监督熵层次聚类算法新方组合分析结果

三、讨论

本研究采用 Access、中医传承辅助平台软件对《清宫配方集成》中治疗骨关节炎的方剂进行数据挖掘。通过频次统计分析方法分析书中治疗骨关节炎用药的显性规律，其治疗骨关节炎常用的中药有当归、牛膝、防风、独活、羌活、杜仲、乳香、没药等，多用性温、平，味辛、苦、甘，入肝、肾、脾经的中药，其作用多以祛风除湿、活血化瘀、补肝肾、强筋骨为主，结合中药作用、性味归经发现其用药符合骨关节炎内因肝肾亏虚、外感风寒湿邪、中间病理产物血瘀影响的中医发病特点。

中药组方规律分析中，表4-3、表4-4中常见药对按频次、置信度由高到低排序，图4-1按不同支持度（10%、15%、20%）将其关联网络图展示出来，支持度为10%能全面展示中药关联情况，当支持度增大时使用频次较高的核心组合愈加明显。综合图表内容，常见使用组合为当归、牛膝、防风、独活、羌活、杜仲、地黄、茯苓、甘草、枸杞、木瓜、乳香、没药、虎骨，可以看出《清宫配方集成》治疗骨关节炎的方剂是以独活寄生汤为核心加减组方用药的。独活寄生汤出自《备急千金要方》，具有祛风湿、止痹痛、益肝肾、补气血的作用，是临床治疗骨关节炎的经典方剂。除上述常见用药组合外，支持度较低的网络展示图周边还有川乌、白芍、乌药、木香、天麻、萆薢等中药，主要体现中医治疗重视个体差异、随症加减的用药特色。值得注意的是，以上两种分析方法局限于仅对较高频次的中药进行统计，但结合现今临床情况及实验研究，一些低频次的中药对于骨关节炎的治疗作用值得重视，如青风藤、狗脊、豨莶草等。

本研究利用中医辅助平台软件提供的改进的互信息法、复杂系统熵聚类、无监督的熵层次聚类三个数据挖掘方法，实现药物间关联性分析、核心组合的提取、新方组方，从而进一步挖掘该书用药组方的隐形经验。结合专业知识以牛膝、当归、独活、羌活、防风、甘草五味药组合出治疗骨关节炎的新方——荣筋拈痛方。

第二节　荣筋拈痛方概述

一、组方配伍

1. 组成　牛膝、当归、独活、羌活、防风、甘草。

2. 功效　补肝肾，壮筋骨，祛风湿，止痹痛。

3. 主治　骨关节炎（痹证日久，肝肾两虚）。

4. 方解　牛膝性平，味苦、甘、酸，归肝、肾经。《神农本草经》曰：牛膝治"寒湿痿痹，四肢拘挛，膝痛不可屈伸，逐血气……"重用牛膝以补益肝肾而强壮筋骨，且牛膝能活血以通利肢节筋脉，为君药。臣以当归养血和血，以荣筋骨血脉。牛膝、当归，君臣相伍，补肝肾，壮筋骨，又兼活血，寓"治风先治血，血行风自灭"之意。独活善治伏风，除久痹，且性善下行；羌活祛风湿，利关节，止痛；防风祛风胜湿止痛。独活、羌活、防风三药相配，除一身之痹痛，以达祛风湿止痹痛之效，为佐药。甘草擅治四肢拘挛，缓急止痛，更具调和诸药之功，为使药。

二、荣筋拈痛方现代药理学研究

1. 君药的现代药理学研究　牛膝为苋科植物牛膝（*Achyranthes bidentata* Bl.）的干燥根，性平，味苦、甘、酸，归肝、肾二经，具有补肝肾、强筋骨、逐瘀通经、利尿通淋和引血下行的功效。《神农本草经》称其"治寒湿痿痹，四肢拘挛，膝痛不可屈伸，逐血气，伤热火烂，堕胎，久服轻身耐老"，骨科多用于腰膝酸痛、筋骨无力等症。牛膝根含有三萜皂苷、植物甾酮类、多糖类、氨基酸、生物碱类和香豆素类化合物等多种微量元素。三萜皂苷类成分可以抑制破骨细胞形成，从而发挥抗骨质疏松的作用，尤以齐墩果酸的葡萄糖酸苷活性最强。牛膝提取液具有增强免疫调节功能，可提高对细菌的吞噬能力及扩张血管，从而改善血液循环，促进炎性病变吸收，具有很好的抗炎消肿作用；还能提高超氧化物歧化酶（superoxide dismutase，SOD）活性，降低脂质过氧化物形成，具有降低全血黏度、红细胞聚集指数及血浆黏度等作用，从而改善血液流变性及微循环状态。牛膝总皂苷具有明显的抗炎、镇痛及活血作用，是荣筋拈痛方治疗膝骨性关节炎的药理学基础。

2. 臣药的现代药理学研究　当归为伞形科植物当归［*Angelicasinensis*（Oliv.）Diels］的干燥根，性温，味甘、平，归肝、心、脾经，具有补血活血、调经止痛等功效。《景岳全书·本草正》记载："当归，其味甘而重，故专能补血；其气轻而辛，故又能行血。补中有动，行中有补。诚血中之气药，亦血中之圣药也。"在骨科多用于治疗风湿痹痛、跌仆损伤等症。当归的主要成分为挥发油部分和水溶性部分，其中藁本内酯类是当归挥发油部分的主要成分，水溶性部分主要有阿魏酸，还有香豆素类、黄酮类和有机酸类物质，具有抗氧化、清除自由基、保护血管内膜不受损伤、参与信号系统的信息传递、抗辐射等新生物学效应。阿魏酸是当归抗氧化作用的有效成分，能提高 SOD 活性，直接清除自由基，抑制超氧自由基引起的膜脂质过氧化反应和自由基反应。而且当归多糖类化合物是一种免疫调节剂，不但可以提高免疫功能，还能增强吞噬细胞功能，促进淋巴细胞转化，改善血液循环，并有很好的抗炎、镇痛、抗损伤及修复作用，与牛膝相须而用，能明显增强对膝骨关节炎的抗炎、镇痛、抗损疗效。

3. 佐药的现代药理学研究　羌活为伞形科植物羌活（*Notopterygium incisum* Ting ex H.T.Chang）或宽叶羌活（*Notopterygium franchetii* H.de Boiss.）的干燥根茎及根，性温，味苦，归膀胱、肝、肾经。羌活主要成分为挥发油、糖类、有机酸、香豆素化合物和氨基酸，具有散表寒、祛风湿、利关节、止痛的功效。独活为伞形科植物重齿毛当归（*Angelica pubescens* Maxim. f. *biserrata* Shan et Yuan）的干燥根，性微温，味辛、苦，归膀胱、肾经。独活主要含挥发油等化合物，具有散表寒、祛风湿、利关节、止痛的作用。防风为伞形科植物防风［*Saposhnikovia divaricata*（Turcz.）Schischk.］未抽花茎植株的干燥根，性温，味辛、甘，归膀胱、肝、脾经。防风主要含有色原酮、香豆素、有机酸、杂多糖、丁醇等化合物，具有发汗解表、祛风胜湿止痛的功效。防风为风药润剂，善治一切风疾，《本草纲目》记载："三十六般风，去上焦风邪，头目滞气，经络留湿，一身骨节痛。除风去湿仙药。"羌活发散解表力强，直上颠顶，通利五脏，横行肢臂，以除上焦头顶、肩背之痛见长，故病邪在上焦者宜用之；独活体轻气清，味辛能散，善下行而入里，祛风湿力强，长于祛腰膝筋骨间风湿，治下焦风湿痹痛宜之。三药合用，能理伏风，祛一身筋骨间风寒湿邪。综上研究表明：防风、羌活、独活具有多种相同化合物，具有明显的解热、镇痛、抗炎等作用，为临床应用治疗风寒湿痹、骨节酸痛提供了药理学依据。

4.使药的现代药理学研究 甘草为豆科植物甘草（*Glycyrrhiza uralensis* Fisch.）、胀果甘草（*Glycyrrhiza inflate* Bat.）或光果甘草（*Glycyrrhiza glabra* L.）的干燥根和根茎，是一味常用大宗药材，常作佐使药入多种中药复方，味甘，性平，归心、脾、肺、胃经。甘草的主要成分含甘草皂苷、黄酮化合物、香豆素化合物和葡聚糖等，具有补脾益气、清热解毒、祛痰止咳、缓急止痛、调和诸药等功效。甘草中的黄酮苷类成分有解痉、镇痛、抗溃疡作用；甘草皂苷还有明显的抗炎、抗过敏作用；甘草煎剂加减还具有治疗骨质疏松症的作用。甘草作为方中使药，主要是调和诸药，可以有效加强牛膝与当归相须合用补肝肾、强筋骨、活血止痛的功效，又能加强佐药防风、羌活、独活祛风胜湿止痛的功效，还能顾护脾胃不伤正气，具有一举多得、全方兼顾等特点。

三、小结

荣筋拈痛方以补肝肾、壮筋骨治本，使筋骨强健以防痿，骨正筋柔以祛瘀肿；佐以活血通络、祛风湿、止痹痛以达标本兼治的目的，如此一来，膝骨关节炎之肿痛、功能障碍可缓解。其主要作用机制是通过调节炎性介质产生和蛋白酶合成及其生物学效应，达到促进炎症消退、抑制炎性反应、促进水肿消退，从而缓解疼痛，改善关节功能；通过干扰软骨细胞代谢，使破坏软骨细胞代谢恢复正常，还能改善微循环，降低骨内高压，清除自由基，从而保护软骨细胞。全方诸药合用，可有效增强机体免疫力，维持机体免疫功能的相对稳定，维持内分泌系统平衡，为机体抵抗外邪提供一个稳固的内环境；同时具有镇痛、抗炎作用，可有效地抑制、消灭外来风寒湿邪，还可以促进已遭破坏之骨与软骨的生长和修复，并且延缓关节宏观形态、软骨基质及软骨细胞退变。

本方组方缜密，运用灵活，临证时可根据风、寒、湿、热等不同致病因素随证酌情配伍：风邪偏盛者，加乌梢蛇祛风通络；寒邪偏盛者，加川乌、草乌或制附子、细辛温经散寒；热邪偏盛者，可加石膏、知母、忍冬藤等清热通络；湿邪偏盛者，可加薏苡仁、黄柏等祛湿除痹。全方以扶正为本，祛邪为辅，紧扣本病"正虚邪实，本痿标痹"的病机，从根本上延缓膝骨关节炎退变进程，为膝骨关节炎的临床治疗提供更可靠、更科学的药理学依据。

第三节　荣筋拈痛方化学成分分析

中药复方的临床疗效来源于其内在物质基础，研究复方各药材中的有效成分是阐明中药复方作用的重要途径之一，然而目前针对荣筋拈痛方的物质基础鲜有报道。超高效液相色谱-四级杆飞行时间质谱（UPLC-Q-TOF-MS）技术可以对复杂的化学成分进行准确的分离和结构鉴定，近年来被广泛应用于中药及复方的成分鉴定。本实验采用 UPLC-Q-TOF-MS 技术鉴定荣筋拈痛方中的主要化学成分，旨在明确荣筋拈痛方治疗骨关节炎的配伍规律及其作用机制。

一、材料与方法

1. 药物　荣筋拈痛方的药物包括牛膝、当归、独活、羌活、防风、甘草，购于福建中医药大学附属第二人民医院。

2. 试剂与仪器　甲醇、乙腈（质谱纯，德国默克公司），甲酸（色谱纯，批号 F190210，阿拉丁试剂上海有限公司）。超高压输液系统（型号 I-Class PLUS）串联 Zevo XS 型高分辨飞行时间质谱仪（美国 Waters 公司）；CPA225D 十万分之一分析天平（Sartorius 公司）；Milli-Q 超纯水仪（美国 Millipore 公司）。

3. 供试品溶液　取一剂处方量的荣筋拈痛方，用水加热回流提取 2 次，每次 1.5h，合并滤液。取滤液 1mL 置于 20mL 容量瓶中，加入 50% 甲醇稀释至刻度，摇匀，于 10000r/min 离心机离心 10min，0.22μm 滤膜滤过，取续滤液，即得。

4. 色谱与质谱条件

（1）色谱条件　采用 Waters CORTECS C_{18} 色谱柱（2.1mm×100mm，1.6μm），流动相乙腈（A）-0.1% 甲酸水溶液（B），梯度洗脱（0～0.5min，5%A～95%B；0.5～1.5min，9%A～91%B；1.5～4.5min，11%A～89%B；4.5～9.5min，12.5%A～87.5%B；9.5～17.0min，20%A～80%B；17.0～27.5min，25%A～75%B；27.5～37.0min，30%A～70%B；37.0～39.0min，55%A～45%B；39.0～43.5min，90%A～10%B；43.5～45.0min，95%A～5%B）；流速 0.25mL/min；柱温 40℃；进样量 2μL。

（2）质谱条件　飞行时间质谱采用电喷雾负离子模式，毛细管电压 2.5kV，喷雾器压力 0.2MPa，碰撞能量 10～30eV。脱溶剂气流：氮气，流速 800L/h，脱溶剂温度400℃；锥孔气流：氮气，锥孔电压30.0V，流速50L/h，离子源温度120℃，四极杆离子能量3.0eV；碰撞气体：氩气。质谱测定数据采用全扫描负离子模式采集，数据采集范围m/z 50～1000。

二、结果

取一个处方量的荣筋拈痛方，按"3"项下方法制备供试品溶液，按"4"项下的色谱及质谱条件进行分析，得到荣筋拈痛方的负离子模式下总离子流图，见图4-3。利用Q-TOF获得的各个成分的精确分子量，参考文献数据中的质谱信息，共鉴定出荣筋拈痛方中66个化学成分，见表4-7。

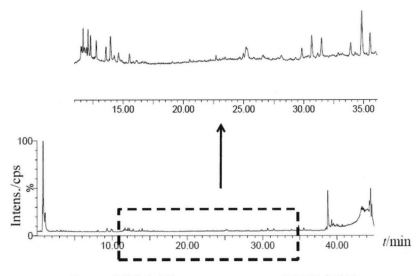

图4-3 荣筋拈痛方的UPLC-Q-TOF-MS总离子流色谱图

表 4-7 荣筋拈痛方中化合物的 UPLC-Q-TOF-MS 定性分析结果

序号	t_R/min	分子式	监测离子	测得值	理论值	error	化合物	来源
1	0.83	$C_{12}H_{22}O_{11}$	$[M-H]^-$	341.1060	341.1084	7.04	龙胆二糖（gentiobiose）	甘草
2	0.79	$C_{32}H_{40}O_{18}$	$[M-H]^-$	711.2170	711.2136	-4.78	glucoliquiritin apioside	甘草
3	3.86	$C_{16}H_{18}O_9$	$[M-H]^-$	353.0860	353.0873	3.68	绿原酸（chlorogenic acid）	羌活
4	4.40	$C_8H_8O_4$	$[M-H]^-$	167.0344	167.0334	-5.99	香草酸（vanillic acid）	当归
5	4.45	$C_{16}H_{18}O_{10}$	$[M-H]^-$	369.0823	369.0822	-0.27	秦皮苷（fraxin）	羌活
6	5.75	$C_{27}H_{30}O_{15}$	$[M-H]^-$	593.1522	593.1506	-2.70	维采宁-2（vicenin-2）	甘草
7	6.34	$C_{17}H_{20}O_9$	$[M-H]^-$	367.1010	367.1029	5.18	5-阿魏酰奎宁酸（5-feruloylquinic acid）	羌活
8	7.36	$C_{27}H_{32}O_{14}$	$[M-H]^-$	579.1697	579.1714	2.94	甘草素-7-4'-二葡萄糖苷（liquiritigenin-7-4'-diglucoside）	甘草
9	7.93	$C_{10}H_{10}O_4$	$[M-H]^-$	193.0484	193.0501	8.81	阿魏酸（ferulic acid）	当归，独活
10	8.06	$C_{21}H_{20}O_9$	$[M-H]^-$	415.0998	415.1029	7.47	葛根素（Puerarin）	甘草
11	8.12	$C_{22}H_{28}O_{11}$	$[M-H]^-$	467.1553	467.1573	4.28	升麻素苷（prim-O-glucosylcimifugin）	防风
12	11.70	$C_{27}H_{44}O_7$	$[M-H]^-$	479.3003	479.3009	1.25	β-蜕皮甾醇（β-ecdysone）	牛膝
13	11.75	$C_{27}H_{44}O_8$	$[M-H]^-$	495.2927	495.2958	6.26	牛膝甾酮 A（inokosterone A）	牛膝
14	11.80	$C_{25}H_{24}O_{12}$	$[M-H]^-$	515.1191	515.1190	-0.19	3,5-二咖啡酰奎宁酸（isochlorogenic acid A）	羌活
15	11.99	$C_{27}H_{44}O_7$	$[M-H]^-$	479.3003	479.3009	1.25	牛膝甾酮（inokosterone）	牛膝
16	12.10	$C_{20}H_{24}O_9$	$[M-H]^-$	407.1347	407.1342	-1.23	紫花前胡苷（nodakenin）	羌活
17	12.15	$C_{26}H_{30}O_{14}$	$[M-H]^-$	565.1538	565.1557	3.36	neolicuraside	甘草
18	12.30	$C_{22}H_{28}O_{10}$	$[M-H]^-$	451.1607	451.1604	-0.66	5-O-甲基维斯阿米醇苷（5-O-methylvisammioside）	防风
19	12.61	$C_{28}H_{32}O_{15}$	$[M-H]^-$	607.1671	607.1663	-1.32	chrysoeriol-7-rutinoside	羌活
20	12.70	$C_9H_6O_3$	$[M-H]^-$	161.0236	161.0239	1.86	7-羟基香豆素（7-hydroxycoumarin）	独活

续表

序号	t_R/min	分子式	监测离子	测得值	理论值	error	化合物	来源
21	12.77	$C_{14}H_{14}O_4$	[M−H]⁻	245.0799	245.0814	6.12	紫花前胡苷元（nodakenetin）	羌活
22	13.46	$C_{15}H_{16}O_6$	[M−H]⁻	291.0861	291.0869	2.75	当归碱（angelicain）	防风
23	13.60	$C_{26}H_{30}O_{13}$	[M−H]⁻	549.1592	549.1608	2.91	naringenin−7−O−7−O−(2−d−apiofuranosyl)−d−glucopyranoside	甘草
24	14.20	$C_{26}H_{30}O_{13}$	[M−H]⁻	549.1592	549.1608	2.91	芹糖异甘草苷（isoliquiritin apioside）	甘草
25	14.44	$C_{16}H_{14}O_5$	[M−H]⁻	285.0749	285.0763	4.91	栓翅芹烯醇（pabulenol）	当归
26	14.54	$C_{13}H_{10}O_5$	[M−H]⁻	245.0443	245.0450	2.86	异茴芹灵（isopimpinellin）	当归
27	14.63	$C_{15}H_{12}O_4$	[M−H]⁻	255.0650	255.0657	2.74	甘草素（liquiritigenin）	甘草
28	14.68	$C_{16}H_{14}O_5$	[M−H]⁻	285.0764	285.0763	−0.35	氧化前胡素（oxypeucedanin）	当归
29	14.84	$C_{12}H_8O_4$	[M−H]⁻	215.0345	215.0344	−0.47	异佛手柑内酯 [2−oxo−2H−furo(2,3−h)−1−benzopyran]	独活
30	14.89	$C_{14}H_{14}O_4$	[M−H]⁻	245.0799	245.0814	6.12	二氢欧山芹醇（columbianetin）	独活
31	16.22	$C_{14}H_{14}O_4$	[M−H]⁻	245.0835	245.0814	−8.57	异紫花前胡内酯（marmesin）	当归
32	16.89	$C_{16}H_{12}O_5$	[M−H]⁻	283.0583	283.0606	8.13	鹰嘴豆牙素A（biochanin A）	甘草
33	19.09	$C_{21}H_{26}O_{10}$	[M−H]⁻	437.1448	437.1438	−2.29	亥茅酚苷（sec−O−glucosyl−hamaudol）	防风
34	20.83	$C_{30}H_{32}O_{12}$	[M−H]⁻	583.1783	583.1816	5.66	6−trans−feruloylInodakenin	羌活
35	21.80	$C_{16}H_{14}O_4$	[M−H]⁻	269.0791	269.0814	8.55	欧前胡素（imperatorin）	当归、独活、防风
36	25.19	$C_{12}H_{14}O_2$	[M−H]⁻	189.0961	189.0916	9.52	藁本内酯（ligustilide）	当归
37	25.33	$C_{42}H_{62}O_{18}$	[M−H]⁻	853.3868	853.3858	−1.17	22−hydroxyl−licorice saponin G_2	甘草
38	26.88	$C_{15}H_{16}O_3$	[M−H]⁻	243.1004	243.1021	6.93	蛇床子素（osthole）	独活
39	27.97	$C_{16}H_{12}O_4$	[M−H]⁻	267.0642	267.0657	5.62	刺芒柄花素（formononetin）	甘草
40	29.31	$C_{42}H_{60}O_{17}$	[M−H]⁻	835.3752	835.3752	0.00	24−hydroxyl−licorice E_2	甘草

续表

序号	t_R/min	分子式	监测离子	测得值	理论值	error	化合物	来源
41	29.85	$C_{48}H_{72}O_{21}$	$[M-H]^-$	983.4487	983.4488	0.10	licoricesaponine A or isomer	甘草
42	30.66	$C_{44}H_{64}O_{18}$	$[M-H]^-$	879.3980	879.4014	3.87	22-acetoxyl-glycyrrhizin	甘草
43	30.72	$C_{14}H_{14}O_3$	$[M-H]^-$	229.0839	229.0865	11.35	王草酚（osthenol）	当归
44	30.73	$C_{14}H_{14}O_3$	$[M-H]^-$	229.0839	229.0865	11.35	欧芹酚（osthenol）	羌活
45	31.46	$C_{42}H_{62}O_{17}$	$[M-H]^-$	837.3882	837.3909	3.22	licorice-saponine G_2 or isomer	甘草
46	31.21	$C_{16}H_{20}O_9$	$[M-H]^-$	355.1064	355.1029	-9.86	东莨菪碱（scopolamine）	羌活
47	31.45	$C_{26}H_{28}O_{14}$	$[M-H]^-$	563.1439	563.1401	-6.75	异夏佛塔苷（isoschaftoside）	甘草
48	33.93	$C_{42}H_{60}O_{16}$	$[M-H]^-$	819.3778	819.3803	3.05	甘草皂苷 E_2（licorice-saponine E_2）	甘草
49	34.84	$C_{42}H_{62}O_{17}$	$[M-H]^-$	837.3882	837.3909	3.22	22-hydroxyl-glycyrrhizin or isomer	甘草
50	35.53	$C_{48}H_{76}O_{19}$	$[M-H]^-$	955.4874	955.4903	3.04	人参皂苷 R_0（ginsenoside R0）	牛膝、甘草
51	38.82	$C_{47}H_{74}O_{18}$	$[M-H]^-$	925.4781	925.4797	1.73	chikusetsusaponin IV	甘草
52	38.84	$C_{42}H_{66}O_{14}$	$[M-H]^-$	793.4372	793.4374	0.25	姜状三七苷 R_1（zingibroside R_1）	牛膝
53	39.20	$C_{42}H_{64}O_{15}$	$[M-H]^-$	807.4150	807.4167	2.11	licorice saponine B_2	甘草
54	39.25	$C_{21}H_{22}O_5$	$[M-H]^-$	353.1373	353.1389	4.53	羌活醇（notopterol）	羌活
55	39.29	$C_{42}H_{62}O_{16}$	$[M-H]^-$	821.3976	821.3960	-1.95	甘草酸（glycyrrhizic acid）	甘草
56	39.44	$C_{42}H_{62}O_{16}$	$[M-H]^-$	821.3976	821.3960	-1.95	licoricesaponin H_2	甘草
57	39.46	$C_{16}H_{14}O_4$	$[M-H]^-$	269.0791	269.0814	8.55	异欧前胡素（isoimperatorin）	羌活、独活
58	39.53	$C_{42}H_{64}O_{16}$	$[M-H]^-$	823.4133	823.4116	-2.06	乌拉尔甘草皂苷 C（uralsaponin C）	甘草
59	39.55	$C_{20}H_{22}O_6$	$[M-H]^-$	357.1338	357.1324	-3.92	3'-i-angeloylhamaudol	防风
60	39.98	$C_{47}H_{70}O_{20}$	$[M-H]^-$	953.4354	953.4382	2.94	牛膝皂苷 I（achyranthoside I）	牛膝

续表

序号	t_R/min	分子式	监测离子	测得值	理论值	error	化合物	来源
61	40.03	$C_{19}H_{22}O_3$	[M−H]⁻	297.1522	297.1491	−10.43	7-香叶酰氧基香豆素（7-geranyloxycoumarin）	羌活
62	40.34	$C_{21}H_{18}O_6$	[M−H]⁻	365.0989	365.1025	9.86	甘草酚（glycyrol）	甘草
63	41.27	$C_{19}H_{22}O_6$	[M−H]⁻	345.1338	345.1299	−11.30	3'-i-butyrylhamaudol	防风
64	41.89	$C_{21}H_{22}O_9$	[M−H]⁻	417.1183	417.1186	0.72	甘草苷（liquirtin）	甘草
65	42.03	$C_{30}H_{46}O_4$	[M−H]⁻	469.3329	469.3318	−2.34	甘草次酸（glycyrrhetinic acid）	甘草
66	43.25	$C_{19}H_{20}O_5$	[M−H]⁻	327.1238	327.1232	−1.83	二氢欧山芹醇当归酸酯（columbianadin）	独活

三、讨论

本实验根据各成分的结构和性质，分别采用正、负离子两种模式进行全扫描，结果发现在负离子模式下的响应值优于正离子，且发现甘草中的成分在负离子模式下的响应值高。为了得到各成分较高的响应值，最后选择负离子模式进行检测。

本研究运用 UPLC-Q-TOF-MS 技术鉴定了荣筋拈痛方中牛膝、当归、独活、羌活、防风、甘草中的 66 个化学成分。其中牛膝中鉴定了 6 个成分，当归中鉴定了 9 个成分，独活中鉴定了 8 个成分，羌活中鉴定了 13 个成分，防风中鉴定了 7 个成分，甘草中鉴定了 28 个成分。《中国药典》2020 年版将 $\beta-$ 蜕皮甾酮作为牛膝质量控制的化学成分，药理研究表明，$\beta-$ 蜕皮甾酮用于预防和治疗骨关节炎的机制是对介导 IL-1β 诱导的大鼠软骨细胞有一定的抗凋亡和抗炎作用[1]。2020 版药典中将阿魏酸作为当归质量控制的化学成分，可以用于防止 IL-1β 诱导的骨关节炎软骨细胞毒性来改善骨关节炎症状。2020 版药典中将二氢欧山芹醇当归酸酯和蛇床子素作为独活质量控制的化学成分，二氢欧山芹醇当归酸酯通过 NOD1 途径来抑制脂多糖介导的炎症反应，起到一定的抗炎作用。蛇床子素改善膝骨关节炎症状的可能与抑制 PI3K/Akt/NF-κB 通路有关。2020 版药典中将羌活醇、异欧前胡素和紫花前胡苷作为羌活质量控制的化学成分，异欧前胡素可以延缓软骨细胞的退化并且有下调 mTOR Complex 1 信号通路的作用。2020 版药典中将升麻素苷和 5-O-甲基维斯阿米醇苷作为防风质量控制的化学成分，5-O-甲基维斯阿米醇苷可以调节 NF-κB/IκB-α 途径来降低炎症反应。升麻素苷可以抑制 JAK2/STAT3 的磷酸化和抑制 iNOS 和 COX-2 的表达，从而起到抗炎作用。2020 版药典中将甘草酸和甘草苷作为甘草质量控制的化学成分，Li 等[2]研究发现，双硫仑和甘草酸联合治疗可以有效抑制骨关节炎的炎症反应。

本研究对荣筋拈痛方中的化学成分进行鉴定，发现其中的主要成分与文献中治疗骨关节炎的药理成分存在一致性，为荣筋拈痛方的药效物质基础研究提供参考。

① Zhang X, Xu X, Xu T, et al. β-Ecdysterone suppresses interleukin-1β-induced apoptosis and inflammation in rat chondrocytes via inhibition of NF-κB signaling pathway[J]. Drug Dev Res, 2014, 75（3）: 195-201.
② Li C, Li L, Lan T. Co-treatment with disulfiram and glycyrrhizic acid suppresses the inflammatory response of chondrocytes[J]. J Orthop Surg Res, 2021, 16(1): 132.

第四节　荣筋拈痛颗粒化学成分分析与质量评价

中成药复方制剂组成复杂，发挥疗效往往是多种成分协同作用的结果，为保证产品质量和疗效的稳定性，用多指标成分测定和评价中药的质量已成为一种发展趋势。但目前还没有荣筋拈痛颗粒化学成分的质量控制方法，因此建立一个能同时测定荣筋拈痛颗粒化学成分的方法，对其质量控制和确保疗效具有重要的意义。本实验研究将采用超高效液相色谱－四极杆－飞行时间质谱（UPLC–Q–TOF–MS）技术，对荣筋拈痛颗粒中的化学成分进行分析鉴定，并且建立超高效液相色谱串联三重四极杆质谱（UPLC–QqQ–MS）同时测定荣筋拈痛颗粒的主要指标性成分的含量，以期为该制剂质量标准的提高和完善提供科学依据。

一、UPLC-Q-TOF-MS 法定性分析荣筋拈痛颗粒中主要化学成分

随着分析技术方法的快速发展，超高效液相色谱－四级杆飞行时间质谱（UPLC–Q–TOF–MS）技术作为一种正在发展的分析检测手段，被越来越广泛地应用于中药及复方化学成分的分析。UPLC–Q–TOF–MS 是将超高效液相色谱的分离性能与飞行时间质谱对化合物结构的辨别功能进行结合，对复杂成分进行准确的分离及结构鉴定，且有较好的峰容量，灵敏度和分辨率也相对较高，其分析速度快。本研究利用 UPLC–Q–TOF–MS 法定性分析荣筋拈痛颗粒的化学成分，对其主要化学成分进行结构鉴定，可为荣筋拈痛颗粒的质量控制和药效研究奠定物质基础。

（一）仪器与试药

1. 仪器　仪器相关信息见表 4-8。

表 4-8　仪器信息

仪器	型号	厂家
超高效液相色谱－质谱联用仪	WATERS XEVO G2–XS UPLC–Q/TOF	Waters 公司
飞行时间质谱仪	MicrOTOF	Bruker 公司
三重四极杆质谱仪	Xevo TQS	Waters 公司
十万分之一分析天平	CPA225D	Sartorius 公司

仪器	型号	厂家
数控超声波清洗器	KQ-500DE	昆山市超声仪器有限公司
超纯水仪	Milli-Q	Millipore 公司
湘仪离心机	TD5Z-WS	湖南湘仪实验仪器开发有限公司

2.试剂 甲醇、乙腈（质谱纯，德国 CNW techologies GmbH 公司），甲酸（色谱纯，阿拉丁试剂上海有限公司），超纯水（由 Milli-Q 纯水系统制备，美国 Millipore 公司）。

3.试药 对照品信息（表4-9），10 批荣筋拈痛颗粒由江阴天江药业有限公司提供，批号分别为 2006001、2006005、2006008、2006011、2006013、2006017、2006020、2006024、2006028、2006030。

表 4-9 对照品信息

对照品	批号	厂家
β- 蜕皮甾酮	111638-201708	
阿魏酸	110773-201614	
蛇床子素	110822-201710	
二氢欧山芹醇当归酸酯	111583-201605	
紫花前胡苷	111821-201604	
升麻素苷	111522-201712	中国食品药品检定研究院
5-O- 甲基维斯阿米醇苷	111523-201610	
异欧前胡素	110827-200407	
甘草苷	111610-201908	
甘草酸	110731-201619	

（二）方法与结果

1.色谱条件 采用 Waters CORTECS C$_{18}$ 色谱柱（4.6mm×100mm，1.6μm），流动相乙腈（B）-0.1% 甲酸水溶液（A），梯度洗脱（0 ～ 0.5min，5%B；0.5 ～ 1.5min，5% ～ 9%B；1.5 ～ 4.5min，9% ～ 11%B；4.5 ～ 6.5min，11% ～ 12.5%B；6.5 ～ 9.5min，12.5%B；9.5 ～ 10.5min，12.5% ～ 20%B；0.5 ～ 17min，20%B；17 ～ 22.5min，20% ～ 25%B；22.5 ～ 27.5min，25%B；27.5 ～ 32min，25% ～ 30%B；32 ～ 37min，30%B；37 ～ 39min，30% ～ 55%B；39 ～ 42min，55% ～ 90%B）；流速 0.25mL/min；柱温 45℃；进样量 2μL。

2.质谱条件 飞行时间质谱采用电喷雾正、负离子模式，毛细管电压 4.5kV

（-），脱溶剂气流：氮气，流速800L/h，脱溶剂温度500℃；锥孔气流：氮气，流速150L/h，离子源温度150℃；碰撞气体为氩气，碰撞能量20～30eV。质谱测定数据采用全扫描模式采集，数据采集范围m/z 50～1000。

3. 供试品溶液的制备　取荣筋拈痛颗粒0.5g，精密称定，置于具塞锥形瓶中，精密加50%甲醇25mL，密塞，称定重量，超声处理（功率250W，频率50kHz）30min，放冷，再称定重量，50%甲醇补足减失的重量，摇匀，14000r/min离心机离心，0.22μm滤膜滤过，取续滤液，即得。

4. 对照品溶液的制备　取β-蜕皮甾酮、阿魏酸、二氢欧山芹醇当归酸酯、紫花前胡苷、异欧前胡素、5-O-甲基维斯阿米醇苷、甘草苷、甘草酸、蛇床子素、升麻素苷对照品适量，精密称定，分别置于5mL容量瓶中，用甲醇溶解稀释到刻度，摇匀，分别得到质量浓度为1.03mg/mL β-蜕皮甾酮、0.916mg/mL阿魏酸、1.16mg/mL二氢欧山芹醇当归酸酯、0.958mg/mL紫花前胡苷、1.096mg/mL异欧前胡素、1.14mg/mL 5-O-甲基维斯阿米醇苷、1.58mg/mL甘草苷、1.001mg/mL甘草酸、1.000mg/mL蛇床子素和0.604mg/mL升麻素苷的单一对照品储备溶液，其他质量浓度的对照品溶液由50%甲醇稀释储备液得到。

5. 荣筋拈痛颗粒中主要化学成分鉴定　取供试品溶液2μL在"1"色谱条件及"2"质谱条件下进样分析，得荣筋拈痛颗粒的UPLC-Q-TOF-MS总离子流图（图4-4）。其化合物的鉴定方法：首先，根据总离子流色谱峰上所得到的精确化合物分子量信息，通过MassLynx™ 4.2软件在5ppm的质量偏差范围内计算其精确分子式，对各化合物进行初步鉴定。其次，选择合适分子离子峰进行碰撞诱导解离（CID），通过MS2的裂解，获得化合物相应的碎片离子，根据离子的裂解情况并结合标准品和相关文献进一步比对推测，共鉴定荣筋拈痛颗粒中41个成分，见表4-10。

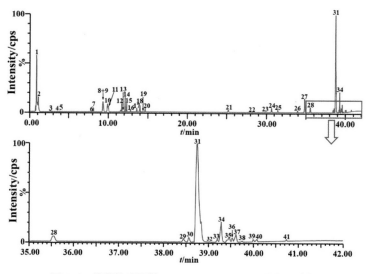

图 4–4　荣筋拈痛颗粒 UPLC–Q–TOF–MS 总离子流图

表 4–10　荣筋拈痛颗粒化学成分鉴定表

NO.	t_R （min）	Formula	Molecular ion （MS^1）	Error （ppm）	Identification	Source
1	0.83	$C_{12}H_{22}O_{11}$	341.1060 [M–H]$^-$	7.04	ggentiobiose	G
2	1.10	$C_6H_8O_7$	191.0176 [M–H]$^-$	–8.38	citric acid	AS
3	2.64	$C_{16}H_{18}O_9$	353.0860 [M–H]$^-$	3.68	neochlorogenic acid	G、N、AS
4	3.57	$C_{16}H_{18}O_9$	353.0860 [M–H]$^-$	3.68	chlorogenic acid	G、N、AS
5	3.86	$C_{16}H_{18}O_9$	353.0860 [M–H]$^-$	3.68	cryptochlorogenic acid	G、N、AS
6	7.93	$C_{10}H_{10}O_4$	193.0484 [M–H]$^-$	8.81	ferulic acid	AS、AP
7	8.12	$C_{22}H_{28}O_{11}$	467.1553 [M–H]$^-$	4.28	prim–O–glucosylcimifugin	S
8	9.29	$C_{26}H_{30}O_{13}$	549.1592 [M–H]$^-$	–2.9	liquirtin apioside	G
9	9.30	$C_{21}H_{22}O_9$	417.1183 [M–H]$^-$	0.72	liquirtin	G
10	9.89	$C_{26}H_{30}O_{13}$	549.1592 [M–H]$^-$	2.91	naringenin–7–O–(2–β–D–apiofuranosyl)–β–D–glucopyranoside	G
11	10.00	$C_{26}H_{30}O_{13}$	549.1592 [M–H]$^-$	–2.9	liquirtin apioside isomer	G
12	11.70	$C_{27}H_{44}O_7$	479.3003 [M–H]$^-$	1.25	ecdysterone	AB
13	11.99	$C_{27}H_{44}O_7$	479.3003 [M–H]$^-$	1.25	inokosterone	AB
14	12.10	$C_{20}H_{24}O_9$	407.1347 [M–H]$^-$	–1.23	nodakenin	N
15	12.32	$C_{22}H_{28}O_{10}$	451.1607 [M–H]$^-$	–0.66	5–O–methylvisammioside	S
16	12.79	$C_{14}H_{14}O_4$	245.0799 [M–H]$^-$	6.12	nodakenetin	N
17	13.60	$C_{26}H_{30}O_{13}$	549.1592 [M–H]$^-$	2.91	isoliquirit apioside	G
18	13.97	$C_{21}H_{22}O_9$	417.1183 [M–H]$^-$	–0.7	isoliquiritin	G

145

清宫医案骨关节炎治疗方现代研究

NO.	t_R (min)	Formula	Molecular ion (MS¹)	Error (ppm)	Identification	Source
19	14.27	$C_{22}H_{22}O_9$	475.1212 [M–H+HCOOH]⁻	−5.9	7-methoxy-liquiritin	G
20	14.63	$C_{21}H_{22}O_9$	417.1183 [M–H]⁻	−0.7	neoisoliquiritin	G
21	25.19	$C_{15}H_{16}O_3$	243.1004 [M–H]⁻	6.93	osthole	AP
22	28.12	$C_{16}H_{12}O_4$	267.0642 [M–H]⁻	5.62	Formononetin	G
23	29.85	$C_{48}H_{72}O_{21}$	983.4487 [M–H]⁻	0.10	licoricesaponine A	G
24	30.66	$C_{44}H_{64}O_{18}$	879.3980 [M–H]⁻	3.87	22-acetoxyl-glycyrrhizin or isomer	G
25	31.46	$C_{42}H_{62}O_{18}$	853.3868 [M–H]⁻	−1.17	22-hydroxyl-licoricesaponin G_2	G
26	33.93	$C_{42}H_{60}O_{16}$	819.3778 [M–H]⁻	3.05	licoricesaponine E_2	G
27	34.84	$C_{44}H_{64}O_{18}$	879.3980 [M–H]⁻	3.87	22-acetoxyl-glycyrrhizin or isomer	G
28	35.53	$C_{48}H_{76}O_{19}$	955.4874 [M–H]⁻	3.04	ginsenoside Ro	AB、G
29	38.44	$C_{42}H_{62}O_{17}$	837.3882 [M–H]⁻	3.22	licoricesaponine G_2	G
30	38.56	$C_{48}H_{72}O_{21}$	837.3882 [M–H]⁻	3.22	22-hydroxyl-glycyrrhizin	G
31	38.75	$C_{42}H_{62}O_{16}$	821.3976 [M–H]⁻	−1.95	glycyrrhizic acid	G
32	39.03	$C_{42}H_{64}O_{15}$	807.4150 [M–H]⁻	2.11	licorice saponine B_2	G
33	39.20	$C_{42}H_{64}O_{15}$	807.4150 [M–H]⁻	2.11	22-dehydroxyl-uralsaponin C	G
34	39.29	$C_{42}H_{62}O_{16}$	821.3976 [M–H]⁻	−1.95	licoricesaponin H_2	G
35	39.46	$C_{16}H_{14}O_4$	269.0791 [M–H]⁻	8.55	isoimperatorin	N、AP
36	39.53	$C_{42}H_{64}O_{16}$	823.4133 [M–H]⁻	−2.06	uralsaponin C	G
37	39.62	$C_{21}H_{22}O_5$	353.1373 [M–H]⁻	4.53	notopterol	N
38	39.75	$C_{42}H_{62}O_{16}$	821.3976 [M–H]⁻	1.9	uralsaponin B	G
39	39.98	$C_{47}H_{70}O_{20}$	953.4354 [M–H]⁻	2.94	achyranthoside I	AB
40	40.03	$C_{19}H_{22}O_3$	297.1522 [M–H]⁻	−10.43	7-geranyloxycoumarin	N
41	40.74	$C_{19}H_{20}O_5$	327.1238 [M–H]⁻	−1.83	columbianadin	AP

Note: t_R, retention time; G: *Glycyrrhizae Radix*; N: *Notopterygh Rhizoma*; AP: *Angelicae Pubescentis Radix*; AB: *Achyranthis Bidentatae Radix*; S: *Saposhnikoviae Radix*; AS: *Angelicae Sinensis Radix.*

（三）讨论

1. 提取条件的考察 为了更加全面地研究荣筋拈痛颗粒中主要的化学成分，对提取条件进行了优化，对提取溶剂（甲醇、乙醇、水）、溶剂的浓度（25%、50%、75%）、提取方式（超声、回流、浸渍）和提取时间（20min、30min、

40min）进行了考察，结果表明 50% 甲醇超声 30min 为最佳提取条件。

2. 色谱条件的选择　通过色谱条件优化，比较了 4 种流动相系统：乙腈 – 水，乙腈 –0.1% 甲酸水，甲醇 –0.1% 甲酸水，甲醇 – 水。结果表明，使用乙腈 –0.1% 甲酸水最佳，添加 0.1% 甲酸可以得到较好的峰形，也可以增加响应值。

（四）小结

采用 UPLC-Q-TOF-MS 在负离子模式下对荣筋拈痛颗粒的主要化学成分进行快速的鉴定，共鉴定 41 种化学成分，包括主要苷类成分升麻素苷和 5-O- 甲基维斯阿米醇苷、甘草苷、紫花前胡苷和甘草酸，香豆素类成分异欧前胡素、二氢欧山芹醇当归酸酯和蛇床子素，还包括蜕皮甾酮和有机酸类等成分。通过对荣筋拈痛颗粒的主要化学成分进行鉴别，为其质量控制和药效物质基础研究提供了参考。

二、UPLC-QqQ-MS 同时测定荣筋拈痛颗粒 10 种化学成分的含量

UPLC-QqQ-MS 是超高效液相色谱串联三重四级杆质谱的简称，是一种液质联用分析技术，它的分离系统是液相色谱，检测系统为质谱，三重四级杆为分析器。超高效液相色谱串联质谱的灵敏度、选择性和分析速度比常用的液相色谱高，还节省溶剂的用量。中药复方制剂的组成成分复杂，质量控制难度大，往往是多个成分发挥疗效，有多个指标，UPLC-QqQ-MS 具有分析速度快和灵敏度高的特点，可用于中药复方制剂中多种成分的含量测定，是中药制剂质量控制的有效方法。

目前还没有荣筋拈痛颗粒含量测定的方法，因此基于本节第一部分荣筋拈痛颗粒化学成分定性结果，采用 UPLC-QqQ-MS 法同时测定荣筋拈痛颗粒化学成分的含量，对其质量控制具有重要的意义。

（一）仪器与试药

1. 仪器　Xevo TQS 三重四极杆质谱仪（Waters 公司）。

2. 试剂　甲醇、乙腈（质谱纯，德国 CNW techologies GmbH 公司），甲酸（色谱纯，阿拉丁试剂上海有限公司），超纯水（由 Milli-Q 纯水系统制备，美国 Millipore 公司）。

3.试药 对照品信息（表4-11），10批荣筋拈痛颗粒由江阴天江药业有限公司提供，批号分别为2006001、2006005、2006008、2006011、2006013、2006017、2006020、2006024、2006028、2006030。

表4-11 对照品信息

对照品	批号	厂家
β-蜕皮甾酮	111638-201708	
阿魏酸	110773-201614	
蛇床子素	110822-201710	
二氢欧山芹醇当归酸酯	111583-201605	
紫花前胡苷	111821-201604	
升麻素苷	111522-201712	中国食品药品检定研究院
5-O-甲基维斯阿米醇苷	111523-201610	
异欧前胡素	110827-200407	
甘草苷	111610-201908	
甘草酸	110731-201619	

（二）方法与结果

1.色谱条件 采用 Waters CORTECS C_{18} 色谱柱（4.6mm×100mm，1.7μm），流动相乙腈（A）-0.1%甲酸水溶液（B），梯度洗脱（0～2min，20%A→40%A；2～4min，40%A→98%A；4～5.5min，98%A；5.5～5.6min，98%A→20%A；5.6～7.5min，20%A）；流速为0.25mL/min；柱温45℃；进样量2μL。

2.质谱条件 正、负离子多反应监测（MRM）模式；毛细管电压3.50kV；脱溶剂气流：氮气，体积流量800L/h，温度500℃；锥孔气流：氮气，体积流量150L/h，离子源温度150℃，二级锥孔萃取电压3.00V；碰撞气体为氩气。其他参数见表4-12，MRM色谱图见图4-5。

表4-12 10种化学成分的质谱测定条件

化合物	分子式	t_R（min）	MRM离子对（m/z）	锥孔电压（V）	碰撞能量（eV）	离子模式
紫花前胡苷	$C_{20}H_{24}O_9$	1.73	409.20→247.12*	55	10	ES$^+$
			409.20→229.11	55	20	
			409.20→187.12	55	25	
蛇床子素	$C_{15}H_{16}O_3$	4.46	245.00→189.00*	30	15	ES$^+$
			245.00→131.00	30	25	
			245.00→103.00	30	30	

化合物	分子式	t_R（min）	MRM 离子对（m/z）	锥孔电压（V）	碰撞能量（eV）	离子模式
异欧前胡素	$C_{16}H_{14}O_4$	4.49	271.00 → 202.91*	30	10	ES+
			271.00 → 159.00	30	25	
			271.00 → 147.13	30	30	
阿魏酸	$C_{10}H_{10}O_4$	1.87	195.07 → 176.90*	30	10	ES+
			195.00 → 144.90	30	15	
二氢欧山芹醇当归酸酯	$C_{19}H_{20}O_5$	4.56	351.05 → 251.00*	30	13	ES+
			351.05 → 123.00	30	15	
5-O-甲基维斯阿米醇苷	$C_{22}H_{28}O_{10}$	1.78	453.00 → 291.30*	30	20	ES+
			453.00 → 273.00	30	25	
			453.00 → 231.00	30	30	
升麻素苷	$C_{22}H_{28}O_{11}$	1.34	469.10 → 307.01*	35	30	ES+
			469.10 → 260.95	35	30	
			469.10 → 234.90	35	40	
甘草苷	$C_{21}H_{22}O_9$	1.63	417.00 → 255.00*	30	20	ES-
			417.00 → 134.95	30	30	
			417.00 → 119.20	30	40	
β-蜕皮甾酮	$C_{27}H_{44}O_7$	1.59	525.20 → 479.25*	60	18	ES-
			479.25 → 319.20	60	25	
			479.25 → 159.05	60	25	
甘草酸	$C_{42}H_{62}O_{16}$	3.38	845.00 → 669.30*	30	25	ES+
			845.00 → 493.00	30	40	
			845.00 → 375.00	30	30	

*：用于定量离子对。

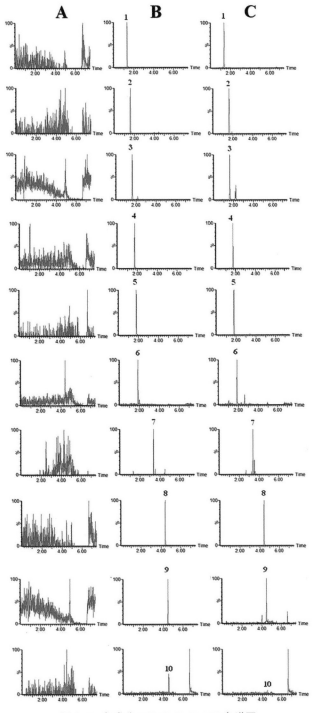

图 4-5　各成分 UPLC-QqQ-MS 色谱图

A 为空白；B 为对照品；C 为供试品；1 为升麻素苷；2 为 β- 蜕皮甾酮；3 为甘草苷；4 为紫花前胡苷；
5 为 5-O- 甲基维斯阿米醇苷；6 为阿魏酸；7 为甘草酸；8 为蛇床子素；9 为异欧前胡素；10 为二
氢欧山芹醇当归酸酯

3. 供试品溶液的制备　取荣筋拈痛颗粒 0.5g，精密称定，置于具塞锥形瓶中，精密加 50% 甲醇 25mL，密塞，称定重量，超声处理（功率 250W，频率 50kHz）30min，放冷，再称定重量，50% 甲醇补足减失的重量，摇匀，14000r/min 离心机离心，0.22μm 滤膜滤过，取续滤液，即得。

4. 对照品溶液的制备　取 β– 蜕皮甾酮、阿魏酸、二氢欧山芹醇当归酸酯、紫花前胡苷、异欧前胡素、5-O– 甲基维斯阿米醇苷、甘草苷、甘草酸、蛇床子素、升麻素苷对照品适量，精密称定，分别置于 5mL 容量瓶中，用甲醇溶解稀释到刻度，摇匀，分别得到质量浓度为 1.03mg/mL β– 蜕皮甾酮、0.916mg/mL 阿魏酸、1.16mg/mL 二氢欧山芹醇当归酸酯、0.958mg/mL 紫花前胡苷、1.096mg/mL 异欧前胡素、1.14mg/mL 5-O– 甲基维斯阿米醇苷、1.58mg/mL 甘草苷、1.00mg/mL 的甘草酸、1.000mg/mL 蛇床子素和 0.604mg/mL 升麻素苷的单一对照品储备溶液，其他质量浓度的对照品溶液由 50% 甲醇稀释储备液得到。

5. 方法学考察

（1）线性和范围　取上述"4"下方法制备的各对照品储备液，用 50% 甲醇稀释配制系列梯度浓度的对照品混合溶液，根据"色谱、质谱条件"测定峰面积，以峰面积（Y）对各成分的浓度（X）作线性回归，绘制标准曲线，得到回归方程和相关系数，结果见表 4–13。

表 4–13　荣筋拈痛颗粒中 10 个成分的线性关系

成分	回归方程	线性范围（ng）	r
阿魏酸	$Y=200.28X-676.66$	34.40~1720	0.9989
蛇床子素	$Y=28.532X+9703.6$	31.20~1560	0.9966
异欧前胡素	$Y=74.875X+2375.6$	13.70~685	0.9982
二氢欧山芹醇当归酸酯	$Y=27.441X+304.9$	14.50~725	0.9978
紫花前胡苷	$Y=75.705X-661.13$	35.80~1790	0.9991
5-O– 甲基维斯阿米醇苷	$Y=90.554X+2144.3$	27.00~1350	0.9996
甘草苷	$Y=56.249X+1684.8$	29.00~1450	0.9989
β– 蜕皮甾酮	$Y=74.758X-23.539$	25.60~1280	0.9995
甘草酸	$Y=87.581X-624.96$	125.00~6250	0.9986
升麻素苷	$Y=222.39X+11097$	15.20~760	0.9984

（2）精密度试验　精密吸取同一份对照品混合溶液 2μL，1 日内连续进样 6 次，连续进样 3d，记录 10 种分析物的峰面积，其峰面积日内精密度和日间精密度的 RSD 范围均在 3.2% ～ 4.4%，表明精密度良好。

（3）稳定性试验　取本品按"3"制备供试品溶液，分别于0h、2h、6h、10h、12h、24h根据"色谱、质谱条件"分析测定，记录10种分析物的峰面积，其峰面积的RSD范围均在3.2%～4.5%，结果见表4-14，表明供试品溶液在24h内稳定。

（4）重复性试验　精密称取同一批荣筋拈痛颗粒样品6份，按"3"制备供试品溶液，根据"色谱、质谱条件"测定峰面积，计算10种分析物的含量，其含量RSD均在3.5%～4.7%，结果见表4-14，表明方法重复性良好。

（5）回收率试验　精密称取"（4）"项下的重复性试验中已知含量的荣筋拈痛颗粒粉末6份，约0.5g，分别精密加入近似等量各个对照品溶液，按"3"方法制备供试品溶液，根据"色谱、质谱条件"分析测定含量，回收率在96.45%～102.36%之间，结果见表4-14。

表4-14　荣筋拈痛颗粒中10种分析物的精密度、稳定性、重复性、回收率（ *n*=6 ）

化合物	精密度（RSD%）	稳定性（RSD%）	重复性（RSD%）	回收率（%）
β-蜕皮甾酮	3.8	4.1	4.4	100.20
阿魏酸	3.5	3.7	3.8	96.45
蛇床子素	4.4	4.2	3.9	99.36
二氢欧山芹醇当归酸酯	3.9	3.9	3.5	98.45
异欧前胡素	3.2	4.5	3.5	101.23
紫花前胡苷	3.5	3.5	4.7	99.45
升麻素苷	4.0	4.2	3.9	102.36
5-*O*-甲基维斯阿米醇苷	3.2	4.1	4.2	99.85
甘草苷	3.5	3.9	4.1	96.65
甘草酸	3.9	3.5	3.9	98.78

（6）样品含量测定　分别精密称取不同批次的荣筋拈痛颗粒样品粉末0.5g，按"3"制备供试品溶液，根据"色谱、质谱条件"测定峰面积，根据标准曲线计算其含量，结果见表4-15。

表4-15　荣筋拈痛颗粒中10种分析物的含量（mg/g）

成分	2006001	2006005	2006008	2006011	2006013	2006017	2006020	2006024	2006028	2006030
β-蜕皮甾酮	0.40	0.38	0.42	0.38	0.41	0.39	0.39	0.42	0.41	0.41
阿魏酸	0.45	0.44	0.47	0.43	0.47	0.46	0.44	0.47	0.46	0.47
蛇床子素	0.13	0.15	0.14	0.12	0.14	0.15	0.14	0.14	0.14	0.16
二氢欧山芹醇当归酸酯	0.13	0.11	0.12	0.14	0.14	0.12	0.15	0.12	0.11	0.12
异欧前胡素	0.01	0.01	0.01	0.01	0.01	0.01	0.01	0.01	0.01	0.01

成分	2006001	2006005	2006008	2006011	2006013	2006017	2006020	2006024	2006028	2006030
紫花前胡苷	2.15	2.43	2.01	2.26	2.11	2.21	2.23	2.29	2.27	2.41
升麻素苷	0.08	0.10	0.08	0.09	0.08	0.08	0.08	0.09	0.09	0.09
5-O-甲基维斯阿米醇苷	0.40	0.45	0.44	0.41	0.43	0.40	0.40	0.42	0.42	0.42
甘草苷	3.08	3.23	3.04	3.12	3.27	3.31	3.27	3.22	3.19	3.19
甘草酸	51.50	54.20	51.69	52.27	54.77	51.09	53.66	53.90	53.30	52.09

（三）讨论

1. 指标成分的选择 以中药质量控制理论和《中国药典》2020 年版一部为参考，对荣筋拈痛颗粒含量测定的指标性成分进行筛选。方中君药牛膝的指标性成分是 β- 蜕皮甾酮，经测定其含量相对较高（0.38～0.42mg/g），且其可用于防治骨关节炎；臣药当归的主要成分是阿魏酸，其含量在测定结果中排第四（0.44～0.47mg/g），且药理研究显示其可通过调节细胞因子，如 TNF-α 和 TGF-β，从而抑制细胞内 JAK 2 水平，显示出抗关节炎活性；佐药独活的活性成分二氢欧山芹醇当归酸酯具有抗炎作用，是治疗类风湿关节炎的有效成分[1]，可指示处方的物质基础，据药理作用显示，独活的另一指标成分蛇床子素是一种很有前景的 RA 治疗药物；佐药羌活的主要成分异欧前胡素可以减缓关节软骨的退化从而治疗骨关节炎，还有紫花前胡苷也具有抗炎镇痛的功效，是治疗膝骨关节炎的主要成分，紫花前胡苷虽不是药典规定的指标成分，但其含量排第三（2.01～2.43mg/g），相对较高，也可能是起药效的物质基础；佐药防风的活性成分升麻素苷具有抗炎作用，也可用于治疗 RA，缓解关节炎疼痛，5-O- 甲基维斯阿米醇苷为药典规定的指标性成分，有治疗风湿和止痹痛的功效，有抗炎症解热和镇痛的药理作用；甘草中的甘草苷测定出的含量很高（3.04～3.31mg/g），又具有明显的改善 RA 的作用，甘草酸为测定结果中含量最高（51.09～54.77mg/g）的成分。综合分析，以上成分是评价该制剂质量的活性中药成分，故选择以上 10 个成分作为指标成分。

2. 流动相的选择 本研究考察了乙腈 – 水、乙腈 –0.1% 甲酸水、甲醇 –0.1% 甲酸水、甲醇 – 水。结果表明，使用乙腈 –0.1% 甲酸水最佳，洗脱时 10 种指标成

---

[1] Ge Y, Chen S, Luo Q, et al. The Tissue Distribution of Four Major Coumarins after Oral Administration of Angelicae Pubescentis Radix Extract to Rats Using Ultra-High-Performance Liquid Chromatography[J]. Evid Based Complement Alternat Med, 2019, 26(5): 455-464.

分分离的效果更优，出峰时间合适，峰形也较好，符合系统适用性的规定，故选择其作为流动相。

3. 质谱条件的选择　君药牛膝具有甾体类化合物 β-ecdysone，其中 β-ecdysone 通过正、负两种离子模式对比，经比较分析负离子模式优于正离子模式，在负离子模式下得到最佳分子离子峰 $[M+HCOOH-H]^-$，接着通过二级质谱扫描，得到 $[M-H]^-$ 的碎片离子峰，其响应值最强，因此得到了最佳的定量离子对 m/z 525.20 → 479.25。臣药当归的活性成分阿魏酸为苯丙素类化合物，阿魏酸通过正离子和负离子两种离子模式对比，发现用正离子模式的响应值更高，在正离子模式下得到最佳分子离子峰 $[M+H]^+$，接着通过 MS2 扫描，得到 $[M+H-H_2O]^+$ 的碎片离子峰，其响应值最强，因此得到了最佳的定量离子对 m/z 195.07 → 176.90。佐药独活的成分有 columbianadin、osthole，都为香豆素类化合物。columbianadin 通过正、负两种离子模式对比，经分析正离子模式的响应值高于负离子模式，在正离子模式下得到最优分子离子峰 $[M+Na]^+$，接着通过 MS2 谱扫描，得到 $[M+Na-C_5H_8O_2]^+$ 的碎片离子峰，其响应值最强，因此得到最佳的定量离子对 m/z 351.05 → 251.00；osthole 经比较分析，发现正离子模式优于负离子模式，在正离子模式下得到最佳分子离子峰 $[M+H]^+$，接着通过 MS2 扫描，得到 $[M+H-C_4H_8]^+$ 的碎片离子峰，其响应值最强，因此得到了最佳的定量离子对 m/z 245.00 → 189.00。佐药之二羌活成分 isoimperatorin、nodakenin 也是香豆素类化合物。isoimperatorin 通过正离子、负离子两种离子模式对比，发现正离子模式响应值明显高于负离子模式，正离子模式下得到最佳分子离子峰 $[M+H]^+$，接着通过 MS2 谱扫描，得到 $[M+H-C_5H_8]^+$ 碎片离子峰，其响应值最强，因此得到最佳的定量离子对 m/z 271.00 → 202.91；nodakenin 通过正、负两种离子模式对比，经分析在正离子模式下得到最佳分子离子峰 $[M+H-Glc]^+$，接着通过 MS2 扫描，得到 $[M+H-C_5H_8]^+$ 的碎片离子峰，其响应值最强，因此得到了最佳的定量离子对 m/z 409.20 → 247.12；佐药之三防风活性成分 prim-O-glucosylcimifugin、5-O-methylvisammioside 为黄酮类化合物。prim-O-glucosylcimifugin 通过正、负两种离子模式对比，发现正离子模式的响应值更高，在正离子模式下得到最佳分子离子峰 $[M+H-Glc]^+$，接着通过 MS2 扫描，得到 $[M+H-Glc]^+$ 的碎片离子峰，其响应值最强，因此得到了最佳的定量离子对 m/z 469.1 → 307.01；5-O-methylvisammioside 通过正、负两种离子模式对比，发现正离子模式响应值高于负离子，在正离子模式下得到最佳分子离子峰 $[M+H-Glc]^+$，接着通过 MS2 扫描，得到 $[M+H-Glc]^+$ 的碎片离子峰，其响应值最强，因此得到了最佳的定量离子对 m/z 453.00 → 291.3。使药甘草的成分为 liquiritin 和 glycyrrhizinic acid，liquiritin 为黄酮类成分，glycyrrhizinic acid 为三萜类成分。liquiritin 通过正、负两种离子模式对比，负离子模式响应值相对高于正离子模式，在负离子模式下得到最佳分子离子峰 $[M-H]^-$，接着通过 MS2 扫描，得到 $[M-H-Glc]^-$ 的碎片离子峰，其响应值最强，因此得到了最佳的定量离子对 m/z 417.00 → 4255.00；glycyrrhizinic acid 通过正、负两种离子模式对比，发现正离子模式响应值比负离子模式高，在正离子模式下得到最佳分子离子峰 $[M+Na]^+$，接着通过 MS2 扫描，得到 $[M+Na-C_6H_8O_6]^+$ 的碎片离子峰，其响应值最强，因此得到了最佳的定量离子对 m/z 845.00 → 669.30。

（四）小结

本研究通过 UPLC-QqQ-MS 法同时测定荣筋拈痛颗粒中 $\beta-$ 蜕皮甾酮、阿魏酸、蛇床子素、二氢欧山芹醇当归酸酯、异欧前胡素、升麻素苷、紫花前胡苷、5-$O-$ 甲基维斯阿米醇苷、甘草苷和甘草酸的含量，该方法既简便、快捷又准确，可为综合评价荣筋拈痛颗粒的质量提供参考，为其进一步开发奠定了物质基础。

建立 UPLC-Q-TOF-MS 法在 7.5min 内完成对荣筋拈痛颗粒中 $\beta-$ 蜕皮甾酮、阿魏酸、蛇床子素、二氢欧山芹醇当归酸酯、异欧前胡素、升麻素苷、5-$O-$ 甲基维斯阿米醇苷、甘草苷和甘草酸 10 种化学成分的定性分析，该方法快速高效；并建立 UPLC-QqQ-MS 法同时测定 10 种主要成分的含量。实验结果表明，该方法既简便、快捷又准确，可为荣筋拈痛颗粒的质量评价提供参考。

第五节　荣筋拈痛方治疗骨关节炎的计算机模拟研究

本研究通过检索北京大学中草药有效成分三维结构数据库、中药原植物化学成分手册和相关文献，在 Discovery Studio 模拟平台上建立荣筋拈痛方化合物分子数据集；通过检索 TTD 数据库和相关文献，确定荣筋拈痛方治疗骨关节炎的靶点，从 RCSB 蛋白数据库下载其蛋白质晶体结构，在 Discovery Studio 模拟平台上建立其蛋白分子数据集；通过分子对接和生物网络技术，构建荣筋拈痛方化合物 – 骨关节炎靶点作用网络，研究荣筋拈痛方治疗骨关节炎的药效物质基础、作用靶点及作用特点。

一、计算机模拟研究荣筋拈痛方治疗骨关节炎的药效物质基础、作用靶点及作用特点

（一）材料与方法

1.实验材料　荣筋拈痛方所含化合物数据来源于北京大学中草药有效成分三维结构数据库、中药原植物化学成分手册和文献；靶点信息来源于 TTD 数据库和文献，荣筋拈痛方治疗骨关节炎的靶点蛋白质结构来源于 RCSB 蛋白数据库。

2.实验设备　Discovery Studio 分子模拟软件；Cytoscape 生物信息网络关系软件。本实验所有计算工作皆在北京大学化学与分子工程学院计算机模拟实验室完成，计算过程中除非特别指明，所选用的参数均为缺省值。

3.荣筋拈痛方化合物分子数据集和主要靶点蛋白分子数据集的建立　通过检索北京大学中草药有效成分三维结构数据库、中药原植物化学成分手册和相关文献，共检索出荣筋拈痛方中有效化合物 411 个，在 Discovery Studio 模拟平台上建立荣筋拈痛方化合物分子数据集。通过检索 TTD 数据库和相关文献，确定 MMP-1、MMP-3、诱导型一氧化氮合酶（inducible nitric oxide synthase，iNOS）、5 脂加氧酶（5-lipoxygenase，5-LOX）、TGF-β1、IL-1β 和 TNF-α 为荣筋拈痛方治疗骨关节炎的靶点，从 RCSB 蛋白数据库下载其蛋白质 – 配体复合物晶体结构（表 4-16），在 Discovery Studio 模拟平台上建立其蛋白分子数据集。

表 4-16　荣筋拈痛方治疗骨关节炎的主要作用靶点信息

中文名称	英文简称	PDB 代码
基质金属蛋白酶 -1	MMP-1	3AYK
基质金属蛋白酶 -3	MMP-3	4G9L
转化生长因子 -β1	TGF-β1	1RW8
诱导型一氧化氮合酶	iNOS	2Y37
5- 脂加氧酶	5-LOX	3V99
白细胞介素 -1β	IL-1β	3O4O
肿瘤坏死因子 -α	TNF-α	2AZ5

4. 荣筋拈痛方化合物 - 骨关节炎靶点作用网络的构建　在 Discovery Studio 模拟平台上，将荣筋拈痛方化合物分子数据集配体与荣筋拈痛方治疗骨关节炎的重要靶点在 LigandFit 模块中进行分子对接。具体操作如下：蛋白结构去溶剂、去配体、加氢处理后，以其所含的活性原配体来确定活性位点；在 Input Ligands 模块中输入荣筋拈痛方分子数据集的 sd 文件，使用蒙特卡罗方法对配体进行构象采样、Dreiding 力场下进行打分，保留得分最高的构象，对对接成功的配体 DOCK-SCORE 进行排序，大于原配体 DOCK-SCORE 的配体，视为荣筋拈痛方治疗骨关节炎的活性成分。将上述化合物与靶点当做节点，两者相互作用用边表示，采用 Cytoscape 软件构建荣筋拈痛方化合物 - 骨关节炎靶点作用网络，并通过该软件 Plugins 面板下 Network Analysis 模块分析荣筋拈痛方化合物与骨关节炎靶点的作用情况。同时定义度分布 p(k) 为网络中节点度值为 k 的概率，由此得到网络度的分布情况，以揭示荣筋拈痛方治疗骨关节炎的作用特点。

（二）结果

建立的荣筋拈痛方化合物 - 骨关节炎靶点作用网络（图 4-6）中共有 159 个节点，包括 7 个骨关节炎靶蛋白节点和 152 个荣筋拈痛方化合物节点。7 个骨关节炎靶蛋白节点中，MMP-1 节点可以与 90 个化合物节点连接，MMP-3 节点可以与 18 个化合物节点连接，iNOS 节点可以与 43 个化合物节点连接，5-LOX 节点可以与 16 个化合物节点连接，TGF-β1 节点可以与 40 个化合物节点连接，IL-1β 节点可以与 109 个化合物节点连接，TNF-α 节点可以与 53 个化合物节点连接。152 个荣筋拈痛方化合物节点中，约 76.16% 的化合物的作用靶点数量 ≤ 3 个，11.26% 的化合物的作用靶点数量 ≥ 5 个。

以 Network Analysis 模块分析荣筋拈痛方化合物 - 骨关节炎靶点作用网络中

重要节点的网络特征，结果显示荣筋拈痛方的活性成分主要为苷类和黄酮类（表4-17）。荣筋拈痛方化合物－骨关节炎靶点的作用关系曲线遵循幂函数 p(k) ＝ $k^{-1.79411}$ 规律（图4-7）。

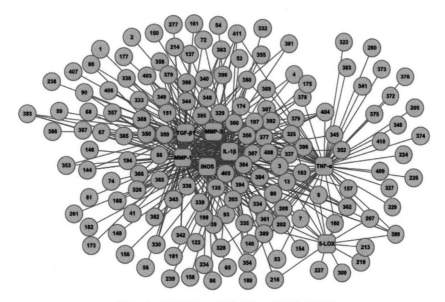

图4-6　荣筋拈痛方的化合物－靶点作用网络

表4-17　荣筋拈痛方化合物－骨关节炎靶点作用网络的重要化合物节点信息

节点	化合物名称	度	介数
362	isoquercitrin	6	0.0142
174	bergaptol–O–beta–D–glucopyranoside	6	0.0120
399	rutin	5	0.0130
408	uralenol–3–methylether	5	0.0109
395	neoliquiritin	5	0.0109
335	gancaonin C	5	0.0106
325	acteoside	5	0.0075
411	vicenin–2	5	0.0067
337	gancaonin E	5	0.0067
404	uralene	5	0.0067
396	neouralenol	5	0.0067
394	neoisoliquiritin	5	0.0067
356	3–hydroxyglabrol I	5	0.0067
349	glycyrrhisoflavone	5	0.0033
367	licoisoflavone	5	0.0033
405	uralenin	5	0.0033

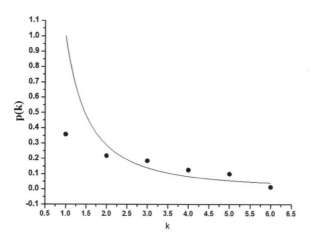

图 4-7　荣筋拈痛方化合物 – 靶点作用网络中化合物节点度的分布

（三）讨论

骨关节炎属于中医学"痹证""痿证"范畴，中医学理论中有关骨痹的论述始见于《内经》。《素问·六节脏象论》曰："肝者，其充在筋。"《素问·脉要精微论》曰："膝者，筋之府，屈伸不能，行则偻俯，筋将惫矣。"《素问·长刺节论》曰："病在骨，骨重不可举，骨髓酸痛，寒气至，名曰骨痹。"《素问·痹论》曰："风寒湿三气杂至，合而为痹也。其风气胜者为行痹，寒气胜者为痛痹，湿气胜者为著痹也。"《诸病源候论·风病诸候下》曰："亦有血气虚，受风邪而得之者。"从这些论述可以看出，骨关节炎多为"本虚标实""本痿标痹"之证，其形成的内因是正气不足，外因是风寒湿邪侵入，内虚外感而成痹。补肝肾、祛风湿为中医治疗骨关节炎的重要治法。荣筋拈痛方中牛膝补益肝肾而强壮筋骨，兼能活血以通利肢节筋脉，为君药；当归养血和血，以荣筋骨血脉，为臣药；独活善治伏风、除久痹、性善下行，羌活祛风湿、利关节、止痛，防风祛风胜湿止痛，三药相配，除一身之痹痛，以达祛风湿止痹痛之效，为佐药；甘草缓急止痛，擅治四肢拘挛，还能调和药性，为使药。诸药合用，共奏补肝肾、壮筋骨、祛风湿、止痹痛之功。从中医学理论对骨关节炎的认知和荣筋拈痛方的组方特点看，荣筋拈痛方可用于治疗骨关节炎。

西医学理论认为，骨关节炎是以关节软骨退变及破坏为主要病变特征的慢性关节疾病。骨关节炎病变过程中，关节软骨破坏的主要病理表现为软骨细胞外基质的降解超过其合成，导致软骨基质净含量降低，进而造成关节软骨部分甚至完全损耗。MMP 是与软骨聚蛋白多糖和胶原的降解密切相关的关键酶之一。应用 RT-PCR 技术证实骨关节炎患者关节软骨中 MMP-1 和 MMP-3 均显著高于正常对照组。研究发现，骨关节炎患者关节软骨及滑膜中 TGF-β1 的高表达能下调 MMP-9 的表达，对骨关节炎关节软骨起保护作用，从而延缓骨关节炎进展。骨关节炎疼痛的程度和炎症介质 IL-1β、TNF-α 等的参与有密切关系，在存在炎症介质的前提下，关节腔内痛觉感受器的敏感性更高，更容易引起关节疼痛。5-LOX 和白三烯类产物是各种慢性疼痛的重要介质因子，5-LOX 抑制剂对慢性炎症引起的疼痛的镇痛效果明显优于 COX-2 抑制剂。iNOS 参与了对炎性疼痛维持阶段的调制作用。目前骨关节炎的治疗目的主要是缓解关节疼痛，改善关节功能并重建受损的软骨和骨的结构。因此，本研究选择与疼痛有关的靶点（IL-1β、TNF-α、iNOS 和 5-LOX）及与软骨退变及破坏有关的靶点（MMP-1、MMP-3、TGF-β1）作为荣筋拈痛方治疗骨关节炎的靶点。

本研究建立了荣筋拈痛方化合物 - 骨关节炎靶点的作用网络，节点度和介数可评价该网络中荣筋拈痛方化合物和骨关节炎靶点的重要性。从作用网络上各靶点节点的介数值来看，IL-1β、TNF-α 和 MMP-1 节点在荣筋拈痛方化合物 - 骨关节炎靶点的作用网络中具有重要作用，提示荣筋拈痛方可能主要通过作用于 IL-1β、TNF-α 缓解疼痛，通过作用于 MMP-1 延缓软骨退变。从作用网络上荣筋拈痛方化合物节点来看，大部分化合物只能作用于 1 个靶点，仅有少数可作用于多个靶点，荣筋拈痛方化合物中作用靶点的最大数量为 6 个；荣筋拈痛方潜在的多靶点活性物质主要为苷类和黄酮类，如防风中的苷类成分 isoquercitrin（节点 362）能作用于 MMP-1、MMP-3、iNOS、5-LOX、IL-1β 和 TNF-α，羌活中的苷类成分 bergaptol-O-beta-D-glucopyranoside（节点 174）能作用于 MMP-1、MMP-3、TGF-β1、iNOS、IL-1β 和 TNF-α，防风和甘草中的 rutin（节点 399）能作用于 MMP-1、MMP-3、iNOS、IL-1β 和 TNF-α 等，这类化合物称为多重激酶抑制剂，是未来骨关节炎混杂药物开发研究的重要来源。已有研究表明，isoquercetrin 能降低 MMP 的活性，isoquercetrin 和 rutin 具有抗炎作用[①]。此外，荣筋拈痛方中具有组合药物性质的化合物比例占到 35.76%，这类化合物可以通过组合发挥多靶点的作用，如牛膝中 chrysophanol（节点 1）能作用于 TGF-β1，ecdysterone（节点 3）能作用于 MMP-1，二者结合可能在延缓软骨退变方面起到协同作用。

本研究的结果提示：荣筋拈痛方治疗骨关节炎的药效物质基础为苷类和黄酮

---

① Mascaraque C, Aranda C, Ocón B, et al. Rutin has intestinal antiinflammatory effects in the CD4+ CD62L+ T cell transfer model of colitis[J]. Pharmacol Res, 2014, 90: 48-57.

类，主要作用靶点为 IL-1β、TNF-α 和 MMP-1；荣筋拈痛方治疗骨关节炎具有混杂药物及组合药物的性质，在缓解疼痛及延缓软骨退变方面具有广谱的作用特点。未来我们将提取荣筋拈痛方的苷类和黄酮类部位，以大鼠膝骨关节炎和 IL-1β 诱导的退变关节软骨细胞为模型，开展"中药 - 有效部位 - 有效成分 - 临床表型"的系统层次研究，进一步验证荣筋拈痛方治疗骨关节炎的作用，为其临床应用提供新的依据。

二、从化学空间探讨荣筋拈痛方补肝肾强筋骨和祛风湿止痹痛的作用

将荣筋拈痛方分为补肝肾强筋骨药组和祛风湿止痹痛药组，建立其化合物的分子数据集，搜索 DrugBank 数据库中骨关节炎治疗相关的刺激关节软骨中蛋白多糖合成及抗炎镇痛药物，建立其各自的药物分子集。依托定量构效关系平台，分析补肝肾强筋骨药组和刺激关节软骨中蛋白多糖合成药物分子集、祛风湿止痹痛药组和抗炎镇痛药物分子集的化学空间。从化学空间探讨荣筋拈痛方补肝肾强筋骨和祛风湿止痹痛的作用。

（一）材料与方法

1. 实验材料 荣筋拈痛方分子数据集；骨关节炎的治疗药物。

2. 实验设备 本研究是在北京大学化学与分子工程学院计算机模拟实验室的计算模拟与数据建模平台 Discovery Studio™（简称 DS）完成的。计算过程中除非特别说明，所选用的参数均为缺省值。

3. 荣筋拈痛方和蛋白分子数据集建立 从北京大学中草药有效成分三维结构数据库、中药原植物化学成分手册和文献中[1][2][3]，共检索出荣筋拈痛方化合物 411 个。按不同功效分组，即牛膝、当归为补肝肾强筋骨药组，独活、羌活、防风和甘草为祛风湿止痹痛药组。其成分在 DS 模拟平台上，选用 MMFF 力场优化，建立荣筋拈痛方中 2 组的分子数据集。根据 DrugBank 数据库，搜索到骨关节炎的治疗药物 31 个，其中，刺激关节软骨中蛋白多糖合成的药物 3 个，抗炎镇痛的药物 28 个，建立各自的药物分子集。

① 周家驹，谢桂荣，严新建. 中药原植物化学成分手册 [M]. 北京：化工工业出版社，2004：1165-1211.
② Gu J, Gui Y, Chen L, et al. Use of natural products aschemical library for drug discovery and network pharmacology[J]. PLo S One, 2013, 8 (4)：e62839.
③ Wishart DS, Knox C, Guo AC, et al. Drug Bank: a comprehensive resource for in silico drug discovery and exploration[J]. Nucleic Acids Res, 2006, 34 (Database issue)：D668-672.

4. 描述符的计算 在 DS QSAR 模块下，选择 1D、2D、3D 的描述符 48 个，分别为碳原子数、氧原子数、氮原子数、总重原子数、分子量、环数目、可旋转键数目、氢键受体数目、氢键给体数目、分子接触体积、分子表面面积、总极性表面面积、总疏水表面面积和脂水分配系数等，计算荣筋拈痛方中补肝肾强筋骨药组、祛风湿止痹痛药组的多维描述符值。这些描述符形成的空间定义为化学空间。通过主成分分析，将描述符的多维数据有效映射到三维化学空间上。另外，同样按上述方法，计算刺激关节软骨中蛋白多糖合成和抗炎镇痛的药物分子集的化学空间描述符。

5. 评价方法 相似结构的化合物可能具有相似的属性，这一点是定量构效关系及分子相似性分析的基础。根据这一点可推广出化学空间这一概念。化学空间是通过一系列特定选择的描述符描述化合物的性质形成的多维描述符空间。因此，本研究通过分析补肝肾强筋骨药组和刺激关节软骨中蛋白多糖合成药物分子集的化学空间，揭示荣筋拈痛方补肝肾强筋骨在关节软骨中蛋白多糖合成方面的作用；通过分析祛风湿止痹痛药组和抗炎镇痛药物分子集的化学空间，揭示荣筋拈痛方祛风湿止痹痛在抗炎镇痛方面的作用。

（二）结果

本研究构建了荣筋拈痛方中补肝肾强筋骨药组和药物库中刺激关节软骨中蛋白多糖合成药物分子集、荣筋拈痛方中祛风湿止痹痛药组和药物库中抗炎镇痛药物分子集的化学空间，图 4-8 和图 4-9 显示了补肝肾强筋骨药组中的化合物在化学空间上具有较好的分散性，与刺激关节软骨中蛋白多糖合成药物分子距离很近，而且，与氨基葡萄糖（DB01296）有较好的重叠；祛风湿止痹痛药组的化合物在化学空间上具有较好的分散性，部分与抗炎镇痛药物分子有较好的重叠。即荣筋拈痛方中补肝肾强筋骨药组可能具有刺激关节软骨中蛋白多糖合成的作用，祛风湿止痹痛药组可能具有抗炎镇痛的作用。表 4-18 和表 4-19 显示，相对药物分子，荣筋拈痛方中补肝肾强筋骨药组、祛风湿止痹痛药组在分子量、氢键受体、氢键给体、脂水分配系数、环数目和可旋转键数等方面具有更广的分布，其中，荣筋拈痛方中补肝肾强筋骨药组与药物库刺激关节软骨中蛋白多糖合成药物在 N 原子数上分布区间存在交集，即荣筋拈痛方具有广谱的作用，与药物子集既具有相似的性质，又具有部分不同的性质。

162

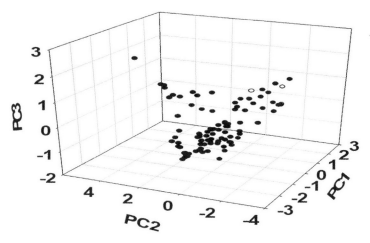

图 4-8 荣筋拈痛方中补肝肾强筋骨药组和药物库中刺激
关节软骨中蛋白多糖合成药物分子集的化学空间

黑色和白色填充分别代表荣筋拈痛方中补肝肾强筋骨药组和药物库中刺激
关节软骨中蛋白多糖合成药物分子集

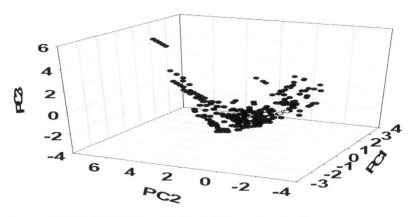

图 4-9 荣筋拈痛方中祛风湿止痹痛药组和药物库中抗炎镇痛药物分子集的化学空间

黑色和白色填充分别代表荣筋拈痛方中祛风湿止痹痛药组和药物库中抗炎镇痛药物分子集

表 4-18 荣筋拈痛方中补肝肾强筋骨药组和药物库中刺激
关节软骨中蛋白多糖合成药物分子集的一些物理化学属性

性质	荣筋拈痛方中补肝肾强筋骨药组				药物库刺激关节软骨中蛋白多糖合成药物			
	平均值	标准差值	最小值	最大值	平均值	标准差值	最小值	最大值
分子量	238.502	102.821	96.0841	574.831	266.289	96.2699	179.171	400.453
氢键受体	3.40404	2.90913	0	12	7	2.16025	5	10
氢键给体	1.57576	2.01555	0	8	5	0.816497	4	6
脂水分配系数	2.51722	2.28505	−4.311	10.042	−3.05833	0.954043	−4.333	−2.038
C 原子数	13.6061	5.67436	4	35	10	3.74166	6	15

性质	荣筋拈痛方中补肝肾强筋骨药组				药物库刺激关节软骨中蛋白多糖合成药物			
	平均值	标准差值	最小值	最大值	平均值	标准差值	最小值	最大值
O 原子数	3.39394	2.88436	0	12	5	0	5	5
N 原子数	0.171717	0.682248	0	4	2.66667	2.35702	1	6
环数目	1.79798	1.25513	0	5	1.33333	1.24722	0	3
可旋转键数	3.90909	3.99265	0	22	4.66667	2.62467	1	7

表 4-19 荣筋拈痛汤中祛风湿止痹痛药组和药物库中抗炎镇痛药物分子集的一些物理化学属性

性质	荣筋拈痛汤中祛风湿止痹痛药组				药物库中抗炎镇痛药物			
	平均值	标准差值	最小值	最大值	平均值	标准差值	最小值	最大值
分子量	322.277	175.814	60.0519	1013.13	292.726	69.3788	180.157	523.538
氢键受体	4.69795	4.24329	0	21	3.46429	1.2951	2	8
氢键给体	2.16422	2.54968	0	11	1.32143	0.600807	0	2
脂水分配系数	3.4333	2.91041	−4.311	14.178	3.10525	1.33525	0.132	5.78
C 原子数	18.2786	9.16492	2	50	15.8214	3.21885	9	26
O 原子数	4.75953	4.24619	0	21	3	1.13389	2	7
N 原子数	0.102639	0.534465	0	5	1.07143	1.25153	0	5
环数目	2.39883	1.86632	0	9	2.46429	0.82898	1	5
可旋转键数	5.60117	6.39963	0	41	3.60714	0.938817	2	6

（三）讨论

RIGBY 等[1]学者构建了生物活性化合物的化学空间，为化合物结构多样性、化学多功能性及生物学特性提供了一个很好的研究平台；同时，通过比较未知活性化合物和已知活性化合物化学空间的相似性，来推测未知化合物的活性性质，也为药物的发现提供了线索。鉴于中药具有多成分、多靶点的作用特点，利用"中药到活性成分"传统途径来研究中药药效物质基础，很难将其多成分和多靶点从整体上联系在一起。徐筱杰[2]提出了中药复方的计算机模拟研究方法，其中，化学空间成为中药中活性化合物虚拟筛选前的重要计算机模拟技术之一，通过化学空间了解更多关于中药成分活性的信息，然后再进行实验工作，可能会减少人力、物力的投入。在此基础上，本课题组开展了独活寄生汤和桃红四物汤治疗骨关节炎的化学空间研究，通过与已知的骨关节炎药物/类药分子比对，揭示了其治疗

① Rigby AC. Exploring novel chemical space through the use of computational and structural biology[J]. Comb Chem High Throughput Screen, 2009, 12(10): 927-928.
② 徐筱杰. 中药复方的计算机模拟研究 [J]. 化学进展，1999，11（2）：201-204.

骨关节炎存在的类药性和多样性，为其治疗骨关节炎多成分－多靶点网络的研究奠定了基础。同时，比较了透骨消痛胶囊中补肾柔肝药与活血祛风药的化学空间，揭示了其补肾柔肝和活血祛风作用的异同。因此，化学空间可用于中药方剂作用方面的研究，为其不同功效的理解提供了新依据。

骨关节炎属中医学"痹证"范畴，其核心病机为"本痿标痹"，即肝肾亏虚、正气不足为"本"，风寒湿邪等为"标"。临床上补肝肾、祛风湿为中医治疗骨关节炎的重要治法。西医学认为，骨关节炎的主要病理特点为关节软骨的退行性病变和继发性的骨质增生。其中，退行性病变与软骨内蛋白多糖聚合体降解有关，临床上常用氨基葡萄糖、N-乙酰-D-氨基葡萄糖、S-腺苷基甲硫氨酸刺激关节软骨中蛋白多糖的合成，修复受损软骨；骨质增生临床主要表现为疼痛，常用抗炎镇痛药治疗，如布洛芬、塞来昔布、萘普生等。由此本课题组结合以上两点，认为关节软骨退变临床表现为"痿"，骨质增生临床表现为"痹"，应从本治痿，从标治痹，即补肝肾强筋骨治痿，祛风湿止痹痛治痹。因此，本研究以荣筋拈痛方为研究对象，将其分为补肝肾强筋骨药组和祛风湿止痹痛药组，研究补肝肾强筋骨药组与刺激关节软骨中蛋白多糖合成的药物、祛风湿止痹痛药组与抗炎镇痛药物的化学空间，揭示补肝肾强筋骨在延缓软骨退变，以及祛风湿止痹痛在缓解骨质增生引起的疼痛方面的作用。

本研究发现，来源于荣筋拈痛方的分子集在分子量、氢键给体数目、氢键受体数目及脂水分配系数分布上涵盖了来源药物库中药物分子的分子集。从图 4-8 和图 4-9 可以看出，荣筋拈痛方所含分子的多样性优于药物分子，后者的分布相对更为集中，而且，前者存在与后者重叠或接近的化学空间。说明荣筋拈痛方涵盖了骨关节炎治疗药物分子的作用，但可能还具有其他的作用。此外，根据"rule of five"规则，口服药物的描述符具有以下特点：分子量＜500，氢键给体数目＜5，氢键受体数目＜10，脂水分配系数＜5。如果违反过多，则药物的溶解性和肠吸收能力会受到限制。根据表 4-18 和表 4-19 在荣筋拈痛方中补肝肾强筋骨药组和祛风湿止痹痛药组含有的化合物中，2 组的分子量平均值分别为 238.502 和 322.277，氢键给体数目平均值分别为 1.57576 和 2.16422，氢键受体数目平均值分别为 3.40404 和 4.69795，脂水分配系数平均值分别为 2.51722 和 3.4333，说明荣筋拈痛方含有的化合物大部分没有违反"rule of five"规则，具有较好的类药性质，适合做成口服制剂。这为临床上荣筋拈痛方口服给药提供了依据。

总之，本研究从化学空间角度阐释了荣筋拈痛方中不同治法在骨关节炎治疗上的微观意义，直观显示了补肝肾强筋骨与刺激关节软骨中蛋白多糖合成作用、祛风湿止痹痛与抗炎镇痛作用的相关性，为构建中西医结合交融的骨关节炎研究平台提供了新思路。

第六节　荣筋拈痛方调节骨关节炎软骨退变网络药理学研究

本研究采用网络药理学方法分析荣筋拈痛方治疗骨关节炎的作用机制。

一、材料与方法

（一）材料

1.动物　2月龄 SPF 级雄性 SD 大鼠 30 只，体质量（220±20）g，购于上海斯莱克实验动物有限责任公司，合格证号：SCXK（沪）2012-0002，在福建中医药大学动物实验中心常规饲养。

2.药物　荣筋拈痛方（牛膝、当归、独活等）购于福建中医药大学附属第二人民医院，称取一定量荣筋拈痛方置于 5L 圆底烧瓶中，按固液比 1 : 10 加入蒸馏水，提取 3 次，每次 1h，过滤并合并滤液后，浓缩药液至浓度为 0.45g/mL，4℃储存。

3.试剂与仪器　苏木素和伊红染液（中国索莱宝公司，批号：20180111），一抗 CXCR4（Abcam 公司，批号 GR3190294-8），一抗内参 β-actin（CST 公司，批号：2），二抗（CST 公司，批号：28），光学显微镜（德国 Leica 公司），ChemiDoc XRS+ 成像系统仪（美国 BIO-RAD 公司）。

4.分析工具　BATMAN-TCM: a Bioinformatics Analysis Tool for Molecular mechANism of Traditional Chinese Medicine[①]（BATMAN-TCM, http://bionet.ncpsb.org/batman-tcm/），Gene Expression Omnibus（GEO, http://www.ncbi.nlm.nih.gov/geo/），R 语言 3.4.0，Draw Venn Diagram（http://bioinformatics.psb.ugent.be/webtools/Venn/）。

（二）方法

1.预测荣筋拈痛方作用及其潜在靶点　通过 BATMANTCM 在线分析工具获得荣筋拈痛方各中药化合物成分，预测化合物作用靶点和分析可能发挥作用的疾病表型（$P < 0.05$），得到荣筋拈痛方的潜在作用靶点和作用疾病。

---

① Liu Z, Guo F, Wang Y, et al. BATMAN-TCM: a Bioinformatics Analysis Tool for Molecular mechANism of Traditional Chinese Medicine[J]. Sci Rep, 2016, 6: 21146.

2.分析正常大鼠与骨关节炎大鼠软骨组织的基因芯片 在 GEO 数据库下载 GSE8077 的数据集，R 语言读入原始实验数据，affy 包和 limma 程序包进行数据处理，$|\log_2 FC| \geqslant 1$ 且调整后 $P \leqslant 0.05$ 的基因被认为具有表达差异，绘制火山图和热图。

3.分组、建模和给药 利用随机数字表法，将大鼠分为空白组、模型组、荣筋拈痛方组，每组 10 只。模型组和荣筋拈痛方组均采用改良 Hulth 法建模，术后连续 3d 注射青霉素预防感染。术后 1 周，对大鼠进行干预，荣筋拈痛方组大鼠给药剂量经公式计算得出予 4.5g/kg 进行灌胃，空白组和模型组予等剂量 0.9% 氯化钠溶液灌胃，每周 6 次，连续 12 周。

4.取材 干预结束后，采用戊巴比妥钠进行腹腔注射麻醉，分别取各组大鼠右侧胫骨平台内侧和其他部位关节软骨。将右侧胫骨平台内侧置于 4% 中性多聚甲醛进行固定 48h，再将其进行 10%EDTA 脱钙、石蜡包埋及切片。将其他关节软骨置于 5mL 离心管中并迅速置入液氮罐中，再转移至 −80℃冰箱储存备用。

5.HE 染色 将大鼠软骨组织切片脱蜡入水，用苏木素染色 3min，自来水洗 5min，1% 盐酸分色 3s 后水洗至清澈，再用伊红染液染色 2s。染色结束后将片晾干，中性树脂封片，置于光学显微镜下观察并记录。

6.Western blot 检测 RIPA 法提取各组总蛋白，采用 BCA 法进行蛋白定量。按每孔 20μg 上样，电泳（20V 10min，80V 30min，110V 60min），转膜，室温摇床封闭 1h，4℃摇床孵育一抗 β-actin（1∶1000）和 CXCR4（1∶250）过夜，TBST 荡洗后室温摇床孵育二抗 1h，TBST 荡洗后滴加 ECL 发光液显影，Image Lab 分析条带。

7.统计学方法 用 SPSS 20.0 软件进行统计分析，数据符合正态分布采用单因素方差分析，不符合正态分布采用秩和检验，检验水平 $\alpha = 0.05$。

二、结果

1.BATMAN-TCM 预测分析结果 荣筋拈痛方化学成分 – 靶点 – 疾病网络见图 4-10。数据库检索出荣筋拈痛方中各单味中药化学成分共 632 个，其中 440 个化学成分可预测得到靶点信息，共预测得到潜在作用靶点 1787 个。对上述潜在作用靶点进行 GO 和 KEGG 分析，结果显示荣筋拈痛方可通过多途径参与分解代谢、离子结合、跨膜运输等多方面生物学进程。疾病表型分析结果显示，荣筋拈痛方能治疗疼痛性疾病、心血管疾病、肾脏疾病、免疫性疾病、关节炎性疾病等多种疾病。

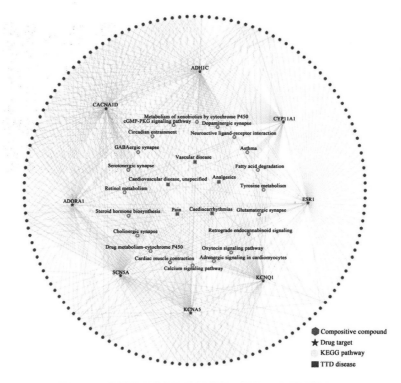

图 4-10　荣筋拈痛方部分化学成分－靶点－疾病网络图

　　2.骨关节炎大鼠与正常大鼠软骨组织的差异基因表达　　基因差异分析显示，共有 226 条基因在骨关节炎大鼠软骨组织中差异表达，其中 167 条基因在骨关节炎大鼠软骨组织中表达上调，59 条基因在骨关节炎大鼠软骨组织中表达下调。见图 4-11。

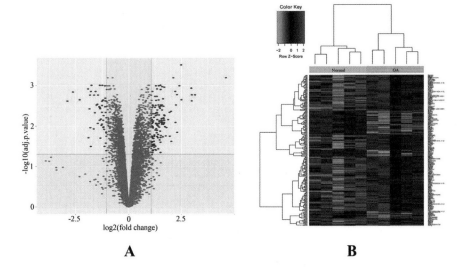

图 4-11　骨关节炎大鼠与正常大鼠软骨组织的差异基因

A 为火山图；B 为热图

3. 药物潜在作用靶点及差异基因的合集　韦恩图分析得出药物潜在作用靶点与软骨组织差异基因共同的基因有 34 个，分别为 CXCR4、CUBN、IGF-1、COL1A1、SLC8A1、C1QTNF3、GSTA4、P4HA3、EDNRA、GSTP1、ESRRG、GUCY1B3、SCN1A、FGFR2、DHTKD1、CRLF1、CCL2、HMOX1、PSAT1、CD74、BCAT2、DGAT2、CYBB、TST、ZEB2、AQP1、ALDH1A3、GPM6B、FCER1G、KITLG、F3、KCNJ15、NR1D1、ENPP3。见图 4-12。

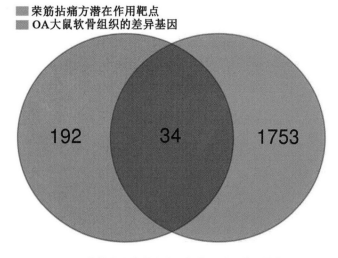

图 4-12　荣筋拈痛方潜在作用靶点及差异基因的韦恩图

4. 关节软骨组织的显微结构　空白组关节软骨组织表面较为平整，软骨细胞分布均匀，浅表层、移行层、辐射层、钙化层结构清晰可辨。模型组关节软骨表面毛糙，软骨细胞呈簇状分布，浅表层和移行层的软骨细胞减少，辐射层软骨细胞出现肥大现象。荣筋拈痛方组关节软骨表层平整度介于空白组和模型组之间，浅表层软骨细胞减少，部分软骨细胞呈簇状分布，部分软骨细胞肥大分化。见图4-13。

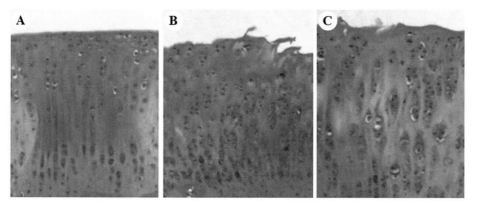

图 4-13 各组大鼠软骨组织 HE 染色形态观察（200×）

A 为空白组；B 为模型组；C 为荣筋拈痛方组

5.CXCR4 蛋白表达 与空白组比较，模型组关节软骨 CXCR4 蛋白表达升高（$P < 0.05$）；与模型组比较，荣筋拈痛方组关节软骨中 CXCR4 蛋白表达降低（$P < 0.01$）。见图 4-14。

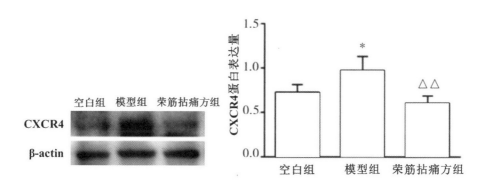

图 4-14 各组大鼠软骨组织 CXCR4 蛋白的表达

与空白组比较，$^*P < 0.05$；与模型组比较，$^{\triangle\triangle}P < 0.01$

三、讨论

生物信息学是大分子方面的概念型生物学，其使用了应用数学、计算机科学及统计学等学科衍生而来的各种技术，并以此在整体范围上来理解和组织与生物大分子相关的信息。生物信息学的发展经历前基因组、基因组、后基因组 3 个时代，随着检测技术不断成熟，基因组学、蛋白组学、转录组学、代谢组学等大量数据不断累积，故当前生物信息学的主要任务在于从海量数据中进行 RNA、DNA、蛋白质序列比对和结构分析、全面网络调控分析及比对蛋白质结构进行药物设计等。生物信息学的兴起和快速发展对医学、药学、生物学等多学科来讲是发展的一个新契机，其应用在中医药领域中为中药资源研究提供了新的研究方法和思路，有力地推动了中医药事业的发展。

中药是在中医理论指导下，用于预防和治疗疾病的物质，其具体的作用是人们长期观察及实践的经验所得，并被归纳成四气、五味、归经等药性理论。随着西方医学快速发展，人们尝试通过现代医学理论和技术来揭示中药的药效物质及作用机制。现阶段，学者们普遍认为中药及中药复方的疗效是由其组成的各种药效物质与机体大分子之间相互作用的结果，其多成分决定了作用的多靶点和多环节，不同组分对不同环节起作用，最终表现出有利于机体的变化。随着生物信息学相关技术不断改进，网络药理学发展迅猛，其从系统生物学、生物网络等多角度揭示分子、药物、疾病间复杂的关系，网络药理学与中药方剂注重多组分配伍、多靶点及系统调控的思想有许多相似点，故被越来越多的学者应用于中药研究中。

本研究通过生物信息学分析预测荣筋拈痛方具有治疗疼痛类疾病及一些关节炎的作用，疼痛是骨关节炎的主要临床症状表现，综合分析结果推断荣筋拈痛方可能有治疗骨关节炎的作用。结合骨关节炎大鼠与正常大鼠软骨组织差异基因的分析结果，荣筋拈痛方潜在作用靶点与骨关节炎软骨组织差异基因有交集的分子有 34 个，检索中、英文数据库，相关文献报道了这 34 个分子中与骨关节炎相关的有 CXCR4、CCL2、IGF-1、COL1A1 和 NR1D1。CXCR4 是趋化因子基质细胞衍生因子 –1 的特异受体，参与体内多种生理机制，包括参与 HIV-1 病毒侵染、造血功能、胚胎发育及肿瘤迁移，有研究表明其与骨关节炎的发病有密切关系[1]，有学者甚至认为阻断 CXCR4 的药物可能是一种延缓骨关节炎病程的新疗法[2]。CCL2 见于组织损伤或炎性反应部位，研究表明其促进软骨细胞分解代谢，诱导一氧化

---

[1] Wei F, Moore DC, Wei L, et al. Attenuation of osteoarthritis via blockade of the SDF-1/CXCR4 signaling pathway[J]. Arthritis Res Ther, 2012, 14(4): R177.

[2] Villalvilla A, Gomez R, Roman-Blas JA, et al. SDF-1 signaling: a promising target in rheumatic diseases[J]. Expert Opin Ther Targets, 2014, 18(9); 1077-1087.

氨合酶、MMP-3 增加，抑制蛋白多糖形成 [1]。IGF-1 能促进软骨细胞增殖，增强细胞功能，促进蛋白多糖和二型胶原的形成，抑制软骨细胞凋亡，研究表明骨关节炎软骨细胞中 IGF-1 表达增加，但 IGF-1 与骨关节炎软骨细胞表面受体结合力下降，使得其在软骨组织中的作用降低。COL1A1 参与编码Ⅰ型胶原蛋白，并且Ⅰ型胶原蛋白的表达与骨关节炎病情呈正相关关系。NR1D1 是转录抑制因子，在肝脏、骨骼肌、脂肪组织和大脑中高度表达并参与这些组织的发育和昼夜节律调节，有研究表明 NR1D1 能通过骨关节炎软骨细胞中的昼夜节律性影响 TGF-β 信号传导 [2]。

动物实验 HE 染色观察初步验证荣筋拈痛方能延缓骨关节炎大鼠软骨组织退变，结合文献学习，阻断 CXCR4 可能是一种延缓骨关节炎病程的治疗方向，因此，选取 CXCR4 为指标进行验证。Western blot 检测结果表示，CXCR4 在模型组大鼠软骨组织中表达增加，荣筋拈痛方能降低 CXCR4 的表达，这可能是荣筋拈痛方治疗骨关节炎的作用机制之一。

本研究通过生物信息学预测荣筋拈痛方的治疗作用，发现其能治疗多种疾病，并通过多靶点、多途径发挥治疗作用，动物实验验证荣筋拈痛方可用于治疗骨关节炎。但本研究尚存在一些不足之处，如差异基因筛选来源样本量较少、仅筛选 1 个靶点进行验证、网络药理学分析不能很好地体现荣筋拈痛方君臣佐使配伍关系等，随着研究技术和方法不断改善，相信这些问题都会得到较为满意的解决。本研究可为荣筋拈痛方治疗骨关节炎的作用机制研究提供一些思路，后续本课题组将以 CXCR4 为基点展开进一步的深入研究，为荣筋拈痛方的临床应用提供实验依据。

[1] Xu YK; Ke Y, Wang B, et al. The role of MCP-1-CCR2 ligandreceptor axis in chondrocyte degradation and disease progress in knee osteoarthritis[J]. Biol Res, 2015, 48(1): 64.
[2] Akaqi R, Akatsu Y, Fisch KM, et al. Dysregulated circadian rhythm pathway in human osteoarthritis: NR1D1 and BMAL1 suppression alters TGF-βsignaling in chondrocytes[J]. osteoarthritis Cartilage, 2017, 25(6): 943-951.

第七节　荣筋拈痛方治疗骨关节炎的作用机制研究

一、荣筋拈痛方促进软骨细胞增殖的机制研究

（一）骨关节炎与细胞增殖

1.细胞增殖概述　细胞增殖是在细胞周期调控因子的作用下，通过 DNA 复制、RNA 转录和蛋白质合成等一系列复杂反应而进行的分裂过程，是生物体生长、发育、繁殖和遗传的基础。细胞增殖检测广泛用于分子生物学、免疫学、肿瘤生物学、药理学研究领域，是评价生理和病理状况的重要方法。

2.细胞增殖的调控　细胞增殖主要是通过细胞周期进程介导的，细胞周期调控的缺失可能导致细胞增殖和细胞死亡的失衡，从而促进肿瘤的形成。细胞生长周期分为有丝分裂间期 G1 期、S 期、G2 期，分裂期 M 期。这些阶段是维持多细胞生物体内稳态的中心环节，其中最重要的是由 G1 期进入 S 期，这一过程受 G1 期限制点调控。数据显示，研究最多的是 G1/S 期检查点、G2/M 期检查点、中 / 后期检查点（又称纺锤体组装检查点）。

研究表明各个时期由不同的周期素所调控，不同的周期素在细胞周期的不同阶段发生作用。调控细胞周期的主要周期素有 cyclin A、cyclin B、cyclin D 及 cyclin E。在 G 期→S 期调控蛋白为 cyclin D1 及 cyclin E，S 期→G_2 期调控蛋白为 cyclin A，G 期→M 期调控蛋白为 cyclin B。

Ki-67 是细胞增殖特异性较高的抗原，主要用于反映细胞增殖活性。Ki-67 的表达量与多数肿瘤的分化程度、恶性指数、浸润转移密切相关。PCNA 与细胞增殖关系密切，PCNA 表达为细胞异常增殖的标志，常被用来作为评价细胞增殖状态的指标。

3.细胞增殖研究方法　细胞增殖的研究方法有很多，主要包括 BrdU、EdU、CCK8、MTT 等方法。其中 EdU 检测方法是最新的细胞增殖检测方法。EdU 是一种胸腺嘧啶核苷类似物，能够在细胞增殖时期代替 T 碱基插入正在复制的 DNA 分子中的荧光染料，可特异性反应检测 DNA 的复制活性，通过检测 EdU 标记便能准确地反映细胞的增殖情况。

4.骨关节炎细胞增殖机制　在骨关节炎发生机制中，软骨的退行性改变贯穿整个病程，而软骨细胞是软骨组织的基础细胞，Ⅱ型胶原蛋白作为软骨细胞外基

质的主要组成部分之一，是软骨细胞的特异性物质。在某种程度上，它客观反映了软骨细胞的功能情况和病理变化，对评估软骨的合成与降解具有重要意义。软骨细胞周期 G_1/S 关键点是影响及决定细胞命运的转折点，原则上在 DNA 复制前期，将处于休眠期或走向凋亡的受损细胞，通过有效药物干预以提高细胞活力，增强细胞外基质分泌，从而实现细胞的有效增殖，则可在早期阶段减轻或预防软骨细胞受损。

（二）荣筋拈痛方对 *IL-1β* 诱导大鼠退变软骨细胞增殖的影响

1. 材料与方法

（1）动物与药物　4 周龄 SPF 级雄性 SD 大鼠 30 只，体质量（90±5）g，购于上海斯莱克实验动物有限责任公司［许可证号：SYXK（闽）2019-0007］。荣筋拈痛方药物购于福建中医药大学附属第二人民医院。

（2）试剂与仪器　IL-1β（美国 Sigma 公司）；Hydroxyurea（DNA Synthesis 抑制剂，美国 BiO-RAD 公司）。

（3）造模　参照相关文献研究及课题组前期诱导方式[1]，选用 10ng/mL IL-1β 干预第 2 代软骨细胞 24h，复制退变软骨细胞。

（4）CCK-8 法筛选荣筋拈痛方对退变软骨细胞最佳干预条件　将第 2 代软骨细胞悬液接种于 96 孔板中，加入 10ng/mL IL-1β 后配制成不同浓度的荣筋拈痛方水提物（0μg/mL、50μg/mL、100μg/mL、200μg/mL、400μg/mL、800μg/mL、1000μg/mL），时间设 24h、36h、48h、60h、72h，荣筋拈痛方干预退变软骨细胞后，采用 CCK-8 法检测细胞活力。

（5）分组干预　将第 2 代软骨细胞悬液接种于 6 孔板，随机将细胞分为正常组（10%FBS DMEM）、模型组（10ng/mL IL-1β + 10%FBS DMEM）、抑制剂组（30μmoL/mL Hydroxyurea + 10%FBS DMEM）和荣筋拈痛方组（10ng/mL IL-1β + 10%FBS DMEM +荣筋拈痛方最佳干预浓度）。

（6）激光共聚焦观察各组软骨细胞Ⅱ型胶原蛋白的表达　各组软骨细胞干预后，经 4% 多聚甲醛室温固定、0.5%Triton 室温通透、3%H_2O_2 室温孵育、5%BSA 室温封闭、Ⅱ型胶原抗体孵育、4℃过夜、二抗室温反应、DAB 室温浸润，最后于双转盘活细胞共聚焦实时成像分析系统 UltraView VoX 进行观察，选择 405nm

---

[1] Wu G, Fan H, Huang Y, et al. Duhuo Jisheng Decoction containing serum promotes proliferation of interleukin-1β-induced chondrocytes through the p16-cyclin D1/CDK4-Rb pathway[J]. Mol Med Rep, 2014, 10(5): 2525-2534.

和 488nm 激光波长对所扫描的荧光图像进行分析。

（7）流式细胞仪检测各组软骨细胞周期分布　各组软骨细胞干预后，胰酶消化调整软骨细胞终浓度为 $1×10^6$/mL 收集于流式管中，按照细胞周期检测试剂盒说明书进行后续操作，于流式细胞仪检测与分析。

（8）RT-PCR 法检测各组软骨细胞 p16、cyclin D1、CDK4、pRB mRNA 表达　TRIzol 法提取各组软骨细胞总 RNA 后进行浓度测量，按 Hiscript®Q RT SuperMix for qPCR 试剂盒操作步骤依次进行 DNA 去除、配制逆转录体系、进行逆转录反应，接着按 PCR MasterMix 说明书建立 PCR 体系，设定：94℃ 2min；94℃ 10s，55℃ 10s，72℃ 10s，共 32 个循环；72℃ 5min；4℃ 保存。最后配制 1.0% 琼脂糖凝胶，经上样每孔 5μl、于 0.5×TAE 电泳 150V，30min、曝光成像处理，引物序列见表 4-20。

表 4-20　相关基因引物序列

基因	引物序列	片段（bp）	退火温度（℃）
cyclin D1	sense, 5' – CAAGTGTGACCCGGACTGC– 3' antisense, 5' – GACCAGCTTCTTCCTCCACTT– 3'	137	61.9
CDK4	sense, 5' –CGTGGCTGAAATTGGTGTCG– 3' antisense, 5' –CACAGACATCCATCAGCCGT– 3'	212	59.9
pRB	sense, 5' – AATCATCGTAACTGCGTATAAGGAT– 3' antisense, 5' – GTGAGGTATTGGTGACAAGGTAG– 3'	187	57.1
p16	sense, 5' – TCGTACCCCGATACAGGTGAT– 3' antisense, 5' – GTGTCTAGGAAGCCCTCCCG– 3'	144	60.0
GAPDH	sense, 5' – ACGGCAAGTTCAACGGCACAG – 3' antisense, 5' – GAAGACGCCAGTAGACTCCACGAC – 3'	149	59.9

（9）Western blot 法检测各组软骨细胞 p16、cyclin D1、CDK4、pRB 蛋白表达　RIPA 法提取各组总蛋白，采用 BCA 法进行蛋白定量。按每孔 20μg 上样，电泳（20V 10min、80V 30min、110V 60min）、转膜，室温摇床封闭 1h，4℃摇床孵育一抗 p16（1∶1000）、cyclin D1（1∶1000）、CDK4（1∶1000）、pRB（1∶1000）过夜，TBST 荡洗后室温摇床孵育二抗 1h，TBST 荡洗后滴加 ECL 发光液显影，Image Lab 分析条带。

（10）统计学分析　采用 SPSS 22.0 版本统计软件进行统计学分析，计量资料符合正态分布用均值 ± 标准差（$\bar{x}±s$）表示，组间比较行单因素方差分析，组间的两两比较，方差齐采用 LSD 法，方差不齐则采用 Games-Howell 法，组内干预前后比较用配对 t 检验；计量资料不符合正态分布采用秩和检验。以上统计方法均采用双侧检验，以 $P < 0.05$ 为差异有统计学意义。

2. 结果

（1）软骨细胞形态观察 原代软骨细胞经Ⅱ型胶原酶消化法收集，倒置显微镜下见：原代软骨细胞培养48h后，细胞呈簇团状贴壁，并形成向外延伸的伪足样突起，数量相对较少，形状不规则（图4-15A）；原代软骨细胞培养8d后，细胞贴壁呈现扩散生长，聚集重叠，周围有屈光性细胞外基质，外观形态以梭形、椭圆形多见（图4-15B）；第1代软骨细胞，贴壁时间缩短，具有细胞密度依赖性（图4-15C）；第2代软骨细胞分裂迅速，细胞状态较好，表现为细胞形态较规则，边界清楚，胞浆丰富，胞核清晰，以圆形及椭圆形多见，呈典型的"铺路石"状（图4-15D）；第3代软骨细胞生长状态与第2代软骨细胞趋势一致，但贴壁铺满瓶底时间更长（图4-15E）；第4代软骨细胞体积变大，并可见细胞边缘不规则指状突起，分裂速度相对减慢（图4-15F）。故本实验选择第2代软骨细胞作为后续实验基础。

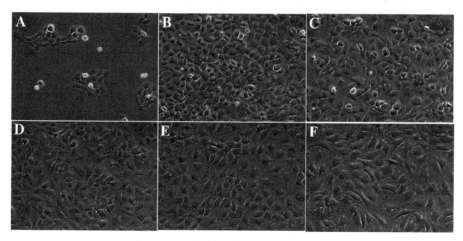

图4-15 大鼠软骨细胞镜下观察（200×）

A为原代细胞培养48h；B为原代软骨细胞培养第8天；C为1代软骨细胞；D为2代软骨细胞；
E为3代软骨细胞；F为4代软骨细胞

（2）软骨细胞鉴定结果 Ⅱ型胶原免疫细胞化学染色可见：软骨细胞胞核清晰，呈现蓝色，图4-16A示阳性对照组胞浆区呈现棕黄色，图4-16B示阴性对照组胞浆区不着色。甲苯胺蓝染色如图4-16C，示软骨细胞呈现蓝紫色异染颗粒，细胞核呈现紫红色，细胞质呈现深蓝色。

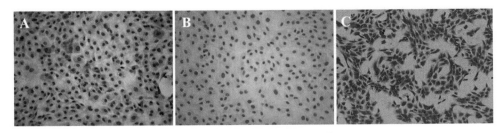

图4-16 软骨细胞鉴定（200×）

A为Ⅱ型胶原染色阳性对照组；B为Ⅱ型胶原染色阴性对照组；C为甲苯胺蓝染色

（3）退变软骨细胞鉴定结果 经IL-1β诱导的退变软骨细胞Ⅱ型胶原免疫细胞化学染色可见：与正常组细胞（图4-17A）相比，模型组（图4-17B）表现为细胞体积稍变大，细胞数量轻度减少，细胞形态不规则，可见指状突起，呈多边形改变，胞浆棕黄色变浅。

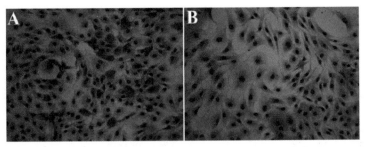

图4-17 退变软骨细胞鉴定（200×）

A为正常软骨细胞；B为退变软骨细胞

（4）荣筋拈痛方对退变软骨细胞活力的影响 退变软骨细胞经荣筋拈痛方不同浓度、不同时间段干预后，细胞活力有较明显的改变，具体表现：在浓度上，0、50、100μg/mL荣筋拈痛方均显著提高细胞活力，促进细胞增殖，且在100μg/mL浓度时细胞活力达到最高水平，并呈现稳定趋势；在时间上，荣筋拈痛方干预48h细胞活力达到最高水平，促进细胞增殖作用最明显，呈现稳定趋势；与0μg/mL荣筋拈痛方相比，100μg/mL荣筋拈痛方干预软骨细胞48h具有显著性差异（$P < 0.01$）。见图4-18。

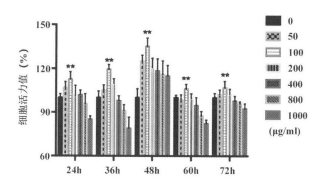

图 4-18 CCK8 法筛选荣筋拈痛方水提物稳定干预条件

与 0 μg/mL 荣筋拈痛方比较，**$P < 0.01$

（5）各组软骨细胞Ⅱ型胶原蛋白表达情况　与正常组相比，模型组和抑制剂组软骨细胞数量稍减少，Ⅱ型胶原免疫荧光表达量降低，差异具有统计学意义（$P < 0.05$）；与模型组和抑制剂组相比，荣筋拈痛方组软骨细胞数量增多，Ⅱ型胶原免疫荧光表达量增高，差异具有统计学意义（$P < 0.05$）；模型组与抑制剂组相比，差异无统计学意义（$P > 0.05$）。见图 4-19、表 4-21。

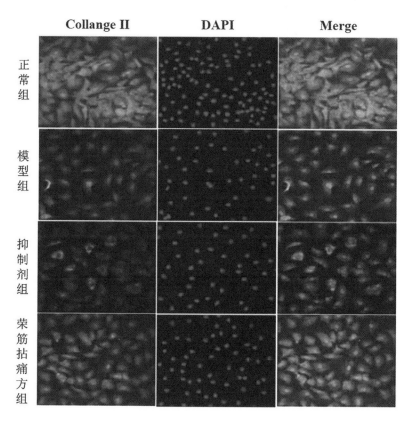

图 4-19　各组细胞Ⅱ型胶原的表达情况（200×）

表 4-21　各组细胞 Ⅱ 型胶原的表达情况

组别	Ⅱ型胶原蛋白荧光值	DAPI 荧光值
正常组	3664.10±89.74	10261.68±290.33
模型组	2058.57±121.10*	7521.58±348.80*
抑制剂组	1869.12±111.15*	7039.88±104.94*
荣筋拈痛方组	2637.21±67.97●▲	8640.10±119.05●▲

与正常组比较：*$P < 0.05$；与模型组比较：●$P < 0.05$；与抑制剂组比较：▲$P < 0.05$。

（6）各组软骨细胞周期分布情况　与正常组相比，模型组和抑制剂组 G_0/G_1 期比例升高，G_2/M 期、S 期比例降低，差异具有统计学意义（$P < 0.05$）；与模型组和抑制剂组相比，荣筋拈痛方组 G_0/G_1 期比例降低，G_2/M 期、S 期比例升高，差异具有统计学意义（$P < 0.05$）；模型组与抑制剂组相比，差异无统计学意义（$P > 0.05$）。见图 4-20。

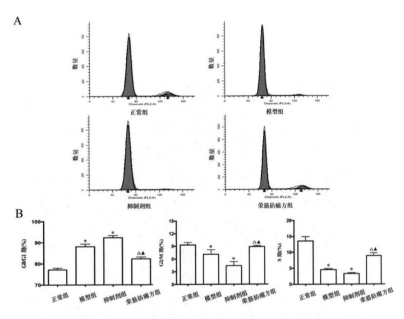

图 4-20　荣筋拈痛方对退变软骨细胞周期分布的影响

A 为流式细胞图；B 为细胞周期分布比例；与正常组比较，*$P < 0.05$；与模型组比较，△$P < 0.05$；与抑制剂组比较，▲$P < 0.05$

（7）各组软骨细胞 p16、cyclin D1、CDK4、pRB 基因表达情况　与正常组相比，模型组和抑制剂组 cyclin D1、CDK4、pRB 基因表达降低，p16 基因含量升高，差异具有统计学意义（$P < 0.05$）；与模型组和抑制剂组相比，荣筋拈痛方组 cyclin D1、CDK4、pRB 基因含量升高，在 p16 基因含量降低，差异具有统计学意

义（$P < 0.05$）。见图 4–21。

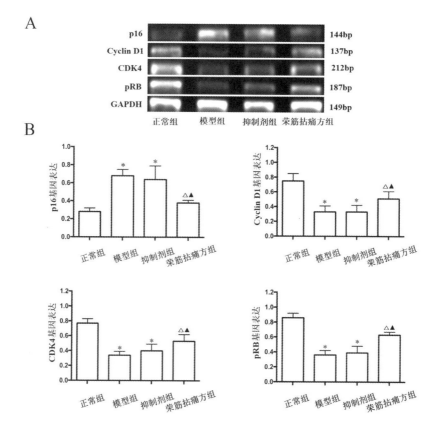

图 4–21　荣筋拓痛方对退变软骨细胞 p16、cyclin D1、CDK4、pRB 基因表达的影响

与正常组比较，*$P < 0.05$；与模型组比较，△$P < 0.05$；与抑制剂组比较，▲$P < 0.05$

（8）各组软骨细胞 p16、cyclin D1、CDK4、pRB 蛋白表达情况　与正常组相比，模型组和抑制剂组 cyclin D1、CDK4、pRB 蛋白表达量降低，p16 蛋白表达量升高，差异具有统计学意义（$P < 0.05$）；与模型组和抑制剂组相比，荣筋拓痛方组 cyclin D1、CDK4、pRB 蛋白表达量均升高，在 p16 蛋白表达量降低，差异具有统计学意义（$P < 0.05$）。见图 4–22。

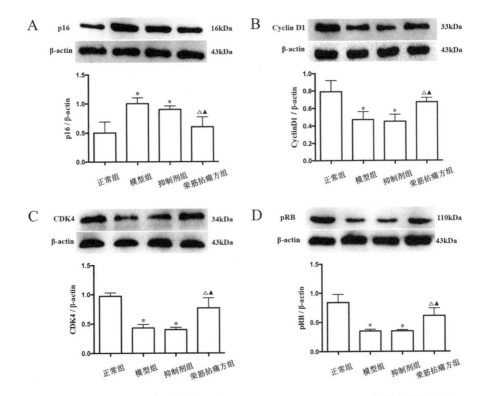

图 4-22 荣筋拈痛方对退变软骨细胞 p16、cyclin D1、CDK4、pRB 蛋白表达的影响

与正常组比较，$^*P < 0.05$；与模型组比较，$^\triangle P < 0.05$；与抑制剂组比较，$^\blacktriangle P < 0.05$

3.讨论 本研究表明荣筋拈痛方干预 IL-1β 诱导的退变软骨细胞，可增强软骨细胞活力，促进 Ⅱ 型胶原蛋白分泌；可调控软骨细胞周期，具体表现为荣筋拈痛方可降低 G_0/G_1 期比例，升高 G_2/M 期、S 期比例；对 G_1 晚期检测点 G_1/S 相关调节因子具有调控作用，具体表现为荣筋拈痛方可上调 cyclin D1、CDK4、pRB mRNA 和蛋白含量表达，下调 p16 mRNA 和蛋白含量表达。综上所述，荣筋拈痛方在临床上治疗效果确切，可能是通过促进软骨细胞 Ⅱ 型胶原蛋白表达和软骨细胞增殖的方式来实现的。

二、荣筋拈痛方抑制软骨细胞焦亡的机制研究

（一）骨关节炎与细胞焦亡

1.细胞焦亡概况 细胞焦亡（pyroptosis）又称细胞炎性坏死，表现为细胞不断胀大直至细胞膜破裂，导致细胞内容物的释放进而激活强烈的炎症反应，是一种伴随炎症的程序性细胞死亡方式，半胱氨酸天冬氨酸蛋白酶-1（caspase-1）是

细胞焦亡途径中的主要效应蛋白。

2. 细胞焦亡的特征　焦亡细胞的形态学特征介于凋亡与坏死之间，焦亡细胞质膜迅速破裂失去完整性，并将内容物释放到胞外这一特征与坏死相似，但又与凋亡细胞质膜完整且形成凋亡小体相区别。细胞焦亡主要表现为细胞膜形成1.1～2.4nm的小孔，使细胞迅速失去离子梯度，细胞内渗透压激增，导致细胞膜破裂并释放出大量的促炎因子，如IL-1β和IL-18，并募集周围炎症细胞而诱发一系列炎症反应。与细胞凋亡相同，细胞焦亡也会表现出细胞核固缩、染色质DNA断裂和TUNEL染色阳性的特征。

3. 细胞焦亡的分子机制　细胞焦亡依赖于caspase-1介导的经典炎症小体途径和caspase-4、caspase-5、caspase-11介导的非经典炎症小体途径。在受到不同刺激的情况下，caspase-1便会通过不同的细胞焦亡通路，参与疾病的发生发展过程。

Caspase-1介导的细胞焦亡途径为经典炎症小体途径，caspase-1又称作IL-1β转换酶，是首个被鉴定的哺乳动物caspase酶。在caspase-1的活化过程中，炎症小体起到了关键作用。炎症小体是由受体蛋白、凋亡相关斑点样蛋白（apoptosis-associated speck-like protein containing a CARD，ASC）和pro-caspase-1成的多蛋白复合体，是参与人体固有免疫不可或缺的部分。目前较为人熟知的炎症小体的受体蛋白为NLRP1、NLRP3、NLRP4及AIM2，其中学术界对NLRP3炎症小体的研究最为深入。炎症小体主要依靠结构域与结构域之间的结合而激活caspase-1。当病原体入侵人体时，通过病原相关分子模式和损伤相关分子模式的识别后，刺激炎症小体的活化，从而活化的caspase-1可以诱导细胞膜穿孔，释放细胞内化学物质引起炎症反应；caspase-1还可促使pro-IL-1β和pro-IL-18的成熟并具有活性，将其分泌到细胞外，进一步诱导其他炎症细胞因子、趋化因子、黏附分子的合成，扩大炎症反应。其中IL-1β能促进淋巴组织迁移和广泛的炎症因子表达，而IL-18能同时刺激Th1和Th2型免疫反应。

Caspase-4、caspase-5和caspase-11介导的细胞焦亡途径为非经典炎症小体途径。脂多糖可以直接识别并激活caspase-4、caspase-5和caspase-11。一方面，活化的caspase-11通过裂解GSDMD蛋白，GSDMD蛋白N端可介导细胞膜穿孔破裂，并释放炎症物质，引起细胞焦亡；另一方面，caspase-11通过激活NLRP3炎症小体，使caspase-1也参与到非经典焦亡途径，促使pro-IL-1β和pro-IL-18具有活性，并释放到细胞外以扩大炎症反应。此外，Pannexin-1通道可被

caspase-11 激活，由此打开 P2X7 通道释放 ATP，引起细胞膜穿孔诱导细胞焦亡。

4. 焦亡在骨关节炎中的作用

（1）关节软骨破坏　关节软骨破坏是骨关节炎的主要病理变化之一。在 DAMPs 或 PAMPs 激活 caspase-1 后，软骨周围的软骨细胞发生焦亡并释放 NLRP3 炎症小体，增加软骨表面 IL-1β 和 IL-18 的表达，导致软骨细胞中促炎细胞因子浓度的增加，进一步促进细胞焦亡。这些细胞因子刺激软骨细胞分泌基质金属蛋白酶和血小板反应蛋白解整合素金属肽酶 5 等分解酶，导致软骨降解，从而加剧软骨破坏。

（2）焦亡与骨关节炎滑膜改变　骨关节炎患者滑膜中 NLRP3 蛋白表达水平是正常关节的 5 倍以上。在骨关节炎滑膜巨噬细胞中，由不同的 DAMPs 诱导与焦亡相关的 NLRP3 炎症小体激活，并释放到滑膜液中，炎症小体的浓度在关节液和周围组织中升高，NLRP3 炎症小体增加 IL-1β 水平，而 IL-1β 也独立诱导 IL-18 的表达，从而增强局部炎症活动，并刺激软骨细胞在涉及巨噬细胞和软骨细胞的一系列炎症反应中产生更多的促炎细胞因子，这个过程导致软骨细胞焦亡和软骨降解。

（3）焦亡加剧骨关节炎疼痛　在骨关节炎病理中，发生焦亡的细胞炎症小体上调，刺激 IL-1β、IL-18 和 TNF-α 等促炎细胞因子的产生，增加关节组织中的持续外周伤害性输入，这一过程被称为"痛觉过敏"。

5. 中药对软骨细胞焦亡的影响　目前针对中药对细胞焦亡影响的研究文献较少，主要以中药复方为主。有研究学者认为细胞焦亡的发生机制与中医学的气阴两虚、痰浊和血瘀等密切关联，与中医阴阳理论也有一定的契合度，这一理论还有待深入探索与验证。有研究发现桂枝芍药知母汤治疗痛风性关节炎作用机制与降低 NLRP3、ASC 和 caspase-1 表达，抑制 IL-1β 分化成熟及 NF-κB 活化，降低 NLRP3 炎性体信号通路炎性因子表达有关。清热养阴除湿丸能够通过抑制 NEK7-NLPR3 炎症复合体的形成，降低 GSDMD 蛋白的产生，调控细胞焦亡的发生，减少炎症因子表达，从而减轻关节炎症[①]。马钱苷可抑制关节软骨细胞焦亡和 NF-κB 信号通路，延缓骨关节炎进展[②]。乌头汤可抑制 NLRP3 炎性体的异常活化，调控 NLRP3 炎性体信号通路，抑制滑膜组织中 NLRP3、caspase-1 蛋白的表达，减少

---

① Jaroch K, Jaroch A, Bojko B. Cell cultures in drug discovery and development: The need of reliable in vitro-in vivo extrapolation for pharmacodynamics and pharmacokinetics assessment[J]. J Pharm Biomed Anal. 2018, 147: 297-312.

② Yao Y, Li Q, Wang W, et al. Glucagon-Like Peptide-1 Modulates Cholesterol Homeostasis by Suppressing the miR-19b-Induced Downregulation of ABCA1[J]. Cell Physiol Biochem. 2018, 50(2): 679-693.

炎性细胞因子 IL-1β 和 IL-18 释放，从而缓解风寒湿痹证 CIA 模型大鼠关节肿胀 [1]。槐杞黄颗粒通过抑制关节滑膜组织细胞焦亡通路来改善 CIA 大鼠诱导的关节炎症反应 [2]。除了中药复方外，艾灸亦可下调 p38-MAPK 信号通路，抑制 NLRP3 炎性小体介导的软骨细胞焦亡，有效降低软骨细胞外基质的降解，发挥保护软骨作用。中药及有效成分对细胞焦亡的影响研究还处于初步阶段，其调控路径和作用机制尚待进一步了解。深入研究中药对细胞焦亡的影响及其作用机制，有助于探索中药作用靶点，为临床药物选用和疾病防治提供新的选择和依据。

（二）荣筋拈痛方通过 NLRP3/caspase-1/GSDMD 通路减轻软骨细胞焦亡的机制研究

1. 材料与方法

（1）动物与药物 4 周龄 SPF 级雄性 SD 大鼠，体质量（90±5）g，购于上海斯莱克实验动物有限责任公司［合格证号：SCXK（沪）2017-0005］。实验大鼠饲养于福建中医药大学实验动物中心［许可证号：SYXK（闽）2019-0007］。饲养条件：给予自由饮水，标准饲料喂养。实验全程操作均遵循实验动物伦理学要求，尽可能防止或减少动物的应激、痛苦和不必要伤害。荣筋拈痛方由牛膝、当归、羌活、独活、防风、甘草组合而成。荣筋拈痛方冻干粉由江阴天江药业有限公司生产。其安全性及质量控制均已完成鉴定，以确保其成分均一性、稳定性和有效性，符合用药标准。

（2）试剂与仪器 胎牛血清（Gibco 公司）；PBS、DMEM/Low 培养液、0.25% 胰蛋白酶、双抗（青、链霉素）（美国 Hyclone 公司）；Ⅱ型胶原酶、脂多糖、三磷酸腺苷（美国 Sigma 公司）；MCC950 Sodium（中国 Selleck 公司）；4% 多聚甲醛（细胞专用）（北京索莱宝科技有限公司）；即用型免疫组化试剂盒、IL-1β ELISA 试剂盒、IL-18 ELISA 试剂盒（武汉博士德生物工程有限公司）；PVDF 膜（美国 Millipore 公司）；RIPA 裂解液（强）、细胞凋亡与坏死检测试剂、SDS-PAGE 凝胶配制试剂盒（上海碧云天生物技术公司）；GSDMD 抗体、anti-rabbit 二抗、anti-mouse 二抗（美国 CST 公司）；NLRP3 抗体、caspase-1 抗体、GAPDH 抗体（武汉三鹰生物技术有限公司）；type Ⅱ collagen 抗体、aggrecan 抗体（英国

① 宋奕，朱寅，丁道芳.丹参酮ⅡA 对软骨细胞Ⅱ型胶原及 Wnt/β-catenin 信号通路的影响 [J]. 中国中医骨伤科杂志，2018，26（9）：1-4.
② Su M, Wang W, Liu F, et al. Recent Progress on the Discovery of NLRP3 Inhibitors and their Therapeutic Potential[J]. Curr Med Chem, 2021, 28(3): 12.

Abcam 公司）；NLRP3 引物、caspase-1 引物、GSDMD 引物、type Ⅱ collagen 引物、aggrecan 引物（福州尚亚生物技术有限公司）；超敏 ECL 化学发光试剂盒（北京博奥森生物技术有限公司）；10× 电泳缓冲液（北京普利莱基因技术有限公司）；快速转膜液（20×）（苏州新赛美生物科技有限公司）。CO_2 恒温培养箱（上海一恒科技有限公司）；超净工作台（苏州安泰空气技术公司）；低速水平离心机（湖南湘仪实验室仪器公司）；细胞计数仪（上海睿钰生物科技有限公司）；全自动酶标仪（美国 Thermo Fisher 公司）；双转盘活细胞共聚焦实时成像分析系统（美国 PerkinElmer 公司）；DNA 扩增仪（美国 PerkinElmer 公司）；化学发光成像系统（美国 Bio-Rad 公司）；凝胶成像系统（美国 Bio-Rad 公司）；基础电泳仪美国（Bio-Rad 公司）；SIM-F140 型制冰机（日本三洋公司）。

（3）溶液配制　①LPS 母液：精密天平称取 1mg 的脂多糖粉末，加入 1mL 无菌 PBS 中，高频超声振荡溶解后，经 0.22μm 无菌型微孔滤膜过滤，制成 1mg/mL 的 LPS 母液，放至 -20℃冰箱低温储存，使用时稀释至所需要的工作浓度。②ATP 母液：精密天平称取 1g 的 ATP 粉末，加入 36.28mL 无菌 PBS 中，高频超声振荡溶解后，经 0.22μm 无菌型微孔滤膜过滤，制成 50mM 的 ATP 母液，放至 -20℃冰箱低温储存，使用时再稀释至所需要的工作浓度。③MCC950（NLRP3 抑制剂）母液：精密天平称取 10mg 的 MCC950，加入 0.469mL 超纯水，高频超声振荡溶解后，经 0.22μm 无菌型微孔滤膜过滤，制成 50mM 的 MCC950 母液，放至 -20℃冰箱低温储存，使用时稀释至所需要的工作浓度。④10mg/mL 荣筋拈痛方母液：精密天平称取 100mg 的荣筋拈痛方粉末，加入 10mL DMEM/Low 培养液，高频超声振荡溶解后，经 0.22μm 无菌型微孔滤膜过滤，制成 10mg/mL 荣筋拈痛方母液，放至 -20℃冰箱低温储存，使用时再配成所需的工作浓度。⑤2% Ⅱ型胶原酶：将 100mg Ⅱ型胶原酶粉末加入 50mL DMEM 培养液中，高频超声振荡溶解后，经 0.22μm 无菌型微孔滤膜过滤，现配现用。⑥配制完全培养液：将 10%FBS 经 0.22μm 无菌型微孔滤膜过滤后，与 DMEM 培养液混合，再加入 1% 双抗，配制完后放于 4℃储存。⑦电泳缓冲液：取 100mL 10× 电泳缓冲液和 900mL 纯水，混匀，常温储存。⑧快速转膜液：取 50mL 20× 快速转膜液、850mL 超纯水与 100mL 无水乙醇，混匀，常温储存。

（4）软骨细胞培养　选择 4 周龄 SPF 级雄性 SD 大鼠，体质量（90±5）g。具体操作步骤如下：操作前 30min 打开紫外线照射灭菌超净台，准备好取材相关试剂与耗材。2% 戊巴比妥钠对大鼠进行腹腔注射麻醉后颈椎脱白处死。将处死后的大鼠置于 75% 酒精中浸泡 5min 后取下双膝，生理盐水冲洗表面浮毛和血液，将取下的组织浸泡在 75% 酒精容器中转移至超净台。无菌 PBS 溶液漂洗组织 3 遍，在无菌条件下逐层分离膝关节直到充分暴露膝关节的透明软骨，用一次性刀片剔取关节透明软骨，收集在培养皿内，无菌 PBS 漂洗 3 遍后再将软骨切碎到 1mm³ 左右大小。加入 5mL 配制好的 0.2% Ⅱ型胶原酶，37℃ 5%CO₂ 的培养箱消化 2h，收集上清液至离心管，1000rpm 离心 5min。离心完成后吸弃细胞上清，加入 5mL 的 10%FBS DMEM 培养液，轻柔吹打直至细胞成混悬状态后将细胞接种至培养皿，放到培养箱进行后续的原代软骨细胞培养。重复上述操作 3 次以获取足够数量的软骨细胞。24h 后进行初次换液，显微镜镜下观察软骨细胞生长情况，选择细胞长满皿底 90% 的培养皿进行软骨细胞传代培养，将二代软骨细胞用于后续的实验研究。

（5）软骨细胞鉴定　超净台提前紫外线消毒 30min，吸弃细胞旧培养液，取 2mL 的无菌 PBS 轻柔冲洗，重复 2 遍。往培养皿中加入 0.25% 胰蛋白酶 1mL，将培养皿移置于培养箱内消化。3min 后取出培养皿并加入 10%FBS DMEM 的培养液 5mL 以终止消化，将轻柔吹打下来的细胞收集于 15mL 离心管，1000rpm 离心 3min。弃上清，加入培养液使细胞重悬并计数。根据细胞计数结果以 1×10^5/mL 的软骨细胞浓度爬片，置于培养箱培养。待细胞铺满载玻片 90% 后，吸弃细胞上清液并使用无菌 PBS 轻柔冲洗。使用 4% 多聚甲醛在室温下固定细胞 30min，无菌 PBS 冲洗 3 遍，加入 0.2mL 的 3%H₂O₂ 于室温下孵育，无菌 PBS 冲洗 3 遍，加入 5%BSA 于室温下进行封闭 30min，吸弃封闭液，再加入 type Ⅱ collagen 抗体在 4℃ 下孵育过夜。第二天吸弃 type Ⅱ collagen 抗体，无菌 PBS 洗 3 遍，加入二抗室温反应，DAB 显色，苏木素染核 30s，蒸馏水洗净并自然晾干，中性树脂封片后在光学显微镜下观察记录。

（6）CCK-8 法检测 LPS ＋ ATP 诱导软骨细胞焦亡的最佳浓度和时间　本研究参考相关文献，采用"两步法"活化 NLRP3 炎症小体，建立软骨细胞焦亡模型：第一步，给予 LPS 刺激细胞作为 NLRP3 炎症小体活化的启动信号；第二步，给予 ATP 刺激细胞作为 NLRP3 炎症小体活化的激活信号。具体操作流程如下：吸弃细胞旧培养液，取 2mL PBS 轻柔冲洗贴壁细胞，重复 2 遍。往培养皿中加入 0.25% 胰蛋白酶 1mL，将培养皿移置于 37℃ 5%CO₂ 的培养箱内消化。3min 后取出培养皿并加入 10%FBS DMEM 的培养液 5mL 以终止消化，将轻柔吹打下来的细胞收集于 15mL 离心管，1000rpm 离心 3min。弃上清，加入含 10%FBS DMEM

培养液使细胞重悬并用 Countstar 板计数。将一代软骨细胞悬液以 $5×10^3$/mL 接种于 96 孔板中贴壁培养 24h，加入 10ng/mL LPS 于 37℃ 5%CO_2 的培养箱反应 8h 后吸弃，再加入不同浓度的 ATP（浓度依次设为 5mM、10mM、15mM）干预软骨细胞，每个浓度设 5 个复孔，时间设 6h、12h、24h，不同浓度和不同时间的 ATP 干预软骨细胞后，于每孔加入 10μL CCK-8 溶液避光反应 4h，将 96 孔板置于酶标仪振动 30s，450nm 处读取 OD 值，实验重复 3 批次，确定不同浓度和不同时间的 ATP 最佳干预条件。

（7）不同浓度抑制剂 MCC950 对软骨细胞的毒性作用　吸弃细胞旧培养液，取 2mL PBS 轻柔冲洗贴壁细胞，重复 2 遍。往培养皿中加入 0.25% 胰蛋白酶 1mL，将培养皿移置于 37℃ 5%CO_2 的培养箱内消化。3min 后取出培养皿并加入 10%FBS 的培养液 5mL 以终止消化，将轻柔吹打下来的细胞收集于 15mL 离心管，1000rpm 离心 3min。弃上清，加入含 10%FBS DMEM 培养液使细胞重悬并用 Countstar 板计数。将一代软骨细胞悬液以 $5×10^3$/mL 接种于 96 孔板中，加入培养液稀释成不同浓度的 MCC950（浓度依次设为 0μM、1μM、50μM、100μM、150μM、200μM、250μM）干预软骨细胞 12h，每个浓度设 5 个复孔，干预时间结束后，每孔加入 10μL CCK-8 溶液避光反应 4h。将 96 孔板置于酶标仪振动 30s，450nm 处读取 OD 值，实验重复 3 批次，确定不同浓度 MCC950 对软骨细胞的毒性作用。

（8）分组及干预方式　正常组：DMEM/Low 培养液常规培养；模型组：10ng/mL LPS 干预 8h ＋ 10mM ATP 干预 12h；荣筋拈痛方组：10ng/mL LPS 干预 8h ＋ 10mM ATP 干预 12h ＋荣筋拈痛方 300μg/mL 干预 12h；抑制剂组：10ng/mL LPS 干预 8h ＋ 10mM ATP 干预 12h ＋ 1μM MCC950 干预 12h。

（9）Hoechst33342/PI 检测软骨细胞膜完整性　吸弃旧培养液，将一代软骨细胞用 10%FBS DMEM 按照 $1×10^5$/mL 铺板于激光共聚焦小皿中，细胞经贴壁生长 24h，再将培养液吸弃，按照正常组、模型组、荣筋拈痛方组、抑制剂组分组干预。模型组是用 LPS 8h 和 ATP 12h 进行干预，荣筋拈痛方组按照 LPS 8h、ATP 12h 和荣筋拈痛方 300μg/mL 12h 干预，抑制剂组按照 LPS 8h、ATP 溶液 12h 和 MCC950 1μM 12h 干预。吸弃培养液，用无菌 PBS 清洗 3 次后加入 1mL 细胞染色缓冲液、5μL Hoechst 染色液和 5μL PI 染色液，冰浴或 4℃ 下避光染色。20 · 30min 染色完成后，加入无菌 PBS 冲洗 3 次，最后放置于双转盘式激光共聚焦显微镜下观察和拍照记录；分 3 批次重复进行实验。

（10）免疫荧光观察软骨细胞NLRP3和caspase-1蛋白定位与表达　将一代软骨细胞悬液以$1×10^5$/mL铺板于激光共聚焦小皿中，细胞经贴壁生长24h，再将培养液吸弃，按照正常组、模型组、荣筋拈痛方组和抑制剂组分组。模型组是用LPS 8h和ATP 12h进行干预，荣筋拈痛方组按照LPS 8h、ATP 12h和荣筋拈痛方300μg/mL 12h干预，抑制剂组按照LPS 8h、ATP 12h和MCC950 1μM 12h条件干预。各组干预结束后，吸弃培养液，加入无菌PBS轻柔冲洗3遍；加入1mL 4%多聚甲醛在室温下固定30min后吸弃，加入1mL无菌PBS冲洗干净后加入0.5%Triton在室温下通透，无菌PBS冲洗干净后加入5%BSA室温下进行封闭1h，最后加入一抗4℃孵育过夜［NLRP3（1∶100）和caspase-1（1∶100）］。无菌PBS清洗3遍，加入Anti-mouse IgG（H+L），F（ab'）2 Fragment（Alexa Fluor®488 Conjugate）（1∶1000）室温孵育1h，无菌PBS轻柔冲洗3次，加入200μL DAPI染液在室温下孵育5min，无菌PBS避光轻柔冲洗小皿3遍，于双转盘活细胞共聚焦实时成像分析系统UltraView VoX镜下观察，选择适当的参数对细胞进行扫描（激发波长488nm，发射波长526nm），对所扫描的荧光图像进行分析，得出软骨细胞NLRP3和caspase-1蛋白的定位及定量变化，分3批次重复进行实验。

（11）ELISA检测各组软骨细胞上清IL-1β和IL-18水平　将一代软骨细胞悬液以$1×10^5$/mL密度铺板于24孔板中，细胞经贴壁生长24h，再将培养液吸弃，将细胞分为正常组、模型组、荣筋拈痛方组和抑制剂组四个组别，模型组是用LPS 8h和ATP 12h进行干预，荣筋拈痛方组按照LPS 8h、ATP 12h和荣筋拈痛方300μg/mL 12h干预，抑制剂组按照LPS 8h、ATP 12h和MCC950 1μM 12h干预。各组干预结束后，吸取细胞上清液离心去沉淀后至1.5mL EP管中，并于相应的EP管上做好各个组别标记。ELISA试剂盒需要在室温（20～25℃）下使用，即根据时间安排提前30min从冰箱中拿出进行室温复温，注意试剂盒要远离热源或火焰。在进行实验之前要进行试剂的准备，有标准液、生物素标记抗体工作液和ABC工作液。标准液在使用前2h内配制，按照说明书进行标准品浓度梯度稀释，稀释之前将标准液至少静置5min，先用1mL样品稀释液加入标准品管中制成10000pg/mL，充分振荡混匀，静置10min以上，取该溶液0.1mL并加0.9mL样品稀释液，混匀制成1000pg/mL，取300μL 1000pg/mL标准液，用样品稀释液进行梯度稀释，共稀释为500pg/mL、250pg/mL、125pg/mL、62.5pg/mL、31.3pg/mL、15.6pg/mL。生物素标记抗体工作液用生物素标记和抗体稀释液按1∶99比例制成。ABC工作液是ABC和ABC稀释液按照1∶99比例配成。

以上准备完毕后进行微孔板操作，按照规划好的标准品及样品布局上样各100μL，振荡均匀，盖上封膜板，37°C 反应 90min。待反应结束后弃去液体并甩干，加入 IL-1β 抗体工作液（空白孔除外）每孔 100μL 后盖上封膜板，37°C 反应 60min。待反应结束后弃去液体并甩干，加入每孔 300μL 的 1× 洗涤液浸泡 3min。待洗涤时间结束弃去液体甩干。重复洗涤 3 次后加入每孔 100μL 的 ABC 工作液（空白孔除外），盖上封膜板，37°C 反应 30min。反应结束后弃去液体并甩干，按照上述洗涤方法重复 5 次。待洗涤结束后每孔加 90μL TMB 显色液，在 37°C 下避光反应 25～30min，最后再加入 TMB 终止液每孔 100μL。于酶标仪上设置 450nm 波长，检测各孔 OD 值，参照说明书计算出标准品的曲线方程，根据各孔 OD 值计算出 IL-1β 浓度。Rat IL-18 ELISA Kit 的操作方法参考 IL-1β ELISA Kit。

（12）RT-PCR 检测各组软骨细胞相关 mRNA 水平　第一代软骨细胞单细胞悬液以 $1×10^5$/mL 浓度铺板至 6 孔板中，24 小时后软骨细胞贴壁生长，再将培养液吸弃，按照正常组、模型组、荣筋拈痛方组、抑制剂组分组。模型组是用 LPS 8h 和 ATP 12h 进行干预，荣筋拈痛方组按照 LPS 8h、ATP 12h 和荣筋拈痛方 300μg/mL 12h 干预，抑制剂组按照 LPS 8h、ATP 溶液 12h 和 MCC950 1μM 12h 干预。各组干预结束后，吸弃培养液，采用 TRIzol 法提取细胞中总 RNA。mRNA 在 RNA 酶作用下极易降解，因此在提取 mRNA 过程中应注意所有耗材均无 RNA 酶。将干预后的细胞弃去培养液，以无菌 PBS 清洗 3 遍。六孔板中每孔加入 1mL TRIzol 裂解后收集细胞于 1.5mL 离心管静置 30min，在此期间每 10min 使用涡旋仪振荡一次。静置时需将离心管置于冰上，以尽可能保证 TRIzol 的裂解效率，同时防止 RNA 降解。静置完成后依次在管中加入 200μL 的氯仿，使用涡旋仪震荡 15s，静置 15min，4°C、14000rpm 离心 15min，吸取上层无色透明水相于新离心管中，加入等量异丙醇并摇晃混匀，静置 10min，4°C、14000rpm 离心 10min。弃上清，每孔加入 1mL 预冷的 75% 乙醇，轻柔吹打可见 RNA 沉淀似羽毛状在乙醇中悬浮，多次吹打以充分洗涤。75% 乙醇为 DEPC 水和无水乙醇按 1∶3 的体积比配置，以确保无 RNA 酶。洗涤后以 4°C、7500rpm 离心 5min，弃上清，静置等待乙醇充分挥发。每管加 20μL 的 DEPC 水，吹打混匀，使用超微量高精度紫外线分光光度计检测 RNA 纯度与浓度。RNA 纯度以 260/280 比值介于 1.8 与 2.1 之间，被认为纯度品质较好。检测完 RNA 浓度后，逆转录体系总体积为 20μL，根据 1μg RNA 参照逆转录试剂盒操作说明进行逆转录成 cDNA（表 4-22），设置 37°C 15min、85°C 5s、4°C forever 进行逆转录，结束后放置 -20°C 冰箱储存。参照 Hiscript®Q

RT SuperMix 试剂说明书，需提前合成相关基因引物并按照说明配成 10μmoL/L，GAPDH 为内参，引物序列见表 4-23，并参照试剂说明依次加入相关试剂（表 4-24）进行 PCR 条件反应。反应阶段：① 94℃ 5min；② 94℃ 10s，55℃ 15s，72℃ 10s，循环 32 次；③ 72℃ 5min。取 1g 琼脂糖粉末加入 100mL 0.5×TAE，放入微波炉加热至液面澄清为度，置于实验室桌面上室温下冷却。待温度降至 60℃，再加入 5μL 核酸染料并轻柔摇晃，混合均匀。凝胶盒中插入梳子，将琼脂糖溶液倒入凝胶灌制平台，冷却成胶后轻柔拔出梳子，倒入 1×TAE 电泳缓冲液浸没。按 Marker、正常组、模型组、荣筋拈痛方组和抑制剂组顺序进行电泳，曝光成像并分析，分 3 批次重复进行实验。

表 4-22　RNA 逆转录体系

反应物	体积（μL）
5×gDNA Eraser Buffer	2
gDNA Eraser	1
总 RNA	1 μg 的体积
RNase-free dH$_2$0	10^{-1} μg 总 RNA 的体积
PrimeScript RT enzyme mix Ⅰ	1
RT Primer Mix	1
5×PrimerScript Buffer 2 (for Real Time)	4
RNase-free dH$_2$0	4

表 4-23　基因引物序列

基因	引物序列	产物长度（bp）	退火温度（℃）
NLRP3	sense, 5' – TGTTGTCAGGATCTCGCATTG – 3' antisense, 5' – GAGCAGCACAGTGAAGTAAGG – 3'	179	60
caspase-1	sense, 5' – GAACAAAGAAGGTGGCGCAT – 3' antisense, 5' – CAAGACGTGTACGAGTGGGT – 3'	137	59.9
GSDMD	sense, 5' – GTCCTGACTCTTCGAGAACCG – 3' antisense, 5' – CTGACGGCATGATCCACGAT – 3'	174	59.9
aggrecan	sense, 5' – GGATGCCTTGGACACTTTCAC – 3' antisense, 5' – TGACGATGCTGCTCAGATGT – 3'	197	57.8
type II collagen	sense, 5' – ACACCGCTAACGTCCAGATG – 3' antisense, 5' – GTACGTGAACCTGCTGTTGC – 3'	188	59.9
GAPDH	sense, 5' – ACGGCAAGTTCAACGGCACAG – 3' antisense, 5'– GAAGACGCCAGTAGACTCCACGAC – 3'	149	65.4

表 4-24　PCR 条件反应体系

反应物	体积（μL）
Mix	10
ddH$_2$0	8

续表

反应物	体积（μL）
上游引物	0.5
下游引物	0.5
cDNA	1

（13）Western blot 检测各组软骨细胞 GAPDH、NLRP3、pro-caspase-1、caspase-1、GSDMD、GSDMD-N、type II collagen、aggrecan 蛋白表达　RIPA 法提取各组总蛋白，采用 BCA 法进行蛋白定量。按每孔 20μg 上样，电泳（20V 10min、80V 30min、110V 60min），转膜，室温摇床封闭 1h，4℃摇床孵育一抗 GAPDH（1：5000）、NLRP3（1：5000）、pro-caspase-1（1：1000）、caspase-1（1：1000）、GSDMD（1：1000）、GSDMD-N（1：1000）、type II collagen（1：1000）、aggrecan（1：1000）过夜，TBST 荡洗后室温摇床孵育二抗 1h，TBST 荡洗后滴加 ECL 发光液显影，Image Lab 分析条带。

（14）统计学分析　本实验采用 SPSS 22.0 软件进行统计学分析，计量资料采用均数 ± 标准差（$\bar{x}\pm s$）表示，计量资料符合正态分布且方差齐的组间比较采用单因素方差分析 LSD 法，计量资料符合正态分布但方差不齐的组间比较则采用单因素方差分析 Games-Howell 法，计量资料不符合正态分布则采用秩和检验，以 $P < 0.05$ 为差异具有统计学意义。

2. 结果

（1）软骨细胞形态变化　原代软骨细胞经 0.2% Ⅱ型胶原酶消化法收集，差数贴壁纯化培养，倒置显微镜镜下可见：原代软骨细胞培养 5 天时，细胞数量较少，形态不规则，细胞呈簇团状贴壁生长（图 4-23A）；原代软骨细胞培养 8 天时，细胞数量增多，形态为圆形和椭圆形（图 4-23B）；原代细胞经传代培养为一代软骨细胞时，传代后杂质细胞减少，生长速度加快，贴壁时间缩短，5 天左右可以铺满皿底（图 4-23C、D）；二代软骨细胞形态较规则，以圆形及椭圆形为主，胞核清晰，胞浆丰富，边缘清晰，呈典型的"铺路石"状，二代软骨细胞分裂迅速和一代软骨细胞相比又有所提升，约 3 天铺满皿底（图 4-23E、F）。因后续传代培养的三代、四代软骨细胞经传代部分会肥大分化为肥大细胞，生长速度减慢且细胞形态边界不清，故选择细胞生长速度快、形态最佳的二代软骨细胞进行后续实验研究。

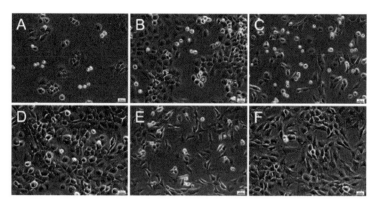

图 4-23　软骨细胞生长情况（100×）

A 为原代软骨细胞第 5 天；B 为原代软骨细胞第 8 天；C 为一代软骨细胞第 1 天；D 为一代细胞第
3 天；E 为二代细胞第 2 天；F 为二代细胞第 4 天

（2）软骨细胞功能鉴定结果　选择二代软骨细胞进行Ⅱ型胶原免疫细胞化学染色。Ⅱ型胶原免疫细胞化学染色阴性对照组软骨细胞胞核清晰且呈蓝色，胞浆不着色（图 4-24A）；Ⅱ型胶原免疫细胞化学染色组软骨细胞胞核清晰且呈蓝色，胞浆呈棕黄色（图 4-24B）。提示获取的二代软骨细胞具有分泌Ⅱ型胶原蛋白的软骨细胞功能，故鉴定为软骨细胞。

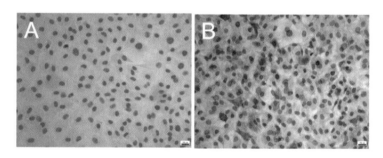

图 4-24　软骨细胞功能鉴定（100×）

A 为Ⅱ型胶原免疫细胞化学染色阴性对照；B 为Ⅱ型胶原免疫细胞化学染色

（3）LPS+ATP 诱导软骨细胞焦亡模型的建立

1）LPS ＋ ATP 诱导软骨细胞焦亡的最佳浓度和时间　在 10ng/mL LPS 干预 8h 后，不同浓度 ATP 干预软骨细胞 6h、12h 和 24h 后的结果见图 4-25。在同一时间，与 5mM 比较，10mM 和 15mM ATP 干预后软骨细胞存活率显著下降，差异具有统计学意义（$P < 0.05$ 或 $P < 0.01$）。其中 10mM 和 15mM ATP 干预 6h 时，软骨细胞存活率均高于 85%。在同一浓度，与 6h 比较，干预 12h 和 24h 后存软骨细胞存活率显著下降，差异具有统计学意义（$P < 0.05$ 或 $P < 0.01$）。其中 5mM ATP 干预软骨细胞 6h、12h 和 24h 后，软骨细胞存活率均仍高于 75%，差异具有

统计学意义（$P < 0.01$）。10mM ATP 干预软骨细胞 12h 后软骨细胞存活率为 65%。

综上，选用 10ng/mL LPS 干预 8h 与 10mM ATP 干预 12h 联合刺激建立软骨细胞焦亡模型。

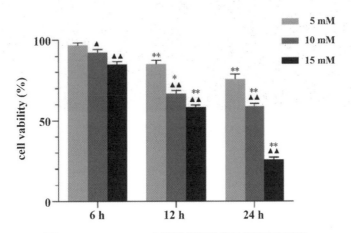

图 4-25　LPS ＋ ATP 干预软骨细胞的最佳浓度和时间

同一时间，与 5mM ATP 比较，▲▲$P < 0.01$、▲$P < 0.05$；同一浓度，与 6h 比较，
**$P < 0.01$、*$P < 0.05$

2）Western blot 验证软骨细胞焦亡模型建立　Western blot 结果如图 4-26 所示：与正常组比较，模型组的 NLRP3、caspase-1、GSDMD 蛋白表达显著增高，差异具有统计学意义（$P < 0.05$ 或 $P < 0.01$），提示 LPS ＋ ATP 联合刺激可建立稳定的软骨细胞焦亡模型。

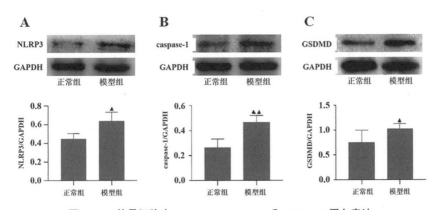

图 4-26　软骨细胞中 NLRP3、caspase-1 和 GSDMD 蛋白表达

A ～ C 分别为 NLRP3、caspase-1 和 GSDMD 蛋白在软骨细胞中的表达；与空白组比较，
▲▲$P < 0.01$、▲$P < 0.05$

（4）不同浓度 MCC950 对软骨细胞的毒性作用　CCK-8 结果如图 4-27 所示：与正常组比较，不同浓度 MCC950（1μM、50μM、100μM、150μM、200μM）干

预 12h 后软骨细胞存活率差异无统计学意义，提示 200μM 以下浓度的 MCC950 均对软骨细胞无毒性作用，无统计学意义。故根据参考文献选择 1μM MCC950 干预 12h 为本实验的干预浓度。

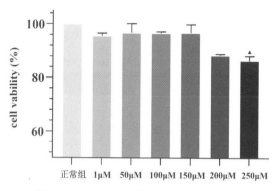

图 4-27 MCC950 对软骨细胞的毒性作用

与正常组比较，▲$P < 0.05$

（5）荣筋拈痛方对软骨细胞膜完整性的影响　Hoechst33342 是具有细胞膜通透性的荧光染料，能够透过正常细胞膜使细胞染上低蓝色荧光；PI 是一种 DNA 结合性染料，但无细胞膜通透性，不能透过正常细胞膜，故能使丧失膜完整性的细胞染上强红色荧光。因此 Hoechst33342/PI 双染，可区别细胞膜完整性是否遭到破坏。Hoechst33342/PI 双染结果如图 4-28 所示：正常组中 PI 强红色荧光数量少，模型组 PI 强红色荧光数量较正常组显著增多，提示 LPS ＋ ATP 会加剧软骨细胞膜完整性丧失情况；荣筋拈痛方组与抑制剂组中 PI 强红色荧光数量较模型组明显减少，提示荣筋拈痛方可改善因软骨细胞焦亡而导致的细胞膜完整性丧失情况。

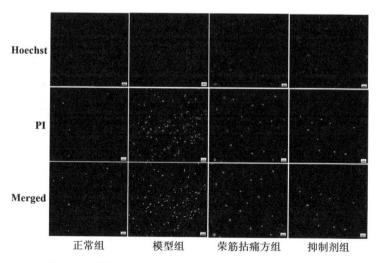

图 4-28 荣筋拈痛方对软骨细胞膜完整性的影响（100×）

（6）软骨细胞中 NLRP3 和 caspase-1 蛋白定位与表达　各组软骨细胞 NLRP3 和 caspase-1 蛋白定位与表达如图 4-29、4-30 和表 4-25 所示。经不同分组干预后，在双转盘式激光共聚焦显微镜下观察：与正常组相比，模型组绿色荧光强度增强，差异具有统计学意义（$P < 0.05$）；与模型组比较，荣筋拈痛方组和抑制剂组绿色荧光强度明显降低，差异具有统计学意义（$P < 0.05$）。

表 4-25　软骨细胞中 NLRP3 和 caspase-1 的荧光表达（$\bar{x} \pm s$）

组别	n	NLRP3 蛋白荧光值（AU）	caspase-1 蛋白荧光值（AU）
正常组	3	9.18±0.79	5.94±0.90
模型组	3	32.33±1.74[*]	36.00±0.41[*]
荣筋拈痛方组	3	25.38±1.00[▲]	23.10±1.27[▲]
抑制剂组	3	16.33±0.29[▲]	14.93±0.43[▲]

与正常组相比，[*]$P < 0.01$；与模型组相比，[▲]$P < 0.01$。

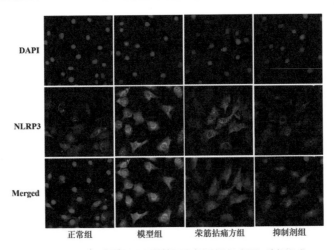

图 4-29　软骨细胞中 NLRP3 蛋白的定位与表达（400×）

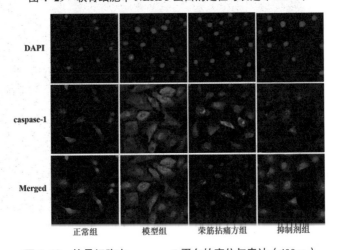

图 4-30　软骨细胞中 caspase-1 蛋白的定位与表达（400×）

（7）软骨细胞上清中 IL-1β 和 IL-18 水平　ELISA 结果如图 4-31 和表 4-26 所示：与正常组比较，模型组中 IL-1β 和 IL-18 水平显著升高，差异具有统计学意义（$P < 0.05$），与模型组比较，荣筋拈痛方组和抑制剂组 IL-1β 和 IL-18 水平显著降低，差异具有统计学意义（$P < 0.05$）。

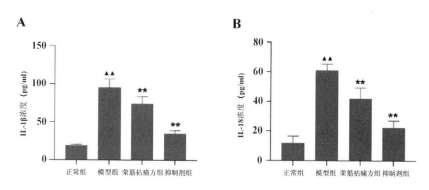

图 4-31　ELISA 检测软骨细胞中 IL-1β 和 IL-18 水平

A 为软骨细胞上清中 IL-1β 水平；B 为软骨细胞上清中 IL-18 水平。与正常组相比，▲▲$P < 0.01$；
与模型组相比，**$P < 0.01$

表 4-26　软骨细胞上清中 IL-1β 和 IL-18 水平（$\bar{x} \pm s$）

组别	正常组	模型组	荣筋拈痛方组	抑制剂组
IL-1β	18.58±1.73	94.96±11.03*	73.82±9.65▲	34.30±4.60▲
IL-18	11.78±4.70	60.99±4.08*	41.94±7.17▲	22.08±4.83▲

与正常组相比，*$P < 0.05$；与模型组相比，▲$P < 0.05$。

（8）各组软骨细胞相关 mRNA 水平　RT-PCR 结果如图 4-32 和表 4-27 所示：与正常组相比，模型组 NLRP3、caspase-1、GSDMD mRNA 水平显著升高，模型组 type II collagen、aggrecan mRNA 水平降低，差异具有统计学意义（$P < 0.05$）；与模型组相比，荣筋拈痛方组和抑制剂组 NLRP3、caspase-1、GSDMD mRNA 水平均降低，type II collagen、aggrecan mRNA 水平升高，差异均具有统计学意义（$P < 0.05$）。

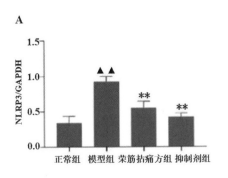
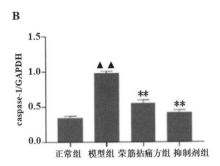

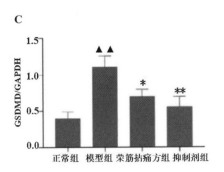
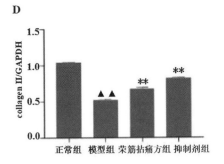

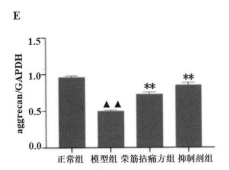

图 4-32　各组软骨细胞相关 mRNA 水平

A ～ E 分别为软骨细胞 NLRP3、caspase-1、GSDMD、type II collagen、aggrecan mRNA 水平。与正常组相比，$^{▲▲}P < 0.01$；与模型组相比，$^{**}P < 0.01$，$^{*}P < 0.05$

表 4-27　各组软骨细胞相关 mRNA 水平（$\bar{x} \pm s$）

组别	正常组	模型组	荣筋拈痛方组	抑制剂组
NLRP3	0.34±0.10	0.92±0.08*	0.55±0.09$^{▲}$	0.42±0.06$^{▲}$
caspase-1	0.17±0.04	0.97±0.02*	0.51±0.04$^{▲}$	0.40±0.06$^{▲}$
GSDMD	0.39±0.09	0.10±0.16*	0.70±0.10$^{▲}$	0.55±0.15$^{▲}$
collagen Ⅱ	1.04±0.02	0.52±0.02*	0.67±0.03$^{▲}$	0.82±0.02$^{▲}$
aggrecan	0.96±0.02	0.50±0.02*	0.73±0.03$^{▲}$	0.85±0.04$^{▲}$

与正常组相比，$^{*}P < 0.05$；与模型组相比，$^{▲}P < 0.05$。

（9）各组软骨细胞相关蛋白表达　Western blot 结果如图 4-33 和表 4-28 所示：与正常组相比，模型组 NLRP3、pro-caspase-1、caspase-1、GSDMD 和 GSDMD-N 蛋白表达显著升高，模型组 type II collagen、aggrecan 蛋白表达降低，差异具有统计学意义（$P < 0.05$）；与模型组相比，荣筋拮痛方组和抑制剂组 NLRP3、pro-caspase-1、caspase-1、GSDMD、GSDMD-N 蛋白表达均降低，荣筋拮痛方组和抑制剂组 type II collagen、aggrecan 蛋白表达升高，差异均具有统计学意义（$P < 0.05$）。

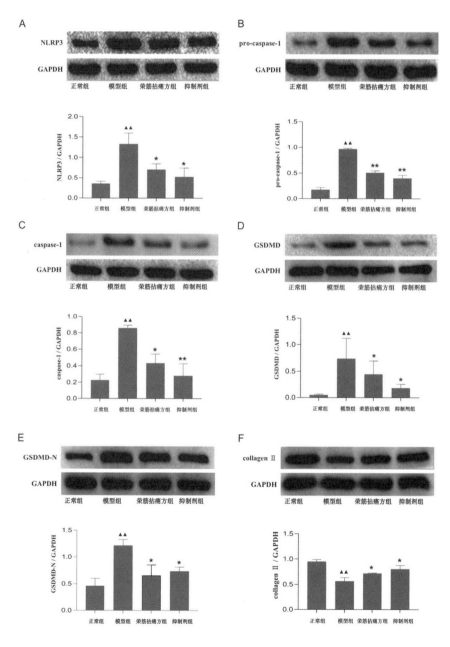

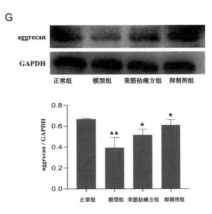

图 4-33　各组软骨细胞相关蛋白表达

A ～ G 分别为软骨细胞 NLRP3、pro-caspase-1、caspase-1、GSDMD、GSDMD-N、type II collagen、aggrecan 蛋白表达。与正常组相比，$^{\blacktriangle\blacktriangle}P < 0.01$、$^{\blacktriangle}P < 0.05$；与模型组相比，$^{**}P < 0.01$、$^{*}P < 0.05$

表 4-28　各组软骨细胞相关蛋白表达（$\bar{x} \pm s$）

组别	正常组	模型组	荣筋拈痛方组	抑制剂组
NLRP3	0.36±0.06	1.33±0.27[*]	0.70±0.14[▲]	0.53±0.22[▲]
pro-caspase-1	0.17±0.04	0.97±0.02[*]	0.51±0.04[▲]	0.40±0.06[▲]
caspase-1	0.23±0.07	0.86±0.04[*]	0.43±0.11[▲]	0.28±0.15[▲]
GSDMD	0.05±0.02	0.79±0.36[*]	0.42±0.24[▲]	0.18±0.06[▲]
GSDMD-N	0.46±0.14	1.22±0.11[*]	0.65±0.02[▲]	0.73±0.08[▲]
type II collagen	0.95±0.04	0.56±0.07[*]	0.71±0.01[▲]	0.80±0.07[▲]
aggrecan	0.67±0.01	0.39±0.10[*]	0.51±0.06[▲]	0.61±0.05[▲]

与正常组相比，$^{*}P < 0.05$；与模型组相比，$^{\blacktriangle}P < 0.05$。

3.讨论

（1）焦亡促使软骨细胞膜完整性丧失　细胞焦亡发生时区别于凋亡和自噬的形态学特征是细胞膜完整性的丧失。细胞焦亡的特征蛋白 GSDMD 家族蛋白剪切，其 N 端成孔结构域脱落，在细胞膜上定位，并在膜上形成 1.1 ～ 2.4nm 小孔，细胞发生渗透性肿胀，内容物如炎性因子和乳酸脱氢酶释放到细胞外[①]。碘化丙啶（PI）这类核酸染料不能穿透细胞膜，对于细胞膜完整的正常细胞或者早期凋亡细胞不能染色，当细胞发生焦亡时则可以通过破损细胞膜染上红色荧光。Hoechst33342 可以穿透正常细胞膜使细胞核染上蓝色荧光。当使用上述两种染料染色以后，在双转盘式激光共聚焦显微镜下检测可见 LPS ＋ ATP 刺激软骨细胞焦

① Feng S, Fox D, Man SM. Mechanisms of gasdermin family members in inflammasome signaling and cell death[J]. J Mol Biol, 2018, 430(18): 3068-3080.

亡后，模型组 PI 红色荧光显著增强，数量增多，丧失细胞膜完整性的软骨细胞增多，提示 LPS + ATP 联合刺激后软骨细胞膜完整性丧失情况加剧，即焦亡会促使软骨细胞膜完整性丧失。

（2）焦亡引发软骨细胞炎症反应　　LPS + ATP 刺激软骨细胞焦亡时，活化的 NLRP3 会激活 pro-caspase-1，具有活性的 caspase-1 通过剪切释放 GSDMD，并释放其 N 端成孔结构域，细胞发生渗透性肿胀，使 pro-IL-1β 和 pro-IL-18 转化为具有活性的 IL-1β 和 IL-18 并释放到细胞外，形成一系列的炎症级联反应。另一方面，NLRP3 炎症小体会通过产生 IL-1β、TNF-α 和 MMP-3 等促炎细胞因子和降解酶驱动软骨和滑膜变性。炎性细胞因子如 IL-1β，可通过抑制局部软骨细胞外基质的合成和释放蛋白水解酶，加剧关节炎症和促进软骨退变。IL-18 是骨关节炎发病机制中重要的炎症性因子，其广泛存在于关节炎患者的滑液、滑膜、半月板和软骨细胞中，在骨关节炎关节液及软骨中 IL-18 的表达较正常组显著增高，其表达水平与骨关节炎活动期关联。IL-18 可抑制软骨细胞增殖，促进软骨细胞凋亡，促进软骨细胞外基质降解和滑膜的炎性病变。Denoble[1] 等人检测出 IL-1β 和 IL-18 与骨关节炎患者的病情严重程度呈正相关。吴小山[2] 等人在关节软骨细胞焦亡模型中发现软骨细胞内 IL-1β 和 IL-18 水平升高。本研究采用 ELISA 检测软骨细胞上清发现：与正常组相比，模型组软骨细胞上清液中 IL-1β 和 IL-18 水平显著增高，差异具有统计学意义（$P < 0.05$），提示 LPS + ATP 诱导的软骨细胞焦亡会引发细胞中炎症反应。

（3）焦亡加剧关节软骨退变　　软骨作为关节的重要结构可直接影响骨关节炎的发展，延缓软骨退变对于缓解骨关节炎的进展至关重要。关节软骨主要由软骨细胞和细胞外基质组成，软骨细胞可分泌细胞外基质，其主要成分是 Ⅱ 型胶原和蛋白聚糖。Ⅱ 型胶原是关节软骨中最主要的胶原蛋白，Ⅱ 型胶原蛋白与其他胶原蛋白和非胶原蛋白结合，形成一个稳定的网格，为软骨提供抗拉强度；若是 Ⅱ 型胶原构成的网状结构被破坏，则会导致软骨细胞表型的变化。当骨关节炎软骨退变晚期时，细胞外基质的合成减少，降解增多，组织结构也遭受到破坏，相应地构成细胞外基质的主要成分 type Ⅱ collagen 和 aggrecan 也会减少。焦亡过程中分泌的 IL-1β 可通过刺激软骨细胞产生基质金属蛋白酶，会降解基质中的 Ⅱ 型胶原

① Denoble AE, Huffman KM, Stabler TV, et al. Uric acid is a danger signal of increasing risk for osteoarthritis through inflammasome activation[J]. Proc Natl Acad Sci USA, 2011, 108(5): 2088-2093.
② 吴小山，陈飞虎，葛金芳，等 . 胞外酸化对大鼠关节软骨细胞焦亡的影响及可能机制 [J]. 中国药理学通报，2016, 32（11）：1531-1539.

和蛋白聚糖，加速关节软骨的破坏；IL-18 可刺激 TNF-α 和 IL-1β 的释放，协调促进基质金属蛋白酶生成，加速 Ⅱ 型胶原和蛋白聚糖的降解，破坏软骨细胞基质稳态。当 NF-κB 和 NLRP3 信号通路交联时可促进 P2X7 诱导的软骨细胞细胞外基质降解和焦亡相关炎症反应，因为 NLRP3 炎症小体抑制剂可以抑制 caspase-1 加工处理和 IL-1β 分泌，故 NF-κB 和 NLRP3 抑制剂结合使用时则可显著减少软骨降解与破坏。本研究 RT-PCR 和 Western blot 结果显示：在 LPS＋ATP 联合刺激的软骨细胞焦亡模型中，collagen Ⅱ 和 aggrecan mRNA 水平和蛋白表达较正常组显著减少，提示软骨细胞焦亡会破坏细胞外基质的稳态和诱发炎症反应，从而加剧软骨退变。

（4）NLRP3/caspase-1/GSDMD 通路是软骨细胞焦亡途径之一　细胞焦亡途径是由 caspase-1 介导的经典途径和 caspase-4、caspase-5、caspase-11 介导的非经典途径组成，其中 caspase-1 上游的 NLRP3 和下游的 GSDMD、IL-1β、IL-18 都是细胞焦亡的特征指标。NLRP3 炎症体与骨关节炎的发生密切相关，且 NLRP3 的蛋白表达水平与骨关节炎的严重程度正相关。雷帕霉素关节腔注射可抑制 NLRP3 炎症体活性，降低软骨细胞 NLRP3、caspase-1、IL-1β 和 type II collagen 等相关因子表达，从而延缓骨关节炎进展。柚皮苷可通过对 NF-κB 和 NLRP3 信号通路的抑制发挥对骨关节炎的治疗作用。故靶向 NLRP3 炎症小体的抗炎治疗可能是一种新的治疗骨关节炎思路。caspase-1 是产生活性 IL-1β 的关键酶，在维持正常软骨基质和软骨细胞代谢平衡中起着重要作用。对比正常软骨组织和骨关节炎软骨组织时发现，骨关节炎患者软骨中 caspase-1 的表达高于正常软骨组织。本实验双转盘式激光共聚焦显微镜对软骨细胞 NLRP3 和 caspase-1 蛋白定位和定量结果显示：与正常组比较，LPS＋ATP 联合刺激的软骨细胞细胞焦亡会促使软骨细胞胞浆内的 NLRP3 和 caspase-1 的表达显著增高，差异具有统计学意义。Western blot 结果中，与正常组对比，模型组软骨细胞中的 NLRP3、pro-caspase-1、caspase-1、GSDMD、GSDMD-N 蛋白表达升高，差异具有统计学意义；RT-PCR 结果中，与正常组对比，模型组软骨细胞中的 NLRP3、caspase-1、GSDMD mRNA 水平显著升高，差异具有统计学意义。以上实验表明，LPS＋ATP 诱导软骨细胞发生焦亡时，其通路中特征蛋白 NLRP3、caspase-1、GSDMD 的表达也随之改变，提示 LPS＋ATP 刺激软骨细胞发生焦亡可能是通过 NLRP3/caspase-1/GSDMD 途径。

（5）荣筋拈痛方对软骨细胞焦亡的影响　荣筋拈痛方由牛膝、当归、羌活、独活、防风和甘草 6 味药组成。其中牛膝可补肝肾壮筋骨，活血以利关节，为君药；当归养血和血，为臣药；羌活可祛风湿、利关节和止痹痛，独活善治伏风、除久痹，防风可祛风胜湿止痛，三者共为臣药，可除一身之风湿痹痛；甘草善治四肢挛急，可缓急止痛并调和诸药。根据现代网络药理学研究发现，荣筋拈痛方全方具有抗炎之功效：怀牛膝皂苷可以保护因 IL-1β 刺激而出现的软骨细胞炎症与凋亡；当归的有效化学成分具有抑制炎症的药理活性；羌活根及根茎中分离出的化合物可以通过调控 NO 分泌从而抑制以 LPS 刺激的小鼠炎症模型，其抗炎作用与化合物的结构有密切联系；随着对独活的深入研究，发现其具有抗炎、镇静、镇痛、抗凝血和抗肿瘤等药理活性；防风中的香豆素、多糖、挥发油和色原酮等有效化学成分在抗炎、镇痛、抗肿瘤等方面效果显著；甘草所含有的黄酮等有效成分可发挥抗炎、抗肿瘤和抗病毒的作用。本课题组前期研究发现，荣筋拈痛方中补肝肾强筋骨药物与祛风湿止痹痛药物分别有刺激关节软骨蛋白多糖合成和抗炎镇痛的作用，能够治疗炎症性疾病，其可以抑制炎症因子表达、抑制分解代谢、刺激合成代谢等，从而发挥多靶点保护软骨的作用。

本实验观察 Hoechst/PI 双染可发现荣筋拈痛方干预 LPS + ATP 诱导的软骨细胞焦亡后，PI 红色荧光减少，丧失膜完整性的细胞减少，软骨细胞焦亡数量下降，即荣筋拈痛方可改善因 LPS + ATP 诱导的软骨细胞焦亡而出现的膜丧失情况；ELISA 结果显示荣筋拈痛方干预后软骨细胞上清液中的 IL-1β 和 IL-18 水平显著下降，表明荣筋拈痛方可降低因软骨细胞焦亡而引起的炎症水平；RT-PCR 和 Western blot 结果显示荣筋拈痛方干预后的 type II collagen、aggrecan mRNA 和蛋白表达较模型组显著增高，表明荣筋拈痛方可抑制软骨细胞焦亡引起的软骨退变；免疫荧光结果显示荣筋拈痛方干预后软骨细胞胞浆内的 NLRP3 和 caspase-1 的荧光表达较模型组显著降低，且荣筋拈痛方组 NLRP3、pro-caspase-1、caspase-1、GSDMD、GSDMD-N 蛋白表达降低，NLRP3、caspase-1、GSDMD mRNA 水平也较模型组降低。故以上实验表明，荣筋拈痛方可通过抑制软骨细胞焦亡相关信号通路中的特征蛋白 NLRP3、caspase-1 和 GSDMD 的表达，减轻炎症反应，改善骨关节炎炎性病变。

三、荣筋拈痛方调控软骨细胞自噬的机制研究

（一）骨关节炎与细胞自噬

1. 细胞自噬概述　自噬（autophagy）是生物体的一种适应性的代谢反应，能够通过溶酶体的胞内降解系统清除细胞中损伤、氧化或衰老的细胞器、蛋白质聚集物及生物大分子，是一种高度保守的维持自身稳态的重要调节机制。通常根据细胞内自噬体形成的方式差异，将其分为巨自噬（macroautophagy）、微自噬（microautophagy）和分子伴侣介导的自噬（chaperone-mediated autophagy，CMA）。

2. 细胞自噬的调控　细胞在饥饿、生长因子缺乏、微生物感染、细胞器损伤、蛋白质折叠错误或聚集、DNA损伤、放疗、化疗等因素刺激下，会诱导自噬发生。细胞接受自噬诱导信号后，在胞浆的某处形成一个小的类似"脂质体"样的膜结构，并不断延伸，将胞浆中的任何成分包裹进双层膜中，形成自噬体，与溶酶体融合形成自噬溶酶体，降解其所包裹的内容物，从而实现细胞本身的代谢需要和某些细胞器的更新。

目前比较肯定的自噬信号通路大致分为以下2类：①抑制类信号通路：class Ⅰ PI3K pathway（phosphatidylinositol，PI，磷脂酰肌醇）；mTOR pathway（mammalian target of rapamycin，mTOR），如PI3K-AKT-mTOR信号通路和AMPK-TSC1/2-mTOR信号通路。②激活类信号通路：class Ⅲ PI3K pathway。mTOR激酶是自噬诱导过程中的关键分子，激活mTOR通路如Akt和MAPK信号通路抑制自噬，负调控mTOR的通路如AMPK和p53信号通路促进自噬。

3. 细胞自噬研究方法　细胞经诱导或抑制后，需对自噬过程进行观察和检测，常用的技术方法包括透射电镜下观察自噬体的形成、荧光显微镜下采用GFP-LC3等融合蛋白来示踪自噬形成、利用Western blot检测p62蛋白来评价自噬及自噬流的强弱等。

4. 骨关节炎细胞自噬机制　研究发现，在骨关节炎早期，软骨细胞中自噬增加，受损的细胞器和长寿蛋白被降解和循环，以维持软骨细胞稳态。随着病程的进一步进展，自噬-溶酶体途径的加强，会导致细胞外基质的降解，出现自噬体和溶酶体等的大量堆积，出现了自噬晚期受抑制的表现。既往研究发现多种药物可能通过调控软骨细胞自噬治疗骨关节炎，因此软骨细胞自噬在骨关节炎的发生及发展中具有重要作用，且基于软骨细胞自噬的治疗方法可能有助于改善骨关节

炎的发展。

（二）荣筋拈痛方对 *IL-1β* 诱导的体外大鼠软骨细胞自噬相关基因表达的影响

1. 材料与方法

（1）动物与药物　4 周龄 SPF 级雄性 SD 大鼠 30 只，体质量（90±5）g，购自上海斯莱克实验动物有限责任公司［许可证号：SYXK（闽）2019-0007］。

（2）试剂与仪器　IL-1β（美国 Sigma 公司）；LC3B、Beclin 1 引物由通用生物系统有限公司合成；LC3A/B 一抗（美国 CST 公司）；Beclin 1 一抗（美国 Abcam 公司）；GAPDH 一抗（美国 Abcam 公司）；PrimeScript® RT reagent Kit With gDNA Eraser（日本 TaKaRa 公司）；TB Green® Premix Ex Taq™ Ⅱ（日本 TaKaRa 公司）。

（3）造模　参照相关文献研究及课题组前期诱导方式[1]，选用 10ng/mL IL-1β 干预第 2 代软骨细胞 24h，复制退变软骨细胞。

（4）CCK-8 法检测荣筋拈痛方对软骨细胞活性的影响　将消化重悬后的软骨细胞以 5×10^4/mL 的密度，按每孔 100μL 接种于 96 孔板内贴壁培养 24h，每组设 6 个复孔，经 10ng/mL IL-1β 诱导 24h 后，吸弃培养液换成 50、100、200μg/mL 不同浓度的荣筋拈痛方再干预 48h，避光条件下每孔加入 10μL CCK-8 试剂置于 37℃培养箱孵育 4h 后，用酶标仪振荡 30s，450nm 读取 OD 值。

（5）qPCR 检测各组软骨细胞 LC3 Ⅱ、Beclin 1 的 mRNA 表达　用 TRIzol 法分离提取各组别的总 RNA，浓度测定后，按 PrimeScript ™ RT reagent kit with gDNA Eraser（Perfect Real Time）试剂盒操作步骤依次进行去除基因组 DNA 反应、反转录反应得到相应组别的 cDNA，接着按 TB Green® Premix Ex Taq™ Ⅱ（Tli RNaseH Plus）试剂说明书建立 PCR 体系，以 95℃ 30s、95℃ 3s、60℃ 30s 共 40 个循环，Melt Curve Stage 为体系，使用 CFX96 Touch 实时定量 PCR 仪进行定量聚合酶链反应。使用 GAPDH 作为内参，反应使用的正向、反向引物序列见表 4-29。采用 $2^{-\Delta\Delta Ct}$ 方法计算目的基因的相对表达量。

---

[1] Wu G, Fan H, Huang Y, et al. Duhuo Jisheng Decoction containing serum promotes proliferation of interleukin-1β-induced chondrocytes through the p16-cyclin D1/CDK4-Rb pathway[J]. Mol Med Rep, 2014, 10(5): 2525-2534.

表 4-29　Beclin 1、LC3 Ⅱ、GAPDH 引物序列

引物	序列
Beclin 1	F:5'-GAATGAGGGCGACAGTGAAC-3'
	R:5'-CCTGGACCTTCTCCAGGTTT-3'
LC3 Ⅱ	F:5'-GTGTCCACACCCATCTCTGA-3'
	R:5'-AGTCTTACACAGCCAGTGCT-3'
GAPDH	F:5'-AAGATGGTGAAGGTCGGTGT-3'
	R:5'-GCTTCCCATTCTCAGCCTTG-3'

（6）Western blot 检测各组软骨细胞 LC3 Ⅱ/Ⅰ、Beclin 1 蛋白表达　RIPA 法提取各组总蛋白，采用 BCA 法进行蛋白定量。按每孔 20μg 上样，电泳（20V 10min、80V 30min、110V 60min），转膜，室温摇床封闭 1h，4℃摇床孵育一抗 GAPDH（1∶10000）、LC3 Ⅱ/Ⅰ（1∶1000）、Beclin 1（1∶2000）过夜，TBST 荡洗后室温摇床孵育二抗 1h，TBST 荡洗后滴加 ECL 发光液显影，Image Lab 分析条带。

（7）统计学分析　本实验采用 SPSS 25.0 软件进行统计学处理，计量资料采用均值 ± 标准差（$\bar{x} \pm s$）表示，符合正态分布用 One-Way ANOVA 方差分析，方差齐组间比较采用 LSD 法，方差不齐则采用 Games-Howell 法，不符合正态分布用 Kruskal-Wallis Test 非参数检验，$P < 0.05$ 表示差异具有统计学意义。

2. 结果

（1）软骨细胞形态观察　原代软骨细胞经 0.2% Ⅱ型胶原酶消化法收集，差数贴壁纯化培养，倒置显微镜镜下可见：原代软骨细胞培养 1 天时，细胞数量较少，形态不规则，细胞成簇成团贴壁向周围生长（图 4-34A）；原代软骨细胞培养 8 天时，细胞数量增多，形态为圆形和椭圆形（图 4-34B）；原代细胞经传代培养为一代软骨细胞时，传代后杂质细胞减少，生长速度加快，贴壁时间缩短，5 天左右可以铺满皿底（图 4-34C）；二代软骨细胞形态较规则，以圆形及椭圆形为主，胞核清晰，胞浆丰富，边缘清晰，呈典型的"铺路石"状，二代软骨细胞分裂迅速和一代软骨细胞相比又有所提升，约 3 天铺满皿底（图 4-34D）。因后续传代培养的三代（图 4-34E）、四代（图 4-34F）软骨细胞经传代部分会分化为肥大细胞，生长速度减慢且细胞形态边界不清，故选择细胞生长速度快、形态最佳的二代软骨细胞进行后续实验研究。

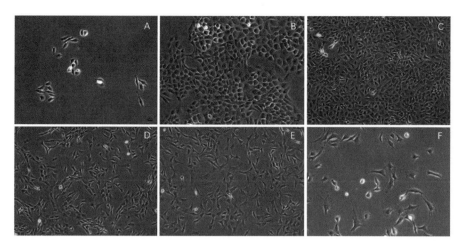

图 4-34　软骨细胞生长情况（100×）

A 为原代软骨细胞第 1 天；B 为原代软骨细胞第 8 天；C 为一代软骨细胞；D 为二代软骨细胞；
E 为三代软骨细胞；F 为四代软骨细胞

（2）软骨细胞鉴定结果　选择二代软骨细胞进行甲苯胺蓝染色。甲苯胺蓝染色后软骨细胞胞浆呈现深蓝色，胞核呈紫色，细胞整体呈蓝紫色。见图 4-35。

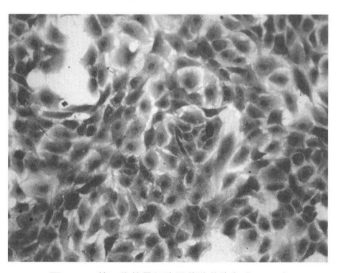

图 4-35　第二代软骨细胞甲苯胺蓝染色（200×）

（3）CCK-8 法检测荣筋拈痛方对软骨细胞活性的影响　采用 CCK-8 法检测软骨细胞经 10ng/mL IL-1β 干预 24h 后，于不同浓度的荣筋拈痛方干预 48h 后的细胞活性，结果发现：与空白组相比，模型组的细胞活力显著降低（$P < 0.01$），而与模型组相比，50、100、200μg/mL 荣筋拈痛方均显著提高细胞活力，呈剂量依赖性增加（$P < 0.01$）。见图 4-36。

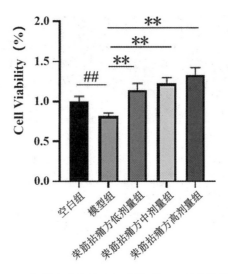

图 4-36 不同浓度荣筋拈痛方对退变软骨细胞活性的影响

与空白组比较，$^{\#\#}P < 0.01$；与模型组比较，$^{**}P < 0.01$

（4）各组软骨细胞 LC3 Ⅱ、Beclin 1 mRNA 表达情况　与空白组相比，模型组 LC3 Ⅱ、Beclin 1 mRNA 表达水平升高（$P < 0.05$）；荣筋拈痛方干预后，各干预组与模型组相比，LC3 Ⅱ、Beclin 1 mRNA 表达水平降低（$P < 0.05$）。见图 4-37、表 4-30。

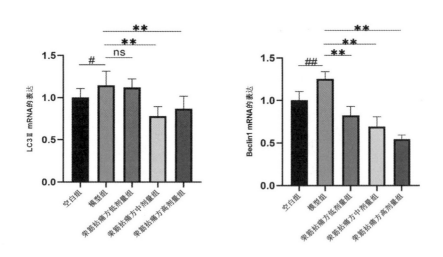

图 4-37 荣筋拈痛方对退变软骨细胞 LC3 Ⅱ、Beclin 1 mRNA 表达的影响

与空白组比较，$^{\#}P < 0.05$，$^{\#\#}P < 0.01$；与模型组比较，$^{*}P < 0.05$，$^{**}P < 0.01$

表 4-30　各组软骨细胞相关 mRNA 水平（$\bar{x} \pm s$）

组别	LC3 Ⅱ	Beclin 1
空白组	1.004±0.104	1.004±0.102
模型组	1.147±0.166*	1.253±0.085*
荣筋拈痛方低剂量组	1.121±0.101	0.826±0.105#
荣筋拈痛方中剂量组	0.782±0.112#	0.696±0.113#
荣筋拈痛方高剂量组	0.869±0.148#	0.544±0.050#

与空白组比较，*$P < 0.05$；与模型组比较，#$P < 0.05$。

（5）各组软骨细胞 LC3 Ⅱ / Ⅰ、Beclin 1 蛋白表达情况　与空白组相比，模型组 LC3 Ⅱ / Ⅰ、Beclin 1 蛋白表达水平升高（$P < 0.05$）；经荣筋拈痛方干预后，各干预组与模型组相比 LC3 Ⅱ / Ⅰ、Beclin 1 的蛋白表达水平降低（$P < 0.05$）。见图 4-38、表 4-31。

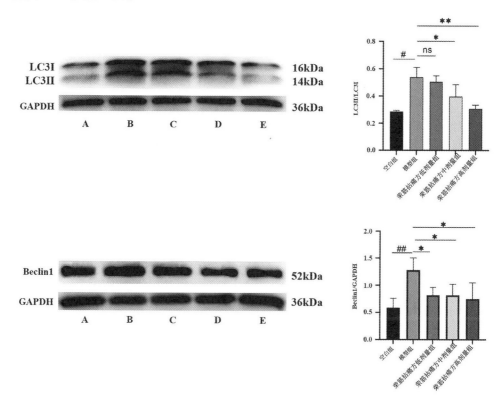

图 4-38　荣筋拈痛方对退变软骨细胞 LC3 Ⅱ / Ⅰ、Beclin 1 蛋白表达的影响

A 为空白组；B 为模型组；C 为荣筋拈痛方低剂量组；D 为荣筋拈痛方中剂量组；E 为荣筋拈痛方高剂量组。与空白组比较，#$P < 0.05$，##$P < 0.01$；与模型组比较，*$P < 0.05$，**$P < 0.01$

表 4-31　各组软骨细胞相关蛋白水平（$\bar{x} \pm s$）

组别	LC3 Ⅱ / Ⅰ	Beclin 1
空白组	0.286±0.009	0.591±0.168
模型组	0.537±0.743[*]	1.282±0.223[*]
荣筋拮痛方低剂量组	0.504±0.452	0.817±0.147[#]
荣筋拮痛方中剂量组	0.396±0.886[#]	0.819±0.201[#]
荣筋拮痛方高剂量组	0.307±0.028[#]	0.750±0.301[#]

与空白组比较，$^*P < 0.05$；与模型组比较，$^#P < 0.05$。

3.讨论　骨关节炎一般归于中医学"骨痿""骨痹"或"历节风"等范畴。《素问·痹论》最早提出"骨痹"这一概念，并认为其病因为风寒湿三气夹杂侵袭人体所致。骨关节炎的病因病机总属"本痿标痹"，其本为肝肾亏虚，标为风寒湿邪入侵、瘀血阻滞经络。故中医辨证论治多从风寒湿论治、从肝肾论治及从痰瘀论治，临床常用方剂有当归四逆汤、独活寄生汤、荣筋拮痛方及身痛逐瘀汤等。荣筋拮痛方所具有的补肝肾、壮筋骨、祛风湿和止痹痛功效符合骨关节炎痹证日久，肝肾两虚的核心病机，是在国医大师陈可冀院士指导下拟出的治疗骨关节炎的新组方，由牛膝、当归、羌活等药物组成，治疗骨关节炎疗效确切。该方制备方法和用途已获国家发明专利授权［ZL201710284659.8］。郑春松[①]运用计算机模拟探索荣筋拮痛方治疗骨关节炎作用靶点时发现其作用靶点有 MMP-1、IL-1β 和 TNF-α，可以通过抑制炎症、抑制分解代谢和刺激合成代谢等方面保护软骨，缓解疼痛。林洁[②]结合 BATMAN-TCM 预测分析荣筋拮痛方对骨关节炎的作用及靶点，并通过动物实验初步验证荣筋拮痛方能够治疗骨关节炎。

自噬又称Ⅱ型程序性细胞死亡（type Ⅱ programmed celld eath），是细胞对各种压力的反应，细胞器和大分子被吞噬分解参与体内循环以维持细胞代谢稳态，即细胞的"自我吞噬"过程。自噬又是一把"双刃剑"，可能在软骨细胞中同时发挥细胞保护和促进死亡的作用。而这可能取决于细胞应激的类型，当炎症、缺氧等条件下，可诱导细胞自噬性死亡，自噬也被报道在内质网应激等应激下细胞发挥存活作用。但同时又有研究表明，自噬是有益还是有害取决于炎症、氧化应激等刺激的程度和持续时间。故保持高水平的自噬可能发挥对软骨的保护作用，但在某些条件下，过度自噬却可能造成软骨细胞的损伤，诱发或加重骨关节炎。

① 郑春松，范展彪，叶蕻芝，等.计算机模拟研究荣筋拮痛方治疗骨关节炎的药效物质基础、作用靶点及作用特点［J］.中医正骨，2017，29（10）：20-24.
② 林洁，赵忠胜，黄艳峰，等.荣筋拮痛方对骨关节炎作用靶点的分析及验证［J］.中华中医药杂志，2019，34（8）：3743-3746.

在自噬激活的过程中，Beclin 1 和 LC3 是自噬激活的可靠生物标记物，其中 Beclin 1 是酵母自噬基因 Atg6/Vps30 的同源基因，其表达的强度与自噬的激活密切相关，Beclin 1 表达上调是自噬过程激活的必要条件。LC3 是 Atg8 蛋白的一个同源体，也是目前研究最广泛的一个自噬标记蛋白。LC3 蛋白的主要功能是进行磷脂化，在细胞中有两种剪切类型，即 LC3I 和 LC3II，其中 LC3I 主要定位在细胞质中，LC3II 则主要定位在自噬小体膜结构上。当自噬形成时，LC3I 转变为 LC3II，并与自噬小泡结合，故 LC3II 的数量与自噬形成的程度呈正相关，LC3II/LC3I 的比率通常用于评估自噬水平。Beclin 1 表达与自噬体的形成和成熟有关，与自噬水平呈正相关，是自噬的正向调节因子。在本研究中检测了大鼠软骨细胞的自噬相关蛋白 Beclin 1、LC3II/LC3I 水平，结果显示在 10ng/mL IL-1β 刺激 24h 后，模型组自噬水平明显增加，而给予荣筋拈痛方后，自噬水平显著下降，提示 IL-1β 的炎症刺激可增加自噬相关蛋白的表达，而荣筋拈痛方可能是通过抑制自噬水平，使自噬恢复动态平衡，从而达到改善软骨细胞炎症情况。

综上所述，本研究发现：100μg/mL 荣筋拈痛方对于缓解 IL-1β 诱导的软骨细胞过度自噬效果显著，荣筋拈痛方可以抑制膝骨关节炎的进展，其机制可能与自噬有关。自噬是一个动态的过程，未来的研究可通过检测荣筋拈痛方对不同膝骨关节炎阶段软骨细胞自噬水平的影响，进一步阐明荣筋拈痛方抗膝骨关节炎的机制，为膝骨关节炎的防治提供理论依据。

四、荣筋拈痛方调控软骨基质代谢的机制研究

（一）骨关节炎与软骨基质代谢

1. 细胞外基质概述　组织及器官都包含细胞和非细胞成分，彼此之间相互交错形成一个稳定且良好的复合结构。其中的非细胞成分即为细胞外基质，它是由细胞合成、分泌的生物大分子（如原纤维蛋白、蛋白聚糖、糖胺聚糖和糖蛋白等）在细胞表面或细胞之间构成的非细胞三维高分子网络，基质成分彼此之间及细胞与黏附受体结合形成一个复杂的网络，以便细胞驻留在该网络中的所有组织和器官中。细胞外基质分布于细胞间，尤其是结缔组织中细胞群体相对稀疏，其含量更为丰富，在为细胞提供生存所需的立体空间的基础上，通过与细胞黏附分子、调节因子和连接蛋白等作用调控多种细胞功能，例如增殖、迁移、分化等，具有维持组织结构和参与生物反应的双重作用，对于维持正常的体内平衡至关重要。

2. 细胞外基质的组成 细胞外基质可按其成分和结构的不同，分为间质和细胞周围基质两种类型，其中间质围绕细胞，而细胞周围基质则与细胞紧密接触，它们除了为细胞提供空间结构外，还可以进行相关信号转导，促进细胞内和细胞间的相互作用。细胞外基质中富含胶原蛋白、层粘连蛋白、弹性蛋白、蛋白聚糖及各种细胞因子等，这些成分独立或协同与细胞相互作用而发挥各自的功能。

3. 细胞外基质的生物学功能 细胞外基质位于细胞周围，除了作为细胞生存及进行生理活动的场所，还扮演信号分子的角色，通过细胞膜表面受体传递信号，对细胞增殖、迁移、分化等活动产生影响。研究发现，细胞外基质可调节神经发育，与神经管和新皮质的形态发生有关，从而影响发育中的神经组织的形状。在受伤的皮肤中，层粘连蛋白可为皮肤细胞的黏附和生长提供底物，以覆盖伤口区域，重建完整的皮肤。在对细胞外基质与增殖信号传导调节的研究中发现，细胞外基质中调节细胞增殖的关键成分（如蛋白聚糖、层粘连蛋白和整联蛋白）出现异常会导致细胞增殖能力减低，进而对组织的发育产生不利影响。更有研究发现，基质细胞蛋白表达的改变与机体生理病理变化密切相关，它们在胚胎发育过程中表达最高，而在成人组织中表达逐渐减弱；但当机体发生例如炎症反应、伤口修复等活动时，基质细胞蛋白大量激活以进行动态组织重塑和细胞运动。此外，细胞外囊泡被认为是细胞外基质的重要组成部分，其包含多种表面分子，使它们能够靶向受体细胞并与细胞外基质相互作用，在细胞间转移化学信号来调节细胞行为。

除了自身作为信号分子外，细胞外基质还调控信号分子（如生长因子和细胞因子）的转导，从而参与细胞与细胞之间的交流。细胞外基质是生长因子及细胞因子的重要来源及储存场所，二者会在特定条件下被释放，通过激活细胞信号而有助于细胞间信号传递并发挥功能。组织器官的发育需要细胞外基质与细胞动态之间的协调平衡，细胞与细胞之间的黏附可介导组织和组织相互作用，细胞外基质结合的生长因子可以引起对组织发育和分化的深刻影响。细胞外基质是所有组织的生物活性成分，它不仅以细胞外基质 – 细胞方式参与细胞活动，更可以对细胞 – 细胞间信息交流进行调控，在指导细胞命运、影响组织发育和体内平衡方面发挥重要作用。

随着人们对细胞外基质研究的深入，其作用被不断发掘，应用也越来越广泛。细胞外基质成分复杂多样并可触发多种生物学活动，对正常动态平衡至关重要，但是细胞外基质重塑也会导致许多疾病的发生，其中异常的分子是引发或发展疾病的关键因素，除了对疾病的诊断有帮助，细胞外基质还可作为疾病药物治疗的靶点。软骨和内皮下细胞外基质被越来越多地用于骨关节炎和类风湿关节炎的治疗中，被认为是治疗关节炎的靶标。

（二）荣筋拈痛方通过 *lncRNA GAS5/miR-21* 调控软骨基质代谢的机制研究

1. 荣筋拈痛方对大鼠膝骨关节炎软骨基质代谢的影响

（1）材料与方法

1）动物与药物　2月龄SPF级雄性SD大鼠66只，购于上海斯莱克实验动物公司［合格证号：SCXK（沪）2017-0005］。由福建中医药大学实验动物中心提供SPF级医学实验动物环境设施［许可证号：SYXK（闽）2019-0007］。按照科技部2006年《关于善待实验动物的指导性意见》的规定，操作、处置实验动物。

荣筋拈痛方由牛膝、当归、独活、羌活、防风、甘草组成，购于福建中医药大学附属第二人民医院。参考《中国药典》2015年版，根据前期对荣筋拈痛方提取工艺研究和HPLC质量控制研究，进行荣筋拈痛方水提物的煎煮提取，以保证方中药物活性成分的含量及水提物的质量。依据大鼠体重计算各阶段灌胃用药量。每一阶段以一剂（合计45g）为单位，精确称取，同一容器中混合均匀，加入10倍体积的蒸馏水并浸泡30min，100℃回流提取3次，每次1.5h，合并滤液后过滤，浓缩至0.45g/mL，4℃保存用于大鼠灌胃。

盐酸氨基葡萄糖胶囊（香港澳美制药厂，进口药品批准文号：国药准字J20140166，批号：4170135），购于福建中医药大学附属第二人民医院。使用时，依据大鼠体重预算各阶段用药量，用0.9%NaCl溶液稀释溶解，浓度为0.015g/mL，4℃保存用于大鼠灌胃。

2）试剂与仪器　TIMP-3、type II collagen、aggrecan、MMP-3、MMP-9、MMP-13、ADAMTS-5抗体（英国Abcam公司）；PrimeScript™ RT mRNA逆转录试剂盒、Mir-X™ miRNA逆转录试剂盒、TB Green® Premix Ex Taq™ II试剂盒（日本Takara公司）；TRIzol试剂、mirVana™ miRNA提取试剂盒（美国Invitrogen公司）；AceQ qPCR SYBR Green Master Mix试剂盒（中国Vazyme公司）。Olympus荧光倒置显微镜（日本太阳交易株式会社）；小动物核磁共振成像仪（瑞士布鲁克公司）；7500 Fast实时荧光定量基因扩增仪（美国AB公司）。

3）试剂制备　①2%戊巴比妥钠称取戊巴比妥钠2g，先加入90mL 0.9%生理盐水溶解。溶解后定容至100mL，4℃保存备用。②4%多聚甲醛固定液称取多聚甲醛粉末 40g，加入 1L 超纯水，充分搅拌。从少量逐渐加入 NaOH 粉末 0.025g，以调整 pH 值至 7.2 ～ 7.4。磁力搅拌器搅拌至溶液清澈，4℃保存备用。③ EDTA 二钠脱钙液称取乙二胺四乙酸二钠粉末 300g，加入 3L 超纯水，搅拌。逐渐加入 NaOH，以调整 pH 值至 7.2 ～ 7.4。磁力搅拌器搅拌至溶液清澈，室温保存备用。④柠檬酸钠修复液量取 900mL 纯水，加入一包柠檬酸钠粉末（10mM），充分搅拌溶解，定容至 1L，4℃保存备用。

4）改良 Hulth 法建立大鼠膝骨关节炎模型与 7.0T MRI 鉴定　①改良 Hulth 法造模：66 只 SD 大鼠进入动物实验中心后，适应性喂养 1 周。随机数字表法随机分为空白组（$n = 18$ 只）和造模组（$n = 48$ 只）。2% 戊巴比妥钠按 2mL/kg 的剂量麻醉大鼠。空白组行假手术，切开膝关节后缝合。造模组采用改良 Hulth 法造模：膝关节内侧入路，切断内侧副韧带、前交叉韧带，摘除内侧半月板。术后连续 3 天青霉素 20 万 U 肌内注射，以预防感染。②小动物核磁评估大鼠膝骨关节炎模型：大鼠造模 6 周后，从空白组、造模组中各随机抽取 3 只大鼠，采用 7.0T MRI，拍摄膝关节 MRI 观察大鼠膝骨关节炎进展情况，确定造模是否成功。异氟烷与氧气 1：4 混合进行持续麻醉，并实时监测大鼠生命体征。大鼠仰卧位置于检查槽内，双膝关节伸直，环形表面线圈固定于关节正中并用胶带固定。采用 T_2WI 序列冠状位和矢状面进行成像。T_2WI 序列采用 TurboRARE 序列，参数如下：TR = 4554.863ms，TE = 35.0ms，层厚 0.4mm，矩阵 256×256，FOV 30mm×20mm，扫面层数 13 层，平均次数 4 次，扫描时间 9min、43s、22ms。拍摄完成后，因该 6 只大鼠已脱离 SPF 级饲养环境，故采用 2% 戊巴比妥钠以 5mL/kg 的剂量，使其过量麻醉致死后剔除。

5）分组及干预　造模组大鼠（$n = 48$ 只）完成造模后，随机数字表法分为模型组（$n = 18$ 只）、治疗组（$n = 15$ 只）、对照组（$n = 15$ 只）。按照"人和动物体表面积折算的等效剂量比率表"换算，造模 2 周后，开始灌胃给药。空白组和模型组按 1mL/（100g·d）的量给予 0.9%NaCl 溶液灌胃；治疗组按 0.45g/（100g·d）的量给予荣筋拈痛方水提物灌胃；对照组按 0.015g/（100g·d）的量给予盐酸氨基葡萄糖胶囊水溶液灌胃。以周为单位，共灌胃治疗 12 周。每周称重 1 次，调整给药剂量。每日固定时间灌胃，每周休息 1 天。

6）取材　灌胃治疗结束后，2% 戊巴比妥钠按 5mL/kg 的剂量，致大鼠麻醉后安乐死。采集关节软骨组织，切取各组大鼠右侧胫骨上段于 4% 多聚甲醛中固定、脱钙、石蜡包埋后用于形态学染色。切取各组大鼠左侧胫骨平台及双侧股骨髁软骨组织，迅速置入液氮中保存，用于 RNA、组织蛋白的检测。

7）7.0T MRI 观察大鼠膝关节形态变化　大鼠经药物灌胃治疗 12 周后，随机抽取空白组、造模组、治疗组、对照组大鼠各 3 只，采用 7.0T 小动物核磁拍摄膝关节 MRI，观察药物干预后大鼠膝骨关节炎进展情况。拍摄完成后，该 12 只大鼠按分组置于 IVC 动物饲养系统暂时饲养，与其余 48 只大鼠一并取材。

8）软骨组织 HE 染色　每组各取 3 个胫骨平台软骨组织蜡块，按 HE 染色试剂盒说明书操作，浸染法于染色缸中全部切片同步染色。①切片：借助石蜡切片机将组织块切成厚度为 5μm 的切片，黏附于载玻片上，60℃烤片 1h。若暂时不做，可置于 37℃烘箱暂存。②脱蜡：组织切片浸入二甲苯 I、二甲苯 II 中各 20min，脱去切片上的蜡。③复水：浸入梯度乙醇（100% 乙醇、95% 乙醇、90% 乙醇、80% 乙醇、70% 乙醇）及蒸馏水中各 5min，使组织切片复水。④苏木素染色：室温浸染染色 10min。蒸馏水漂洗 1min×3 次。⑤分色与返蓝：浸入 1% 盐酸中，分色 3s，自来水洗 ×3 次。于缓慢流动的自来水中返蓝 15min。⑥伊红染色：快速浸入伊红染液，染色 3s，蒸馏水漂洗 ×3 次。⑦梯度乙醇（与入水顺序相反）脱水干燥。二甲苯透明。晾干，中性树脂封片。⑧显微镜下，从软骨四层结构、软骨细胞形态、潮线的完整性等方面，观察软骨组织形态结构。

9）软骨组织番红 O- 固绿染色　每组各取 3 个胫骨平台软骨组织蜡块，按改良番红 O- 固绿染色试剂盒说明书操作，滴染法于湿盒中逐片染色：①组织切片、常规脱蜡至水。②滤纸吸干玻片表面水分，用组化笔将每张组织切片圈中，便于后续滴加试剂染色。③滴加 50μL 新配制 Weigert 染色液（A1：A_2 = 1：1，注意避光），染色 5min，水洗。④滴加 50μL 酸性分化液分化 15s，蒸馏水洗 10min。⑤滴加 50μL 固绿染色液，浸染 5min，快速用弱酸溶液洗涤 15s 以去除残留固绿。⑥滴加 50μL Safranin O stain 浸染 5min。⑦干燥，中性树脂封片。⑧显微镜下，从蛋白多糖丢失、软骨形态变化、微血管新生等方面，观察软骨组织形态结构。

10）Real-time PCR 法检测软骨组织中 lncRNA GAS5、miR-21 的表达及基质代谢因子 mRNA 的表达

miRNA 提取及 Real-time PCR 检测：取出 - 80℃冰箱中的组织，用液氮将软骨组织研磨至细末，称取组织细末 25mg，用 mirVana ™ miRNA 提取试剂盒提取总 RNA，取 1μg 的 RNA，加入于冰上配置的反转录体系，在 37℃ 60min、85℃ 5min、4℃保存的条件下，反转录成 cDNA 后，4℃暂存或 –80℃保存。

配置 Real-time PCR 反应体系：① U6 反应体系：Mix（2×）5μL，ROX

（50×）0.2μL，U6上下游引物各 0.4μL，DEPC 水 2μL，cDNA 2μL；②miR-21 反应体系：Mix（2×）5μL，ROX（50×）0.2μL，miR-21 引物 0.4μL，mRQ 3′ Primer 0.4μL，DEPC 水 2μL，cDNA 2μL；扩增条件：95℃预变性 30s，95℃变性 10s，60℃ 退火 34s，持续 40 个循环，最后 95℃ 15s、60℃延伸 1min。扩增结束后，进行基因表达的差异分析，以 U6 为内参，评估被测基因的相对表达水平，$^{\triangle}$Ct 值＝目的基因 Ct 值－内参 Ct 值，采用 $2^{-\triangle\triangle Ct}$ 法计算 miR-21 基因相对表达量。

lncRNA/mRNA 提取及 Real-time PCR 检测：取出 - 80℃冰箱中的组织，用液氮将软骨组织研磨至细末，称取组织细末 25mg，用 TRIzol 法提取总 RNA，取 1μg 的总 RNA，加入反转录体系，在 37℃ 15min、85℃ 5s、4℃保存的条件下，反转录成 cDNA 后，4℃暂存或 - 80℃保存。

配置 Real-time PCR 反应体系：Mix（2×）10μL，ROX（50×）0.4μL，上下游引物各 0.4μL，DEPC 水 7.8μL，cDNA 1μL；扩增条件：95℃预变性 10min，95℃变性 10s，60℃退火 34s，持续 40 个循环，最后 95℃ 15s、60℃延伸 1min。扩增结束后，进行基因表达的差异分析，以 β-actin 为内参，评估被测基因的相对表达水平，$^{\triangle}$Ct 值＝目的基因 Ct 值－内参 Ct 值，采用 $2^{-\triangle\triangle Ct}$ 法计算目的基因相对表达量。具体引物序列见表 4-32。

表 4-32 目的基因引物序列

基因	引物	序列
lncRNA GAS5	forward primer	5'-AAGGCATGGCAAGCTCCACAC-3'
	reverse primer	5'-TGTTCAAGCATCCATCCAGTCACC-3'
miRNA-21-5p		5'-GCACCGTTAGCTTATCAGACTGA-3'
U6	forward primer	5'-CTCGCTTCGGCAGCACA-3'
	reverse primer	5'-AACGCTTCACGAATTTGCG-3'
TIMP-3	forward primer	5'-GCGTGTATGAAGGCAAGATGTA-3'
	reverse primer	5'-CAGGTGGTAGCGGTAATTGAG-3'
MMP-3	forward primer	5'-GGCACCAGTCAACCTCAA-3'
	reverse primer	5'-CCATCTACACAGAGACAGTTACTT-3'
MMP-9	forward primer	5'-GCTGCTCCAACTGCTGTA-3'
	reverse primer	5'-CATCCAATAAATTCCTCTGTCCCTA-3'
MMP-13	forward primer	5'-GCTAAGGCAGACATAGTAAGGTAGAT-3'
	reverse primer	5'-ACACATCAGTAAGCACCAAGT-3'
ADAMTS-5	forward primer	5'-AGGGCACTGGCTATTACG-3'
	reverse primer	5'-GTTCTCACGCACCTTCCT-3'

基因	引物	序列
type II collagen	forward primer	5'-AGCAAGGAGAAGAAGCACAT-3'
	reverse primer	5'-TGGACAGTAGACGGAGGAA-3'
aggrecan	forward primer	5'-GGAGCAGCAGTCACATCT-3'
	reverse primer	5'-CATCAGACCAGCGGAAGT-3'
β-actin	forward primer	5'-TCACCCACACTGTGCCCATCTATGA-3'
	reverse primer	5'-CATCGGAACCGCTCATTGCCGATAG-3'

11）Western blot 法检测软骨组织中 TIMP-3、MMP-3 等基质代谢因子蛋白表达　RIPA 法提取各组总蛋白，采用 BCA 法进行蛋白定量。按每孔 20μg 上样，电泳（20V 10min、80V 30min、110V 60min），转膜，室温摇床封闭 1h，4℃摇床孵育一抗 TIMP-3（1：1000）、MMP-3（1：500）过夜，TBST 荡洗后室温摇床孵育二抗 1h，TBST 荡洗后滴加 ECL 发光液显影，Image Lab 分析条带。

12）统计学方法　本部分统计数据均为计量资料，统计分析采用 SPSS 20.0 软件。符合正态分布和方差齐性的计量资料组间比较采用单因素方差分析 LSD 法，符合正态分布和方差不齐的计量资料组间比较采用单因素方差分析 Games-Howell 法，不符合正态分布的计量资料组间比较采用秩和检验。$P < 0.05$ 为差异有统计学意义。

（2）结果

1）膝骨关节炎模型鉴定结果　造模 6 周后，空白组可见关节间隙正常，股骨髁和胫骨平台关节面平整，内外侧半月板及关节周围韧带结构完整，关节周围肌肉无萎缩，软组织无明显肿胀。模型组内侧半月板缺如，关节间隙有所增宽；关节积液明显，关节囊及周围软组织肿胀。见图 4-39。

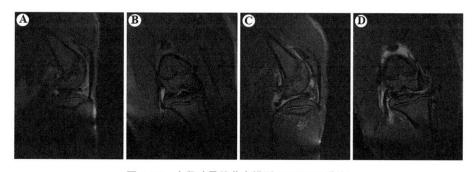

图 4-39　大鼠膝骨关节炎模型 7.0T MRI 鉴定

A 为空白组矢状面；B 为空白组冠状面；C 为模型组矢状面；D 为模型组冠状面

2）大鼠胫骨平台关节面大体观 空白组的胫骨平台关节软骨淡暗红色，结构清晰饱满，表面光滑有光泽，无裂痕、无凹陷、无缺损、无结缔组织增生及骨赘形成（图4-40A）；模型组、治疗组、对照组大鼠胫骨平台关节软骨面色泽晦暗苍白，关节面被增生的结缔组织包裹，内外侧关节面及胫骨棘间隆突等结构模糊不清，部分标本关节表面凹陷或缺损，软骨边缘可见骨赘形成；模型组、治疗组、对照组大体观差别较小（图4-40B～D）。

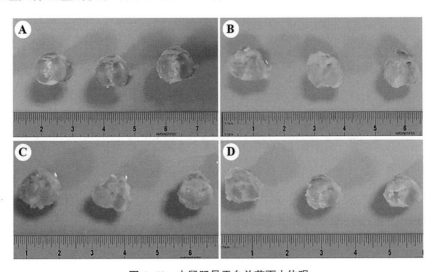

图4-40 大鼠胫骨平台关节面大体观

A 为空白组；B 为模型组；C 为治疗组；D 为对照组

3）大鼠膝关节软骨组织 HE 染色 软骨组织 HE 染色可以观察软骨四层结构、软骨细胞形态、潮线等软骨形态结构。

空白组：软骨细胞胞核呈深蓝色，胞质及基质染成浅蓝色，染色均匀。软骨表面平滑，软骨膜完整，无裂隙或中断，可分清软骨四层结构，排列规律，潮线完整、自然，黏合线明显、起伏。浅表层软骨细胞呈椭圆形，散在密集分布。移行层软骨细胞小，呈圆形或椭圆形，较为稀疏，呈双细胞"背靠背"分布。辐射层软骨细胞较大，呈椭圆形或梭形，垂直于软骨表面间隔直线排列，排列规律。软骨下骨结构完整、自然（图4-41A）。

模型组：局部染色不均匀。软骨表面不平整，局部凹陷或凸起，软骨四层结构紊乱，排列不规律，潮线及黏合线不规则，局部消失。浅表层软骨细胞呈扁椭圆形，分布不规律，大部分区域已凋亡，已丧失正常软骨细胞的形态结构，由基质填充，局部基质纤维化。移行层软骨细胞局部明显增生，呈椭圆形，3～6个成簇成团分布，排列密集，局部凋亡，由基质填充。辐射层软骨细胞增生，呈梭形，成簇垂直于软骨面分布，排列不规律。软骨钙化层与软骨下骨致密层混杂交错，软骨下骨部分致密层变薄，软骨下骨增生，突入软骨层（图 4-41B）。

治疗组：软骨组织各结构染色基本均匀。软骨表面较平整，局部凸起或有凹陷。软骨组织四层结构中，浅表层、移行层界限不清，辐射层、钙化层可分辨，部分区域可分辨潮线和黏合线。浅表层软骨细胞呈扁椭圆形，分布不规律，局部区域软骨细胞凋亡，由基质填充。移行层软骨细胞局部增生，呈椭圆形，成簇成团分布。辐射层软骨细胞增生，呈梭形，成簇垂直于软骨面分布，排列较为规律。软骨钙化层与软骨下骨致密层界限较为清楚，软骨下骨轻度增生，未明显影响软骨层（图 4-41C）。

对照组：软骨组织各结构染色基本均匀。软骨表面较粗糙，局部凸起或有凹陷。软骨组织四层结构较为杂乱，较难分辨，尤其以浅表层、移行层为严重，界限不清，部分区域可分辨潮线和黏合线。浅表层大部分区域软骨细胞凋亡，由基质填充。移行层软骨细胞局部增生，呈椭圆形，成簇成团分布。辐射层软骨细胞增生，呈梭形，成簇垂直于软骨面线性分布。软骨层与软骨下骨层界限较为清楚，软骨下骨轻度增生（图 4-41D）。

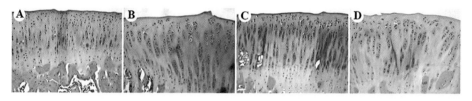

图 4-41　大鼠膝关节软骨组织 HE 染色（100×）

A 为空白组；B 为模型组；C 为治疗组；D 为对照组

4）大鼠膝关节软骨组织番红 O- 固绿染色　软骨组织番红 O- 固绿染色可观察软骨基质中蛋白多糖的分泌情况。

空白组：切片染色均匀，软骨各层基质及细胞质染成深红色，染色均匀。软骨表面平整，各层软骨细胞分布排列情况同 HE 染色。软骨下骨及骨质染成浅绿色，各层结构完整、自然（图 4-42A）。

模型组：切片染色不均匀，软骨浅表层及部分移行层染成淡红色或淡绿色，部分移行层、辐射层基质染成红色；胞质呈红色，其中大量细胞质呈白色。软骨表面不平整。软骨四层结构变形，厚薄不一、较难辨别，软骨细胞排列不规律，与基质分布不均匀。浅表层软骨细胞减少，移行层、辐射层软骨细胞增生、变形，成簇成团分布，细胞数量增多。钙化层与软骨下骨致密层混杂交错，致密层突入软骨组织（图 4-42B）。

治疗组：染色均匀，软骨组织部分浅表层染成淡红色，部分浅表层、移行层、辐射层基质染成红色，钙化层染成淡红色或绿色；大部分细胞质呈红色，其中部分细胞质呈白色。软骨表面较为平整。软骨四层结构未明显变形，细胞排列较规律，分布较均匀。浅表层部分软骨细胞减少，移行层、辐射层软骨细胞部分增生，钙化层与软骨下骨致密层界限较清楚。软骨下骨及骨质染成绿色，结构较完整（图 4-42C）。

对照组：染色基本均匀，浅表层染成淡红色，移行层、辐射层基质染成红色，钙化层染成淡红色或绿色；胞质呈红色，其中部分细胞质呈白色，以移行层软骨细胞居多。软骨表面较平整，四层结构可辨。浅表层局部局域软骨细胞减少，移行层软骨细胞增生明显，细胞数量增多，成簇成团分布，部分区域延伸至辐射层，辐射层细胞排列较乱，钙化层与软骨下骨致密层界限较清楚，局部软骨下骨致密层突入钙化层（图 4-42D）。

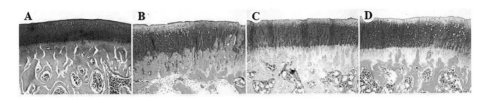

图 4-42　大鼠膝关节软骨组织番红 O- 固绿染色（100×）

A 为空白组；B 为模型组；C 为治疗组；D 为对照组

5）大鼠软骨组织中 lncRNA GAS5、miR-21 的表达及 TIMP-3、MMP-3、MMP-9、MMP-13、ADAMTS-5、type II collagen、aggrecan mRNA 的表达

大鼠软骨组织中 lncRNA GAS5 的内源性表达：lncRNA GAS5 在大鼠软骨组织中有内源性表达，且表达稳定。与空白组相比，lncRNA GAS5 的表达在模型组中明显升高（$P < 0.01$）。与模型组相比，治疗组、对照组中 lncRNA GAS5 的表达均下降（$P < 0.05$）；两组 lncRNA GAS5 的表达无统计学差异。见图 4-43。

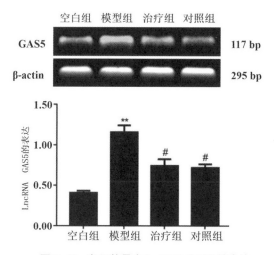

图 4-43　各组软骨中 lncRNA GAS5 的表达

与空白组相比，$^*P < 0.05$，$^{**}P < 0.01$；与模型组相比，$^#P < 0.05$

大鼠软骨组织中 lncRNA GAS5、miR-21、TIMP-3 基因表达：与空白组相比，模型组中 lncRNA GAS5 的表达量升高（$P < 0.05$）；与模型组相比，治疗组与对照组中 lncRNA GAS5 的表达量下降（$P < 0.05$）；治疗组与对照组无差异。与空白组相比，模型组中 miR-21 的表达量降低（$P < 0.05$）；与模型组相比，治疗组与对照组中 miR-21 的表达量升高 $P < 0.05$）；治疗组与对照组无统计学意义。见图 4-44。

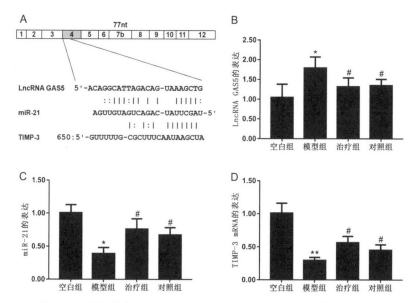

图 4-44　各组软骨中 lncRNA GAS5、miR-21、TIMP-3 基因的表达

A 为 lncRNA GAS5/miR-21/TIMP-3 结合位点图；B ～ D 为 lncRNA GAS5、miR-21、TIMP-3 的表达。与空白组相比，$^*P < 0.05$，$^{**}P < 0.01$；与模型组相比，$^#P < 0.05$

大鼠软骨组织中 MMP-3、MMP-9、MMP-13、ADAMTS-5、type II collagen 和 aggrecan mRNA 表达：与空白组相比，模型组中 TIMP-3、type II collagen 和 aggrecan mRNA 的表达量明显降低（$P < 0.01$）；与模型组相比，治疗组与对照组中 TIMP-3、type II collagen 和 aggrecan mRNA 的表达量升高（$P < 0.05$）；治疗组与对照组无统计学差异。与空白组相比，模型组中 MMP-3、MMP-9、MMP-13 和 ADAMTS-5 mRNA 的表达量明显升高（$P < 0.01$）；与模型组相比，治疗组与对照组中 MMP-9 和 ADAMTS-5 mRNA 的表达量明显降低（$P < 0.01$）MMP-3 和 MMP-13 mRNA 的表达量降低（$P < 0.05$）；治疗组与对照组无统计学差异。见图 4-45。

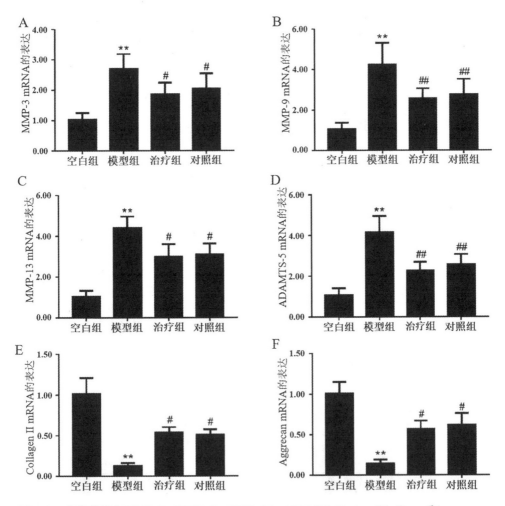

图 4-45　各组软骨中 MMP-3、MMP-9、MMP-13、ADAMTS-5、type II collagen 和 aggrecan mRNA 的表达

与空白组相比，$^{*}P < 0.05$，$^{**}P < 0.01$；与模型组相比，$^{#}P < 0.05$，$^{##}P < 0.01$

6）大鼠软骨组织中 TIMP-3、MMP-3、MMP-9、MMP-13、ADAMTS-5、type II collagen 和 aggrecan 蛋白表达　与空白组相比，模型组中 aggrecan 蛋白表达明显降低（$P < 0.01$），TIMP-3、type II collagen 蛋白表达降低（$P < 0.05$）；与模型组相比，治疗组与对照组中 TIMP-3 和 aggrecan 蛋白表达升高（$P < 0.05$），治疗组中 type II collagen 蛋白表达升高（$P < 0.05$）。治疗组与对照组中，TIMP-3、type II collagen 和 aggrecan 蛋白表达无差异。与空白组相比，模型组中 MMP-3 蛋白表达升高（$P < 0.05$），MMP-9、MMP-13 和 ADAMTS-5 蛋白表达明显升高（$P < 0.01$）；与模型组相比，治疗组与对照组中 MMP-3、MMP-13 和 ADAMTS-5 蛋白表达降低（$P < 0.05$），MMP-9 蛋白表达明显降低（$P < 0.01$）。治疗组与对照组中，MMP-3、MMP-9、MMP-13 和 ADAMTS-5 蛋白表达无差异。见图 4-46、图 4-47。

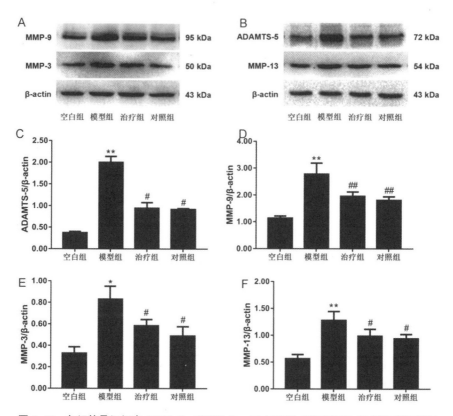

图 4-46　各组软骨组织中 MMP-9、MMP-3、ADAMTS-5 和 MMP-13 蛋白表达情况

与空白组相比，$^*P < 0.05$，$^{**}P < 0.01$；与模型组相比，$^\#P < 0.05$，$^{\#\#}P < 0.01$

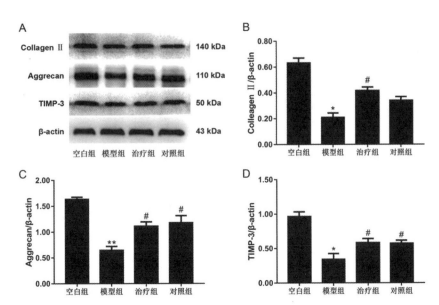

图 4-47　各组软骨组织中 type II collagen、aggrecan 和 TIMP-3 蛋白表达情况

与空白组相比，$^*P < 0.05$，$^{**}P < 0.01$；与模型组相比，$^\#P < 0.05$

（3）讨论

1）荣筋拈痛方对膝骨关节炎软骨组织形态的影响　本研究结果表明，与空白组相比，经改良 Hulth 法造模，无特殊干预措施 12 周后，大鼠膝关节形态学结果均表现出膝骨关节炎病理变化发生发展情况。模型组出现较典型的膝骨关节炎病理变化：关节间隙变窄，关节软骨面不平整，关节周围不同程度的肿胀积液，关节周围肌肉不同程度的萎缩。软骨四层结构紊乱，排列不规律，潮线及黏合线不规则或消失，各层软骨细胞排列紊乱，可见软骨细胞数量减少。软骨下骨增生。软骨浅表层及部分移行层蛋白多糖丢失严重，可见微血管增生。膝关节软骨的结构、软骨细胞与软骨基质的排列方式、软骨细胞及基质代谢等，是关节软骨发挥其生物学功能的基础。关节软骨浅表层由数层扁平的软骨细胞及平行于关节面的胶原纤维构成。移行层由圆形软骨细胞、斜向关节的大胶原纤维及分布不规律的小胶原纤维构成。辐射层由垂直于关节面的短柱状软骨细胞及直径较粗的胶原纤维构成。钙化层由较小的软骨细胞及与关节腔垂直走行的胶原纤维构成。胞外基质和软骨细胞相互依存、相互作用。软骨细胞分散于细胞外基质中，顺胶原纤维方向排列，对维持软骨的负重功能及完整性具有重要作用。软骨细胞经过合成代谢与分解代谢，负责软骨基质的维持和产生，而且在一定程度上控制软骨基质的分布。软骨细胞可因生物化学信号和机械压力刺激而引起软骨基质产生的增加。软骨基质主要由胶原和蛋白多糖构成，是关节表面张力和抗变形能力的关键成分，具有保护软骨细胞免受机械应力破坏的作用，其合成和分解代谢的动态平衡维持着正常关节的完整功能。

软骨基质降解、软骨退变是膝骨关节炎最主要的病理变化。研究表明，膝骨关节炎患者软骨组织中，软骨基质的合成和代谢及软骨细胞的生长和增殖均出现紊乱。软骨基质降解、软骨细胞凋亡是引起膝骨关节炎软骨退变的关键因素，在膝骨关节炎病理过程中发挥重要的调控作用。软骨基质降解、软骨细胞凋亡，引起病灶性的软骨损坏、软骨结构的缺失、软骨下骨的硬化及关节边缘的骨赘形成。镜下观察，可发现关节软骨表面不平整、软骨四层结构紊乱、潮线及黏合线不规则、软骨下骨结构变化等形态学改变。观察膝骨关节炎软骨组织形态学的改变是观察膝骨关节炎病理变化过程，评价干预膝骨关节炎防治措施的疗效最直观、有效的方法。本研究结果表明，与模型组相比，治疗组与对照组大鼠膝关节软骨表面较为平整，结缔组织及骨赘增生程度相对较轻。除浅表层、移行层界限不清外，辐射层、钙化层可分辨，排列较为规律，部分区域可分辨潮线和黏合线。软骨下骨轻度增生，未明显影响软骨层。软骨浅表层及部分移行层有部分蛋白多糖丢失。说明治疗组与对照组在大鼠膝关节形态学上病理变化进展有一定程度的延缓和改善，两组无明显差异。本研究发现，荣筋拈痛方、盐酸氨基葡萄糖胶囊均能在一定程度上减少软骨基质中胶原、蛋白多糖的丢失，改善软骨细胞外基质代谢，减轻软骨组织形态结构的破坏，延缓膝骨关节炎软骨组织的病理变化进展。

2）荣筋拈痛方对膝骨关节炎软骨基质代谢的影响

荣筋拈痛方对软骨基质分解与合成代谢的影响：本研究 Real-time PCR、Western blot 结果表明，与空白组相比，模型组软骨组织中与分解代谢相关的 MMP-3、MMP-9、MMP-13 和 ADAMTS-5 基因表达升高，与合成代谢相关的 type II collagen 和 aggrecan 基因表达降低。TIMP-3、MMP-3、MMP-9、MMP-13、ADAMTS-5、type II collagen、aggrecan 等蛋白的表达趋势与基因表达趋势基本一致。这表明在膝骨关节炎病变过程中，MMP-3、MMP-9、MMP-13 和 ADAMTS-5 产生增多，type II collagen 蛋白含量减少，aggrecan 含量下降，合成代谢受抑制，分解代谢加速。软骨基质具有保护软骨细胞免受机械应力破坏的作用，其合成和分解代谢的动态平衡维持关节的正常功能。平衡软骨基质的合成与分解代谢、抑制其降解，是防治膝骨关节炎的关键。软骨细胞外基质代谢平衡依赖于细胞因子的调节，包括分解性、抑制性、合成性、调节性细胞因子四类，正常情况下各种细胞因子相互作用，共同维系基质代谢动态平衡的稳定。与模型组相比，治疗组中 MMP–3、MMP–9、MMP–13、ADAMTS–5 表达降低，type II collagen 和 aggrecan 表达升高。因此，荣筋拈痛方可抑制大鼠膝关节软骨基质分解代谢，促进软骨基质合成代谢，使基质代谢紊乱趋于平衡，延缓基质降解。

荣筋拈痛方通过 lncRNA GAS5/miR–21 调控软骨基质代谢：本实验结果发现 lncRNA GAS5 在大鼠软骨组织中有表达，且模型组明显高于空白组，说明膝骨关节炎大鼠软骨组织中 lncRNA GAS5 内源性表达受到了影响。lncRNA GAS5 最早是由 Schneider 等从肿瘤抑制基因 cDNA 消减文库中分离获得，由 650 个核苷酸组成。基因定位于人类染色体 1q21，包含 12 个外显子和 11 个内含子。外显子可编码两种成熟的 lncRNA：GAS5a 和 GAS5b。GAS5b 能与糖皮质激素应答元件竞争性结合糖皮质激素受体。内含子能够编码 10 种含 C/D 盒的 snoRNA，其中 U44、U74 和 U78 可能是 miRNA 的前体。多项研究表明，lncRNA GAS5 参与细胞生长、凋亡等细胞周期的调控[1]。lncRNA GAS5 起始端含有较多的终止密码子，能激活无义密码子介导的 RNA 降解，使 lncRNA GAS5 在细胞内累积减少，竞争性结合糖皮质激素受体的能力下降，糖皮质激素靶基因转录增加，细胞生长抑制减弱；反之，若细胞生长抑制，lncRNA GAS5 翻译活性降低，lncRNA GAS5 在细胞内累积增加，与糖皮质激素受体结合增多，抑制糖皮质激素靶基因的转录，抑制细胞生长，细胞凋亡增加。本实验结果表明，与模型组相比，治疗组与对照组中 lncRNA GAS5 表达降低，说明 lncRNA GAS5 表达与大鼠膝骨关节炎软骨病变的改善相关。由此推断，lncRNA GAS5 与膝骨关节炎的发生发展相关联，其生物学功能可能参与膝骨关节炎的病变过程。明确了 lncRNA GAS5 与膝骨关节炎相关性，为下一步研究 lncRNA GAS5 对膝骨关节炎病理变化的影响及中药干预奠定实验基础。

本研究结果表明：与空白组相比，模型组中 lncRNA GAS5 表达量明显升高，miR–21 及其靶基因 TIMP–3 表达明显降低。进一步表明 lncRNA GAS5 和 miR–21 参与膝骨关节炎的病理变化过程，与软骨基质代谢密切相关。微小 RNA（microRNA、miRNA）与目标基因 mRNA 分子的 3'端非编码区域（3'–untranslated region，3'–UTR）互补匹配结合，导致靶基因 mRNA 裂解或翻译表达被抑制，从而调控生物体内的基因表达。miR–21 是一个位于 17q23.2 染色体 FRA17B 脆性区域上，且具有自主转录单位的 miRNA，最早在哺乳动物上被发现和确认。miR–21 可通过调控靶基因的表达、细胞因子和相关细胞信号通路，参与细胞分化、凋

[1] Liu X, She Y, Wu H, et al. Long non-coding RNA GAS5 regulates proliferation and apoptosis in HCS-2/8 cells and growth plate chondrocytes by controlling FGF1 expression via miR-21 regulation[J]. J Biomed Sci, 2018, 25(11): 18.

亡等，导致骨关节疾病的发生发展[1]。生物信息学研究表明，TIMP-3 基因 3′-UTR 中存在与 miR-21 互补的碱基序列，而 TIMP-3 在软骨细胞外基质代谢中发挥重要作用[2]。此外，Bcl-2、PDCD4、caspase-3、caspase-9 等均为 miR-21 的下游靶基因，参与细胞凋亡、分化、代谢等。lncRNA GAS5 通过 miR-21 调控成纤维细胞生长因子 1 的表达，引起生长板软骨细胞的增殖与凋亡。本研究中，与模型组相比，治疗组、对照组中 lncRNA GAS5 表达量均有降低，miR-21 及其靶基因 TIMP-3 表达升高，MMP-3、MMP-9、MMP-13 和 ADAMTS-5 表达降低，type II collagen 和 aggrecan 表达升高。因此，荣筋拈痛方与盐酸氨基葡萄糖胶囊均可抑制软骨基质分解代谢，促进软骨基质合成代谢，在一定程度上抑制软骨退变。

总之，体内动物实验表明，膝骨关节炎关节软骨组织中 lncRNA GAS5 表达明显升高，miR-21 及其靶基因 TIMP-3 表达降低，分解代谢相关的 MMPs 表达升高，与合成代谢相关的 type II collagen、aggrecan 表达降低。荣筋拈痛方能在一定程度上改善这一趋势，可抑制软骨细胞外基质分解代谢，促进细胞外基质合成代谢，延缓软骨基质降解，减轻软骨组织破坏，维持软骨组织结构的相对完整。然而，荣筋拈痛方是否通过 lncRNA GAS5、miR-21 及其靶基因 TIMP-3 在软骨细胞外基质代谢中发挥调控作用，需要体外细胞实验验证。为此，本课题组设计了体外细胞实验，采用 IL-1β 干预软骨细胞造模，予以荣筋拈痛方含药血清干预后，检测相关基因、蛋白表达情况，进一步阐明 lncRNA GAS5/miR-21 在膝骨关节炎病变过程中发挥的生物学功能。

（4）小结　荣筋拈痛方下调膝骨关节炎大鼠软骨组织中 lncRNA GAS5、MMP-3、MMP-9、MMP-13 和 ADAMTS-5 的表达，上调 miR-21、TIMP-3、type II collagen 和 aggrecan 的表达，影响软骨基质分解和合成代谢，减少软骨基质中胶原、蛋白多糖的丢失，延缓软骨基质降解，减轻软骨组织形态结构的破坏。

2. 荣筋拈痛方含药血清对退变软骨细胞胞外基质代谢的影响

（1）材料与方法

1）动物　2 月龄 SPF 级雄性 SD 大鼠 40 只，用于制备含药血清。4 周龄 SPF 级雄性 SD 大鼠 42 只，分批提取原代软骨细胞。

2）试剂与仪器　胎牛血清、DMEM 培养基、青 / 链霉素双抗、胎牛血

① Masoudi MS, Mehrabian E, Mirzaei H. MiR-21: A key player in glioblastoma pathogenesis[J]. J Cell Biochem, 2018, 119(2): 1285-1290.
② Zhu H, Yan X, Zhang M, et al. miR-21-5p protects IL-1beta-induced human chondrocytes from degradation[J]. J Orthop Surg Res, 2019, 14(1): 118.

清（fetal bovine serum，FBS）缓冲液、0.25%胰蛋白酶（美国 Hyclone 公司）。FACSCalibur 流式细胞仪（美国 BD 公司）；DMI4000B 荧光倒置显微镜系统（徕卡仪器公司）。

3）试剂制备

含 10% 胎牛血清的 DMEM 培养基：取规格为每瓶 500mL 的 FBS 分装为每管 50mL，-20℃保存。配制前，FBS、青/链霉素双抗室温解冻。配制时，每瓶 500mL 规格常规培养基（Dulbecco's modified eagle medium，DMEM）吸出 50mL，加入 50mL 用 0.22μm 孔径针头滤器过滤的 FBS；再加入 6～8mL 双抗，上下颠倒摇匀，即为含 10%FBS 的 DMEM 培养基。4℃保存，用于软骨细胞培养。

0.2% Ⅱ型胶原酶溶液：取规格为每瓶 100mg 的 Ⅱ型胶原酶，溶解于 50mL DMEM 中，反复震荡吹打均匀，0.22μm 孔径针头滤器过滤除菌，4℃保存。用于软骨细胞提取。

4）Ⅱ型胶原酶消化法提取培养软骨细胞

软骨细胞的提取与培养：4 周龄 SPF 级雄性 SD 大鼠 42 只，分批次提取原代软骨细胞。采用 Ⅱ型胶原酶消化法提取培养软骨细胞。在动物房取材室，取 2 只大鼠，用 2% 戊巴比妥钠按 5mL/kg 的剂量，使大鼠麻醉致死后，开始取材。酒精棉球消毒，无菌条件下从髋部、踝部完整游离下肢，完整保留双膝关节，置入装有 75% 酒精的无菌烧杯中，带回细胞房完成后续操作。在细胞房超净工作台中无菌操作，先用生理盐水或 PBS 缓冲液充分漂洗取材组织，用刀片切断肌肉、韧带，打开膝关节，分离切除滑膜、交叉韧带、半月板等，显露胫骨平台、股骨髁表面的关节软骨，用尖刀片小心削下关节表面乳白色的弹性软骨，不要切取过多而误带软骨下骨，PBS 缓冲液漂洗 3 次。用圆刀片将关节软骨尽量切碎，约至 1mm³ 大小，加入 0.2% Ⅱ型胶原酶 5mL，用移液器转移至小锥形瓶中。置 37℃恒温水浴摇床上消化 2h 后，取出静置 5min，吸上清经 200 目尼龙网筛过滤后，加入 15mL EP 管中，1000rpm 离心 3min。弃上清液，留下底部沉淀，加入 4mL 含 10%FBS 的 DMEM 培养液，移液器吹打重悬细胞，接种于 25cm² 培养瓶中，置于 37℃、含 5%CO₂ 的培养箱中进行原代培养，即为 F₀ 代细胞。若离心后，EP 管底部细胞沉淀较多，可平均分为 2～3 瓶培养。在原消化瓶中继续加入 0.2% Ⅱ型胶原酶 5mL，继续消化、处理 3 次。最后未能消化的软骨小块及杂质丢弃。每 48h 更换一次培养基，倒置显微镜下观察细胞生长情况。

软骨细胞传代与纯化：采用胰酶消化法传代培养、纯化软骨细胞。待 F₀ 代软骨细胞生长至 25cm² 培养瓶底密集度 80% ～ 90% 时进行传代。弃培养液，加 2mL PBS 缓冲液轻轻洗细胞两遍，以洗去残余血清。加入 0.25% 的胰蛋白酶 300 ～ 500μL，摇晃均匀，置于 37℃、5%CO₂ 恒温培养箱消化 3 ～ 5min。及时镜下观察至细胞周围发亮、即将脱落时，加入 2 ～ 4mL 含 10% 胎牛血清的 DMEM 培养液，混匀中止消化。移液器轻轻吹打细胞使其脱离瓶底进入培养基。转移至 15mL 的离心管，1000rpm 离心 3min。弃上清液，加入 4mL 的含 10% 胎牛血清的 DMEM 培养液吹打混匀，制成细胞混悬液。采用考马斯亮蓝法，使用 Countstar 自动细胞计数仪在不同视野下进行细胞计数。根据计数结果，配制成浓度为 1×10^5/mL 的细胞悬液，每瓶 4mL 加入培养瓶培养，即为 F_1 代软骨细胞。F_0 代软骨细胞含有杂质及成纤维细胞等其他种类细胞，传代后不易贴壁，待 F_1 代软骨细胞贴壁后，用 PBS 缓冲液洗去杂质及其他种类细胞以纯化软骨细胞。待 F_1 代软骨细胞生长至密集度 80% ～ 90% 时进行传代，获得稳定、纯化的 F_2 代软骨细胞，进行后续实验。细胞培养、传代过程中，使用倒置相差显微镜观察、记录软骨细胞的形态结构，作为软骨细胞形态鉴定的依据。

5）甲苯胺蓝染色法与 II 型胶原蛋白免疫细胞化学染色法鉴定软骨细胞

软骨细胞甲苯胺蓝染色：采用细胞爬片甲苯胺蓝染色法，观察软骨细胞中的蛋白多糖。取生长良好的第 2 代软骨细胞，用含 10%FBS 的 DMEM 培养基调配为 1×10^5/mL 密度的细胞悬液，取 200μL 均匀接种于放置在 6 孔板中的圆形盖玻片上。待细胞贴壁后（约 6 ～ 12h），加入 2mL 含 10%FBS 的 DMEM 培养液继续培养 24 ～ 48h。观察细胞均匀分布、生长状态良好时，开始实验。PBS 缓冲液洗涤 3min×2 次，4% 中性甲醛固定 30min，滴加 500μL 甲苯胺蓝染色液，滴染 5min。继续滴加等量蒸馏水染色 15min。水洗、干燥、封片，镜下观察。甲苯胺蓝染色液可使软骨细胞内酸性黏液多糖呈现紫红色。

软骨细胞 II 型胶原蛋白免疫细胞化学染色：采用细胞爬片免疫组织化学 DAB 显色法，显现软骨细胞中的 type II collagen 蛋白。type II collagen 主要由软骨细胞产生，可作为软骨细胞特殊的鉴定指标。按照即用型免疫组化超敏 UltraSensitive™ SAP 检测试剂盒及 DAB 显色液试剂盒说明书操作：细胞传代、爬片、培养方法同上。经 4% 多聚甲醛固定、过氧化酶阻断溶液室温孵育、正常非免疫动物血清室温封闭。按 1∶200 比例，适量稀释 type II collagen 抗体（一抗）。除去爬片上的 PBS 液，滴加 50μL 一抗，4℃ 孵育过夜。阴性对照组不加一抗。次日经细胞复温、二抗室温孵育、链霉菌抗生物素 - 过氧化物酶溶液室温孵育后，

DAB 显色 3 ~ 5min，苏木素复染。封片后镜下观察。

6）CCK-8 法确定 IL-1β 诱导退变软骨细胞模型的时效、量效关系及细胞模型鉴定

CCK-8 法确定 IL-1β 诱导退变软骨细胞模型的量效、时效关系：采用 IL-1β 干预细胞，诱导退变软骨细胞模型。采用 CCK-8 法明确 IL-1β 诱导退变软骨细胞模型的有效量效、时效关系。取生长良好的第 2 代软骨细胞，消化传代计数，以 5×10^4/mL 的密度，用含 10%FBS 的 DMEM 培养基调配细胞悬液，接种于 96 孔板，每孔 100μL。设一列为一组，依次为 0ng/mL、5ng/mL、10ng/mL、15ng/mL、20ng/mL、25ng/mL 不同浓度干预组。设一个 96 孔板为一个干预时间段，依次分为干预 12h、24h、36h、48h 四个时间段。接种 24h 后，分别将 96 孔板中的培养基换为 DMEM 培养基和 IL-1β 溶液（即 0ng/mL、5ng/mL、10ng/mL、15ng/mL、20ng/mL、25ng/mL 六组）。每干预 12h，取一板，避光条件下，每孔加入 CCK-8 液 10μL，避免产生气泡。37℃孵育 2h 后，测定 450nm 波长 OD 值。

退变软骨细胞模型的鉴定：采用 II 型胶原蛋白免疫细胞化学染色鉴定退变软骨细胞模型。取生长良好的第 2 代软骨细胞，用含 10%FBS 的 DMEM 培养基调配为 1×10^5/mL 密度的细胞悬液，取 200μL 均匀接种于放置在 6 孔板中的圆形盖玻片上。待细胞贴壁后，加入 2mL 含 10%FBS 的 DMEM 培养液继续培养 24h。模型组以有效的时效、量效 IL-1β 诱导软骨细胞 24h。

7）CCK-8 法确定含药血清采血时间及干预软骨细胞的时效、量效关系

含药血清的制备：2 月龄 SPF 级雄性 SD 大鼠 40 只，抽签法随机分为空白血清组（20 只）、荣筋拈痛方含药血清组（10 只）和盐酸氨基葡萄糖胶囊血清组（10 只）。灌胃 7 天。第 7 天灌胃前禁食 12h，间隔 2h 灌胃 2 次。末次灌胃 1h、2h、3h 后腹主动脉采血。室温放置 2h，3000rpm 离心 15min，吸取上层血清，-80℃保存。使用时，按需要量 56℃水浴灭活 30min，0.22μm 针头滤器过滤，配制相应浓度的培养基，4℃保存。

CCK-8 法确定含药血清干预软骨细胞的量效、时效关系：取生长良好的第 2 代软骨细胞，消化传代计数，以 5×10^4/mL 的密度，用含 10%FBS 的 DMEM 培养基调配细胞悬液，接种于 96 孔板，每孔 100μL。培养 24h 后，换 DMEM 培养液同步化软骨细胞 24h。用 DMEM 培养液将不同采血时间点含药血清稀释为 5%、10%、15%、20% 四个浓度，同时干预软骨细胞。每个浓度设 8 个复孔，培养 24h、48h、72h 后，避光条件下，每孔加入 CCK-8 液 10μL，避免产生气泡。37℃

孵育 2h 后，测定 450nm 波长 OD 值。

8）Real-time PCR 法检测软骨细胞中 lncRNA GAS5、miR-21 表达及 TIMP-3、MMP-3、MMP-9、MMP-13、ADAMTS-5、type II collagen、aggrecan mRNA 表达

Real-time PCR 法检测退变软骨细胞中 lncRNA GAS5、TIMP-3、MMP-3、MMP-9、MMP-13、ADAMTS-5、type II collagen 和 aggrecan 基因的表达：取生长良好的第 2 代软骨细胞，消化传代计数，用含 10%FBS 的 DMEM 培养基调配成 1×10^5/mL 密度的细胞悬液，每孔 2mL 接种于 6 孔板。每组一孔为一个样本，重复 3 次实验。培养 24h 后，造模组加入有效的时效、量效 IL-1β 造模。造模成功后，分为空白组、模型组、治疗组、对照组。空白组和模型组予以 10% 空白血清、治疗组予以 10% 荣筋拈痛方含药血清、对照组予以 15% 盐酸氨基葡萄糖胶囊含药血清干预培养软骨细胞 48h。各组干预后，弃除培养基，每孔加 1mL PBS 缓冲液静置洗洗 3min×3 次；每孔加 1mL TRIzol，轻摇使其与细胞完全接触，静置 5min 裂解。用移液枪反复吹打，将上述匀浆液转移到新的无 RNA 酶的 1.5mL EP 管中，静置 30min，每 5min 颠倒混匀一次。余操作步骤同上。

Real-time PCR 法检测退变软骨细胞中 miR-21 的表达：软骨细胞 miRNA 的提取按 mirVana™ miRNA 提取试剂盒说明书操作：细胞传代种板、IL-1β 诱导、含药血清分组干预方法同上。每组一孔为一个样本，重复 3 次实验。各组干预后，弃除培养基，每孔加 1mL PBS 缓冲液静置 3min×3 次；每孔加 200μL 胰酶，消化 2min 后，加入含 10%FBS 的 DMEM 培养基 1mL，轻轻吹打收集细胞至 1.5mL EP 管中，每管加入 300 ～ 600μL Lysis/Binding Buffer，离心。若暂时不做，可先放至 -20℃ 保存，做时取出，冰上融解，涡旋，离心。余操作步骤同上。

9）Western blot 法检测退变软骨细胞中 TIMP-3、MMP-3、MMP-9、MMP-13、ADAMTS-5、type II collagen 和 aggrecan 蛋白表达　细胞传代种板、IL-1β 诱导、含药血清分组干预方法同上。每组一孔为一个样本，重复 3 次实验。各组干预后，弃除培养基，加入预冷的 PBS 缓冲液洗 3min×3 次。吸净 PBS 缓冲液，视细胞量加入 100 ～ 300μL 预先解冻配制的 RIPA 裂解液（含 1mM PMSF），在冰上裂解 30min，每 5min 轻摇一次；用细胞刮刀刮取贴壁软骨细胞，将软骨细胞及裂解液全部转移至预冷的 EP 管中；4℃、12000rpm 离心 30min。余操作步骤同上。

10）统计学方法　本部分统计数据均为计量资料，统计方法同上。

（2）结果

1）软骨细胞的生长情况及形态特点　软骨细胞培养过程中，采用倒置相差显

微镜观察其形态变化、生长情况等。刚消化的原代软骨细胞，镜下可见软骨细胞呈高亮的圆盘形，悬浮于培养基中。原代软骨细胞培养第2天，多数细胞下沉贴壁，并附着于培养瓶底部开始向周围生长，一般呈圆形或多角形，3～6个成簇成团分布，胞核尚不清晰，不能完全分辨；未贴壁的细胞多呈单个高亮的圆点状（图4-48A）。原代软骨细胞培养第4天，细胞已贴壁生长并开始分裂，多数呈多角形或梭形，分裂增殖速度加快，形成伪足样突起，数个细胞成簇成团分布，胞核为圆形或椭圆形，位于胞体中心，核浆着色淡，核仁着色较深（图4-48B）。原代软骨细胞培养第7天，细胞多数呈梭形，边界清晰，数个细胞成簇成团向培养瓶空白区域生长，呈现"铺路石"状，胞核清晰可辨，胞浆丰富，有1～3个核仁，大小和致密程度不等（图4-48C）。第1代软骨细胞培养第2天，细胞贴壁速度较原代软骨细胞快，大多数已贴壁生长，细胞多呈梭形，形态结构均一，边界清晰，分布均匀，生长状态良好（图4-48D）。第2代软骨细胞培养第2天，细胞贴壁速度较第1代软骨细胞快，已全部贴壁生长，呈梭形或三角形，边界清晰，形态结构均一，生长状态良好，增殖速度较快，细胞分泌基质的能力较强（图4-48E）。第3代软骨细胞培养第2天，细胞贴壁速度快，生长增殖速度快，呈梭形，部分区域出现重叠（图4-48F）。第4代软骨细胞培养第2天，细胞贴壁速度、生长增殖速度均很快，细胞体积增大，迅速占据空白区域，形态结构及生长状态较上一代软骨细胞差（图4-48G）。第5、6代软骨细胞培养第2天，细胞贴壁速度快，形态结构较杂乱，生长状态差，出现形态不规则的细胞，细胞数减少，核明显变大，胞膜和胞浆不清晰，出现细胞退变（图4-48H-I）。

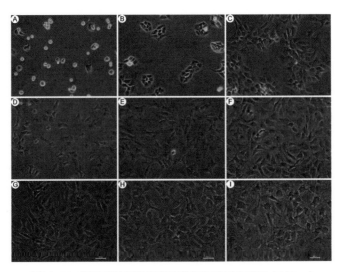

图4-48　倒置相差显微镜观察软骨细胞形态变化（200×）

A 为 F_0 培养 2 天；B 为 F_0 培养 4 天；C 为 F_0 培养 7 天；D 为 F_1 培养 2 天；E 为 F_2 培养 2 天；F 为 F_3 培养 2 天；G 为 F_4 培养 2 天；H 为 F_5 培养 2 天；I 为 F_6 培养 2 天

2）软骨细胞的鉴定结果 细胞甲苯胺蓝染色可观察到软骨细胞基质中的酸性黏液多糖。第 2 代软骨细胞（图 4-49A）经甲苯胺蓝染色后，软骨细胞胞核中的核酸染成紫色，而细胞合成的蛋白黏多糖染成深蓝色，细胞整体呈现蓝紫色（图 4-49B）。软骨细胞 II 型胶原蛋白免疫细胞化学染色，可观察到由软骨细胞分泌的重要胞外基质成分 II 型胶原，可用来确定是否为软骨细胞。软骨细胞经 II 型胶原蛋白免疫细胞化学染色后，显微镜下观察可见细胞胞质被 DAB 显色液染为棕黄色，胞核被苏木素染为蓝色，为阳性结果（图 4-49C）。阴性对照组软骨细胞胞质被苏木素染为浅蓝色，但 DAB 不着色；胞核被苏木素染为蓝色，未见特异性染色（图 4-49D）。

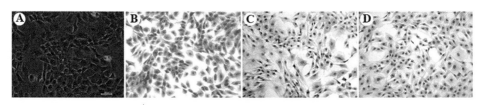

图 4-49 软骨细胞甲苯胺蓝染色和 II 型胶原蛋白免疫细胞化学染色（200×）

A 为第二代软骨细胞；B 为甲苯胺蓝染色；C 为 II 型胶原蛋白免疫细胞化学染色（DAB 显色）；D 为 II 型胶原蛋白免疫细胞化学染色阴性对照

3）退变软骨细胞模型的诱导与鉴定结果

IL-1β 诱导退变软骨细胞模型的时效、量效关系：各组细胞按照分组、时间干预后 CCK-8 结果如图 4-50。A. 同一时间段不同浓度比较：IL-1β 诱导 12h 时，与 0ng/mL 相比，5ng/mL、10ng/mL、15ng/mL 三个浓度对软骨细胞活性无明显影响；20ng/mL、25ng/mL 两个浓度对软骨细胞活性影响较大（$P < 0.05$）。IL-1β 诱导 24h、36h、48h 时，与空白组相比，5ng/mL 浓度对软骨细胞活性无明显影响；10ng/mL、15ng/mL 两个浓度对软骨细胞活性影响较大（$P < 0.05$）；20ng/mL、25ng/mL 两个浓度对软骨细胞活性有明显影响（$P < 0.01$）。B. 同一浓度不同诱导时间段比较：与诱导 12h 相比，5ng/mL 浓度诱导组 24h、36h、48h 诱导时间点，对软骨细胞活性的影响均无差异。与诱导 12h 相比，10ng/mL、15ng/mL 浓度组 24h、36h、48h 诱导时间点，对软骨细胞活性的影响有差异（$P < 0.05$），说明软骨细胞活性受到稳定抑制。与诱导 12h 相比，20ng/mL、25ng/mL 浓度组 24h、36h、48h 诱导时间点，对软骨细胞活性的影响有明显差异（$P < 0.01$），说明软骨细胞活性明显被抑制。总之，用 IL-1β 以 10ng/mL、15ng/mL 浓度干预软骨细胞

24h 后，对软骨细胞活性有稳定的抑制。因此，选择 10ng/mL IL-1β 干预软骨细胞 24h，诱导退变软骨细胞模型。

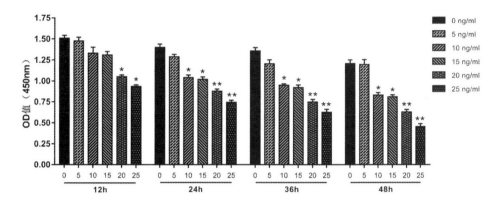

图 4-50 CCK-8 法检测 IL-1β 对软骨细胞活力的影响

同一干预时间，与 0ng/mL 浓度组相比，*$P < 0.05$，**$P < 0.01$

IL-1β 诱导的退变软骨细胞模型鉴定：由软骨细胞 II 型胶原蛋白免疫细胞化学染色及形态观察可见：空白组软骨细胞呈梭形，边界清晰，形态结构均一，棕黄色阳性表达颜色深，说明 II 型胶原蛋白分泌多，软骨细胞分泌基质的能力较强（图 4-51A）。模型组软骨细胞呈三角形或梭形，细胞密度变稀，出现形态不规则的细胞，细胞数减少，棕黄色阳性表达颜色浅，说明 II 型胶原蛋白分泌少，软骨细胞分泌基质的能力减弱，出现细胞退变（图 4-51B）。

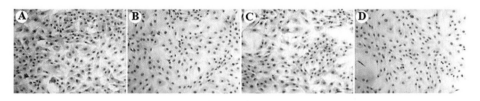

图 4-51 退变软骨细胞模型鉴定（200×）

A 和 B 为空白组；C 和 D 为模型组

4）含药血清干预软骨细胞的采血时间与时效、量效关系 各组细胞按照不同浓度、不同时间段干预后，CCK-8 检测结果如图 4-52A、4-52B。从不同采血时间点看，与空白血清相比，各浓度血清干预细胞不同时间后，1h、2h、3h 采血时间点血清干预的细胞活性均升高（$P < 0.05$）；其中 2h 采血时间点血清效果最明显（$P < 0.05$）。从不同培养时间段看，各浓度血清培养细胞 24h、48h、72h 时，细胞活性均升高（$P < 0.05$）；其中培养 48h 时，细胞活性达到最高（$P < 0.01$）。从不同浓度看，10% 浓度的荣筋拈痛方含药血清培养细胞，其活性较 5%、15%

高（$P < 0.05$）；15% 浓度的对照含药血清培养细胞，其活性较 5%、10% 高（$P < 0.05$）。综合 1h、2h、3h 三个采血时间点含药血清，以 5%、10%、15% 浓度分别培养 24h、48h、72h 时的细胞活性，发现荣筋拈痛方含药血清 2h 采血、10% 浓度、培养 48h，盐酸氨基葡萄糖胶囊含药血清 2h 采血、15% 浓度、培养 48h，对软骨细胞活性有明显影响。

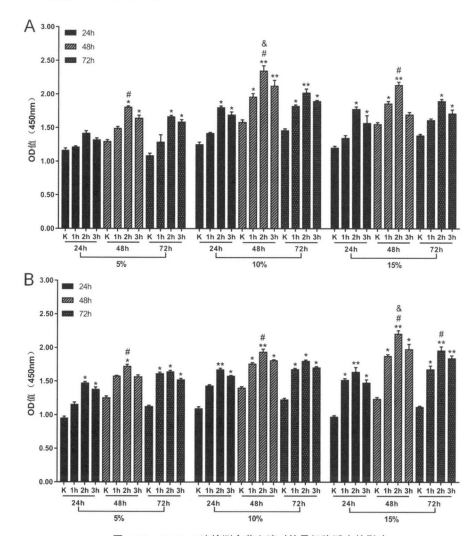

图 4-52　CCK-8 法检测含药血清对软骨细胞活力的影响

A 为荣筋拈痛方含药血清时效、量效关系；B 为盐酸氨基葡萄糖胶囊含药血清时效、量效关系。K 为空白血清；1h 为 1h 采血时间点血清；2h 为 2h 采血时间点血清；3h 为 3h 采血时间点血清。与空白血清相比，$*P < 0.05$，$**P < 0.01$；与干预 24h 相比，$\#P < 0.05$；与 5% 浓度相比，$\&P < 0.05$

5）退变软骨细胞中 lncRNA GAS5、miR-21 的表达及 TIMP-3、MMP-3、MMP-9、MMP-13、ADAMTS-5、type II collagen、aggrecan mRNA 表达　与空白组

相比，模型组中 lncRNA GAS5 的表达量升高（$P < 0.05$）；与模型组相比，荣筋拈痛方含药血清组与对照含药血清组中 lncRNA GAS5 的表达量下降（$P < 0.05$）；荣筋拈痛方含药血清组与对照含药血清组无差异。与空白组相比，模型组中 miR-21 的表达量降低（$P < 0.05$）；与模型组相比，荣筋拈痛方含药血清组与对照含药血清组中 miR-21 的表达量升高（$P < 0.05$）；荣筋拈痛方含药血清组与对照含药血清组无差异。与空白组相比，模型组中 TIMP-3 表达量明显降低（$P < 0.01$），type II collagen 和 aggrecan mRNA 的表达量降低（$P < 0.05$）；与模型组相比，荣筋拈痛方含药血清组与对照含药血清组中 TIMP-3、type II collagen 和 aggrecan mRNA 的表达量升高（$P < 0.05$）；荣筋拈痛方含药血清组与对照含药血清组无差异。与空白组相比，模型组中 MMP-3、MMP-9、MMP-13 和 ADAMTS-5 mRNA 的表达量明显升高（$P < 0.01$）；与模型组相比，荣筋拈痛方含药血清组与对照含药血清组中 ADAMTS-5 mRNA 的表达量明显降低（$P < 0.01$），MMP-3、MMP-9 和 MMP-13 表达量降低（$P < 0.05$）；荣筋拈痛方含药血清组与对照含药血清组无统计学差异。见图 4-53、图 4-54。

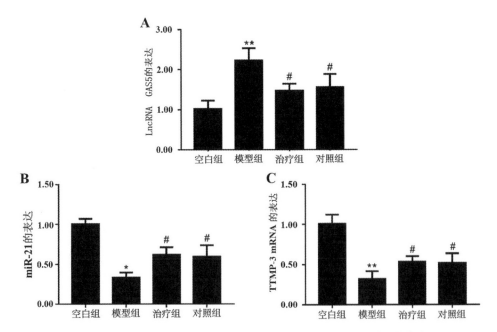

图 4-53　各组软骨细胞中 lncRNA GAS5、miR-21、TIMP-3 基因的表达

与空白组相比，$^*P < 0.05$，$^{**}P < 0.01$；与模型组相比，$^#P < 0.05$

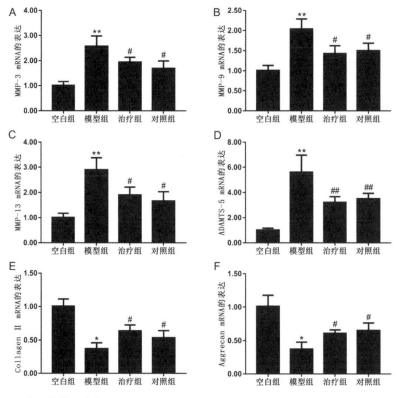

图 4-54　各组软骨细胞中 **MMP-3、MMP-9、MMP-13、ADAMTS-5、type II collagen** 和
aggrecan mRNA 的表达

与空白组相比，$^*P < 0.05$，$^{**}P < 0.01$；与模型组相比，$^\#P < 0.05$，$^{\#\#}P < 0.01$

6）退变软骨细胞中 TIMP-3、MMP-3、MMP-9、MMP-13、ADAMTS-5、type Ⅱ collagen 和 aggrecan 蛋白表达　与空白组相比，模型组中 TIMP-3 蛋白表达明显降低（$P < 0.01$）；与模型组相比，荣筋拈痛方含药血清组与对照含药血清组中 TIMP-3 蛋白表达升高（$P < 0.05$）；荣筋拈痛方含药血清组与对照含药血清组无差异。与空白组相比，模型组中 aggrecan 蛋白表达明显降低（$P < 0.01$），type Ⅱ collagen 蛋白表达降低（$P < 0.05$）；与模型组相比，荣筋拈痛方含药血清组与对照含药血清组中 type Ⅱ collagen 蛋白表达升高（$P < 0.05$），荣筋拈痛方含药血清组中 aggrecan 蛋白表达明显升高（$P < 0.01$），对照含药血清组中 aggrecan 蛋白表达升高（$P < 0.05$）；荣筋拈痛方含药血清组与对照含药血清组中 type Ⅱ collagen 和 aggrecan 蛋白表达无差异。与空白组相比，模型组中 MMP-9 蛋白表达明显升高（$P < 0.01$），MMP-3、MMP-13 和 ADAMTS-5 蛋白表达升高（$P < 0.05$）；与模型组相比，荣筋拈痛方含药血清组与对照含药血清组中 MMP-9 蛋白表达明显降低（$P < 0.01$），MMP-3、MMP-13 和 ADAMTS-5 蛋白表达降

低（$P < 0.05$）；荣筋拈痛方含药血清组与对照含药血清组中 MMP-3、MMP-9、MMP-13 和 ADAMTS-5 蛋白表达无差异。见图 4-55、图 4-56。

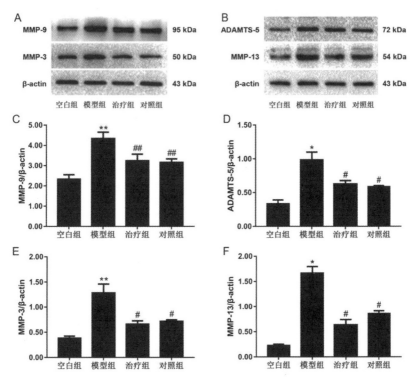

图 4-55 各组软骨细胞中 MMP-9、MMP-3、ADAMTS-5 和 MMP-13 蛋白的表达

与空白组相比，$^*P < 0.05$，$^{**}P < 0.01$；与模型组相比，$^\#P < 0.05$，$^{\#\#}P < 0.01$

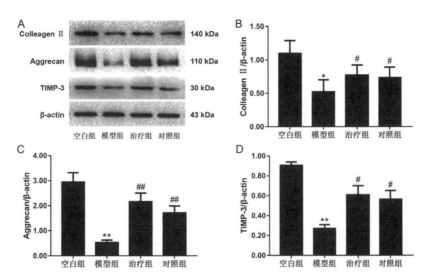

图 4-56 各组软骨细胞中 type II collagen、aggrecan 和 TIMP-3 蛋白的表达

与空白组相比，$^*P < 0.05$，$^{**}P < 0.01$；与模型组相比，$^\#P < 0.05$，$^{\#\#}P < 0.01$

（3）讨论

1）软骨细胞的体外培养与鉴定　本课题以实验动物膝关节软骨为来源，分离出原代软骨细胞，建立稳定、可靠的软骨细胞体外培养体系，为膝骨关节炎体外实验的开展奠定基础和前提。采用酶化学分离法，将软骨组织分离、切碎后，用0.2%Ⅱ型胶原酶间隔多次消化，获得软骨细胞传代培养，以建立稳定的软骨细胞培养体系。从软骨组织中分离软骨细胞的方法较多，以往常用链霉蛋白酶和胶原酶序贯消化法。但这种方法会对细胞造成不可逆的损伤，影响细胞生长状态，不宜于后续实验。在课题组前期研究中，经分离、剪碎软骨组织后，只用Ⅱ型胶原酶消化细胞，可获得状态良好的软骨细胞。通过我们的研究结果发现，软骨细胞为贴壁生长细胞，原代软骨细胞贴壁速度较慢，需要24～48h才能贴壁缓慢生长，大部分软骨细胞被消化为单个细胞，偶有部分消化不完全的成簇分布。同时，原代软骨细胞分裂、生长速度也较缓慢，需7～8d才能铺满25cm^{2}的细胞培养瓶。不同类的细胞，贴壁速度不同。原代软骨细胞传代后，待软骨细胞大部分贴壁生长，可将未贴壁的软骨细胞及其他细胞去除，可使软骨细胞纯净化、均一化。软骨细胞经胰酶消化、传代培养后，因消化时的化学刺激与制作细胞悬液时的机械刺激，贴壁、分裂增殖速度明显加快。第2代、第3代软骨细胞生长状态良好，形态结构均一，增殖速度较快，软骨细胞分泌基质的能力较强，是进行后续细胞实验的最佳选择。传至第4代后，软骨细胞开始退变，体积增大，形态结构多样化。本研究采用0.2%Ⅱ型胶原酶间隔多次消化法分离培养软骨细胞，简化了软骨细胞的分离提取步骤，减少了因反复消化、洗涤、离心对软骨细胞造成的损伤，建立了稳定的软骨细胞培养体系。软骨细胞无特异性标志物，除了从软骨组织来源、细胞形态结构、贴壁分裂增殖情况等特点进行结构鉴定外，还可以通过识别软骨细胞分泌的特异性胶原或氨基多糖，如Ⅱ型胶原蛋白，来进行功能鉴定。本实验Ⅱ型胶原蛋白免疫细胞化学染色结果表明，细胞质呈棕黄色异染，说明细胞质中含有大量Ⅱ型胶原蛋白。而Ⅱ型胶原是软骨组织中胶原的主要类型，占胶原蛋白的90%以上，占软骨总量的50%～70%，是维持关节表面张力的决定性因素。膝关节其他组织来源的细胞，如滑膜细胞的胞质中基本不含Ⅱ型胶原蛋白。所以，由此结果可判定，本实验分离提取的细胞是软骨细胞。本实验甲苯胺蓝染色结果表明，胞核中的核酸染成紫色，胞质染成深蓝色，细胞整体呈现蓝紫色，说明胞质中含有一定量的酸性黏多糖。而软骨细胞中蛋白多糖占20%～40%，可使关节软骨具有抵抗压力和分散负荷的能力。通过甲苯胺蓝染色结果，也可判定该细胞为软骨细胞。根据以上鉴定结果，可进一步确认采用Ⅱ型胶原酶间隔多次消化法可分离提取软骨细胞，并经传代培养、差速贴壁，可获得形态结构均一的软骨细胞，建立稳定的软骨细胞培养体系。

2）IL-1β诱导退变软骨细胞模型　本课题采用IL-1β诱导干预软骨细胞，从而复制稳定的软骨细胞退变模型。软骨细胞退变是启动膝骨关节炎其他病理进程的首要因素，而软骨退变的直接原因在于软骨细胞外基质进行性降解。所以，本研究采用软骨细胞退变模型探究荣筋拈痛方含药血清对胞外基质代谢的影响。细胞因子可维持关节软骨和滑膜的正常结构和功能，也有一部分关节液中的炎症细胞因子可介导软骨基质降解，加剧软骨退变[1]。IL-1β是一种具有高度活性的细胞因子，在膝骨关节炎的发病进程中起着关键作用。一方面，IL-1β可刺激软骨细胞抑制TIMP-1、TIMP-3合成，增加MMPs合成；若两者失衡，则影响软骨细胞胞外基质的分解代谢，促进软骨组织基质降解。另一方面，IL-1β可促进软骨细胞Ⅰ、Ⅲ型胶原合成，抑制Ⅱ、Ⅳ型胶原合成，影响软骨细胞胞外基质的合成代谢，破坏基质的胶原纤维结构。

此外，IL-1β可促进产生胶原酶并增强其活性，使胶原降解增多[2]。多项研究证实，IL-1β干预软骨细胞后，Ⅱ型胶原、蛋白聚糖的合成减少，软骨细胞出现退变现象。IL-1β对软骨细胞基质代谢的影响，是本实验应用IL-1β诱导大鼠软骨细胞退变模型的依据。为了明确IL-1β诱导复制软骨细胞退变模型的量效、时效关系，以第二代软骨细胞为对象，以不同浓度的IL-1β干预不同时间。结果表明：用IL-1β以10ng/mL、15ng/mL浓度干预软骨细胞24h，对软骨细胞活性有稳定的抑制，可引起软骨细胞退变。根据实验结果、前期研究及参考文献，确定用IL-1β复制软骨细胞退变模型的有效浓度为10ng/mL，有效干预时间为24h。为了进一步证实IL-1β可诱导复制软骨细胞退变模型，并验证有效浓度和有效干预时间，本研究以IL-1β诱导软骨细胞后进行了Ⅱ型胶原蛋白免疫细胞化学染色。结果表明：与正常软骨细胞相比，退变软骨细胞胞质棕黄色较空白组浅，表明type II collagen蛋白分泌受抑制，IL-1β能诱导软骨细胞发生退变。所以，本实验采用浓度为10ng/mL的IL-1β诱导软骨细胞24h，以复制退变软骨细胞模型，为后续实验奠定基础。

---

① Gao F, Wang Y, Wu M. Teneligliptin inhibits IL-1beta-induced degradation of extracellular matrix in human chondrocytes[J]. J Cell Biochem, 2020,10: 1002.
② Gao F, Wang Y, Wu M. Teneligliptin inhibits IL-1beta-induced degradation of extracellular matrix in human chondrocytes[J]. J Cell Biochem, 2020,10: 1002.

3）荣筋拈痛方含药血清对退变软骨细胞胞外基质代谢的影响

荣筋拈痛方含药血清对胞外基质分解与合成代谢的影响：本实验采用含药血清的方法干预退变软骨细胞，以明确实验药物对软骨细胞胞外基质代谢的影响。基于血清药理学理论，把荣筋拈痛方水提物、盐酸氨基葡萄糖胶囊水溶液，按临床等效剂量给予动物灌胃。药物经动物口服后，经过新陈代谢，有效成分进入血液循环，采集获得的血清中含有该药物的有效成分。所以，灌胃一定时间后，采血、分离血清，使用前灭活后，用含有药物的血清进行体外细胞实验。在研究荣筋拈痛方的药效作用时，用含药血清进行体外细胞实验，具有一定的优势。该方法除了可以验证中药有效成分的作用，还可反映出药物在实验动物体内的新陈代谢产物及药物诱导的内源性成分的作用。与直接将受试药物作用于细胞的方法相比，含药血清法因条件可控性强、重复性好，适用于中药复方的体外实验。由于中药复方的药代动力学较为复杂，制备含药血清时，需要确定有效的给药剂量、给药时间及采血时间，以更好地体现出中药的药效。本研究分别以荣筋拈痛方水提物、盐酸氨基葡萄糖胶囊水溶液临床等效剂量为灌胃量，制备含药血清。采血的最佳时机是以固定给药时间间隔、相同剂量多次重复给药后，血浆中药物浓度达到稳定状态时。因不同药物的含药血清干预软骨细胞的有效浓度、时间不同，所以在应用含药血清进行体外实验时，需要明确其有效的时效、量效关系。我们用不同采血时间、不同浓度的含药血清干预软骨细胞不同的时间后，CCK-8法检测细胞活性结果表明，荣筋拈痛方、盐酸氨基葡萄糖胶囊含药血清的最佳采血时间为2h，有效干预时间为48h，前者有效浓度为10%，后者为15%。本实验基因、蛋白检测结果表明，与空白组相比，模型组软骨细胞中TIMP-3的表达量明显降低；MMP-3、MMP-9、MMP-13、ADAMTS-5 mRNA和蛋白的表达明显升高，type II collagen和aggrecan mRNA和蛋白的表达水平明显降低，说明模型组软骨细胞胞外基质分解代谢增强，合成代谢减弱，胞外基质出现降解，导致软骨细胞退变。由分解代谢和合成代谢紊乱失衡所致的软骨细胞胞外基质降解是引起软骨退变的重要病理变化[①]。在胞外基质代谢过程中，基质代谢酶如MMPs、TIMPs、ADAMTS和去整合素等物质发挥重要作用。MMPs作为破坏细胞外基质的蛋白酶，在膝骨关节炎中表达均有所增加。MMPs的活性受TIMPs的调控，二者保持平衡以维持软骨正常的结构和功能。荣筋拈痛方含药血清对胞外基质代谢的影响，

---

① Lü G, Li L, Wang B, et al. LINC00623/miR-101/HRAS axis modulates IL-1beta-mediated ECM degradation, apoptosis and senescence of osteoarthritis chondrocytes[J]. Aging(Albany NY), 2020, 12(4): 3218-3237.

与对照含药血清无明显差异，说明二者延缓胞外基质降解的效果相当。荣筋拈痛方含药血清组与对照含药血清组中，MMP-3、MMP-9、MMP-13、ADAMTS-5 mRNA 和蛋白的表达有一定程度的降低，TIMP-3、type II collagen、aggrecan mRNA 和蛋白的表达水平有一定程度的升高。说明荣筋拈痛方含药血清能促进 TIMP-3 的表达，通过抑制 MMPs、ADAMTS 的表达，抑制胞外基质分解代谢；通过促进 type II collagen 和 aggrecan 的表达，促进软骨细胞胞外基质的合成代谢，从而延缓软骨细胞退变胞外基质降解。

lncRNA GAS5/miR-21 与胞外基质代谢：本实验结果表明，与空白组相比，模型组中 lncRNA GAS5 的表达明显升高，miR-21 及其靶基因 TIMP-3 的表达量明显降低，说明 lncRNA GAS5 可能通过 miR-21 及其靶基因 TIMP-3 发挥其生物学功能。同时，软骨细胞退变中，MMP-3、MMP-9、MMP-13、ADAMTS-5 mRNA 和蛋白的表达明显升高，type II collagen 和 aggrecan mRNA 和蛋白的表达水平明显降低，说明 lncRNA GAS5 可通过 miR-21 及 TIMP-3 调控软骨细胞胞外基质降解，促进软骨细胞退变。在细胞外基质降解、软骨细胞退变凋亡、软骨下骨的异常改变、炎症反应和血管新生等膝骨关节炎病理变化发生发展过程中，lncRNA 均起重要的调控作用[1]。近年来许多研究证实，lncRNA 也是维持或降解胞外基质的关键调控因子[2]。骨关节炎软骨细胞中 lncRNA GAS5 表达上调。lncRNA GAS5 的过表达增加了 MMP-2、MMP-3、MMP-9、MMP-13 和 ADAMTS-4 等 MMPs 的表达水平，促进了细胞凋亡，抑制了自噬反应。miR-21 是骨关节炎发病过程中 lncRNA GAS5 的调节因子。骨关节炎软骨组织中 miR-21 的表达水平明显降低，lncRNA GAS5 的异位表达可抑制 miR-21 的诱导。表明 lncRNA GAS5 通过作为 miR-21 的负调节因子从而调控细胞胞外基质代谢，而参与骨关节炎的发病。荣筋拈痛方含药血清组与对照含药血清组中，lncRNA GAS5 的表达降低，miR-21 及其靶基因 TIMP-3 的表达量升高，说明荣筋拈痛方含药血清可降低软骨细胞退变中 lncRNA GAS5 的表达量，且 lncRNA GAS5 可能通过 miR-21 调控软骨细胞胞外基质代谢。

总之，荣筋拈痛方含药血清能促进 TIMP-3 的表达，抑制 MMP-3、MMP-9、MMP-13、ADAMTS-5 等基质金属蛋白酶和聚蛋白多糖酶的表达；通过促进 type

① Xiang S, Li Z, Bian Y, et al. Identification of changed expression of mRNAs and lncRNAs in osteoarthritic synovium by RNA-sequencing[J]. Gene, 2019, 685: 55-61.
② Xing D, Liang JQ, Li Y, et al. Identification of long noncoding RNA associated with osteoarthritis in humans[J]. Orthop Surg, 2014, 6(4): 288-293.

II collagen 和 aggrecan 的表达，促进软骨细胞胞外基质的合成代谢，从而延缓退变软骨细胞胞外基质降解。荣筋拈痛方含药血清可降低退变软骨细胞中 lncRNA GAS5 的表达量，且 lncRNA GAS5 可能通过 miR-21 调控软骨细胞胞外基质代谢。然而，荣筋拈痛方是否通过 lncRNA GAS5/miR-21 在膝骨关节炎病变过程中发挥对软骨基质代谢的调控作用，还需要进一步证实。lncRNA GAS5/miR-21 是否是荣筋拈痛方含药血清改善退变软骨细胞胞外基质代谢及抑制细胞退变的作用靶点，需要进一步验证。为此，本课题组采用慢病毒感染软骨细胞，分别抑制或过表达 lncRNA GAS5 与 miR-21，予以荣筋拈痛方含药血清干预后，检测相关基因的表达，进一步验证 lncRNA GAS5/miR-21 参与软骨细胞外基质代谢的调控。结果证实荣筋拈痛方含药血清通过 lncRNA GAS5/miR-21，而发挥延缓退变软骨细胞胞外基质降解的作用。

（4）小结　荣筋拈痛方含药血清下调 IL-1β 诱导的退变软骨细胞中 lncRNA GAS5 的表达，上调 miR-21 及 TIMP-3 的表达，抑制细胞分泌 MMP-3、MMP-9、MMP-13 和 ADAMTS-5，促进细胞分泌 type II collagen 和 aggrecan，延缓退变软骨细胞胞外基质降解。

五、荣筋拈痛方延缓软骨退变的机制研究

（一）骨关节炎与软骨退变

1. 软骨概述　软骨为人和脊椎动物特有的胚胎性骨骼，可分为透明软骨、弹性软骨和纤维软骨，为一种略带弹性的纤维组织，在机体内起支持和保护的作用。软骨由软骨细胞、纤维和基质构成。基质含有 70% 的水分，有机成分主要是多种蛋白，如软骨黏蛋白、胶原和软骨硬蛋白等。在胎儿和年幼期，软骨组织分布较广，后来逐渐被骨组织代替。成年人的软骨存在于骨的关节面、肋软骨、气管、耳郭、椎间盘等处。

2. 软骨组成结构　软骨由软骨组织及其周围的软骨膜构成，软骨组织由软骨细胞、基质及纤维构成。根据软骨组织内所含纤维成分的不同，可将软骨分为透明软骨、弹性软骨和纤维软骨三种，其中以透明软骨的分布较广，结构也较典型。软骨是具有某种程度硬度和弹性的支持器官。软骨在脊椎动物中非常发达，一般见于成体骨骼的一部分和呼吸道等的管状器官壁、关节的摩擦面等。发生初期骨骼的大部分一度由软骨构成，后来被骨组织所取代。在无脊椎动物中，软体动物

的头足类的软骨很发达。软骨的周围一般被覆以纤维结缔组织的软骨膜，它在软骨被骨取代时转化为骨膜。

3. 软骨退变　现今的临床医生和科研学者已明确认识到，骨关节炎的病变部位是在关节，以膝关节多发，临床表现有疼痛、活动受限、肿胀、僵硬，病重、病久会引起残障。除了力学、年龄、基因、性别等疾病高发因素外，炎症反应、免疫和中枢神经系统功能障碍在骨关节炎整个关节损伤发生发展、疼痛和致残等方面起到重要的参与作用。

解剖结构中，关节软骨包被在关节面表面，由软骨细胞和软骨基质（胶原纤维、蛋白多糖、水等）组成，起着润滑、缓冲等作用。如今大部分学者认为软骨退变是骨关节炎特征性、基本性病理改变，由于急性创伤、慢性力学损伤、年龄增大、代谢问题等导致软骨组织变性、软骨表面粗糙，软骨失去正常润滑、抗压作用，继而出现裂隙、小沟、脱落等现象，软骨表面发生由局部到全面的破坏，软骨碎片逐步脱落导致软骨下骨显露。在骨关节炎的病程进展中，尽管会发生如退变的软骨细胞数量阶段性增加、蛋白多糖阶段性表达增多等保护性代偿表现，但受损的软骨细胞分泌基质功能受到限制，最终致使软骨进一步遭到破坏。总之，在疾病进程中，软骨发生退变和修复，但是破坏的速度比修复的快，导致关节面软骨最终被破坏，由于软骨组织缺少血管、神经支配，其破坏是不可逆的。除了软骨破坏、软骨下骨显露，骨关节炎的病理表现还包括滑膜炎症、关节积液增多、软骨下骨硬化、骨赘增生。软骨一旦损伤后，异常力学和生化因素作用下软骨细胞的数量代偿性增多、功能代偿性增强，导致关节边缘软骨过度增生形成骨赘。关节面软骨组织糜烂、脱落后，软骨下骨暴露，压力负荷会直接刺激软骨下骨，导致骨质致密、坚硬，软骨下骨发生骨质增生和囊性变。在各种因素综合作用下，脱落的软骨碎片和骨质小块摩擦刺激滑膜组织，发生继发性滑膜炎。骨关节炎最常见的症状是疼痛，有学者认为关节囊、韧带、滑膜、软骨下骨等具有丰富的神经支配，软骨组织缺乏神经支配，当软骨退变后，机械性和化学性因素共同刺激神经支配区域导致疼痛发生。

骨关节炎的发病机制复杂，综合当前研究可知其发病及机制有多种因素和多种途径，但具体哪个因素、哪条途径发挥主要作用尚未明确。软骨在关节中的结构和作用、软骨退变是骨关节炎标志性病理改变决定了软骨是骨关节炎相关研究中的重点。骨关节炎软骨退变是在力学、生物学等多因素作用下引起基因、蛋白发生改变而造成表型改变。

（二）荣筋拈痛方通过 *SDF-1/CXCR4-p38MAPK* 通路延缓软骨退变的机制研究

1. 基于生物信息学和网络药理学探讨荣筋拈痛方调节软骨退变的机制

（1）材料与方法

1）数据库及软件　相关数据库和软件见表4-33。

表4-33　数据库及软件

名称	在线或下载网址
中药系统药理学数据库与分析平台（Traditional Chinese Medicine Systems Pharmacology Database and Analysis Platform, TCMSP）	https://tcmsp-e.com/tcmsp.php
中药分子机制的生物信息学分析工具（a Bioinformatics Analysis Tool for Molecular mechANism of Traditional Chinese Medicine, BATMAN-TCM）	http://bionet.ncpsb.org/batman-tcm/
中医药百科全书（The Encyclopedia of Traditional Chinese Medicine, ETCM）	http://www.nrc.ac.cn:9090/ETCM/
Gene Expression Omnibus（GEO）	http://www.ncbi.nlm.nih.gov/geo/
Universal Protein（UniProt）	https://www.uniprot.org
STRING	https://string-db.org
VENNY 2.1	https://bioinfogp.cnb.csic.es/tools/venny/index.html
Cytoscape 3.5.0	https://cytoscape.org
The Database for Annotation, Visualization and Integrated Discovery 6.8（DAVID 6.8）	https://david.ncifcrf.gov
R version 3.4.0	https://www.r-project.org

2）检索荣筋拈痛方中药化合物结合靶点　在 TCMSP 数据库中的 Herb Name 中分别输入牛膝、独活、羌活、当归、防风和甘草，设置 OB $\geqslant$ 30% 且 DL $\geqslant$ 0.18 为筛选标准[1]，收集各单味中药化合物结合靶点。

在 BATMAN-TCM 在线分析网站中选择 Example 2 输入荣筋拈痛方各组成中药名，检索出荣筋拈痛方各单味中药化合物，将 Score cutoff $\geqslant$ 20 的中药化合物用于检索出结合靶点[2]。

在 ETCM 数据库中的 Herbs 中分别输入荣筋拈痛方各组成中药名，收集每单味中药化合物结合靶点[3]。

---

[1] Ru J, Li P, Wang J, et al. TCMSP: a database of systems pharmacology for drug discovery from herbal medicines[J]. J Cheminform, 2014, 6(1): 13.

[2] Liu Z, Guo F, Wang Y, et al. BATMAN-TCM: A bioinformatics analysis tool for molecular mechANism of traditional Chinese medicine[J]. Sci Rep, 2016, 6: 21146.

[3] Xu HY, Zhang YQ, Liu ZM, et al. ETCM: an encyclopaedia of traditional Chinese medicine[J]. Nucleic Acids Res. 2019, 47(D1): D976-D982.

3）获取并分析大鼠软骨芯片数据　在 GEO 数据库 Data Sets 检索栏处输入"osteoarthritis cartilage"，检索出样本为大鼠且进行骨关节炎造模的数据集，下载原始数据。R 语言读入芯片原始数据后，载入 affy 包和 limma 包进行数据处理，其中 $|\log_2FC| > 1$ 且调整后 P 值 < 0.05 的基因被认为具有表达差异，R 语言绘制所有基因的火山图和差异表达基因的热图。

4）统一基因名称　以 UniProt 数据库和 STRING 数据库为研究范围，统一将荣筋拈痛方中药化合物结合靶点、骨关节炎大鼠软骨退变差异基因统一转化为相应的基因名称。

5）获得合集指标　在 VENNY 2.1 中获得荣筋拈痛方中药化合物结合靶点和骨关节炎大鼠退变软骨差异基因的指标合集。

6）富集分析、蛋白与蛋白互作分析　在 DAVID 6.8 数据库中对大鼠软骨组织差异表达基因进行基因本体论（GO）、京都基因与基因组百科全书（KEGG）分析，$P < 0.05$。在 STRING 数据库中输入骨关节炎大鼠软骨差异表达基因，Organism 选择为 Rattus norvegicus，对大鼠软骨差异表达基因进行蛋白与蛋白互作（protein-protein interaction，PPI）分析，分析条件为系统默认条件，其中 interaction score ≥ 0.05。在 Cytocsape 软件中进行网络图展示 PPI 分析结果，Degree 分析出关键基因，MOCDE 进行模块聚类分析。

借助中英文期刊数据库查阅荣筋拈痛方中药化合物结合靶点和骨关节炎大鼠软骨差异表达基因的共同作用指标在骨关节炎中的研究现状。此外，还将共同作用指标放入 STRING 数据库中进行 PPI 分析，再进行 GO 和 KEGG 富集分析，分析条件为系统默认条件，false discovery rate（FDR）< 0.05。

7）分析荣筋拈痛方调节骨关节炎软骨退变的实验研究方向　在解读上述研究结果的基础上，结合现有文献进一步分析后，确定符合骨关节炎软骨退变的有效途径用于后续实验研究。

（2）结果

1）荣筋拈痛方中药化合物结合靶点　TCMSP 数据库中检索出 140 个荣筋拈痛方中药化合物，其可能结合的靶点分子有 258 个。在 BATMAN-TCM 在线分析网站共检索出能预测到结合靶点的 440 个中药化合物，共预测到 1807 个靶点分子。在 ETCM 数据库中共检索出 350 个中药化合物，其可能结合的靶点分子有 671 个。将三大数据库检索结果进行叠加并除重，共获得 2264 个荣筋拈痛方中药化合物结合靶点。

2）正常大鼠和骨关节炎大鼠软骨的差异表达基因 在 GEO 数据库中共检索出结果为 8 个 dataSets，符合条件的有 GSE8077。该数据集共 10 个样本，其中 5 只大鼠的一侧膝关节进行骨关节炎手术造模法（前交叉韧带切断并摘除内侧半月板），另 5 只大鼠同侧膝关节进行切皮和缝合。成功复制模型后，提取大鼠关节软骨组织基因进行芯片检测，所用芯片平台为 [Rat230_2]Affymetrix Rat Genome 230 2.0 Array。下载 CEL 格式的原数据，在 R 语言中进行主成分分析（principal component analysis，PCA），结果显示两组样本具有一定的空间距离，确定两组样本是有区别的。见图 4-57。

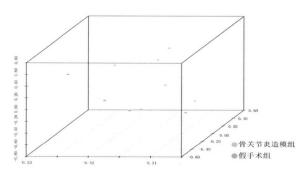

图 4-57 样本的主成分分析图

图 4-58 的火山图和热图展示了骨关节炎大鼠与正常大鼠软骨差异基因的表达情况。基因差异分析显示，共有 226 个基因在骨关节炎大鼠软骨组织中差异表达，其中 167 个基因在骨关节炎大鼠软骨组织中表达上调，59 个基因在骨关节炎大鼠软骨组织中表达下调。

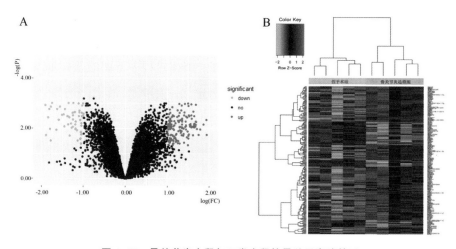

图 4-58 骨关节炎大鼠与正常大鼠软骨差异表达基因

A 为火山图；B 为热图

3）差异表达基因的功能和通路富集分析　对226个差异表达基因进行GO、KEGG富集分析，其中GO分析包含细胞组分（cellular component，CC）、分子功能（molecular function，MF）、生物学过程（biological process，BP）分析。结果按 P 值从小到大排列，上调的差异基因CC分析结果显示：细胞外区域部分、细胞外区域、细胞外基质、蛋白质细胞外基质、细胞外空间、细胞表面、质膜部分、囊泡腔、胶原、质膜部分。上调的差异基因MF分析结果显示：碳水化合物结合、多糖结合、模式绑定、糖胺聚糖结合、内肽酶活性、IgG结合、肽酶活性、金属内肽酶活性、免疫球蛋白受体活性、金属肽酶活性。上调的差异基因BP分析结果较多，排列在前30的为：对受伤的反应、血管发育、脉管系统发育、炎症反应、细胞运动、积极调控细胞迁移、生物黏附、细胞黏附、血管生成、血管形态发生、防御反应、细胞运动、细胞定位、急性炎症反应的积极调节、对刺激反应的积极调节、对外部刺激反应的积极调节、调节对外部刺激的反应、免疫反应的正调控、调节细胞增殖、激活参与急性炎症反应的血浆蛋白、免疫系统过程的积极调节、伤口愈合、程序性细胞死亡的调节、调节细胞死亡、肽键断裂使蛋白质成熟、细胞通讯的积极调控、神经元投射发育、免疫球蛋白介导的免疫反应的调节、调节免疫效应过程、B细胞介导的免疫调节。上调的差异基因KEGG分析结果显示：细胞外基质与受体相互作用、补体和凝血级联、黏着斑、系统性红斑狼疮、肾素－血管紧张素系统、p53信号通路。见图4-59A、4-60A。结果按 P 值从小到大排列，下调的差异基因由于个数较少，实现不了CC的富集分析。下调的差异基因MF分析结果显示：维生素结合、类固醇激素受体活性、配体依赖性核受体活性、转录因子活性、序列特异性DNA结合、碳－硫裂解酶活性、转录调节活性、谷胱甘肽结合、DNA结合。下调的差异基因BP分析结果显示：异生素代谢过程、对异生素刺激的反应、肽代谢过程、节律过程。下调的差异基因KEGG分析结果显示：细胞色素P450代谢外源性物质、昼夜节律。见图4-59B、4-60B。

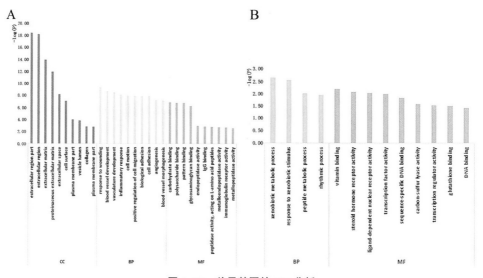

图 4-59　差异基因的 GO 分析

A 为上调差异基因的分析；B 为下调差异基因的分析；CC 为 cellular component 细胞组分；BP 为 biological process 生物学途径；MF 为 molecular function 分子功能

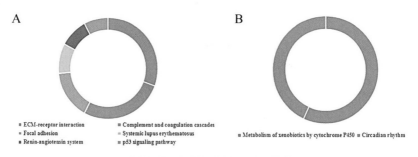

图 4-60　差异基因的 KEGG 分析

A 为上调差异基因的分析；B 为下调差异基因的分析

差异基因的蛋白互作分析得到 204 个相互作用的节点，结果见图 4-61。Cytoscape 软件中 CytoHubba 分析有 11 种拓扑分析方法，包括 Degree、Edge Percolated component、Maximum neighborhood component 等，其中一个节点的 degree 的值大小与它是否是关键指标直接相关。在 PPI 分析中，得到关键基因为 CXCR4、Ccl2、Cd44、Igf-1、Col1A1、Col4A1、Kdr、Sdc1、Arntl、Kitlg，见图 4-62。MCODE 聚类模块分析得到 5 个 module：module 1 的信号通路为细胞因子与细胞因子受体的相互作用、Ras 信号通路、Rap1 信号通路、PI3K-Akt 信号通路、趋化因子信号通路、胞吞作用、黏着斑等；module 2 的信号通路为昼夜节律；module 4 的信号通路为补体和凝血级联、百日咳；module 5 的信号通路为硒化合物代谢、氨基酸的生物合成、代谢途径。

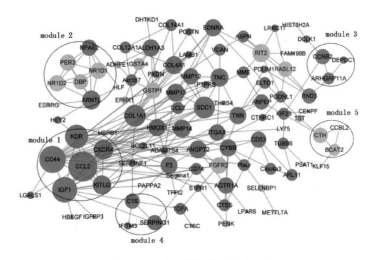

图 4-61 差异基因的 PPI 分析

红点表示上调基因编码的蛋白；绿点表示下调基因编码的蛋白。点的直径与 degree 值大小正相关

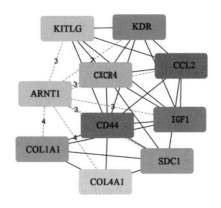

图 4-62 基于 degree 值分析出的关键基因

4）荣筋拈痛方作用于骨关节炎退变软骨的靶点　韦恩图分析得出荣筋拈痛方中药潜在结合靶点与骨关节炎大鼠软骨退变差异表达基因共同作用的指标有 42 个，分别为 CXCR4、CUBN、IGF-1、COL1A1、SLC8A1、C1QTNF3、GSTA4、P4HA3、EDNRA、GSTP1、ESRRG、GUCY1B3、SCN1A、FGFR2、DHTKD1、CRLF1、CCL2、HMOX1、PSAT1、CD74、BCAT2、DGAT2、CYBB、TST、ZEB2、AQP1、ALDH1A3、GPM6B、FCER1G、KITLG、F3、KCNJ15、NR1D1、ENPP3、HSPB1、IGFBP-3、FABP5、KDR、ANPEP、TCN2、MAF、STK17B。见图 4-63。

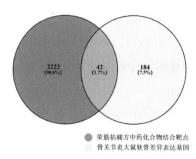

● 荣筋拈痛方中药化合物结合靶点
骨关节炎大鼠软骨差异表达基因

图 4-63　荣筋拈痛方潜在作用靶点与骨关节炎软骨差异基因的合集

浏览中英文期刊数据库后，有 8 个共同作用指标与骨关节炎有关的报道，具体见表 4-34。其余指标未见报道。

表 4-34　共同作用指标与骨关节炎

指标	参与骨关节炎的病理	具体调节作用
CXCR4	软骨组织损伤与修复	基质细胞衍生因子 -1（stromal cell-derived factor-1, SDF-1）/CXCR4 促进软骨细胞 MMPs、ADAMTS-5 的表达，促使软骨细胞 caspase-3 的表达并导致细胞死亡，促进白细胞介素（interleukins，IL）-6 和胶原 X 的表达并促使细胞肥大
		SDF-1/CXCR4 可协同 BMP-2 促进体外间充质干 / 祖细胞向软骨细胞分化
	软骨下骨的破坏与重塑	SDF-1/CXCR4 信号轴促进破骨细胞的形成，加速骨吸收，致使软骨下骨质量减少
		SDF-1/CXCR4 促使间充质干细胞分化成骨细胞，促进成骨细胞增殖，进而促进软骨下骨的重建
CCL2	软骨组织损伤	诱导软骨细胞 MMP-13 表达增加及细胞凋亡，参与软骨退变
	炎症反应	参与滑膜炎症反应，含量多少与疼痛呈正相关
IGF-1	软骨修复	促进细胞增殖，抑制细胞凋亡，蛋白多糖、Ⅱ型胶原合成增多
	骨硬化及骨赘形成	增强破骨细胞和成骨细胞的功能
COL1A1	调节软骨基质	与骨关节炎病情呈正相关
NR1D1	软骨组织的发育	NR1D1 影响骨关节炎软骨细胞中的昼夜节律性，参与 TGF-β 信号调节
IGFBP-3	软骨组织损伤	含量与骨关节炎病情呈正相关，与 IGF-1 竞争结合 IGF-1R 后促进软骨细胞凋亡
KDR	滑膜变性	VEGF/KDR 途径在骨关节炎滑膜中失活
MAF	软骨组织损伤	在骨关节炎软骨细胞表达增加，参与了软骨细胞的肥大与终末分化

5）荣筋拈痛方作用于骨关节炎退变软骨靶点的富集分析　为了进一步扩大靶点分子的作用范围，对荣筋拈痛方作用于骨关节炎软骨退变的 42 个靶点分子进行蛋白与蛋白互作分析后，再进行 GO 和 KEGG 富集分析。

CC 分析主要结果显示：细胞部分、质膜、细胞内部分、细胞质、细胞器、膜结合细胞器、细胞内细胞器、细胞内膜结合细胞器、细胞质部分、膜、质膜部分、膜部分、细胞外空间、膜的组成部分、囊泡、细胞外区域、内膜系统、核、突触部分、神经元部分、细胞质囊泡、含蛋白质复合物、体突状区室、神经元细胞体、质膜的外侧、线粒体、内质网等。

MF 分析的主要结果显示：捆绑、蛋白质结合、离子结合、辅因子结合、信号受体活性、阳离子结合、维生素结合、金属离子结合、细胞因子受体活性、四吡咯结合、钴胺素结合、硫化合物结合、有机环状化合物结合、催化活性、蛋白质折叠伴侣、谷胱甘肽结合、跨膜信号传导受体活性、生长因子结合、相同的蛋白质结合、肽结合、杂环化合物结合、阴离子结合、谷胱甘肽转移酶活性、药物结合、蛋白质二聚活性、氧化还原酶活性、一价无机阳离子跨膜转运蛋白活性、转移酶活性、氧化还原酶活性、细胞因子结合、过渡金属离子结合、小分子结合、类固醇激素受体活性、锌离子结合、金属离子跨膜转运蛋白活性、蛋白酶结合、类固醇结合、磷酸二酯水解酶活性等。

BP 分析主要结果显示：积极调控细胞迁移、对药物的反应、对化学和机械刺激的反应、发展过程、细胞过程、生物调节、程序性细胞死亡的调节、对活性氧的反应、信号转导、对氮化合物的反应、细胞分化、代谢过程、细胞对类固醇激素刺激的反应、运输、免疫系统过程、趋化性的调节、对缺氧的反应、细胞增殖、细胞对细胞因子刺激的反应、血管生成的调节、细胞因子介导的信号通路、蛋白质修饰过程的调控、细胞表面受体信号通路、调节肥大细胞活化参与免疫反应、ERK1/2 级联的调节、肥大细胞因子的调节、肥大细胞活化的负调控参与免疫反应、丝裂原活化蛋白激酶（mitogen-activated protein kinase，MAPK）级联反应的调控、跨膜受体蛋白酪氨酸激酶信号通路、对胰岛素的反应、跨膜运输的监管、伤口愈合、血管内皮生长因子受体信号通路、炎症反应的调节、I-kappaB 激酶 /NF-κB 信号传导的调节、骨化等。

KEGG 分析主要结果显示：见图 4-64，其中与骨关节炎相关的有细胞因子与细胞因子受体的相互作用、MAPK 信号通路、代谢途径、PI3K-Akt 信号通路、Rap1 信号通路、Ras 信号通路、HIF-1 信号通路、cGMP-PKG 信号通路、矿物质吸收、VEGF 信号通路、黏着斑、氨基酸的生物合成。

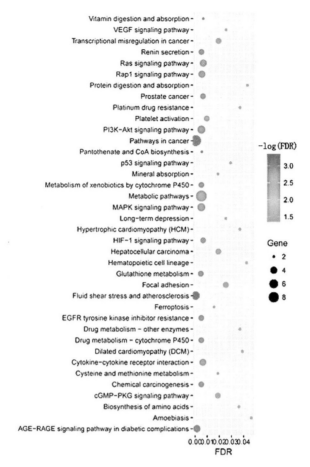

图 4-64　荣筋拈痛方对骨关节炎软骨退变作用的 KEGG 分析

6）确定荣筋拈痛方调节骨关节炎软骨退变的实验研究方向　以上结果显示，CXCR4 既是引起骨关节炎大鼠软骨退变的关键基因之一，亦是荣筋拈痛方作用于骨关节炎退变软骨的靶点。CXCR4 与 SDF-1 特异性结合形成 SDF-1/CXCR4 信号轴，其介导骨关节炎病理变化的作用在近年受到广泛关注[①]。荣筋拈痛方可通过多途径调节骨关节炎软骨退变，其中与炎症反应相关的为细胞因子与细胞因子受体相互作用（包含 SDF-1/CXCR4 信号轴）和 MAPK 通路。综上，后续实验研究将基于 SDF-1/CXCR4 信号轴和 MAPK 通路探讨荣筋拈痛方对骨关节炎软骨退变的作用机制。

（3）讨论

1）生物信息学在骨关节炎研究中的应用　生物信息学属于跨学科的科学领

---

① Wei F, Moore DC, Wei L, et al. Attenuation of osteoarthritis via blockade of the SDF-1/CXCR4 signaling pathway[J]. Arthritis Res Ther, 2012, 14(4): R177.

域，其将生物学、计算机科学、信息工程、数学、统计学等结合起来，目的在于开发各种用于分析、解释和理解生物数据的方法。生物信息学的主要研究内容有基因序列和蛋白质结构比对、发现新基因、装配基因组、发现并设计药物、预测基因表达和蛋白质结构、预测基因和（或）蛋白质相互作用、基因组关联研究等。核酸相关数据库（GenBank、EMBL、DDBJ 等）、蛋白质相关数据库（Swiss-Prot、PIR-PSD、PROSITE 等）、三维分子结构数据库（PDB、SCOP、CATH、FSSP、MMDB）是生物信息学应用研究的基础。生物信息学的应用范围较为广泛，涉及生物科学、医学、药学、工业、农业等领域。在生物科学研究中，生物信息学技术可以实现从大量数据中提取有用的信息，可以快速查询并组织生物基因及基因本体信息，有利于发现突变基因并及时标注和有利于进行模拟 RNA、DNA、蛋白质及生物分子相互作用等。生物信息学已逐渐成为生物科学研究中重要的组成部分。在医学领域方面，生物信息学能对遗传疾病进行诊断、评估预后，相信以后在疾病整体性病机研究、新药开发等方面大有可为。

生物信息学在骨关节炎研究中主要体现在疾病机制研究中，能起到更好地指导疾病诊断和治疗的作用。国内外学者应用生物信息学技术分析高通量数据集来解释骨关节炎疾病机制，如董政权等[1]通过对基因芯片的生物信息学分析得出，相关基因通过调控 MAPK、PI3K-Akt、细胞外基质受体等相关信号通路引起骨关节炎滑膜炎，关键基因有 VEGFA、JUN、PRKACA、PXN、SPTAN1 等；Song D 等[2]应用 R 语言分析出骨关节炎差异表达基因（DEG）和差异甲基化位点（DMS），通过注释、功能富集、PPI 等分析出包括 G 蛋白亚基 α1（GNAI1），Runt 相关转录因子 2（Runx2）和整合素亚基 β2（ITGβ2）在内的许多基因可能参与骨关节炎的发展，并用 PCR 技术证实在骨关节炎中 GNAI1、Runx2 和 ITGβ2 表达的异常。全基因组关联分析中仅有 10 项关于髋骨关节炎、膝骨关节炎、手骨关节炎的研究，发现 rs143383、rs10947262、rs3815148 等 15 个 SNP 与骨关节炎密切相关[3]。此外，在蛋白组学、代谢组学方面，生物信息学实现大量生物数据的整理、分析、归纳，为解释骨关节炎发病的机制及诊断作出重要的贡献[4]。在中医学研究

① 董政权，魏垒 . 骨关节炎基因差异谱的生物信息学分析 [J]. 中国组织工程研究，2019，23（3）：335-340.

② Song D, Qi W, Lv M, et al. Combined bioinformatics analysis reveals gene expression and DNA methylation patterns in osteoarthritis[J]. Mol Med Rep, 2018, 17(6): 8069-8078.

③ van Meurs JB. osteoarthritis year in review 2016: genetics, genomics and epigenetics[J]. osteoarthritis Cartilage, 2017, 25(2): 101-109.

④ de Sousa EB, Dos Santos GC Junior, Duarte MEL, et al. Metabolomics as a promising tool for early osteoarthritis diagnosis[J]. Braz J Med Biol Res, 2017, 50(11): e6485.

中，有学者尝试用蛋白芯片技术和生物信息学方法分析膝骨关节炎患者血清标志蛋白与中医证型的相关性，得出气滞血瘀型膝骨关节炎与健康者相比有 20 个显著性差异蛋白，而肝肾亏虚型膝骨关节炎与健康者相比有 5 个显著性差异[①]。丁立等[②]通过中药干预或未干预大鼠前交叉韧带切除骨关节炎模型后，Illumina HiSeq 2500 测序两组关节软骨组织碱基序列，FASTX 工具包、BOWTIE 工具包、DESeq 工具包等分析出差异 miRNAs，结果表明养血柔肝法"养血软坚胶囊"能上调 7 个 miRNA（参与调控 1174 个 mRNA）和下调 28 个 miRNA（参与调控 2286 个靶基因），并通过 RT-PCR 实验进一步验证，解释了养血柔肝法"养血软坚胶囊"治疗骨关节炎的部分作用机制。

软骨退变是骨关节炎典型的病理改变，研究认为骨关节炎软骨退变的发生机制与异常力学、激素水平、细胞因子、细胞凋亡等相关，但尚不能定论其确切的发生发展机制。随着高通量技术不断发展，以基因芯片为代表的检测技术被广泛应用于疾病机制研究中。故本课题拟借助生物信息学技术分析相关芯片数据集，寻找引起骨关节炎大鼠软骨退变的差异基因和关键基因，并探讨软骨退变发生的机制。

2）骨关节炎软骨退变的机制探讨　软骨退变是骨关节炎主要的病理变化，是力学和生物化学多因素综合作用的结果，对骨关节炎的病程发展起着重要作用。除了慢性力学、急性力学磨损软骨及激素影响软骨代谢外，生物化学因素始终影响软骨初期变性及后期脱落。参与软骨退变的生物化学因素以细胞因子为主，炎性细胞因子 IL-1、TNF-α 等可以直接破坏细胞外基质胶原纤维网，促进 MMPs 表达而降解细胞外基质，破坏软骨细胞生存环境致使软骨发生肥大分化及凋亡；部分趋化因子及受体在骨关节炎中表达增加，引起 MMPs 增多。炎症反应与骨关节炎软骨退变密切相关，IL-1、TNF-α 等炎性细胞因子通过 MAPK 信号通路、NF-κB 信号通路及 Wnt/β-catenin 信号通路放大对软骨细胞及细胞外基质的破坏，加重病情。

本部分生物信息学分析结果显示，引起骨关节炎大鼠软骨退变的作用机制主要是与细胞外基质与受体相互作用、黏着斑、细胞因子与细胞因子受体相互作用、趋化因子信号通路、昼夜节律、代谢合成途径、补体级联反应、信号通路（Ras、

---

① 王海宝. 用蛋白芯片技术筛选膝骨性关节炎不同中医证型患者血清中标志蛋白 [J]. 中华中医药学刊，2009，27（5）：934-936.
② 丁立，高宁阳，庞坚，等. miRNAs 参与养血柔肝法治疗骨关节炎的生物信息学分析 [J]. 大连医科大学学报，2018，40（1）：8-15，42.

Rap1、PI3K–Akt）等相关。具体分析如下：

细胞外基质与受体相互作用：软骨组织由软骨细胞和细胞外基质组成，细胞及细胞外基质之间相互识别和黏附作用得通过整合素。α、β两个亚基构成的整合素，可激活双向信号传导，由内向外的信号如踝蛋白、黏着斑等可调节细胞外基质黏附强度，由外向内的信号通过整合素与胞质蛋白形成复合物，调节细胞的分化、增殖、凋亡、迁移的功能。目前软骨细胞表达的整合素主要有 $\alpha_1\beta_1$、$\alpha_2\beta_1$、$\alpha_3\beta_1$、$\alpha_5\beta_1$、$\alpha_6\beta_1$、$\alpha_{10}\beta_1$、$\alpha_v\beta_3$、$\alpha_v\beta_5$，其中 $\alpha_1\beta_1$、$\alpha_3\beta_1$、$\alpha_5\beta_1$ 比较偏向于转导力学信号，$\alpha_{10}\beta_1$ 主要稳定软骨细胞表型。

细胞因子与细胞因子受体相互作用：其是指由细胞受刺激后分泌出的生物活性小分子蛋白质，能介导细胞之间的信息传递，参与免疫应答与炎症反应。根据功能不同，细胞因子分为 IL、干扰素、TNF、集落刺激因子、趋化因子、生长因子 6 类。目前，经临床及基础实验研究发现，与骨关节炎有关的细胞因子主要分为合成代谢细胞因子（IGF、TGF-β、骨形态发生蛋白等）、炎性细胞因子（IL、趋化因子、TNF），与骨关节炎和细胞因子密切相关的还包括分解代谢蛋白（MMPs）。骨关节炎发病过程中细胞因子分泌异常，IL-1β、IL-6、TNF-α 表达升高促进炎症发生，生长因子如 IGF、TGF 能促进软骨细胞增殖和促进细胞外基质合成。趋化因子 13 在骨关节炎滑膜组织中表达升高，趋化因子 12（SDF-1）、趋化因子 5、白介素 -8（interleudin-8，IL-8）在骨关节炎关节液中表达升高且与病情呈正相关，杨鹏通过细胞实验发现 CXCL8（即 IL-8）、CXCL11 对软骨细胞有抑增殖、促凋亡的作用。

昼夜节律：2017 年诺贝尔生理学或医学奖获奖名单公布后，昼夜节律引起广大研究者注意。昼夜节律是指生命活动以 24 小时左右为周期的变动。控制人体昼夜节律振动体存在于视交叉上核（SCN），SCN 的作用是接收光信号并发出同步指令。昼夜节律周期性振荡由细胞内正调节器（CLOCK、BMAL1、NPAS2 等）和负调节器（CRY、PER、REV-ERBα、NR1D1 等）组成的反馈环路精密调节。Akagi R 等[1] 通过实验发现骨关节炎软骨的 NR1D1 和 BMAL1 mRNA 和蛋白表达降低，体外培养的人软骨细胞 NR1D1、BMAL1 mRNA 表达呈现明显昼夜节律性。

代谢调节：代谢包括分解和合成，存在于所有生物体中，是维持生命的一系列化学反应。骨关节炎的病理表现涉及所有关节结构组织，软骨细胞、滑膜细胞、

① Akagi R, Akatsu Y, Fisch KM, et al. Dysregulated circadian rhythm pathway in human osteoarthritis: NR1D1 and BMAL1 suppression alters TGF-βsignaling in chondrocytes[J]. osteoarthritis Cartilage, 2017, 25(6): 943-951.

成骨细胞、破骨细胞等细胞代谢广泛参与病程发展。此外，脂肪（瘦素、内脂素、脂联素、抵抗素）、代谢综合征（糖尿病、高血压、高血脂）、激素（性激素、维生素 D、饥饿激素）引起的代谢异常与骨关节炎发生发展均有或大或小的关联。

免疫途径：补体系统包括激活因子、调节因子、补体受体三类蛋白，通过经典途径、替代途径和凝集素三条激活途径，通过 C3、C5 转化酶最终形成膜攻击复合物（MAC），发挥免疫防御和免疫调节作用，其刺激信号不断放大的过程称为补体级联反应。Wang Q 等[1]通过关节液 ELISA 检测发现补体在骨关节炎中被激活，晚期骨关节炎软骨组织中 MAC 呈阳性表达，C5 过表达小鼠关节的软骨损失、骨赘增多、滑膜炎更加明显，进一步验证 MAC 在介导骨关节炎软骨损伤中具有重要作用，该团队还发现骨关节炎软骨基质能触发补体级联反应，诱导软骨细胞 MAC 形成，导致细胞产生 MMPs、炎症介质、其他补体分子，甚至细胞死亡。

综上，骨关节炎大鼠软骨退变发生的机制与炎症反应、异常力学信号传导、昼夜节律调节、代谢调节及免疫功能相关。

3）网络药理学在中药研究中的应用　中医药发展至今，形成了包括阴阳五行学说、藏象学说、五运六气学说、气血津液学说等理论基础，中医具体实践是通过用望闻问切四诊收集资料，在中医理论的基础上辨证论治，按照性味归经、升降沉浮配伍切合病机的中药处方，最终达到祛邪扶正、调和阴阳之效。中医理论是一个严谨、精妙的体系，可以合理清晰地解释疾病的中医处方用药逻辑。随着西医学发展，药物的使用需提供明确的物质组成、安全性、有效性及作用途径，而中药并不能提供以上信息，且不同个体所用中药处方药味、药量不一，导致中药不符合现代化发展的要求。中药现代化药理研究最早的形式是以植物化学模式研究单味中药，由陈克恢从麻黄中提取麻黄碱并发现其有拟肾上腺素作用拉开序幕；屠呦呦团队受《肘后备急方》启发，从青蒿中提取抗疟有效成分青蒿素是中药现代药理学研究中非常重要的里程碑。植物化学模式研究单味中药是用提取、分离中药化合物成分，寻找其活性成分并验证，其研究方式脱离了中医理论，存在着难以解释中药药性及复方用药的问题。鉴于此，国内学者强调中药药理学研究不能脱离中药理论指导，且提出中药药理研究需从中药单味药、单体化合物逐步转向用现代药理学的研究方法对中药的药性理论、中药的复方及配伍规律、中医的治法治则及中医药理论的探讨。随着系统生物学、生物信息学、网络药理学、

① Wang Q, Rozelle AL, Lepus CM, et al. Identification of a central role for complement in osteoarthritis[J]. Nat Med, 2011, 17(12): 1674-1679.

定量药理学、分析化学等各学科技术发展，中药现代化研究进入多学科交叉研究模式。

网络药理学是当前中药研究的一个热点，由构建网络、分析网络、实验验证组成，利用中药化学信息数据库（如 TCMSP、TCMID、TCM-BATMAN）、生物信息学数据库（如 DrugBank 数据库、OMIM 数据库、STRING 数据库）等网络药理学常用数据库构建中药复方化合物 - 结合靶点 - 疾病代表靶标网络，整体分析中药作用靶点及疾病代表靶点的生物学过程、分子功能后再评价中药对该疾病的作用及机制，最后通过实验反复验证，进一步确定结论的可靠性。网络药理学研究方法与中药或复方作用特点相符，其整体性、系统性的特点与中医学整体观念和辨证论治相切合。网络药理学在中药研究的应用可实现中药复方较为完整的作用机制，还可以对中医证候进行阐述，符合中药现代化发展方向。

荣筋拈痛方是在国医大师陈可冀院士指导下拟出的治疗骨关节炎的新组方，具有补肝肾、强筋骨、祛风湿、止痹痛之效，前期临床研究发现其具有较好的临床疗效，但是其具体作用机制尚未深入研究。因此，本部分研究借助网络药理学分析技术，以初步探究荣筋拈痛方对骨关节炎软骨退变的作用机制。

4）荣筋拈痛方对骨关节炎软骨退变作用机制的探讨　荣筋拈痛方由牛膝、当归、独活等中药组成，诸药合用，具有补肝肾、壮筋骨、祛风湿、止痹痛的作用，治疗作用切合骨关节炎的中医病因病机"风寒湿三气杂至，合而为痹，皆因体虚，膝理空疏，受风寒湿气而为痹也"。课题组前期论述了荣筋拈痛方各组成单味中药的现代药理学作用，总结出荣筋拈痛方具有抗炎、解热、镇痛、促进血液循环、提高免疫力、抗氧化等作用，对骨关节炎具有多方面的调节作用。荣筋拈痛方的网络药理学研究结果表明，该方对骨关节炎软骨退变具有多成分、多靶点、多途径调控的作用特点，与中药整体性调节的特点相符，与荣筋拈痛方现代药理学作用相符。

荣筋拈痛方作用于骨关节炎大鼠软骨退变的靶点指标有 42 个，在中、英文期刊数据库中进行逐个分析，结果显示只有 8 个靶点指标与骨关节炎有相关报道，分别为 CXCR4、CCL2、IGF-1、COL1A1、NR1D1、IGFBP-3、KDR、MAF。这些靶点指标与骨关节炎的关系具体如下：① CXCR4：CXC 趋化因子受体家族的一员，由 4352 个氨基酸组成，具有 7 次穿膜结构的 G 蛋白耦联受体，能表达于多种细胞表面，能与 SDF-1、巨噬细胞移动抑制因子、细胞外泛素、人类免疫缺陷病毒等相结合。其中，SDF-1 与 CXCR4 相识别结合后形成配体受体复合物，具有多方面的生物学作用，SDF-1/CXCR4 信号轴参与胚胎发育、免疫反应、炎症反应、细胞迁移等。骨关节炎滑膜组织能合成分泌 SDF-1 增多，CXCR4 在软骨细胞和滑膜细胞中均表达且在病变部位表达增多。实验研究表明，CXCR4 通过结合 SDF-1 促进 MMPs、蛋白聚糖酶分解而促进软骨细胞基质降解，促进软骨细胞肥大或死亡，促进破骨细胞形成，加速骨吸收。CXCR4 还可募集干细胞，有益于软骨修复和骨重建；但是骨关节炎多发于中老年人，关节部位间充质干细胞较少，故 CXCR4 募集干细胞以促进软骨修复和骨重建作用十分有限[1]。② CCL2：趋化因子 CC 亚族趋化因子成员之一，参与炎症反应和免疫反应。相关研究报道，CCL2 在骨关节炎患者血液、关节液、滑膜组织表达上调，且与膝骨关节炎影像学严重程度呈正相关。研究发现 CCL2 会诱导软骨细胞凋亡，促进 MMP-3、MMP-9、MMP-13 分泌，促进软骨细胞分解代谢，DMM 模型小鼠 CCL2 或 CCR2 敲除后精氨酸酶 1、前列腺素合酶 -2、一氧化氮合酶 -2 和抑制素 A 表达受抑制，其参与软骨变化和滑膜炎症反应，与疼痛相关[2]。③ IGF：是一组具有促进生长作用的多肽类物质，由 IGF-1、IGF-2、IGF-1R、IGF-2R 及 IGFBP-s 组成。IGF-1 是人体一种重要的细胞因子，可由机体通过内分泌、自分泌、旁分泌形式发挥作用，参与机体代谢、生长发育等作用[3]。IGF-1 能促进软骨细胞增殖，增强细胞功能，促进蛋白多糖和二型胶原的形成，抑制软骨细胞凋亡。研究表明骨关节炎软骨细胞中 IGF-1 表达增加，但 IGF-1 与骨关节炎软骨细胞表面受体结合力下降，使得其在软骨组织作用降低。此外，IGF-1 还参与骨关节炎软骨下骨硬化及骨赘形成[4]。④ IGFBP-3：胰岛素样生长因子结合蛋白家族之一，能与 IGF-1R 结合而使 IGF-1/IGF-1R 途径生物学功能失活。相关研究发现软骨组织中 IGFBP-3 含量与骨关节炎病情呈正相关，与 IGF-1 竞争结合 IGF-1R 后促进软骨细胞凋亡[5]。⑤ COL1A1：能编码 I 型胶原蛋白 α1 链。研究表明 COL1A1 与女性骨关节炎患者有关联。⑥ NR1D1：其编码的蛋白是转录抑制因子，能参与组织发育和昼夜节律调节。有研究表明 NR1D1 在骨关节炎软骨组织中表达下调，通过骨关节炎软骨细

① Lu W, Shi J, Zhang J, et al. CXCL12/CXCR4 Axis Regulates Aggrecanase Activation and Cartilage Degradation in a Post-Traumatic osteoarthritis rat Model[J]. Int J Mol Sci, 2016, 17(10): 1522.

② Miotla Zarebska J, Chanalaris A, Driscoll C, et al. CCL2 and CCR2 regulate pain-related behaviour and early gene expression in post-traumatic murine osteoarthritis but contribute little to chondropathy[J]. osteoarthritis Cartilage, 2017, 25(3): 406-412.

③ Pavelić J, Matijević T, Knezević J. Biological&physio-logical aspects of action of insulin-like growth factor peptide family[J]. Indian J Med Res, 2007, 125(4): 511-522.

④ Massicotte F, Fernandes JC, Martel-Pelletier J, et al. Modulation of insu-lin-like growth factor 1 levels in human osteoarthritic subchondral bone osteoblasts[J]. Bone, 2006, 38(3): 333-341.

⑤ Wei Z, Li HH. IGFBP-3 may trigger osteoarthritis by inducing apoptosis of chondrocytes through Nur77 translocation[J]. Int J Clin Exp Pathol. 2015, 8(12): 15599-610.

胞中的昼夜节律性影响 TGF-β 信号传导。⑦ KDR：该基因能编码血管内皮生长因子受体 -2。研究发现在骨关节炎中滑膜组织 VEGF/KDR 途径受损，切合骨关节炎滑膜变性的特点。⑧ MAF：研究发现骨关节炎软骨中 c-MAF 的表达较正常软骨明显上调，且在"成簇"软骨细胞中表达明显增多，可能参与软骨细胞的肥大与终末分化。

本部分研究表明，荣筋拈痛方可通过调节包含 SDF-1/CXCR4 信号轴在内的细胞因子与细胞因子受体的相互作用、MAPK 通路等途径作用于骨关节炎软骨退变。SDF-1/CXCR4 信号轴和 MAPK 通路与骨关节炎软骨退变关系的具体分析如下：① SDF-1/CXCR4 信号轴：本研究中找出的荣筋拈痛方作用于骨关节炎软骨退变靶点指标 CXCR4 是一种趋化因子受体，其与趋化因子 SDF-1 特异性结合后形成 SDF-1/CXCR4 信号轴，该信号轴参与调节的生物学作用属于一种细胞因子与细胞因子受体相互作用途径。在骨关节炎软骨中，软骨中 CXCR4 特异性结合关节液中 SDF-1 后，CXCR4 表达增多，软骨细胞中 MMPs、蛋白聚糖酶的表达增多，促进软骨细胞基质降解；SDF-1/CXCR4 信号轴还参与调节软骨细胞肥大、死亡。近年来，SDF-1/CXCR4 信号轴介导骨关节炎病理变化的作用受到广泛关注，有学者认为阻断 SDF-1/CXCR4 信号轴的传导能改善骨关节炎病理变化[1]。② MAPK 通路：其是真核细胞信号传导的重要途径之一，包括 p38、ERK、JNK、ERK3 等 8 个亚族，具有调节细胞结构和功能的作用。在骨关节炎中，在多种炎症因子刺激下，软骨细胞内 MAPK 通路被激活，促使 MMPs 分泌增多、软骨细胞凋亡，致使软骨遭受破坏。p38、ERK1/2 和 JNK 的活化可以诱导软骨细胞 MMPs 的分泌，降解细胞外基质，诱导软骨细胞肥大，介导炎症反应、细胞凋亡等。MAPK 通路中的 p38、ERK、JNK 三个亚族与骨关节炎软骨退变关系密切，其中 p38 对软骨破坏作用最强。研究发现，炎症因子、力学刺激等信号激活 p38，促使软骨细胞 MMP-13、COX-2、PGE_2 合成和分泌增多，诱导软骨细胞凋亡、肥大及钙化。在骨关节炎中，ERK 信号转导呈高表达，抑制 ERK 活化可以减少 Runx2、MMP-3、MMP-13、COX-2、PGE_2 的表达，抑制软骨基质降解，减少软骨损伤与骨赘形成。在骨关节炎软骨退变中，JNK 的活化促使 MMP-3、MMP-13 表达增多，引起软骨细胞基质降解，诱导软骨细胞凋亡。

除上述通路外，荣筋拈痛方还可能通过 PI3K-Akt 通路、HIF-1 通路、VEGF

---

① Wei F, Moore DC, Wei L, et al. Attenuation of osteoarthritis via blockade of the SDF-1/CXCR4 signaling pathway[J]. Arthritis Res Ther, 2012, 14(4): R177.

通路参与调节骨关节炎软骨退变。具体分析如下：① PI3K-Akt 通路：其激活始于多种生长因子、细胞因子和细胞外基质中的信号分子刺激 PI3K 后，促使 Akt 的活化，然后此激酶再使多种相应的靶蛋白磷酸化，产生影响细胞行为的广泛效应。研究发现骨关节炎大鼠模型软骨组织中 PI3K-Akt 信号通路功能的抑制能够促进软骨细胞的凋亡和自噬。体外实验发现，IGF-1 可上调软骨细胞 PI3K/Akt 信号通路来促进细胞衰老[1]。② HIF-1 通路：HIF-1 即缺氧诱导因子 -1，是一种 α 亚基和 β 亚基构成的转录因子，在机体中对低氧应答即缺氧浓度非常重要，在骨的生物学及相关疾病中起到调节作用。相关研究发现，晚期骨关节炎患者关节软骨细胞中 HIF-1α 和 VEGF 蛋白表达明显增加[2]，在家兔骨关节炎模型软骨中 VEGF 和 HIF-1α 表达也呈上调趋势[3]，在骨关节炎大鼠软骨中 HIF-1α、VEGF 及 CD34 高表达，表明 HIF-1α 在骨关节炎软骨退变中具有一定调节作用，但是具体机制还未明确。③ VEGF 通路：VEGF 是诱导血管生成的重要分子。研究发现 VEGF 在骨关节炎滑膜及软骨中呈高表达，且与骨关节炎放射学严重程度呈正相关。在一项研究中，实验者将 VEGF 注入正常小鼠膝关节腔后，发现该关节出现滑膜增厚、软骨退变、软骨下骨硬化、骨赘增生的骨关节炎病理表现[4]。研究表明，VEGF 干预体外软骨细胞后，能上调 MMP-1、MMP-3 表达，下调 II 型胶原及蛋白聚糖表达[5]。

综上，荣筋拈痛方作用于骨关节炎大鼠软骨退变的机制与炎症反应、氧化应激、细胞增殖、细胞凋亡、细胞代谢相关。

5）荣筋拈痛方通过 SDF-1/CXCR4 信号轴和 MAPK 通路作用于骨关节炎软骨退变 本课题网络药理学分析结果显示，荣筋拈痛方参与调节骨关节炎软骨退变的炎症反应，与本课题生物信息学分析出骨关节炎大鼠软骨退变的发生机制 - 炎症反应相符。炎症反应与骨关节炎软骨退变密切相关，由于力学因素引起软骨变性、关节失稳定导致关节腔内发生炎症反应，炎症反应的发生进一步破坏软骨组织，骨关节炎软骨中炎症反应与多种细胞因子的异常调节有关。

荣筋拈痛方作用于骨关节炎大鼠软骨退变的靶点分析显示，荣筋拈痛方可通

① 赵丽东，丛淋淋，徐瑶，等 .IGF-1 通过 PI3K/Akt 通路对大鼠软骨细胞衰老的影响 [J]. 动物医学进展，2019，40（10）：64-68.
② 李笑颜，赵建，曾文，等 . 晚期骨关节炎患者关节软骨细胞中 HIF-1α 和 VEGF 的表达 [J]. 上海交通大学学报（医学版），2010，30（7）：812-816.
③ 冯瑛琦 . 骨关节炎软骨细胞中血管内皮生长因子和缺氧诱导因子 1α 的表达及外源性透明质酸钠作用的实验研究 [J]. 中国临床保健杂志，2007，10（5）：482-484.
④ Ludin A, Sela JJ, Schroeder A, et al. Injection of vascular endothelial growth factor into knee joints induces osteoarthritis in mice[J]. Osteoarthritis Cartilage, 2013, 21(3): 491-497.
⑤ Chen XY, Hao YR, Wang Z, et al. The effect of vascular endothelial growth factor on aggrecan and typeIIcollagen expression in rat articular chondrocytes[J]. Rheumatol Int, 2012, 32(11): 3359-3364.

过 CXCR4 能调节炎症反应，CXCR4 亦为骨关节炎软骨退变的关键基因。近年来，CXCR4 与 SDF-1 特异性结合形成的信号轴介导骨关节炎病理变化的作用受到广泛关注，有学者认为阻断 SDF-1/CXCR4 信号轴的传导能改善骨关节炎病理表现。SDF-1 在骨关节炎软骨中呈阴性表达，但在关节液中 SDF-1 含量明显升高，当进行滑膜切除术后 SDF-1 含量会明显降低；CXCR4 在骨关节炎软骨组织中呈阳性表达，其表达量与软骨退变呈正相关。本课题生物信息分析结果显示骨关节炎大鼠退变软骨 CXCR4 表达升高，而软骨中 SDF-1 表达无明显改变，与前述文献结果相符，此结果也在前期实验中得到验证[①]。

SDF-1/CXCR4 信号轴是一种细胞因子与细胞因子受体相互作用途径，除此外，本网络药理学还分析出荣筋拈痛方可通过 MAPK 通路调控骨关节炎软骨退变，此两条作用途径与骨关节炎炎症反应密切相关。因此，提出实验假设：荣筋拈痛方可通过 SDF-1/CXCR4 信号轴和 MAPK 通路调控骨关节炎软骨退变，在后续研究中，将基于此假设进一步探讨荣筋拈痛方对骨关节炎软骨退变的作用机制。

6）小结　荣筋拈痛方对骨关节炎软骨退变的作用机制与炎症反应相关，其对骨关节炎软骨退变的调节作用切合骨关节炎软骨病理机制，可通过 SDF-1/CXCR4 信号轴和 MAPK 通路作用于骨关节炎软骨退变。

2. 基于 SDF-1/CXCR4-p38MAPK 通路探讨荣筋痛方延缓大鼠软骨退变的机制

（1）材料与方法

1）动物与药物　2 月龄 SPF 级雄性 SD 大鼠 40 只，体质量（220±20）g，购于上海斯莱克实验动物有限责任公司，大鼠合格证号为 SCXK（沪）2017-0005。大鼠饲养于福建中医药大学实验动物中心［许可证号（闽）：SYXK 2019-0007］，动物中心饲养条件：室温 22～26℃，大鼠分笼饲养（5 只 / 笼），自由饮水、饮食。本动物实验操作均遵循福建中医药大学医学伦理委员会对实验动物的规定。

荣筋拈痛方由牛膝、当归、独活、羌活、防风、甘草组成（本方的制备方法和用途已获国家发明专利授权，专利号：ZL201710284659.8），中药材购于福建中医药大学附属第三人民医院。荣筋拈痛方煎煮方法：按照固液比 1∶10 加入水，煎煮 3 次，每次 1.5h，每次药液进行过滤去除药渣后再合并混匀，进行旋转蒸发，浓缩至一定生药量后置于 4℃存储备用。

盐酸氨基葡萄糖胶囊，由香港澳美制药厂生产，批号为 4170135，购于福建

① 林洁，赵忠胜，黄艳峰，等 . 荣筋拈痛方对骨关节炎作用靶点的分析及验证 [J]. 中华中医药杂志，2019，34（8）：3743-3746.

中医药大学附属第三人民医院。

2）试剂与仪器　SDF-1 ELISA 试剂盒（武汉云克隆科技股份有限公司）；多聚甲醛（天津永大化学试剂有限公司）；HE 染色盒、改良番红 O- 固绿试剂盒（北京索莱宝公司）；免疫组化试剂盒、DAB 显色液（武汉博士德公司）；CXCR4 抗体、p38 抗体（英国 Abcam 公司）；MMP-3 抗体、MMP-9 抗体、MMP-13 抗体、p-p38 抗体（美国 CST 公司）；Vinculin 抗体（美国 Proteintech 公司）。H7650 台式扫描电镜（日本日立公司）。

3）主要溶液配制　①荣筋拈痛方水溶液：SD 大鼠等效给药剂量＝成人临床给药剂量（g/kg）×6，大鼠给荣筋拈痛方水溶液等效剂量＝45g/60kg×6 = 4.5g/kg。在浓缩时，将荣筋拈痛方水溶液浓缩至含生药量 0.45g/mL 溶液，4℃密封存储备用。②盐酸氨基葡萄糖胶囊溶液：计算方法同上，根据当日所需用量，用 0.9% 生理盐水将盐酸氨基葡萄糖胶囊配制成 0.015g/mL 溶液，现配现用。

4）大鼠膝骨关节炎的造模和鉴定　实验大鼠常规饲养 1 周后，用随机数字表法将大鼠分为膝骨关节炎模型组（$n = 30$ 只）和假手术组（$n = 10$ 只）后再进行操作。3% 戊巴比妥钠按照 3mg/100g 腹腔注射，麻醉成功后，假手术组进行纵向切开大鼠两侧膝关节内侧表皮再缝合的操作，膝骨关节炎模型组大鼠则采用改良 Hulth 法建立模型。改良 Hulth 法手术操作的具体方法如下：成功麻醉后，用 75% 酒精棉球擦拭膝关节内侧，手术刀片纵向切开膝关节内侧表皮，钝性分离出内侧副韧带并切断，再切断前交叉韧带和切除内侧半月板，结束后缝合内外皮层，擦拭干净术口血渍，待大鼠清醒后再放回笼中。术后每只大鼠进行青霉素 20 万 U 腹腔注射，每日 1 次，连续注射 3 天，以预防感染。

术后 6 周，两组大鼠随机选取 3 只进行小动物核磁扫描，观察膝关节腔内组织情况，以鉴定模型是否复制成功。

5）分组及干预　空白组为行假手术的大鼠，模型组、治疗组和对照组来源于改良 Hulth 手术的大鼠，每组各 10 只。各组干预在术后 1 周后进行，具体操作方法如下：空白组（0.9% 生理盐水按 1mL/100g 进行灌胃），模型组（0.9% 生理盐水按 1mL/100g 进行灌胃），治疗组（0.45g/mL 荣筋拈痛方水溶液按 1mL/100g 进行灌胃），对照组（0.015g/mL 盐酸氨基葡萄糖胶囊溶液按 1mL/100g 进行灌胃）。每周 6 次，持续 12 周。

6）取材　各组干预 12 周后，3% 戊巴比妥钠按照 10mg/100g 腹腔注射，过量麻醉大鼠后，快速打开双膝关节，剥离出附着在髌韧带上的滑膜组织后快速置于液氮中。再分离出胫骨平台，在碎冰上剪去周围附着的肌肉、韧带，立即观察并记录胫骨平台大体情况。手术刀片将右下肢胫骨平台分成内、外侧，内侧软骨置于 4% 多聚甲醛中常温固定，外侧软骨置于电镜固定液中 4℃ 固定，其余软骨组织快速放入液氮中。收集滑膜组织进行酶联免疫吸附试验；取胫骨内侧平台进行 HE 染色、改良番红 O- 固绿染色和免疫组织化学染色。取胫骨外侧平台进行透射电子显微镜观察。

7）膝关节结构的 MRI 观察　大鼠吸入异氟烷和氧气的混合气体（在 1LO$_2$/min 时约为 3.0%），由一根连接到大鼠鼻子的细管供应，整个定位和成像过程都是通过吸入异氟醚和氧气的混合物来实现的。腿部保持笔直的位置，用一根小棍子来避免移动。一个单独的正交线圈恰好放在膝盖周围，以实现最大的信号接收。麻醉大鼠用热水罩仰卧躺在床上，轻轻而准确地推入磁铁的中心。在 7.0T 小动物 MRI（Biospec 70/20，Bruker，德国）采集过程中，通过呼吸监测仪连续检测动物的呼吸。

经三平面成像后，采用快速自旋回波序列采集 14 层 T$_2$ 加权图像，重复时间（TR）= 2000ms，回波时间（TE）= 35ms，层厚（SLTH）= 0.4mm，矩阵大小 = 256×256，激发次数（NEX）= 16，扫描时间 = 8m32s。在本实验中，一个膝关节获得了 12 个连续的轴线。在此基础上，采用多层多回波快速梯度回波序列进行 T$_2$* 测量，TR = 800ms，TE = 4.5ms，SLTH = 0.5mm，矩阵大小 = 256×256，激发次数（NEX）= 6，采集时间 = 15m21s600ms。包括制备在内，一只大鼠的总扫描时间约为 1.2h。实验过程中，通过调节异氟醚和氧气量，不断检测动物呼吸，确保动物生命安全。

8）HE 和番红固绿染色　取大鼠胫骨平台软骨（内侧），切成 5mm×4mm×3mm 的切片，在 4% 多聚甲醛中固定 2 天后流水反复冲洗 3 次；脱钙液没过组织置于常温中进行脱钙处理，每 2 天更换脱钙液，连续进行 8 周；梯度乙醇脱水，石蜡包埋。4μm 厚的石蜡切片用切片机切开，二甲苯脱蜡，乙醇脱水，结束后进行 HE 和改良番红 O- 固绿染色。在显微镜下观察软骨形态的变化，并在放大 200 倍的情况下获取图像。

9）透射电子显微镜　取大鼠胫骨平台软骨（外侧），切成 1mm×1mm×2mm 的切片，在 3% 戊二醛 -1.5% 多聚甲醛溶液（pH7.3）中预热 3d，在 4℃ 下用 1% 四氧化二锇浸泡 2h，在 4℃ 下脱钙 12 周后，用分级醇　丙酮脱水，包埋在 Epon618 树脂中。将 1μm 厚的树脂半薄切片用切片机切开，天青 - 亚甲蓝染色后，在光学显微镜下观察软骨的结构和超薄切片。用徕卡超薄切片机切取 70nm 超薄切片，用 2% 醋酸铀酰水溶液染色，0.3% 柠檬酸铅反染。在透射电镜（日立 H7650；中国上海）下观察关节软骨的超微结构。

10）ELISA 检测滑膜 SDF-1 的含量　在电子天平上称取滑膜组织 20mg，置于 1.5mL 的 EP 管中，加入 1mL 的预冷 PBS，低温环境下利用超声粉碎滑膜组织。在涡旋仪上充分震荡后，在 10000r/min 和 4℃ 条件下离心 5min，后用移液枪将上清液吸至新的 1.5mL EP 管中并做好标记。将 ELISA 试剂盒提前取出，室温复温 30min，根据酶标包被板的孔数规划布局好所有样品位置。按照产品说明书稀释标准品浓度，根据规划好的位置分别加入梯度浓度标准品和各组样品，再按说明书加入检测溶液 A 100μL，震荡均匀，贴好封板膜，放 37℃ 孵育 60min。孵育后，倒掉液体并充分甩干，再用排枪加入洗涤液清洗 3 次，每次 1～2min，最后倒弃洗涤液并充分甩干。用移液器每孔加入检测溶液 B 100μL，震荡均匀，贴好封板膜，37℃ 孵育 30min，孵育后，倒掉液体并充分甩干，再用排枪加入洗涤液清洗 5 次，每次 1～2min，最后倒弃洗涤液并充分甩干。每孔加入底物溶液 90μL，贴好封板膜，37℃ 避光反应 10min 后加入终止液 50μL。及时将酶标包被板放在酶标仪上以 450nm 检测光密度（optical density，OD）值。参照说明书方法算出标准品的曲线方程，再从各孔 OD 值计算出 SDF-1 浓度。

11）免疫组织化学检测软骨 CXCR4、MMP-3、MMP-9、MMP-13 蛋白表达　将石蜡切片放在 60℃ 恒温箱中烤片，第二天取出切片进行常规脱蜡入水处理。切片进行柠檬酸法抗原修复，用 PBS 清洗干净并轻轻甩去多余液体。在载玻片上，用移液枪滴加 30μL 3%H_2O_2 到每个切片上，室温放置 10min 后用 PBS 清洗干净。轻轻甩去多余的 PBS，用移液枪滴加 30μL 5%BSA 液体到每个切片上，室温封闭 30min。用移液枪小心地吸弃每个切片上的 5%BSA 液体后，在每个切片上滴加 30μL 一抗溶液（CXCR4、MMP-3、MMP-9、MMP-13），放在 4℃ 孵育过夜。第二天，从 4℃ 环境中取出切片，常温放置 30min 后用 PBS 洗净并轻轻甩去多余的 PBS。每个切片加入 30μL 生物素标记山羊抗小鼠 / 兔 IgG，室温放置 60min 后用 PBS 洗净。轻轻甩去多余的 PBS，每个切片加入 30μL SABC，室温放置 10min 用 PBS 洗净。轻轻甩去多余的 PBS，在每个切片加入 30μL 新鲜配制的 DAB 显色混合液，染色时间以在光学显微镜下观察到切片适宜颜色而定，操作注意避光。DAB 显色后用蒸馏水洗净，再在苏木素中染色 1min 并用蒸馏水洗净，切片晾干并用中性树脂封片。树脂凝固后，在光学显微镜下观察并拍摄软骨组织 CXCR4、

MMP-3、MMP-9 和 MMP-13 蛋白表达情况。采用 Image-Pro Plus 5.1 软件半定量分析软骨组织相关指标蛋白表达，蛋白表达水平以平均光密度（积分密度 / 区域面积，IOD/area）表示。

12）Western blot 检测软骨 p38 磷酸化蛋白的表达　RIPA 法提取各组总蛋白，采用 BCA 法进行蛋白定量。按每孔 20μg 上样，电泳（20V 10min、80V 30min、110V 60min），转膜，室温摇床封闭 1h，4℃摇床孵育一抗 p-p38［（1∶1000）、p38（1∶1000）、vinculin（1∶1000）］，过夜，TBST 荡洗后室温摇床孵育二抗 1h，TBST 荡洗后滴加 ECL 发光液显影，Image Lab 分析条带。

13）统计学方法　统计分析采用 SPSS 22.0 软件。计量资料表示形式为均数 ± 标准差（$\bar{x} \pm s$），符合正态分布和方差齐性的计量资料组间比较采用单因素方差分析 LSD 法，符合正态分布和方差不齐的计量资料组间比较采用单因素方差分析 Games-Howell 法，不符合正态分布的计量资料组间比较采用秩和检验。$P < 0.05$ 为差异有统计学意义。

（2）结果

1）模型鉴定　假手术组大鼠关节腔中软骨和滑膜结构清晰、边缘光滑；手术组大鼠关节腔中软骨信号降低，滑膜组织信号增强、边缘不清晰。表明大鼠膝骨关节炎模型建立成功。见图 4-65。

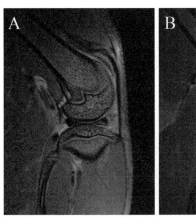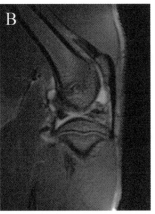

图 4-65　大鼠膝骨关节炎模型鉴定

A 为假手术组；B 为膝骨关节炎模型组

2）胫骨平台软骨面的大体形态　空白组大鼠关节胫骨平台的软骨表面平整、光滑，呈粉色且具光泽（图 4-66A）；模型组大鼠关节软骨表面不平整、不光滑，形态变异，平台边缘骨赘形成，部分区域软骨减少，局部见有明显缺损，无光泽

（图 4-66B）；治疗组和对照组大鼠关节软骨表面稍不平整，但具有光泽感，平台边缘也见有骨赘形成（图 4-66C、4-66D）。

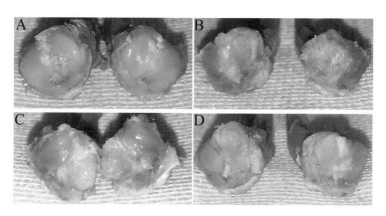

图 4-66　大鼠关节胫骨平台软骨的大体观察

A 为空白组；B 为模型组；C 为治疗组；D 为对照组

3）软骨显微结构观察

HE 染色结果：空白组大鼠膝关节软骨膜较为平整光滑，软骨细胞浅表层、移行层、辐射层、钙化层四层排列结构清晰可辨别。模型组软骨表面粗糙、不光滑，可见有长短不一裂隙，裂隙达浅表层、移行层，软骨细胞排列较为杂乱，细胞数量总体减少，浅表层软骨细胞数量明显减少，移行层、辐射层软骨细胞出现肥大现象且呈簇状分布。治疗组和对照组软骨形态较为一致，关节软骨表面微粗糙、稍不光滑，局部见有轻微裂隙，软骨组织四层结构稍紊乱，浅表层细胞数量明显减少，移行层、辐射层软骨细胞数量稍增加，有成簇分布现象，但细胞未出现肥大表现。见图 4-67。

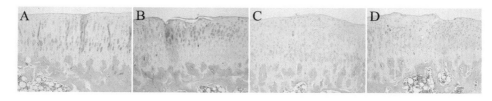

图 4-67　大鼠软骨 HE 染色（100×）

A 为空白组；B 为模型组；C 为治疗组；D 为对照组

改良番红 O- 固绿染色结果：碱性番红 O 与嗜碱性软骨组织结合，使得软骨呈橘红色；酸性固绿与嗜酸性骨组织结合，使骨组织呈蓝绿色。番红 O 具体是与软骨基质中蛋白多糖相结合，软骨基质蛋白多糖含量越多，番红 O 染色越深，固染色分布及深浅可以用来判断软骨基质蛋白多糖的含量。空白组中，软骨组织呈鲜艳橘红色且染色分布均匀，软骨下骨部分被染成蓝绿色。模型组软骨组织出现失染现象。治疗组和对照组中，软骨组织染色较正常组浅，出现染色分布不均匀现象。见图4-68。

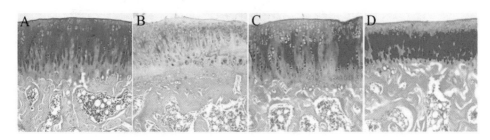

图4-68 大鼠软骨改良番红O-固绿染色（200×）

A为空白组；B为模型组；C为治疗组；D为对照组

4）软骨超微结构观察

浅表层或移行层的软骨细胞：空白组浅表层细胞形态呈扁椭圆形，移行层细胞呈近三角形，胞突较多、短，内质网、高尔基体丰富且发达，线粒体较多，糖原颗粒较多，胶原纤细而密集。模型组移行层细胞呈近三角形或椭圆形，胞突较多、细长，内质网、线粒体减少，内质网较不发达，线粒体固缩或破坏或空泡样，糖原多处散在、部分密集分布，胶原疏松。治疗组和对照组细胞呈扁椭圆形、近三角形或椭圆形，胞突较多，内质网较丰富，高尔基体可见，线粒体较多，糖原颗粒增多。

辐射层的软骨细胞：空白组细胞形态呈近圆形，胞突增多、细长，内质网、高尔基体丰富且发达，线粒体较多，糖原颗粒多，胶原纤细而密集。模型组细胞呈近三角形或椭圆形，胞突减少，内质网呈"孤岛"现象，线粒体减少，内质网较不发达，糖原颗粒减少，胶原疏松且可见横纹。治疗组和对照组细胞呈近三角形或椭圆形，胞突较多，内质网较丰富，高尔基体可见，线粒体较多，糖原颗粒稍减少，胶原稍疏松且可见少量横纹。

钙化层的软骨细胞：空白组细胞形态呈椭圆形，胞突较多，内质网丰富、欠发达，线粒体减少，糖原颗粒较多，胶原疏松。模型组细胞呈不规则形状，胞突少，细胞器大量减少，胶原疏松且可见横纹，可见钙盐。治疗组和对照组细胞呈椭圆形，胞突较多，内质网不发达，线粒体减少，糖原颗粒减少，胶原疏松且可见横纹，可见钙盐。见图4-69。

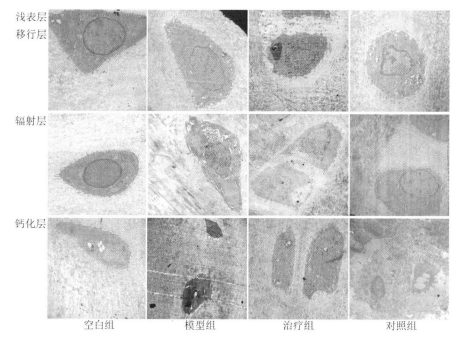

浅表层
移行层
辐射层
钙化层

空白组　　　　模型组　　　　治疗组　　　　对照组

图4-69　软骨细胞超微结构形态（15000×）

5）滑膜SDF-1的含量　与空白组比较，模型组滑膜组织中SDF-1表达量升高，差异存在统计学意义（$P < 0.01$）。与模型组比较，治疗组和对照组滑膜组织中SDF-1表达量降低，差异均存在统计学意义（$P < 0.01$）。见图4-70。

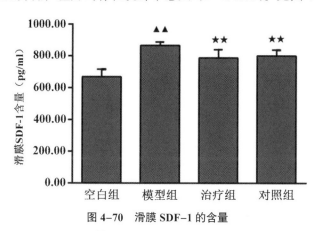

图4-70　滑膜 SDF-1 的含量

与空白组比较，▲▲$P < 0.01$；与模型组比较，★★$P < 0.01$

6）软骨CXCR4、MMP-3、MMP-9、MMP-13蛋白表达　与空白组比较，模型组软骨组织中CXCR4、MMP-3、MMP-9、MMP-13表达量升高，差异存在统计学意义（$P < 0.01$）。与模型组比较，治疗组和对照组软骨组织中CXCR4、MMP-3、MMP-9、MMP-13表达量降低，差异均存在统计学意义（$P < 0.01$）。

见图 4-71。

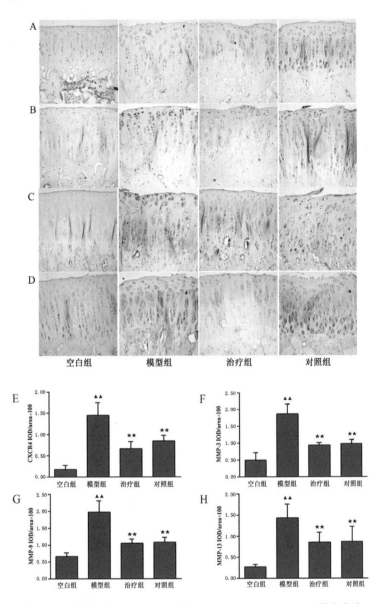

图 4-71 软骨组织 CXCR4、MMP-3、MMP-9、MMP-13 蛋白表达

A、B、C、D 分别为 CXCR4、MMP-3、MMP-9、MMP-13 的免疫组化图；图片放大倍数为 200×；E、F、G、H 分别为相关蛋白的半定量分析柱状图。与空白组比较，$\blacktriangle\blacktriangle P < 0.01$；与模型组比较，$\star\star P < 0.01$

7）软骨 p38、p38 磷酸化蛋白表达　与空白组比较，模型组 p38 磷酸化蛋白与总蛋白的比值明显增大，差异存在统计学意义（$P < 0.01$）。与模型组比较，治疗组和对照组 p38 磷酸化蛋白与总蛋白的比值减小，差异存在统计学意义（$P < 0.01$）。见图 4-72。

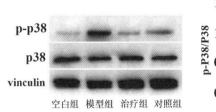 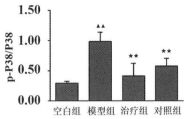

图 4-72　各组软骨 p38 磷酸化蛋白表达

与空白组相比，$^{▲▲}P < 0.01$；与模型组相比，$^{**}P < 0.01$

（3）讨论

1）建立骨关节炎动物模型的方法　动物实验是指为了获得有关生物学、医学等方面的新知识或解决具体问题而使用动物进行的科学研究，可以很好地遵循对照、重复、随机的原则，对基础研究转化为临床应用起着"桥梁"作用，在医学创新研究中起着支撑作用。随着医学不断发展，骨关节炎相关研究取得一定进展，但有效地防治骨关节炎仍是一项充满挑战的事业。动物实验被广泛应用于骨关节炎相关研究中，选择合适实验动物及建立模型方法对于骨关节炎的病理学、发病机制、治疗方法有效性及安全性等的研究具有重要意义。

根据是否有人为干预因素，骨关节炎动物模型可分为自发性模型和诱发性模型。自发性模型是指实验动物在自然条件下发生病变，没有人为干预而形成的骨关节炎动物模型。可自发形成骨关节炎模型的动物有黑鼠、豚鼠、小鼠、食蟹猴等，这种动物模型与人类原发性骨关节炎发病过程和病理损伤非常相似，可以揭示不同时期骨关节炎的病理过程，缺点是研究时间长、不好控制、花费大。诱发性骨关节炎模型分为非手术和手术两种模型，非手术模型包括寒冷刺激、喂养、关节腔注射药物、制动、运动损伤、转基因，手术模型操作部位分为关节内和关节外。寒冷刺激造模法是基于中医学理论"风寒湿三气杂至，合而为痹"，常联合制动或手术，一般在中医或中西医相关研究中采取此方法造模，其操作简单、价格较低，但存在认可度不高、操作不规范等缺点。肥胖是骨关节炎发病的一个因素，一些学者对 C57BL 小鼠进行高脂喂养后发现其发病率更高且患病概率与高脂肪饲料喂养量有关，但这种造模方法较少被应用、造模效果不明显。关节腔内可注射木瓜蛋白酶、胶原酶、尿激酶型纤溶酶原、碘乙酸盐、雌二醇、软骨碎片或异物等，这类造模法操作简单、可重复、周期普遍较短。制动造模是指将实验动物关节固定过伸或过曲位一段时间，限制活动而导致关节退变，但该法操作难度较大、可重复性较低、造模结果难以控制。运动是骨关节炎的一个风险因素，有研究表示轻度、中度运动不会诱发骨关节炎，而高度运动导致关节软骨有骨关节炎的病理表现，过度运动还会出现骨关节炎疾病步态、降低软骨蛋白多糖和 II 型胶原含量，但运动损伤模型所需时间较长、病理损伤较轻。随着生物技术的发展，转基因技术可诱发骨关节炎病变，这类造模方法多用于小鼠身上，适合用于骨关节炎病机相关研究中，存在价格昂贵、应用不广等缺点。关节内手术造模方法包括 Hulth 法、改良 Hulth 法、前交叉韧带横断法、半月板切除法，此类造模方法的原理是破坏原有关节的力学平衡而促使关节退变，具有成模时间短、建模效果好、经济的特点，但也存在操作复杂的缺点。关节外手术造模方法包括卵巢切除法、血液循环阻断法、臀肌切断法，此类造模方法适用于骨关节炎特定研究方向，应用不普遍。骨关节炎造模实验动物有小鼠、大鼠、家兔、狗、羊、马、猪、猕猴等，不同实验动物有其各自的研究优缺点，从实用性、经济上、伦理学等角度出发，鼠、兔多被应用于骨关节炎造模。

本实验中，大鼠作为研究对象，采用改良 Hulth 法建立膝骨关节炎模型。造模 6 周后，小动物核磁显示：对比空白组，手术造模后的大鼠膝关节积液增多、软骨变薄。干预 12 周后取材，肉眼观察：模型组大鼠的软骨与空白组相比，表面不平整、无光泽，胫骨平台边缘软骨增多，部分区域软骨减少，局部软骨明显缺损；光镜观察：与空白组比较，模型组软骨表面粗糙、不光滑，有裂隙，软骨细胞排列较为杂乱，细胞数量减少，局部见细胞肥大且呈簇状分布；电镜观察：与空白组比较，模型组软骨细胞器数量减少，内质网合成蛋白功能异常，胶原纤维形态和密度发生异常变化。因此，在本实验中大鼠膝骨关节炎模型建立成功。

2）荣筋拈痛方对骨关节炎软骨组织结构及成分的影响 关节软骨是构成关节面的有弹性的结缔组织，具有润滑关节、吸收和传导负荷的作用，由于其无血运、淋巴管和神经的结构特点，一旦发生损伤则不可逆转。软骨退变是骨关节炎较为典型的病理特征，疾病初期关节软骨基质内蛋白多糖减少，软骨表面的胶原纤维变性退化，出现裂隙、缺损，在关节受力及活动时被反复摩擦，软骨表面局部甚至大面积剥落，从而显露出软骨下骨。软骨组织由软骨细胞和细胞外基质组成，细胞外基质包括胶原蛋白、糖胺聚糖、蛋白聚糖、水、脂肪、无机盐等。正常软骨组织中，糖胺聚糖和蛋白聚糖构成凝胶样基质且具有弹性、抗压性、渗透性和传递性等，胶原蛋白（II 型胶原为主）构成网状结构以抗衡各方向应力；软骨细胞位于软骨陷窝内，分布在软骨基质中，按照其排列规律可分为浅表层、移行层、辐射层和钙化层 4 个层次，具有合成和分泌基质的功能。当机体应力负荷发生异常，软骨细胞接受异常应力刺激失去正常形态，代谢平衡被打破，细胞内相关基因、蛋白表达失调而导致表型去分化，细胞活性下降，导致骨关节炎发生发展。

本实验中，各组在干预 12 周后，模型组大鼠关节软骨在肉眼观察、光镜观察和电镜观察下均呈现出骨关节炎软骨组织病变状态。荣筋拈痛方干预后，软骨组织结构改善、基质染色程度加深，软骨细胞结构和胶原纤维形态均有改善，大鼠软骨退变情况减轻，提示荣筋拈痛方可抑制蛋白多糖的降解或促进其合成、分泌，维持软骨细胞与细胞外基质的平衡，从而改善膝骨关节炎大鼠模型中受损的软骨组织。

3）荣筋拈痛方延缓骨关节炎软骨退变的作用机制　在前面研究中，生物信息学分析得出骨关节炎软骨退变与炎症反应相关，网络药理学结果显示荣筋拈痛方对骨关节炎软骨退变的作用机制也与炎症反应相关，该中药复方作用途径中与炎症相关的是 SDF-1/CXCR4 信号轴、MAPK 通路。

CXCR4 是 CXC 趋化因子受体家族的一员，由 4352 个氨基酸组成、具有七次穿膜结构的 G 蛋白耦联受体，能表达于多种细胞表面。CXCR4 与 SDF-1 特异性识别后形成复合物，起到传递信号的作用，SDF-1/CXCR4 信号轴参与炎症反应、胚胎发育、免疫反应、细胞迁移等多种生物学作用。在生物信息学分析中，CXCR4 在骨关节炎软骨差异表达且属于关键基因之一，该分子属于趋化因子受体，是一种细胞因子受体，在骨关节炎软骨中表达上调。研究认为，CXCR4 与 SDF-1 特异性结合后参与调节骨关节炎病情发展[1]。SDF-1 属于趋化因子，是一种细胞因子，在骨关节炎滑膜中表达增高，但在骨关节炎软骨中未见阳性表达：滑膜组织 SDF-1 的合成和分泌增多，软骨组织中未见 SDF-1 有阳性表达，但软骨组织中 CXCR4 呈阳性表达，且 CXCR4 表达量与软骨退变呈正相关。骨关节炎患者关节液和血清中 SDF-1 含量较高，关节液中 SDF-1 含量是正常人关节液含量的 3.57 倍，当进行滑膜切除术后血清中 SDF-1 含量比术前降低了 5.1 倍。关节液中 SDF-1 含量与骨关节炎患者放射学分级呈正相关，但血液中 SDF-1 的含量与骨关节炎病情是否相关存在一定争议。相关研究发现，SDF-1 能促进骨关节炎软骨细胞 CXCR4 表达增多，且将刺激信号经 SDF-1/CXCR4 信号轴传递至 MAPK 信号通路、NF-κB 信号通路、Wnt/β-catenin 信号通路，促使软骨细胞 MMP-3、MMP-9、MMP-13、聚集蛋白聚糖酶表达增多，使软骨基质降解，软骨结构遭到

① Wei F, Moore DC, Wei L, et al. Attenuation of osteoarthritis via blockade of the SDF-1/CXCR4 signaling pathway[J]. Arthritis Res Ther, 2012, 14(4): R177.

破坏[①]。MMPs和聚集蛋白聚糖酶的过度表达会导致细胞外基质中胶原和蛋白多糖的降解，破坏软骨细胞和细胞外基质的动态平衡，导致软骨发生退变。

MAPK信号通路是促分裂原活化蛋白酶信号通路，主要包括p38、ERK1/2、JNK，其由外界刺激、细胞因子等激活后参与细胞代谢。研究发现，p38、ERK1/2和JNK的活化可以诱导软骨细胞MMPs的分泌，降解细胞外基质，诱导软骨细胞肥大，介导炎症反应、细胞凋亡等。相关研究表明，手术法建立大鼠或兔骨关节炎模型后，软骨会逐渐发生退变，退变软骨中p38磷酸化蛋白表达增多，不同力度的周期性张应力作用于正常软骨几周后也会引起p38发生磷酸化[②]。有研究在骨关节炎大鼠关节腔注射p38抑制剂SB203580后，发现软骨中MMP-3、MMP-13表达下调，软骨细胞凋亡情况减少，软骨退变得到缓解[③]。赵晋等[④]通过检测骨关节炎患者关节置换术取下的软骨组织ERK1/2表达，发现硬化区软骨显微结构及超微结构发生明显病变，硬化区软骨中ERK1/2磷酸化蛋白表达显著高于非硬化区软骨。一项关于兔骨关节炎模型的实验表明，兔进行造模后软骨中p38、ERK1/2、JNK磷酸化表达增多，MMP-1和MMP-3表达呈上调趋势[⑤]。

软骨基质是由胶原和蛋白多糖构成的网络结构，MMPs在软骨基质降解中起着重要作用，其可以直接导致胶原和蛋白多糖结构破坏。MMPs包括胶原酶3（MMP-13）、明胶酶B（MMP-9）等十几种亚型，不同亚型分解不同的软骨基质成分。MMP-13可以直接降解II型胶原，在骨关节炎退变软骨中MMP-13具有很强的活性及降解效率，其还可以促进MMP-9产生，放大对软骨损伤作用。MMP-13对骨关节炎的病情发挥重要的作用，相关研究甚至采用检测软骨MMP-13的含量来鉴定动物是否造模成功。MMP-9可以降解IV型胶原，而MMP-3可以降解非胶原蛋白，即直接降解蛋白多糖。MMPs可以单独发挥作用，还可以同时激活放大对软骨基质的降解能力，加重骨关节炎关节软骨的损伤。

在本实验中，膝骨关节炎模型大鼠软骨形态结构发生退变，荣筋拈痛方能改善软骨形态结构。在SDF-1/CXCR4信号轴和MAPK通路相关指标检测中，模型

① Lu W, Shi J, Zhang J, et al. CXCL12/CXCR4 axis regulates aggrecanase activation and cartilage degradation in a posttraumatic osteoarthritis rat model[J]. Int J Mol Sci, 2016, 17(10): E1522.

② 刘兴漠，项禹诚，孙青，等.周期性张应力对骨性关节炎软骨细胞p38MAPK表达及其磷酸化的影响[J].中国病理生理杂志，2012，28（2）：362-365+370.

③ 秦泗通，蒋青，黄际河，等.p38丝裂原活化蛋白激酶抑制剂对大鼠骨性关节炎的影响[J].中国骨质疏松杂志，2008，14（11）：776-781.

④ 赵晋，谢燕燕，闫振宇，等.膝骨性关节炎患者胫骨软骨和软骨下骨ERK1/2信号蛋白表达[J].中华骨质疏松和骨矿盐疾病杂志，2018，11（6）：545-551.

⑤ 杨丰建，俞永林，林伟龙，等.骨关节炎家兔关节软骨中丝裂原活化蛋白激酶信号通路蛋白表达以及活化状况[J].复旦学报（医学版），2011，38（3）：221-225.

组滑膜 SDF-1 含量和软骨 CXCR4 蛋白表达上调，软骨组织中 p38 磷酸化蛋白表达上调，下游蛋白 MMP-3、MMP-9 和 MMP-13 表达上调。荣筋拈痛方干预后，滑膜中 SDF-1 含量和软骨 CXCR4 蛋白表达下调，软骨 p38 磷酸化蛋白表达下调，下游蛋白 MMP-3、MMP-9 和 MMP-13 表达下调。综上，荣筋拈痛方延缓骨关节炎软骨退变的作用机制与调节 SDF-1/CXCR4 信号轴和 p38MAPK 通路有关。

（4）小结 荣筋拈痛方能改善膝骨关节炎大鼠软骨组织的形态结构，抑制滑膜 SDF-1 和软骨 CXCR4 蛋白表达，下调 MAPK 通路中 p38 磷酸化蛋白表达，降低 MMP-3、MMP-9、MMP-13 蛋白表达，达到延缓膝骨关节炎大鼠软骨退变的作用。

3. 基于 SDF-1/CXCR4-p38MAPK 通路探讨荣筋拈痛方对骨关节炎软骨细胞的作用机制

（1）材料与方法

1）动物与药物 4 周龄 SPF 级雄性 SD 大鼠 30 只，购于上海斯莱克实验动物有限责任公司，合格证号：SCXK（沪）2017-0005。大鼠饲养于福建中医药大学实验动物中心［许可证号（闽）：SYXK 2019-0007］，饲养条件：室温 22 ～ 26℃，大鼠分笼饲养（5 只 / 笼），自由饮水、饮食。本动物实验操作均遵循福建中医药大学医学伦理委员会对实验动物的规定。

荣筋拈痛方由牛膝、当归、独活、羌活、防风、甘草组成，中药材购于福建省第二人民医院。荣筋拈痛方的提取方法：按固液比 1：10 加入适量蒸馏水进行回流提取，提取 3 次，每次 1.5h，离心去除药渣，抽滤，合并滤液，旋转蒸发浓缩后冻干成粉末。称取 100mg 荣筋拈痛方冻干粉末，移液器加入用 1mL 无菌 PBS 配制的浓度为 100mg/mL 母液，用 0.22μm 滤头过滤后置 4℃密封保存，待实验时根据用量需要进行稀释。

2）试剂与仪器 Ⅱ型胶原酶、SDF-1（美国 Sigma 公司）；胎牛血清（fetal bovine serum，FBS）（美国 Gibco 公司）；DMEM/Low 培养基、双抗（青、链霉素）、0.25% 胰蛋白酶（美国 Hyclone 公司）；0.22μm 针头式过滤器（美国 Millipore 公司）；MMP-9 ELISA 试剂盒（美国 R&D 公司）；Ⅱ型胶原蛋白抗体、MMP-3 抗体、MMP-9 抗体、MMP-13 抗体、p38 抗体（英国 Abcam 公司）；即用型免疫组化试剂盒、DAB 试剂盒（武汉博士德公司）；p-p38 抗体、anti-rabbit 二抗、GAPDH 抗体、anti-mouse IgG（H+L），F(ab′)2 Fragment（Alexa Fluor®488 Conjugate）（美国 CST 公司）；CXCR4 抗体（美国 Santa Cruz 公司）。

UltraView VoX 双转盘活细胞共聚焦实时成像系统（美国 PerkinElmer 公司）。

3）主要溶液配制 ①Ⅱ型胶原酶溶液：取 100mg Ⅱ型胶原酶粉末加入 50mL 的 DMEM/Low 细胞培养基配制成 2mg/mL 的Ⅱ型胶原酶消化液，置于 –20℃保存备用。②细胞培养液：将 50mL FBS 经 0.22μm 无菌型微孔滤膜滤入 445mL DMEM/Low 细胞培养基中，再加入 5mL 双抗，混合均匀，贴上封口膜置 4℃保存备用。③SDF–1 诱导剂：按照说明书，开盖前先离心 1min，加入 500μL 蒸馏水溶解 50μg 粉末，充分溶解混合后称为 100μg/mL 母液，分装置于 –80℃保存备用。④ AMD3100 溶液：按照说明书，电子天平称取 1mg 粉末，加入 1mL 蒸馏水配制成 1mg/mL，再稀释为 10μg/mL 母液，分装置于 –20℃保存备用，最终干预浓度为 5ng/mL。

4）软骨细胞的提取、培养与鉴定

分离、提取和培养细胞：分批次提取软骨细胞，每次提取软骨细胞时取 2～4 只 4 周龄 SPF 级 SD 雄性大鼠，脱颈处死后离断双膝关节，褪去皮毛及多余肌肉后置于 75% 医用乙醇中浸泡。将大鼠双膝关节转移到超净操作台上，无菌手术刀片打开关节腔，剔除附着于软骨上的其他组织，切割下膝关节面软骨组织并浸泡在无菌 PBS 中，此处避免切取软骨下骨及韧带组织。移液器吹打 PBS 进行冲洗切割下的软骨组织，冲洗干净后，用新刀片将其切成约 $1mm^3$ 的软骨小块。无菌 PBS 洗净 $1mm^3$ 软骨小块后吸弃 PBS，移液器加入 4mL 提前配制的 0.2% Ⅱ型胶原酶溶液，后置 37℃的培养箱中消化。1.5h 后用移液器小心吸取消化液于 15mL 离心管中，1000r/min 条件下离心 5min 后见离心管底部有白色细胞沉淀（此为原代细胞），弃上清液后加入 4mL 细胞培养液重悬细胞，将细胞悬液转移至 25cm² 细胞培养瓶中，放入 37℃、5%CO₂ 培养箱中培养。其余软骨组织再进行消化，重复 4 次即可丢弃。

细胞传代：刚提取的细胞 24h 即可贴壁，每 48h 更换一次细胞培养液，待细胞占瓶底 90% 左右时进行传代。弃去培养液，移液枪加入 4mL 无菌 PBS 清洗，洗净后尽量吸干 PBS，加入 500μL 0.25% 胰蛋白酶，轻轻摇动培养瓶使胰蛋白酶均匀分布瓶底，在 37℃、5%CO₂ 培养箱中消化 2min。倒置相差显微镜下确定软骨细胞消化后，立即加入 4mL 细胞培养液，移液器吹打培养液使细胞均匀分布。收集细胞悬液置 15mL 离心管，1000r/min 离心 5min，倒弃上清液后用细胞培养液重悬细胞，后将细胞悬液接种于新的 25cm² 培养瓶进行培养。

软骨细胞鉴定：将 $5×10^4$ 个二代软骨细胞接种于细胞爬片上，细胞爬片置于 6 孔板中培养 2d 后进行Ⅱ型胶原免疫细胞化学染色和甲苯胺蓝染色。①Ⅱ型胶原免疫细胞化学染色：吸弃培养液，用无菌 PBS 轻轻地清洗细胞爬片 2 次，加入 1mL 4% 中性多聚甲醛，常温固定 30min。1mL 无菌 PBS 清洗细胞 3 次后，加入 200μL 3% H_2O_2 处理 15min，再无菌 PBS 清洗后滴加适量 5%BSA 溶液封闭 30min，吸弃 5%BSA 液体，加入 200μL Ⅱ型胶原一抗稀释液中过夜孵育，PBS 清洗后再加入 200μL 生物素标记山羊抗小鼠 / 兔 IgG，室温放置 60min 后用无菌 PBS 洗净，滴加适量 SABC 孵育 10min 后进行 DAB 显色，显色结束后再用苏木素染核 30s，蒸馏水清洗残余染液后自然晾干，中性树脂封片后在光学显微镜下观察并记录。②甲苯胺蓝染色：吸弃培养液，用无菌 PBS 轻轻地清洗细胞爬片 2 次，加入 1mL 4% 中性多聚甲醛，常温固定 30min。1mL 无菌 PBS 清洗细胞 3 次后，加入 200μL 甲苯胺蓝细胞染液染色 30min，用蒸馏水洗净多余染液后自然晾干，中性树脂封片后在光学显微镜下观察并记录。

5）ELISA 摸索 SDF-1 诱导软骨细胞成模的有效浓度和时间　将第二代软骨细胞悬液按 $1×10^5$/mL 的密度，每孔 0.5mL 加入 24 孔板，培养 48h 后进行干预。采用不同浓度 SDF-1（0ng/mL、50ng/mL、100ng/mL、200ng/mL）干预大鼠软骨细胞，6、12、24h 后取细胞上清液于 1.5mL EP 管中并做好标记。将 ELISA 试剂盒提前取出，室温复温 30min，规划好标准品及样品在酶标包被板的布局。按照产品说明书来稀释标准品浓度，按照规划好的标准品及样品布局，先在各孔加入 50μL RD1-34，再分别加入梯度浓度的标准品和各组样品各 50μL，震荡均匀，盖上封板膜，室温孵育 2h。反应结束后，弃去液体并甩干，每孔加满洗涤液静止 30s，弃去液体并甩干，重复洗涤 5 次。各孔加入 100μL rat total MMP-9 conjugate，盖上封板膜，室温孵育 2h 后，洗涤液重复洗板 5 次。各孔加入 50μL substrate solution，室温避光孵育 30min 后，再加入 50μL stop solution 终止反应，轻轻震荡均匀后及时进行检测。于酶标仪上设置 450nm 波长，检测各孔 OD 值。参照说明书方法算出标准品的曲线方程，根据各孔 OD 值计算出 MMP-9 浓度。

6）ELISA 摸索荣筋拈痛方干预 SDF-1 诱导软骨细胞的有效浓度　根据前面 ELISA 检测结果确定 SDF-1 诱导的浓度和时间。将第二代软骨细胞悬液按 $1×10^5$/mL 的密度，每孔 0.5mL 加入 24 孔板，培养 48h 后进行干预。将细胞随机分为空白组（常规培养）、模型组（SDF-1 诱导）、低剂量中药组（SDF-1 + 100μg/mL 荣筋拈痛方）、中剂量中药组（SDF-1 + 300μg/mL 荣筋拈痛方）、高剂量中药组（SDF-1 + 600μg/mL 荣筋拈痛方），干预一定时间后，取细胞上清液。

ELISA 检测细胞上清液方法同前。

7）确定实验分组和干预方法　基于以上实验，将实验分组最终确定为空白组（10%FBS DMEM/Low）、模型组（含 100ng/mL SDF-1 的 10%FBS DMEM/Low）、荣筋拈痛方组（含 100ng/mL SDF-1 及 300μg/mL 荣筋拈痛方的 10%FBS DMEM/Low）、抑制剂组（含 100ng/mL SDF-1 及 5ng/mLCXCR4 抑制剂 AMD3100 的 10%FBS DMEM/Low），干预 12h。

8）免疫荧光观察软骨细胞 CXCR4 蛋白表达　将第二代软骨细胞悬液按 1×10^5/mL 的密度，每孔 1mL 接种于激光聚焦培养皿中，待细胞培养 48h 后，根据上述分组进行干预。干预后，吸弃上清液，用无菌 PBS 轻轻清洗 3 次。吸弃 PBS，每皿加入 500μL 无水甲醇，置于 4℃ 30min 进行固定。无菌 PBS 清洗 3 次并吸净后，加入 200μL 10%Triton 在室温放置 10min 以进行破膜。无菌 PBS 清洗 3 次并吸净后，加入 200μL 5%BSA（包含 10% 胎羊血清）在室温放置 1h 以进行封闭。吸弃封闭液后，每皿加入 200μL CXCR4 抗体稀释液（1∶250）在 4℃ 孵育过夜。第二天用无菌 PBS 清洗 3 次后，加入 200μL anti-mouse IgG（H+L），F(ab′) 2 Fragment（Alexa Fluor®488 Conjugate）（1∶1000）在室温避光孵育 1h。无菌 PBS 清洗 3 次后，加入 200μL DAPI 染液室温避光孵育 5min，无菌 PBS 避光清洗 3 遍后，在激光共聚焦显微系统下观察并记录 CXCR4 蛋白表达情况。

9）Western blot 检测软骨细胞 CXCR4、MMP-3、MMP-9、MMP-13 蛋白及 p38 磷酸化蛋白表达　RIPA 法提取各组总蛋白，采用 BCA 法进行蛋白定量。按每孔 20μg 上样，电泳（20V 10min、80V 30min、110V 60min），转膜，室温摇床封闭 1h，4℃摇床孵育一抗［CXCR4（1∶100）、MMP-3（1∶1000）、MMP-9（1∶1000）、MMP-13（1∶3000）、p-p38（1∶1000）、p38（1∶1000）、p-ERK1/2（1∶1000）、ERK1/2（1∶1000）、p-JNK（1∶1000）、JNK（1∶1000）、GAPDH（1∶1000）］过夜，TBST 荡洗后室温摇床孵育二抗 1h，TBST 荡洗后滴加 ECL 发光液显影，Image Lab 分析条带。

10）统计学方法　统计分析采用 SPSS 22.0 软件。计量资料符合正态分布采用均数 ± 标准差（x̄±s）表示，不符合正态分布以中位数（四分间距位）表示。符合正态分布和方差齐性的计量资料组间比较采用单因素方差分析 LSD 法，符合正态分布和方差不齐的计量资料组间比较采用单因素方差分析 Games-Howell 法，不符合正态分布的计量资料组间比较采用秩和检验。$P < 0.05$ 为差异有统计学意义。

（2）结果

1）软骨细胞形态　提取出来的细胞为原代细胞，悬浮于培养液中，在镜下表现如图4-73A。原代细胞培养2天后（图4-73B），软骨细胞已经贴壁并进行分裂生长，细胞形态大多为圆形或椭圆形；培养4天后（图4-73C），软骨细胞数目明显变多，增殖速度加快；细胞培养1周左右呈现出"铺路石"状，可进行传代后，得到第一代软骨细胞。第一代软骨细胞培养2天后（图4-73D），细胞增殖速度较快，细胞主要呈圆形或椭圆形，第一代软骨细胞培养6天左右即可传代为第二代软骨细胞。第二代软骨细胞培养2天后（图4-73E），胞浆丰富，长势呈"铺路石"状，此代软骨细胞增殖速度仍然快。第三代软骨细胞仍可保持较好形态，但增殖速度减缓；第四代软骨细胞形态较差，增殖速度减缓。

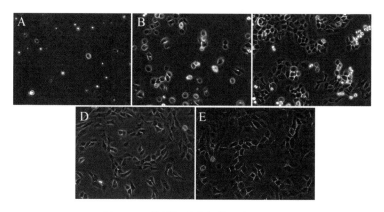

图4-73　软骨细胞生长情况（100×）

A为原代细胞0天；B为原代细胞2天；C为原代细胞4天；D为第一代细胞2天；E第二代细胞2天

2）软骨细胞鉴定　Ⅱ型胶原免疫细胞化学法染色后，见细胞胞浆呈现出棕黄色，细胞核呈蓝色且未见棕黄色；阴性对照组中，细胞核呈蓝色而胞浆中未见棕黄色（图4-74A、B）。甲苯胺蓝染色结果显示软骨细胞胞浆呈蓝紫色（图4-74C）。该细胞能合成Ⅱ型胶原蛋白和蛋白多糖，具有软骨细胞的功能，可以鉴定为软骨细胞。

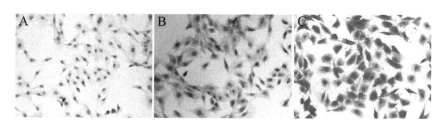

图4-74　软骨细胞鉴定（100×）

A为Ⅱ型胶原免疫细胞化学染色阴性对照；B为Ⅱ型胶原免疫细胞化学染色；C为甲苯胺蓝染色

3）确定 SDF-1 诱导软骨细胞的浓度及时间　不同浓度 SDF-1 干预软骨细胞 6h、12h 和 24h 后的检测结果见图 4-75，相比 0ng/mL，50ng/mL、100ng/mL、200ng/mL SDF-1 在各个时间点均促进软骨细胞表达 MMP-9。在不同的时间点，与 0ng/mL SDF-1 比较，50ng/mL、100ng/mL、200ng/mL SDF-1 干预软骨细胞后 MMP-9 表达略有升高（$P > 0.05$、$P < 0.05$、$P < 0.05$）。在不同时间点，与 0ng/mL SDF-1 比较，100ng/mL 和 200ng/mL SDF-1 干预软骨细胞后 MMP-9 表达升高，差异存在统计学意义（$P < 0.05$ 或 $P < 0.01$）。

0ng/mL SDF-1 干预软骨细胞 6h、12h 和 24h 后，MMP-9 含量无明显差异。50ng/mL、100ng/mL、200ng/mL SDF-1 干预软骨细胞，干预 12h 和 24h 后 MMP-9 含量明显高于干预 6h（$P < 0.05$ 或 $P < 0.01$），干预 12h 和干预 24h 后 MMP-9 含量无明显差异。综上，选用 100ng/mL SDF-1 干预 12h 诱导软骨细胞建立模型。

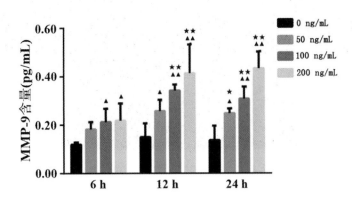

图 4-75　SDF-1 干预软骨细胞的有效时效量效图

同一干预时间，与 0ng/mL SDF-1 比较，▲$P < 0.05$，▲▲$P < 0.01$；同一干预浓度，与干预 6h 比较，★$P < 0.05$，★★$P < 0.01$

4）确定荣筋拈痛方干预 SDF-1 诱导软骨细胞的浓度　与空白组比较，模型组软骨细胞上清液 MMP-9 含量明显升高，差异存在统计学意义（$P < 0.01$）。与模型组比较，100μg/mL、300μg/mL、600μg/mL 荣筋拈痛方干预后，MMP-9 含量降低（$P < 0.01$ 或 $P < 0.05$）。最终确定荣筋拈痛方干预浓度为 300μg/mL。见图 4-76。

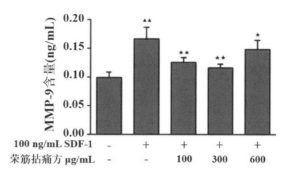

图 4-76　荣筋拈痛方干预 SDF-1 诱导软骨细胞的有效量效图

与空白组比较，▲▲$P < 0.01$；与模型组比较，$^*P < 0.05$，$^{**}P < 0.01$

5）软骨细胞 CXCR4 蛋白定位观察　各组细胞核均呈蓝色，形态正常，偶见凋亡细胞核，CXCR4 阳性表达为绿色荧光。与空白组比较，模型组绿色荧光亮度明显增强；与模型组比较，荣筋拈痛方组和抑制剂组绿色荧光亮度明显降低。见图 4-77。

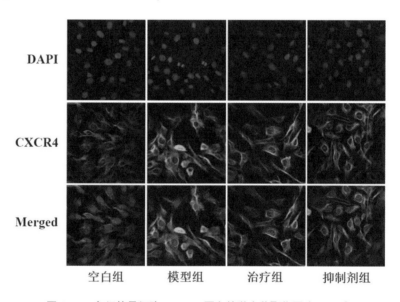

图 4-77　各组软骨细胞 CXCR4 蛋白的激光共聚焦图（400×）

6）软骨细胞 CXCR4、MMP-3、MMP-9、MMP-13 蛋白及 p38 磷酸化蛋白表达　与空白组比较，模型组的 CXCR4、MMP-3、MMP-9 和 MMP-13 蛋白表达均升高，差异存在统计学意义（$P < 0.05$ 或 $P < 0.01$）；与模型组比较，荣筋拈痛方组和抑制剂组的 CXCR4、MMP-3、MMP-9 和 MMP-13 蛋白表达均降低，差异存在统计学意义（$P < 0.05$ 或 $P < 0.01$）。见图 4-78。

与空白组比较，模型组 p38 的磷酸化蛋白与总蛋白比值明显增大，差异存在统计学意义（$P < 0.05$）；与模型组比较，荣筋拈痛方组和抑制剂组的 p38 磷酸化蛋白与总蛋白的比值减小，差异存在统计学意义（$P < 0.05$）。见图 4-79。

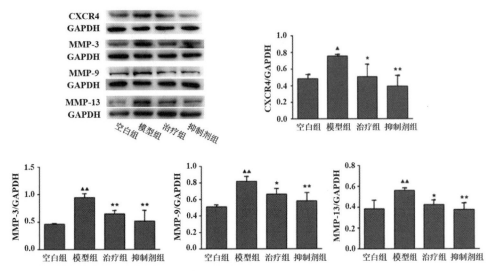

图 4-78　软骨细胞 CXCR4、MMP-3、MMP-9、MMP-13 蛋白表达

与空白组比较，▲$P < 0.05$，▲▲$P < 0.01$；与模型组比较，★$P < 0.05$，★★$P < 0.01$

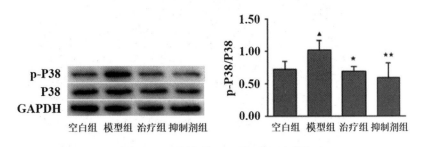

图 4-79　软骨细胞 p38 磷酸化蛋白表达

与空白组比较，▲$P < 0.05$；与模型组比较，★$P < 0.05$，★★$P < 0.01$

（3）讨论

1）软骨细胞的分离培养　关节软骨组织由软骨细胞和细胞基质组成，组织内无血管和淋巴管，软骨细胞所需营养由细胞基质渗入提供，软骨组织的退变是骨关节炎主要的病理特征之一。软骨细胞作为关节软骨组织中存在的最主要细胞，其分布于软骨陷窝内，藏在软骨基质内，具有合成和分泌基质的功能，软骨细胞数量、结构、功能的变化与软骨组织密切相关。细胞实验能更有针对性、更简单、更方便和更详细地进行研究分析，因此建立合理的软骨细胞分离培养方法对骨关节炎的基础研究非常重要。

软骨细胞体外分离的方法有 0.25% 胰蛋白酶联合 0.2% 胶原酶 Ⅰ 或 Ⅱ 连贯消化

法、0.1～0.2% Ⅱ型胶原酶消化法。早期因条件受限，于长隆等于1984年提出用普通恒温箱可成功培养细胞，但目前此法基本不被使用，现在软骨细胞培养一般置于5%CO_2和37℃的自动控制恒温箱培养。

本课题组前期软骨细胞分离方法一般采用0.2% Ⅱ型胶原酶消化法并能建立稳定的软骨细胞体系，本实验继续采用此方法，细胞培养环境为5%CO_2和37℃。本研究中Ⅱ型胶原免疫细胞化学染色可见软骨细胞的胞浆呈棕黄色，甲苯胺蓝染色可见软骨细胞呈蓝紫色，表明培养细胞具有软骨细胞的典型特征。

2）荣筋拈痛方对SDF-1诱导软骨细胞的作用机制　动物实验结果表明，荣筋拈痛方能改善膝骨关节炎大鼠软骨组织形态结构，抑制滑膜SDF-1含量和软骨CXCR4蛋白表达，下调MAPK通路中p38、ERK1/2磷酸化蛋白表达，降低软骨MMP-3、MMP-9、MMP-13蛋白表达。SDF-1是由滑膜分泌而来，在骨关节炎关节液中呈高表达，SDF-1促进软骨细胞CXCR4表达，与其唯一受体CXCR4结合后可引起MAPK、PI3K/Akt等信号通路激活，引起MMPs合成及分泌增多，促进骨关节炎软骨退变。因此本部分研究将用SDF-1诱导大鼠体外软骨细胞，模拟骨关节炎关节液中较高浓度SDF-1对软骨细胞的刺激模型。观察荣筋拈痛方干预SDF-1诱导的软骨细胞后，CXCR4、MAPK通路相关指标及下游分子MMP-3、MMP-9、MMP-13表达情况，进一步验证荣筋拈痛方对骨关节炎软骨退变的作用机制。

SDF-1又称为趋化因子12，是小分子的细胞因子，属于CXC类趋化因子，由68个氨基酸构成。在骨关节炎关节液中，SDF-1含量升高，其与软骨细胞上CXCR4特异性结合后发挥着信号传导作用。SDF-1通过与CXCR4结合导致细胞上清液中MMP-3、MMP-9、MMP-13含量呈剂量依赖式增高。在成倍增长的人软骨细胞继代培养中，CXCR4表达也随之增加，SDF-1诱导人软骨细胞后，MMP-1、MMP-3和MMP-13的释放增多。Weiwei Lu等[1]发现SDF-1可促进IL-1预处理的大鼠原代软骨细胞中ACAN、Runx2和ADAMTS-4/5的表达，降低SOX-9的表达，通过促进聚集蛋白聚糖酶表达参与骨关节炎软骨退变，中间过程与NF-κB、MAPKs（ERK1/2、JNK和p38）和Wnt/β-catenin信号途径相关。此外，高于200ng/mL SDF-1以坏死依赖性方式诱导人软骨细胞死亡，抗CXCR4处理后死亡的软骨细胞减少，该过程与p38的调节有关。

① Lu W, Shi J, Zhang J, et al. CXCL12/CXCR4 Axis Regulates Aggrecanase Activation and Cartilage Degradation in a Post-Traumatic osteoarthritis Rat Model[J]. Int J Mol Sci, 2016, 17(10): 1522.

MAPK 通路中的 p38、ERK、JNK 三个亚族与骨关节炎密切相关，在多种刺激因子的作用下，软骨细胞 p38、ERK1/2 和 JNK 发生活化，诱导 MMPs 表达增多、软骨细胞肥大、炎症反应、细胞凋亡等。与骨关节炎密切相关的因子 IL-1β、TNF-α、NO 在诱导体外软骨细胞后，p38 发生激活，促使细胞中 MMP-13、COX-2、PGE$_2$ 表达增多，促进软骨细胞凋亡。IL-1β 诱导体外软骨细胞后，通过激活 ERK1/2 参与调节 MMP-13、MMP-3、Ⅱ型胶原、聚集蛋白聚糖、COX-2、PGE$_2$ 的表达。IL-1β、NO 诱导体外软骨细胞后，JNK 磷酸化表达增高，参与促进 MMP-13 表达。

MMPs 在软骨基质降解中起着重要作用，可以直接导致胶原和蛋白多糖结构破坏，相关学者认为与骨关节炎的成因密切相关的 MMPs 包括 MMP-1、MMP-2、MMP-3、MMP-9、MMP-13。软骨细胞具有合成和分泌 MMPs 及其组织抑制因子（TIMPs）的功能，MMPs 与 TIMPs 对细胞外基质降谢与合成这一动态平衡具有非常重要的作用。细胞外基质降解与合成这一动态平衡紊乱是骨关节炎软骨退变的主要原因，其中 MMPs 表达增多是软骨细胞外基质降解的直接原因。正常关节中，MMPs 表达处于较低水平，而骨关节炎中这些酶表达大大提高。相关实验发现，正常情况下 MMP-13 仅在表层软骨细胞表达，当发生骨关节炎时，表层、中层及深层的软骨细胞均呈过量表达。

本实验采用 SDF-1 干预软骨细胞，目的是模拟骨关节炎关节液中高表达的 SDF-1 对软骨细胞的刺激模型。ELISA 实验结果显示，SDF-1 干预软骨细胞后，上清液中 MMP-9 含量增多，具有一定剂量和时间依赖性。100ng/mL SDF-1 干预后，软骨细胞 CXCR4 表达增多，而荣筋拮痛方干预 100ng/mL SDF-1 诱导的软骨细胞后，细胞 CXCR4 表达减少，说明荣筋拮痛方可抑制 SDF-1/CXCR4 信号轴传导信号。SDF-1 诱导后的软骨细胞，MAPK 通路中 p38 磷酸化蛋白表达升高，而荣筋拮痛方干预后能降低 p38 磷酸化蛋白表达。SDF-1 诱导后的软骨细胞，MMP-3、MMMP-9 和 MMP-13 的表达升高；荣筋拮痛方干预 SDF-1 诱导的软骨细胞后，其 MMP-3、MMMP-9 和 MMP-13 蛋白表达降低。综上，荣筋拮痛方能通过调节 SDF-1/CXCR4 信号轴及 MAPK 通路中 p38 蛋白表达，抑制骨关节炎软骨细胞合成 MMPs，达到延缓骨关节炎软骨退变的作用。

（4）小结　荣筋拮痛方干预 SDF-1 诱导的体外软骨细胞后，能下调 CXCR4 蛋白及 MAPK 通路中 p38 磷酸化蛋白表达，减少软骨细胞 MMP-3、MMP-9、MMP-13 蛋白的合成，达到延缓骨关节炎软骨退变的作用。

第八节　荣筋拈痛方治疗骨关节炎临床疗效观察

一、资料与方法

1. 一般资料　按照临床研究随机对照的原则，选取 2016 年 9 月至 2017 年 2 月期间，就诊于福建中医药大学附属第二人民医院，确诊为膝骨关节炎的患者 120 例。患者知情同意后，随机分为荣筋拈痛方治疗组 60 例和独活寄生汤对照组 60 例。根据国务院《医疗机构管理条例》规定，患者对治疗知情同意。

2. 纳入病例标准　西医诊断标准参照中华医学会骨科分会 2007 年版《骨关节炎诊治指南》中的膝骨关节炎诊断标准：①近 1 月来反复膝痛；② X 线片（站立或负重位）示关节间隙变窄、软骨下骨硬化和（或）囊性变、关节缘骨赘形成；③关节液（至少 2 次）清亮、黏稠，WBC < 2000 个 /mL；④中老年患者（≥ 40 岁）；⑤晨僵 ≤ 30min；⑥活动时有骨擦音（感）。综合临床、实验室及 X 线检查，符合①＋②条或①＋③＋⑤＋⑥条或①＋④＋⑤＋⑥条，可诊断膝骨关节炎。中医证候诊断标准参照《中医病证诊断疗效标准》《中医诊断学》。

3. 排除病例标准　①合并病变可能累及膝关节的免疫系统疾病者，如痛风病、类风湿关节炎等；②并发症累及患膝者，如急性创伤、牛皮癣等；③关节结构已严重变形或畸形，以致患者丧失正常步行能力者；④合并有严重器质性病变不利于临床研究者，如严重心脑血管病或肝肾疾病等；⑤特殊患者，如哺乳期或妊娠期妇女、精神病患者等。

4. 剔除和脱落标准　①入选后经进一步检查发现的不符合纳入标准的病例需予剔除；②研究对象资料不全，影响判定疗效或安全性者也须予剔除；③对于已列入研究对象的病例，若由于某种原因未按计划完成研究方案所规定的疗程或观察指标，需作为病例脱落处理；④研究过程中出现严重不良反应或其他严重后果者；⑤在治疗过程中患者的病情突然恶化或危及生命，急需采取紧急处理措施者；⑥受试者的依从性较差，经多次劝告仍不积极配合者。

5. 分组及治疗方法　治疗组：荣筋拈痛方由牛膝、当归、独活等 6 味药组成，水煎 2 次，合并，分早、晚 2 次口服，每日 1 剂。对照组：独活寄生汤出自唐·孙思邈《备急千金要方》，由独活、桑寄生、牛膝、杜仲、秦艽、防风、肉桂、细辛、当归、川芎、干地黄、芍药、人参、茯苓、甘草组成，水煎 2 次，合并，分早、晚 2 次口服，每日 1 剂。两组患者均按 10 天为 1 个疗程，连续治疗 3 个疗程。

6. 安全性指标观察　①在临床试验过程中应密切注意突发的任何不良反应 / 不良事宜，如消化道出血等；并记录是否需要停药、是否采取处理措施等。②一般检测项目：体温、呼吸、脉搏、血压、心率。

7. 疗效性指标观测　①症状积分：参照《中药新药临床研究指导原则（试行）》评估患者膝关节相关症状，累加后即为症状积分。积分越高提示膝关节症状越严重。②病情评估将以上症状体征累加评分，按分数将病情分为轻、中、重三度，轻度 < 10 分，10 分 ≤ 中度 ≤ 18 分，重度 > 18 分。③疼痛评定：参照简化 McGee 疼痛评分法，令患者根据自身膝关节疼痛情况分别于治疗前后在标尺上点出疼痛的相应位置，即为患者该时点的疼痛评分值。

8. 评测时间　症状积分、病情评估、疼痛评分的测评时点一般在受试者治疗前当天、3 个疗程后当天。所有评估者均不知晓患者具体分组情况，未参与干预或治疗过程。

9. 疗效评定方法　参照《中药新药临床研究指导原则（试行）》，将疗效分为治愈、显效、有效、无效四级。具体如下：①治愈：临床症状消失，功能活动恢复正常；②显效：全部症状消除或主要症状消除，关节功能基本恢复，能参加正常工作和劳动；③有效：主要症状基本消除，关节功能基本恢复或有明显进步，生活不能自理，或者失去工作和劳动能力转为劳动和工作能力有所恢复；④无效：和治疗前相比较，各方面无明显改善。

10. 统计学方法　应用 SPSS22.0 软件处理，计量资料符合正态分布采用均数 ± 标准差（$\bar{x}\pm s$）表示，不符合正态分布以中位数（四分间距位）表示。各组内治疗前后比较用配对 t 检验；计数资料采用 χ^2 检验；等级计数资料采用 Wilcoxon 秩和检验。

二、结果

1. 参与者人数分析　纳入患者 120 例，分为 2 组，根据病例剔除和脱落标准，荣筋拈痛方治疗组脱落 4 例，独活寄生汤对照组脱落 5 例，脱落比例均 < 20%，符合临床试验标准。按照实际处理分析，111 例进入结果分析。

2. 两组患者的一般情况及病情资料　两组患者性别、年龄和病程分布等一般资料无显著性差异（$P > 0.05$）（表4-35），治疗前症状积分、疼痛评分和病情轻重程度等病情资料无显著性差异（$P > 0.05$）（表4-36），两组间具有可比性。

表4-35　两组患者性别、年龄和病程比较

组别	例数（例）	性别（男/女）	年龄（岁）			病程分布			
			40～49	50～59	60～69	0.5～1年	1～3年	3～5年	>5年
治疗组	56	14/42	6	21	29	9	26	13	8
对照组	55	12/43	5	22	28	10	24	14	7
P值	>0.05		>0.05			>0.05			

表4-36　两组患者症状积分、疼痛评分和病情轻重比较

组别	例数（例）	症状积分（分）	疼痛评分（分）	病情轻重		
				轻度	中度	重度
治疗组	56	14.34±6.88	7.36±1.20	19	30	7
对照组	55	13.22±5.87	7.42±1.30	18	31	6
P值	>0.05		>0.05	>0.05		

3. 两组患者临床疗效比较　治疗3个疗程后，治疗组有效率为91.07%，对照组有效率为92.73%，差异无统计学意义（$P > 0.05$）。见表4-37。

表4-37　两组患者临床疗效比较

组别	例数	治愈	显效	有效	无效	总有效率（%）
治疗组	56	18	18	15	5	91.07*
对照组	55	19	16	16	4	92.73

与对照组比较，*$P > 0.05$。

4. 两组患者症状积分比较　治疗3个疗程后，两组的临床症状积分与同组治疗前的症状积分比较，均有不同程度下降，差异均有统计学意义（$P < 0.05$）。治疗组治疗后症状积分变化与对照组治疗后症状积分变化比较，差异无统计学意义（$P > 0.05$）。见表4-38。

表4-38　两组治疗前后症状积分比较（$\bar{x} \pm s$）

组别	例数	治疗前积分	治疗后积分
治疗组	56	14.34±6.88	8.48±5.99*#
对照组	55	13.22±5.87	8.29±5.26*

与同组治疗前比较，*$P < 0.05$；与对照组同时期比较，#$P > 0.05$。

5. 两组疼痛评分比较　两组治疗后的疼痛评分与同组治疗前的疼痛评分比较均有所降低，差异均有统计学意义（$P < 0.05$）。治疗后两组间的疼痛评分比较，差异无统计学意义（$P > 0.05$）。见表4-39。

表 4-39　两组治疗前后疼痛评分比较（$\bar{x} \pm s$）

组别	例数	治疗前评分	治疗后评分
治疗组	56	7.36±1.20	3.54±1.74[*#]
对照组	55	7.42±1.30	3.56±1.44[*]

与同组治疗前比较，[*]$P < 0.05$；与对照组同时期比较，[#]$P > 0.05$。

6.两组患者病情变化比较　两组治疗后的病情评估与同组治疗前比较均有所减轻，差异具有统计学差异（$P < 0.05$）。治疗 3 个疗程后荣筋拈痛方治疗组的病情改善情况与对照组相比，差异无统计学意义（$P > 0.05$）。见表 4-40。

表 4-40　两组治疗前后病情变化比较

组别	例数（例）	治疗前			治疗后		
		轻度	中度	重度	轻度（轻度＋治愈）	中度	重度
治疗组	56	19	30	7	36（18 ＋ 18）	15	5[*#]
对照组	55	18	31	6	35（16 ＋ 19）	16	4[*]

与同组治疗前比较，[*]$P < 0.05$；与对照组同时期比较，[#]$P > 0.05$。

7.不良反应发生情况　两组在治疗过程中未发现产生其他并发症或不良反应的病例。

三、讨论

膝骨关节炎属于中医学"骨痹""骨痿"范畴。清代张璐《张氏医通》中提出："膝为筋之府，膝痛无有不因肝肾虚者。"清代王清任《医林改错》中提出瘀血致痹的学说，说明瘀血与痹证密切相关，采用补肾活血方治疗骨关节炎，可以起到良好的疗效。荣筋拈痛方源于国医大师陈可冀院士《清宫配方集成》中治疗骨痹（骨关节炎）的高频、核心用药组方，包括牛膝、当归、独活、羌活、防风、甘草 6 味药。方中牛膝以补益肝肾而强壮筋骨，且牛膝能活血以通利肢节筋脉，为君药；当归养血和血以荣筋骨血脉，为臣药。独活善治伏风、除久痹，羌活祛风湿、利关节、止痛，防风祛风胜湿止痛，三药相配，除一身之痹痛，以达祛风湿、止痹痛之效，为佐药；甘草擅治四肢拘挛，缓急止痛，更具调和诸药之效，为使药。诸药共奏补肝肾、壮筋骨，祛风湿、止痹痛之效，能针对膝骨关节炎的病因病机起治疗作用。

本研究治疗前两组患者的年龄、性别、病程、症状积分、疼痛评分和病情轻重程度比较，无显著性差异，表明在此基础上进行的研究，结果具有较高的可信度。经过荣筋拈痛方和独活寄生汤治疗后，治疗组的症状积分从 14.34 分下降到 8.48 分，对照组的症状积分由 13.22 分下降到 8.29 分；两组的临床症状积分与同组治疗前的症状积分比较，均有不同程度下降，差异均有统计学意义（$P < 0.05$）。治疗组疼痛评分从 7.36 分下降到 3.54 分，对照组疼痛评分从 7.42 分下降到 3.56 分；两组治疗后的疼痛评分与同组治疗前的疼痛评分比较均有所降低，差异均有统计学意义（$P < 0.05$）。两组治疗后的病情评估与同组治疗前比较均有所减轻，差异具有统计学差异（$P < 0.05$）。以上结果说明两组药物在改善患者症状、疼痛和病情方面效果良好。根据《中药新药临床研究指导原则（试行）》疗效评分标准评定，治疗组总有效率仅 91.07%；对照组为 92.73%。但较为详细的临床资料显示，大部分无效的病例均属病程较长，病情较重患者。说明荣筋拈痛方和独活寄生汤均适用于早、中期膝骨关节炎的患者，治疗晚期膝骨关节炎的疗效尚不满意，应寻求其他疗法，如关节置换术等。

另外，虽然荣筋拈痛方治疗后，患者的症状积分、疼痛评分及病情改善情况与对照组独活寄生汤相比，差异无统计学意义，但是与独活寄生汤相比，荣筋拈痛方在药味和总药量均大幅度下降的情况下，仍然能够发挥相当的疗效，说明该方药物配方精当，效果优良，应用前景良好。但对荣筋拈痛方治疗膝骨关节炎的药理学基础认识尚存不足，对其治疗原理与机制尚需进一步探索研究。

第五章

原外用方数据挖掘研究：荣筋祛痹方

本章运用数据挖掘的方式，将古籍中所阐述的方药从整体上快速、针对性地浏览，并总结出常用中药方剂——荣筋祛痹方。通过研究荣筋祛痹方的组方方解、药理作用、化学物质基础与质量评价，再通过网络药理学研究、实验研究和临床疗效观察，探讨荣筋祛痹方治疗骨关节炎的可行性。

第一节　清宫治疗骨关节炎外用方用药规律

本研究从清宫系列书籍中筛选出治疗骨关节炎的外用方剂，利用 Excel 软件建立数据库，基于中医传承辅助平台（V3.0）的改进互信息法、K-means 算法＋聚类、K-means 算法＋回归模拟三个数据挖掘方法，统计每味药物的使用频数，并进一步分析其作用、性味、归经、频次使用情况。基于此进行用药关联分析和聚类分析，研究其用药规律，在此基础上结合专业知识组出新方——荣筋祛痹方。

一、资料与方法

1. 原始资料采集　研究方剂来源于陈可冀主编之清宫系列书籍《清宫医案集成》《清宫配方集成》《慈禧光绪医方选议》《清宫膏方精华》《清宫医案精选》《清宫医案研究》《清代宫廷医学精华》《清宫外治医方精华》。根据国家中医药管理局制定的骨关节炎诊疗标准，采集其主治涉及"腰膝等关节隐隐疼痛""屈伸、俯仰、转侧不利""筋骨疼痛""脚膝拘挛""骨节僵硬""筋骨不舒"等病症的方剂。

2. 资料数据预处理　根据本次挖掘目标，采用的预处理方法包括数据整理、变换约，即统一规范中药名称、简约分割冗杂方剂。对于一些名称不完整的中药予以剔除，名称完整的中药参照《中药学》教材将中药名进行统一规范，形成标准名称，如怀牛膝、怀膝、牛膝统一规范为牛膝，川独活、独活统一规范为独活等。

3. 数据挖掘方法　采用 Excel 建立数据库，内容包括具体方剂名、中药名称。运用中医传承辅助系统（V3.0）软件（中国中医科学院中药研究所提供）统计每味药物的使用频数，并进一步分析其作用、性味、归经、频次使用情况。基于此进行用药关联分析和聚类分析，研究其用药规律。

二、结果

1. 用药频率统计　共收录方剂 103 首，涉及中药 439 味。439 味中药共出现 1232 次，其中单个中药出现频率 ≥ 10 次的中药共 21 味，占总药味数的 4.78%。而仅 21 味中药出现的频次为 392，占总频次的 31.8%。从统计数据来看，中药使用频次在前 10 位的是乳香、当归、没药、防风、木瓜、红花、羌活、独活、白芷、川芎，见表 5-1。对中药进行功效、性味、归经分析，其功效频次在前 4 位的是活血化瘀类、祛风湿类、解表类、补虚类；使用温、平，辛、苦性味药物的频次较多，药物归经以肝、脾为主。见表 5-2。

表 5-1　医案处方中频次较高的药物

序号	中药	频次	频率（%）	序号	中药	频次	频率（%）
1	乳香	34	33.01	20	苍术	10	9.71
2	当归	33	32.04	21	牛膝	10	9.71
3	没药	33	32.04	22	细辛	9	8.74
4	防风	29	28.16	23	辣椒	9	8.74
5	木瓜	29	28.16	24	血竭	9	8.74
6	红花	25	24.27	25	连翘	9	8.74
7	羌活	20	19.42	26	川牛膝	8	7.77
8	独活	20	19.42	27	生地	8	7.77
9	白芷	20	19.42	28	香油	8	7.77
10	川芎	17	16.50	29	麝香	8	7.77
11	川乌	13	12.62	30	天麻	8	7.77
12	甘草	13	12.62	31	桃仁	8	7.77
13	秦艽	13	12.62	32	桑寄生	7	6.80
14	赤芍	13	12.62	33	黄柏	7	6.80
15	香附	13	12.62	34	大黄	7	6.80
16	草乌	12	11.65	35	麻黄	7	6.80
17	防己	12	11.65	36	木香	7	6.80
18	透骨草	12	11.65	37	桂枝	7	6.80
19	杜仲	12	10.68	38	白芍	7	6.80

频率＝中药频次 / 总方剂数 ×100%。

表 5-2　频次 ≥ 10 的中药功效、性味、归经分析概况

序列	功效	频次	序列	性味	频次	序列	归经	频次
1	活血化瘀类	180	1	温	410	1	肝	509
2	祛风湿类	131	2	平	187	2	脾	385
3	解表类	124	3	寒	162	3	心	310
4	补虚类	101	4	热	46	4	肺	219
5	清热类	83	5	凉	12	5	肾	215
6	理气类	48	1	辛	488	6	胃	178
7	平肝息风类	22	2	苦	484	7	膀胱	139

序列	功效	频次	序列	性味	频次	序列	归经	频次
8	利水渗湿类	17	3	甘	245	8	大肠	95
9	化痰止咳平喘类	17	4	咸	40	9	胆	70
10	泻下类	16	5	酸	69	10	三焦	24
11	温里类	16	6			11	小肠	22
12	止血类	15	7			12	心包	9

2. 医案处方中药物的四气分布　参照《中药学》教材对高频中药的药性进行归纳、统计和分析。高频中药以温性为主，占比 50%；其次为平性，占比 23%。见图 5-1。

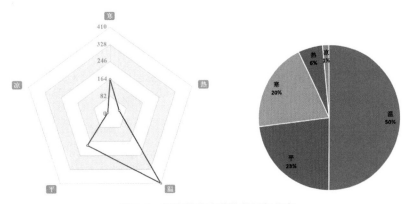

图 5-1　医案处方中药物的四气分布

3. 医案处方中药物的五味分布　参照《中药学》教材对高频中药的药味进行归纳、统计和分析。结果显示：高频中药以苦味、辛味为主，分别占比 37% 和 37%；其次为甘味，占比 18%。见图 5-2。

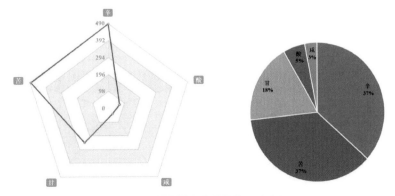

图 5-2　医案处方中药物的五味分布

4. 医案处方中药物的归经分布　参照《中药学》教材对高频中药的归经进行

归纳、统计和分析。若一味中药有多个归经，则全部统计在内，结果显示：药物归经以肝经 24%、脾经 18%、心经 14%、肺经 10% 和肾经 10% 为主。见图 5-3。

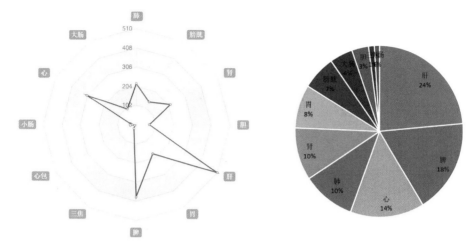

图 5-3 医案处方中药物的归经分布

5. 医案处方中药物的功效频数统计图 参照《中药学》教材对药物的功效进行归纳、统计和分析。结果显示：其功效频次在前 4 位的是活血化瘀类 22%、祛风湿类 16%、解表类 15%、补虚类 12%。见图 5-4。

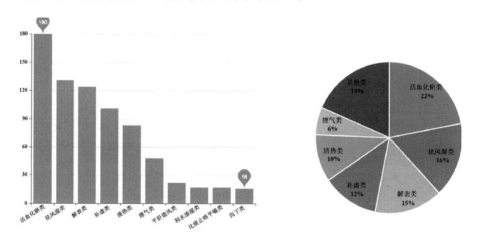

图 5-4 医案处方中药物的功效频数统计图

6. 药物关联结果 将支持度分别设为 10%、15%、20%，药物关联图用"网络展示"，见图 5-5。设置支持度为 10，置信度为 0.7，得到常用药对及组合 18 个，含有 12 味药，总出现的频次为 219。分析结果发现：其中含有当归或乳香的组合出现频次较高。且这 12 味药中的当归、没药、乳香、红花、独活、白芷、木瓜、川芎、防风这 9 味药在频次统计中频率都排在前 10，故将其视为高频药物。

此9味药合用有祛风除湿、活血通经、祛瘀止痛的功效，见表5-3。对所得药对进行关联规则分析，见表5-4。

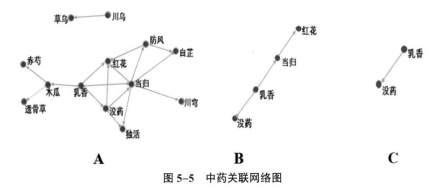

图5-5　中药关联网络图

A的支持度为10%；B的支持度为15%；C的支持度为20%

表5-3　支持度≥10的中药组合频次情况

序号	药物模式	出现频度	序号	药物模式	出现频度
1	没药、当归	14	10	当归、白芷	10
2	乳香、红花	12	11	乳香、当归	16
3	乳香、没药、当归	10	12	防风、红花	11
4	川乌、草乌	10	13	乳香、木瓜	10
5	当归、红花	15	14	防风、白芷	11
6	没药、独活	10	15	当归、独活	10
7	没药、红花	10	16	当归、川芎	11
8	木瓜、赤芍	10	17	乳香、没药	26
9	当归、防风	13	18	木瓜、透骨草	10

表5-4　支持度≥10的药物关联规则

序号	前项→后项	置信度	序号	规则	置信度
1	透骨草→木瓜 草乌→川乌	0.83	5	赤芍→木瓜	0.77
2	当归、乳香→没药 透骨草→木瓜	0.83	6	没药→乳香	0.76
3	没药→乳香	0.79	7	没药、当归→乳香	0.71
4	川乌→草乌	0.77			

置信度表示前项出现时，后项出现的可能性；置信度愈接近于1，出现的可能性越大。

7.方剂聚类分析结果　用K-means算法基于其药物种类及出现频次将其分为5类。Ⅰ类：当归-乳香-防风-羌活-大青盐-醋，Ⅱ类：防风-当归-乳香-天麻-细辛-白芷；Ⅲ类：牛膝-独活-羌活-木瓜-甘草-防风；Ⅳ类：

羌活－川乌－草乌－白鲜皮－红花－木瓜；V类：没药－乳香－当归－木瓜－红花－防风。如图 5-6A。再用 K-means 算法做出回归模拟方程，验证其分类的合理性，如图 5-6B，可以做出回归方程证明了其分类合理性，5 类药物都在回归线附近，进一步证明了其分类的科学性。基于关联规则分析聚类得到的核心组方。见表 5-5。

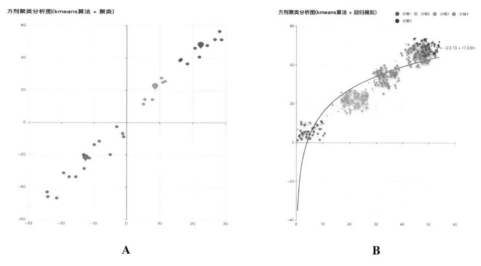

图 5-6 方剂聚类分析结果

表 5-5 基于关联规则分析聚类得到的核心组方

序号	核心组方
1	当归－乳香－防风－羌活－大青盐－醋
2	防风－当归－乳香－天麻－细辛－白芷
3	牛膝－独活－羌活－木瓜－甘草－防风
4	羌活－川乌－草乌－白鲜皮－红花－木瓜
5	没药－乳香－当归－木瓜－红花－防风

8. 综合数据挖掘的结果 基于关联规则与聚类分析的结果，再综合药物的性味、归经结果，将关联分析出的高频药物，加上羌活可祛一身上下之风湿，再加上细辛更可使药力直达病所，促进药物吸收，因而将羌活、独活、白芷、防风、木瓜、川芎、当归、乳香、没药、红花、细辛这 11 味药组合为一个新的治疗骨关节炎的外用方，命名为"荣筋祛痹方"，其药物占比分析图如图 5-7。再进一步用网络药理学来验证荣筋祛痹方治疗骨关节炎的理论依据。

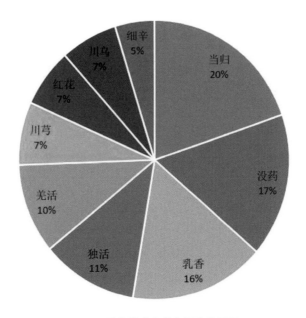

图 5-7　荣筋祛痹方药物频率分析图

三、结论

中医学认为，骨关节炎属于"痹证""膝痛""骨痹"等范畴，相关病名还有"历节病""白虎病""鹤膝风"等。古今医家大多认为骨关节炎是由于肝肾亏虚，气血不足，以致风寒湿侵袭，气滞血瘀痰凝而发病。根据 CNKI 和 WanFang Data 的文献统计，目前我国骨关节炎的临床常用治疗方法依次为中药、玻璃酸钠、关节镜术、针灸、针刀、关节置换术、推拿按摩、截骨术、关节冲洗、理疗等。可见中医药仍然是国内治疗骨关节炎的主要手段。中药外用主要包括熏洗、熏蒸、敷贴、热熨和离子导入等，具有多途径、多环节的特点，且有疗效好、不良反应少等优势。数据挖掘技术对 2004～2015 年中药外用治疗骨关节炎的文献进行频率、关联规则及聚类分析，得出高频药味及外用药方以活血化瘀、祛风除湿为处方治则，在一定程度上弥补了临床所用中药处方复杂的缺陷。

本研究利用中医辅助平台软件提供的改进互信息法、K-means 算法＋聚类、K-means 算法＋回归模拟三个数据挖掘方法，实现药物间关联性分析，从而聚类出核心组合，进一步挖掘出清宫医案治疗骨关节炎用药组方的隐形经验，旨在为临床中药外用治疗骨关节炎提供依据。药味频次统计显示，祛风湿类药（综合解表药中的祛风除湿类药物）最多，用量最大，其次为活血化瘀药、补虚类药。故中药外用治疗本病以"祛风除湿，活血化瘀"为主，兼以补益肝肾。这与骨关节炎的证候特点（痰湿、瘀血）及病机特征（肝肾亏虚，气血不足）相符。从性味归经看，以性温平、味辛苦、归肝脾经的药物使用频次最多。以上高频用药体现了良多古训，结合临床与经典，中药外用治疗骨关节炎旨在改善患者的临床症状，缓急止痛。

聚类分析所得五类核心组合，大都以祛风湿、活血化瘀类药物为主。Ⅰ类：当归、乳香、防风、羌活、大青盐、醋；Ⅱ类：防风、当归、乳香、天麻、细辛、白芷；Ⅲ类：牛膝、独活、羌活、木瓜、甘草、防风；Ⅳ类：羌活、川乌、草乌、白鲜皮、红花、木瓜；Ⅴ类：没药、乳香、当归、木瓜、红花、防风。以第Ⅴ类药为例，其中防风祛风止痛，而木瓜舒筋活络、胜湿除瘆止痛，两者合用，共奏祛风胜湿止痛之功；而乳香、没药、红花发挥活血止痛的作用；再配伍当归，既能补血，又能活血。五药合用，共奏祛风除湿、活血化瘀、补肝肾的功效。结合中药的性味、归经，发现其用药符合骨关节炎内因肝肾亏虚、外感风寒湿邪、中间病理产物为血瘀的中医发病特点。因此，基于清宫系列书籍的外用方中用药的数据分析聚类所得的核心组合是符合中医治疗骨关节炎的处方特点的，基于理论的分析能达到治疗骨关节炎的作用，所以对今后临床用药具有一定的指导意义。

在核心组合符合用药规律的基础上，总结数据挖掘的结果，组合出新方，再采用网络药理学在微观水平来验证新方对骨关节炎的治疗效果，基于背后原理来指导临床用药。根据网络药理学的分析结果得出，无论是从蛋白水平还是从细胞分子及信号通路的角度都证明了新方在理论上对骨关节炎有治疗效果，为进一步肯定新方的具体疗效，还需进行严谨的动物实验来加以验证。本研究基于现代数据挖掘技术，开展陈可冀主编之清宫系列书籍治疗骨关节炎的用药组方规律研究，整理了清宫医案治疗骨关节炎常见用药规律及组方规律，分析用药的关联规则及聚类出的核心组方。再总结数据分析结果，组合出荣筋祛瘆方，并用网络药理学验证荣筋祛瘆方治疗骨关节炎的可行性。利用数据挖掘来研究，并非意味着舍弃阅读书籍，而是实现了从整体上快速、有针对性地浏览全方并总结常用中药方剂。本研究虽然在一定程度上克服了传统医案用方学习方法耗时耗力的缺点，但是对分析结果的解读需研究者具备扎实的中医理论基础，还需医家结合其丰富的医学经验和现代实验研究进一步探讨其组方用药的意义及荣筋祛瘆方的可用性。

第二节　荣筋祛痹方概述

一、组方配伍

1.组成　羌活、独活、白芷、防风、川乌、川芎、当归、乳香、没药、红花、细辛。

2.功效　祛风除湿，活血通经，祛瘀止痛。

3.主治　骨关节炎、类风湿关节炎等急慢性疼痛。

4.方解　方中羌活性温，味辛、苦，归膀胱、肝、肾经。独活性微温，味辛、苦，归膀胱、肾经。据《本草秘录》载"羌活……善散风邪，利周身骨节之痛，除新旧风湿""羌活性升，而独活性降"，但二者"同是散邪"，故重用羌活、独活为君药。《滇南本草》载白芷"祛皮肤游走之风……周身寒湿疼痛"，《本草纲目》载防风"四肢拘急，行履不得，经脉虚羸，骨节间痛"，《药性歌括四百味》载川乌"大热，搜风入骨，湿痹寒疼，破积之物"，三药配伍除一身之痹痛，加强君药祛风胜湿止痛的功效，为臣药。风寒湿邪阻滞经络，气血不通，瘀血内生，川芎活血行气，配用当归活血补血，两者相使为用，加强活血作用的同时，活血而不伐血；乳香、没药活血行气，消肿止痛，相须为用，治疗一切脉络不通所引起的疼痛；红花辛温，活血散瘀止痛，是治疗跌打损伤、疮疡肿痛的要药；均为佐药。细辛辛温，散寒止痛，更可使药力直达病所，促进药物吸收，为使药。全方祛湿止痛并用，活血祛瘀并调，治疗由风寒湿邪气引起的瘀血阻滞、经脉痹阻不通等病证。

二、荣筋祛痹方的现代药理学研究

1.君药的现代药理学研究　羌活为伞形科植物羌活 *Notopterygium incisum* Ting ex H.T.Chang 或宽叶羌活 *Notopterygium franchetii* H.de Boiss. 的干燥根茎及根，主要分布在四川、云南、青海、甘肃等。其性温，味辛、苦，归膀胱、肾经，具有解表散寒、祛风除湿、通利止痛之功效。《日华子本草》载羌活"治一切风并气，筋骨拳挛，四肢羸劣，头旋，眼目赤痛，及伏梁水气，五劳七伤，虚损，冷气，骨节酸疼，通利五脏"。羌活治疗骨性关节炎起到的两个重要作用包括镇痛和抗炎。现代药理研究表明，羌活中主要含有挥发油、香豆素，此外还含有糖类、氨基酸、有机酸、甾醇等。其中紫花前胡苷为羌活镇痛作用的有效单体化合物，羌活醇是羌活的止痛成分。羌活挥发油具有显著的解热抗炎作用。独活始载于《神农本草经》，因"一茎直上，不为风摇"的特点而得名。其性微温，味苦、辛，归肝、肾、膀胱经。因其入肾经，肾主腰膝，故主治部位在腰及下肢，善行祛腰膝筋骨间风寒湿邪所致的下焦之病证。现代药理研究表明，独活具有镇静、催眠、镇痛、抗炎等显著性作用，用于治疗风湿性关节炎；独活挥发油高、低剂量可显著抑制蛋清所致大鼠足肿胀。采用网络药理学分析方法，发现细胞外信号分子及类花生酸信号通路是独活靶蛋白及类风湿关节炎相关基因共同关联的分子和通路。已有研究表明，独活乙醇提取物可不同程度地抑制环氧化酶 -1（COX-1）和环氧化酶 -2（COX-2），且其 COX-2 的抑制率大于 COX-1 而起到祛风湿作用，其能降低二甲苯诱导的炎症反应，尤其是 60% 独活乙醇提取物抗炎效果最好。独活挥发油对蛋清致大鼠足肿胀具有明显的抗炎作用，可能是独活发挥抗炎作用的主要物质基础。

2. 臣药的现代药理学研究 白芷为伞形科植物白芷 *Angelica dahurica*（Fisch. ex Hoffm.）Benth.et Hook.f. 或杭白芷 *Angelica dahurica*（Fisch.ex Hoffm.）Benth.et Hook.f.var.*formosana*（Boiss.）Shan et Yuan 的干燥根，主产于我国浙江、福建、四川、河南、河北、陕西等省。其性温，味辛，归肺、胃、大肠经，具有解表散寒、祛风止痛、通鼻窍、燥湿止带、消肿排脓的功效，常用于风寒感冒、头痛、眉棱骨痛、牙痛、风湿痛、鼻渊、带下及疮疡肿痛等病证。现代药理研究表明，白芷中含有挥发油类、香豆素类等化合物，具有解热镇痛、抗氧化美白、抗菌抗炎、促进血管舒张和降血糖等主要药理活性。中医古籍中应用于膝骨关节炎的外敷药物组成多为白芷等除湿止痛中药，乳香、当归、没药等活血止痛中药，以及川乌、草乌等散寒止痛中药。

防风为伞形科植物防风 *Saposhnikovia divaricata*（Turcz.）Schischk. 的干燥根，主产于黑龙江、内蒙古、吉林、辽宁等省。其性温，味辛、甘，归膀胱、肝、脾经。防风主要含有色原酮、香豆素、有机酸、杂多糖、丁醇等化合物，具有发汗解表、祛风的功效。防风为风药润剂，善治一切风疾，《本草纲目》载其"三十六般风，去上焦风邪，头目滞气，经络留湿，一身骨节痛。除风去湿仙药"。川乌为毛茛科植物乌头 *Aconitum carmichaelii* Debx. 的干燥母根，主要栽培于四川。LI[①]

---

① Li X, Jiang J, Shi S, et al, A RG-II type polysaccharide purified from Aconitum coreanum alleviates lipopoly-saccharide-induced inflammation by inhibiting the NF-κB signal pathway[J]. PLoS One, 2014, 9(6): 36-40.

等研究发现从黄花乌头提取的精制多糖 RG-Ⅱ型可以通过阻断 NF-κB 信号通路来减轻由脂多糖诱导的炎症，KMPS-2E 可以明显抑制由巨噬细胞和卡拉胶性足肿胀引起的炎症，并呈剂量依赖。川乌具有显著的镇痛抗炎的生理活性，对伴有疼痛的风湿性关节炎、跌打损伤具有重要的治疗作用。

3. 佐药的现代药理学研究　当归为伞形科植物当归 *Angelica sinensis*（Oliv.）Diels 的干燥根，主产于陕、甘、川等地。其性温，味辛、甘，归肝、心、脾经，具有补血活血、调经、润肠通便之功效；川芎为伞形科植物川芎 *Ligusticum chuanxiong* Hort. 的干燥根茎。其性温，味辛，归肝、胆经，具有行气活血的功效。当归侧重于养血活血，而川芎侧重于行血散血，两药同用，则养血和血、活血祛瘀之功更甚。此外，当归、川芎润燥相宜，川芎之辛燥可解当归之腻，当归之润可防川芎之燥，两者相配，祛瘀而不伤气，养血而不滞血。当归和川芎中所含的谷甾醇可靶向作用于骨关节炎的 NF-κB 信号通路，抑制基质金属蛋白酶和环氧化合酶的产生，降低 TNF-α、IL-1β、IL-6、趋化因子 5 的表达。豆甾醇是当归中的活性成分，不仅能通过阻断 NF-κB 通路抑制损伤软骨的 MMP 类物质及炎症因子的释放，还可以缓解急慢性疼痛模型小鼠的疼痛。乳香之名始载于《名医别录》，《本草拾遗》《本草纲目》均有涉及，并沿用至今。乳香以活血行气为主，长于散瘀，破泄力胜；没药活血散瘀为要，善于调气，止痛力强。二药参合，气血兼顾，取效尤捷，有通经活络、消肿止痛之功，故二药每每相兼而用。通过研究发现，乳香的有效活性成分为因香酚、3-oxo-tirucallic acid、乙酰基-α-乳香酸、表大戟二烯醇、乳香酸、四环三萜类化合物、扁枝烯等，现代药理学研究表明其有效成分具有抗炎、镇痛、抗菌等药理作用。没药的有效活性成分为槲皮素-3-葡萄糖醛酸苷、鞣花酸、花葵素、甾酮/醇类等化合物成分。现代药理学研究表明没药的生物活性物质可以作用于神经系统、骨代谢系统，具有抗菌、消炎、活血止痛、抗肿瘤等作用，抗炎与镇痛的作用在乳香与没药治疗膝骨关节炎中不容忽视。"乳香-没药"药对治疗膝骨关节炎具有多途径、多靶点作用的特点，主要起到抗炎、镇痛的作用。红花为菊科植物红花 *Carthamus tinctorius* L. 的干燥花。红花之名始载于《开宝本草》，曰："主产后血晕，口噤，腹内恶血不尽，绞痛，胎死腹中，并酒煮服……"《本草纲目》称红花能"活血、润燥、止痛、散肿、通经"。中医学认为该药性温，味辛微苦，归心、肝经，是活血通经、祛瘀止痛之良药。红花具有　定的抗炎镇痛活性。研究发现，红花 50% 甲醇提取物及水提取物能抑制角叉菜胶所致的足肿胀，能对二甲苯致小鼠耳肿胀有明显的抑制作用；在热板法和甩尾法中，红花提取物能够提高小鼠痛阈，具有明显的镇痛活性。

4. 使药的现代药理学研究　细辛又名细参、烟袋锅花，是马兜铃科植物，主要分为北细辛 *Asarum heterotropoides* Fr.Schmidt var.*mandshuricum*（Maxim.）Kitag.、汉城细辛 *Asarum sieboldii* Miq.var.*seoulense* Nakai 或华细辛 *Asarum sieboldii* Miq.，其干燥的根和根茎是主要的药用部位。细辛挥发油具有抗炎、止痛的作用，其抗炎作用机制是在抑制炎症介质的释放、血小板的聚集的同时增强了毛细血管通透性，促进了白细胞流动及结缔组织增生。通过网络药理学分析，找到细辛抗炎相关的靶点并发现可与抗炎靶点相互作用的细辛成分，为完善细辛质量评价体系提供科学依据。研究表明，通过激动 GAGA 受体抑制 NO 水平可起到明显的镇痛、抗炎作用，细辛挥发油中的主要成分甲基丁香酚则可激动该受体。

三、小结

骨关节炎在中国传统医学中归属"骨痹"范畴，膝骨关节炎亦称为"膝痹""骨痹""历节病"等。中医学认为本病发病因年老，肝肾脾亏虚，复感外淫，久则发病。《素问·痹论》载："风寒湿三气杂至，合而为痹。"认为风寒湿邪是该病重要的外因。《素问·百病始生》云："风雨寒热不得虚，邪不能独伤人。卒然逢疾风暴雨而不病者，盖无虚，故邪不能独伤人。此必因虚邪之风，与其身形，两虚相得，乃客其形。"所以认为肝、脾、肾三脏亏虚，正气化生不足，风寒湿邪乘虚而入，侵袭关节，阻滞经络，气血运行不畅，都是痹证发生的重要内因。所以治疗应以补肝肾、祛风除湿、活血通络、祛瘀止痛为主。本课题基于现代数据挖掘技术，开展陈可冀主编之清宫系列书籍治疗骨关节炎的用药组方规律研究，整理了书中治疗骨关节炎常见用药规律及组方规律，分析用药的关联规则及聚类出的核心组方；再总结数据分析结果，组合出荣筋祛痹方。本课题组通过每味中药的现代药理学研究，找到并发现了这些中药抗炎、镇痛的功用，以及起到抗炎、镇痛作用的有效化学成分和重要的信号通路，以此来证明此方治疗骨关节炎的可行性。中医学方面，荣筋祛痹方祛湿止痛并用，活血祛瘀并调，兼以补益肝肾，能够有效治疗由风寒湿邪气引起的瘀血阻滞、经脉痹阻不通等病证，这与骨关节炎的证候特点及病机特征相符，也为骨关节炎的治疗提供了新思路、新方法。

第三节 荣筋祛痹方化学成分分析

中药古方组成复杂，发挥疗效往往是多种成分协同作用的结果，为保证产品质量和疗效的稳定性，用多指标成分测定和评价中药的质量已成为一种发展趋势，然而目前针对荣筋祛痹方的物质基础鲜有报道。超高效液相色谱-四级杆飞行时间质谱（UPLC-Q-TOF-MS）技术可以对复杂的化学成分进行准确的分离和结构鉴定，近年来被广泛应用于中药及复方的成分鉴定，对阐明荣筋祛痹方的药效物质基础、作用机制研究及质量控制指标的选择具有重要意义。

一、材料与方法

1. 药物 荣筋祛痹方的药物包括羌活、独活、白芷、防风、川乌、川芎、当归、乳香、没药、红花、细辛，购于福建中医药大学附属第二人民医院。

2. 试剂与仪器 甲醇、乙腈（质谱纯，德国默克公司），甲酸（色谱纯，批号 F190210，阿拉丁试剂上海有限公司），其余试剂均为分析纯。超高压输液系统（型号 I-Class PLUS）串联 Zevo XS 型高分辨飞行时间质谱仪（美国 Waters 公司）；CPA225D 十万分之一分析天平（德国 Sartorius 公司）；KQ-500E 台式超声波清洗器（昆山市超声仪器有限公司）；FY 135 型中草药粉碎机（天津市泰斯特仪器有限公司）；Milli-Q 超纯水仪（美国 Millipore 公司）。

3. 供试品溶液 取一剂处方量的荣筋祛痹方，用水加热回流提取 2 次，每次 1.5h，合并滤液。取滤液 1mL 置于 20mL 容量瓶中，加入 50% 甲醇稀释至刻度，摇匀，于 10000r/min 离心机离心 10min，0.22μm 滤膜滤过，取续滤液，即得。

4. 色谱与质谱条件

（1）**色谱条件** 采用 Waters CORTECS C_{18} 色谱柱（2.1mm×100mm，1.6μm），流动相乙腈（A）-0.1% 甲酸水溶液（B），梯度洗脱（0～0.5min，5%A→95%B；0.5～1.5min，9%A→91%B；1.5～4.5min，11%A→89%B；4.5～9.5min，12.5%A→87.5%B；9.5～17.0min，20%A→80%B；17.0～27.5min，25%A→75%B；27.5～37.0min，30%A→70%B；37.0～39.0min，55%A→45%B，39.0～43.5min，90%A→10%B，43.5～45.0min，95%A→5%B），流速 0.25mL/min；柱温 40℃；进样量 2μL。

（2）质谱条件　Zevo XS 高分辨飞行时间质谱仪，采用电喷雾离子源（ESI）正、负离子模式进行监测，毛细管电压 2.5kV，喷雾器压力 0.2MPa；脱溶剂气流：氮气，流速 800L/h，脱溶剂温度 400℃；锥孔气流：氮气，流速 50L/h，离子源温度 120℃，四极杆离子能量 3.0eV；碰撞气体为氩气。质谱测定数据采用全扫描模式采集，数据采集范围 m/z 50 ～ 2000。

二、结果

取一剂处方量的荣筋祛痹方，按"3"项下方法制备供试品溶液，按"4"项下的色谱及质谱条件进行分析，得到荣筋祛痹方的正、负离子模式下总离子流图（图 5-8）。利用 Q-TOF 获得的各个成分的精确分子量，参考文献数据中的质谱信息，共鉴定出荣筋祛痹方中 95 个化学成分，见表 5-6。

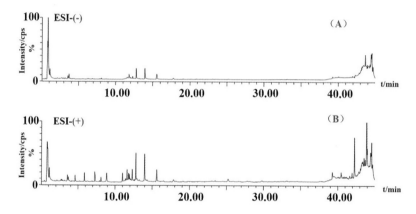

图 5-8　荣筋祛痹方 UPLC-Q-TOF-MS 负（A）、正离子（B）模式 TIC 图

表5-6 荣筋祛瘀方中化合物的 UPLC-Q-TOF-MS 定性分析结果

NO.	t_R/min	分子式	离子检测	实测值	理论值	error	化合物	来源
1	0.83	$C_{12}H_{22}O_{11}$	[M-H]⁻	341.1105	341.1084	6.2	蔗糖（sucrose）	川芎
2	1.10	$C_{10}H_{13}N_5O_4$	[M+H]⁺	268.1028	268.1046	-6.7	腺苷（adenosine）	防风
3	2.38	$C_7H_6O_4$	[M-H]⁻	153.0187	153.0188	-0.7	原儿茶酸（protocatechuic acid）	川芎
4	2.64	$C_{16}H_{18}O_9$	[M-H]⁻	353.0869	353.0873	-1.1	新绿原酸（neochlorogenic acid）	川芎
5	2.71	$C_{11}H_{12}N_2O_2$	[M-H]⁻	203.0812	203.0821	-4.4	D-tryptophan	川芎
6	2.79	$C_{24}H_{39}NO_9$	[M+H]⁺	486.2680	486.2703	-4.7	新乌头原碱（mesaconine）	川乌
7	3.55	$C_{16}H_{18}O_9$	[M-H]⁻	353.0869	353.0873	-1.1	绿原酸（chlorogenic acid）	川芎
8	3.57	$C_{16}H_{20}O_9$	[M-H]⁻	355.1036	355.1029	2.0	东莨菪碱（scopoline）	羌活
9	3.74	$C_{11}H_{12}O_5$	[M-H]⁻	223.0620	223.0606	6.3	芥子酸（sinapic acid）	川芎
10	3.86	$C_{16}H_{18}O_9$	[M-H]⁻	353.0869	353.0873	-1.1	隐绿原酸（cryptochlorogenic acid）	川芎
11	4.19	$C_9H_8O_4$	[M-H]⁻	179.0359	179.0344	8.4	咖啡酸（caffeic acid）	川芎
12	4.60	$C_{17}H_{16}O_9$	[M+H]⁺	365.0863	365.0873	-2.7	佛手酚葡萄糖苷（bergaptol-O-glucopyranoside）	羌活
13	7.31	$C_{21}H_{26}O_{10}$	[M+H]⁺	439.1593	439.1604	-2.5	亥茅酚苷（sec-O-glucosylhamaudol）	防风
14	7.96	$C_{10}H_{10}O_4$	[M+H]⁺	195.0655	195.0657	-1.0	阿魏酸（ferulic acid）	川芎、当归、独活
15	8.12	$C_{22}H_{28}O_{11}$	[M+H]⁺	469.1701	469.171	-1.9	升麻素苷（prim-O-glucosylcimifugin）	防风
16	8.62	$C_{11}H_6O_3$	[M+H]⁺	187.0402	187.0395	3.7	异补骨脂素（isopsoralen）	羌活
17	9.21	$C_{10}H_{10}O_4$	[M-H]⁻	193.0518	193.0501	8.8	3-methoxy-4,5-methylenedioxy-acetophenon	川芎

续表

NO.	t_R/min	分子式	离子检测	实测值	理论值	error	化合物	来源
18	10.51	$C_{19}H_{28}O_3$	$[M+H]^+$	305.2127	305.2117	3.3	灰绿曲霉黄色素（flavoglaucin）	白芷
19	11.53	$C_{14}H_{14}O_4$	$[M+H]^+$	247.0968	247.097	−0.8	野楝素（nodakenetin）	羌活
20	11.39	$C_{16}H_8O_6$	$[M+Na]^+$	329.1003	329.1001	0.6	升麻素（cimifugin）	防风
21	11.53	$C_{14}H_{25}NO$	$[M+H]^+$	224.2024	224.2014	4.5	墙草碱（pellitorine）	细辛
22	11.58	$C_{20}H_{24}O_9$	$[M+H]^+$	409.1465	409.1499	−8.3	紫花前胡苷（nodakenin）	羌活
23	11.62	$C_{18}H_{36}O_2$	$[M+H]^+$	285.2771	285.2794	−8.1	硬脂酸（stearic acid）	红花
24	11.69	$C_{30}H_{32}O_{12}$	$[M+H]^+$	585.2011	585.1972	6.7	6-trans-feruloylnodakenin	羌活
25	11.75	$C_{27}H_{30}O_{15}$	$[M+H]^+$	595.1647	595.1663	−2.7	红花黄色素 A（safflor yellow A）	红花
26	11.81	$C_{21}H_{22}O_{11}$	$[M-H]^-$	451.1240	451.124	0.0	新红花貳（neocarthamin）	红花
27	11.85	$C_{25}H_{24}O_{12}$	$[M-H]^-$	515.1187	515.119	−0.6	异绿原酸 A（isochlorogenic acid A）	川芎
28	11.94	$C_{28}H_{32}O_{15}$	$[M+H]^+$	609.1842	609.1819	3.8	金锈绿醇-7-芦丁苷（chrysoeriol-7-rutinoside）	羌活
29	12.05	$C_{18}H_{32}O_2$	$[M+H]^+$	281.2480	281.2481	−0.4	亚油酸（linoleic acid）	红花
30	12.06	$C_{27}H_{30}O_{17}$	$[M+H]^+$	627.1537	627.1561	−3.8	6-hydroxykaempferol 3,6-di-O-β-D-glucoside	红花
31	12.00	$C_{20}H_{20}O_6$	$[M+H]^+$	357.1372	357.1338	9.5	阿魏酸松柏酯（coniferyl ferulate）	当归
32	12.10	$C_{12}H_{16}O_4$	$[M-H]^-$	225.1127	225.1127	0.0	洋川芎内酯 H/I（senkyunolide H/I）	当归
33	12.12	$C_{12}H_{14}O_4$	$[M-H]^-$	221.0823	221.0814	4.1	洋川芎内酯 D（senkyunolide D）	川芎
34	12.25	$C_{21}H_{20}O_{10}$	$[M+H]^+$	433.1135	433.1135	0.0	safflochalconeside	红花

续表

NO.	t_R/min	分子式	离子检测	实测值	理论值	error	化合物	来源
35	12.32	$C_{22}H_{28}O_{10}$	$[M+H]^+$	453.1765	453.1761	0.9	4'-O-葡萄糖基-5-O-甲基维斯阿米醇苷（4'-O-glucosyl-5-O-methylvisamminol）	防风
36	12.69	$C_{25}H_{24}O_{12}$	$[M-H]^-$	515.1187	515.119	-0.6	异绿原酸 B（isochlorogenic acid B）	川芎
37	12.74	$C_{14}H_{14}O_4$	$[M+H]^+$	245.0829	245.0814	6.1	二氢欧山芹醇（columbianetin）	独活
38	12.81	$C_{12}H_{18}O_4$	$[M-H]^-$	227.1292	227.1283	4.0	洋川芎内酯 J（senkyunolide J）	川芎
39	12.98	$C_{13}H_{10}O_5$	$[M+H]^+$	247.0647	247.0606	16.6	茴芹内酯（pimpinellin）	羌活
40	13.00	$C_{25}H_{28}N_2O_9$	$[M+H]^+$	501.1873	501.1873	0.0	N-P-coumaroylserotonin-O-p-d-glucopyranoside	红花
41	13.18	$C_{31}H_{43}NO_{10}$	$[M+H]^+$	590.2994	590.2965	4.9	苯甲酰新乌头原碱（benzoylmesaconine）	川乌
42	13.90	$C_{12}H_{14}O_5$	$[M-H]^-$	237.0760	237.0763	-1.3	三甲氧基肉桂酸（trimethoxycinnamic acid）	川芎
43	14.58	$C_{32}H_{45}NO_{10}$	$[M+H]^+$	604.3122	604.3122	0.0	苯甲酰乌头原碱（benzoylaconine）	川乌
44	14.89	$C_{15}H_{20}O_4$	$[M-H]^-$	263.1277	263.1283	-2.3	藁本酚（ligustiphenol）	川芎
45	15.99	$C_{16}H_{18}O_5$	$[M+H]^+$	291.1232	291.1233	-0.3	5-O-甲基维斯阿米醇（5-O-methylvisamminol）	防风
46	16.03	$C_{31}H_{43}NO_9$	$[M+H]^+$	574.3024	574.3016	1.4	苯甲酰次乌头原碱（benzoylhypacoitine）	川乌
47	16.51	$C_{16}H_{16}O_6$	$[M+H]^+$	305.1015	305.1025	-3.3	水合氧化前胡素（oxypeucedanin hydrate）	白芷
48	17.02	$C_{30}H_{26}O_{12}$	$[M-H]^-$	577.1378	577.1346	5.5	原花青素 B（procyanidin B）	川芎
49	17.68	$C_{31}H_{41}NO_9$	$[M+H]^+$	572.2828	572.286	-5.6	焦中乌头碱（aconitineincoke）	川乌
50	18.20	$C_{17}H_{16}O_6$	$[M+H]^+$	317.1017	317.1025	-2.5	xanthotoxin	白芷
51	18.37	$C_{16}H_{22}O_6$	$[M+Na]^+$	333.1297	333.1314	-5.1	2Z-decaene-4,6-diyn-1-O-β-D-glucopyranoside	红花

续表

NO.	t_R/min	分子式	离子检测	实测值	理论值	error	化合物	来源
52	19.13	$C_{21}H_{26}O_{10}$	$[M+Na]^+$	461.1435	461.1424	2.4	蛇床子苷 A（cnidimoside A）	防风
53	19.60	$C_{21}H_{26}O_{10}$	$[M+H]^+$	439.1642	439.1604	8.7	亥茅酚苷（sec-O-glucosyl-hamaudol）	防风
54	19.68	$C_{21}H_{22}O_7$	$[M+H]^-$	387.1426	387.1444	-4.6	(1R,2S,5R,6R)-5′-O-methylpluviatilol	细辛
55	20.22	$C_{18}H_{34}O_5$	$[M-H]^-$	329.2334	329.2328	1.8	trihydroxy-octadecenoic acid	川芎
56	20.53	$C_{20}H_{20}O_7$	$[M-H]^-$	371.1103	371.1131	-7.5	3,4,3,5,7-pentamethyl flavone	川芎
57	20.80	$C_{17}H_{18}O_7$	$[M+H]^+$	335.1119	335.1131	-3.6	divaricatol	防风
58	21.03	$C_{12}H_{12}O_3$	$[M-H]^-$	203.0715	203.0708	3.4	川芎内酯 B/C/E（senkyunolide B/C/E）	川芎
59	21.27	$C_{12}H_{16}O_2$	$[M-H]^-$	193.1271	193.1229	21.7	川芎内酯 A（senkyunolide A）	当归
60	21.84	$C_{29}H_{37}N_3O_2$	$[M+H]^+$	460.2993	460.2964	6.3	alkaloid E-7	白芷
61	21.92	$C_{15}H_{16}O_6$	$[M+H]^+$	293.1059	293.1025	11.6	angelicain	防风
62	22.42	$C_{14}H_{14}O_4$	$[M+H]^+$	247.0968	247.097	-0.8	nodakenetin	防风
63	22.77	$C_{15}H_{16}O_5$	$[M+H]^+$	277.1075	277.1076	-0.4	亥茅酚（hamaudol）	防风
64	22.80	$C_{19}H_{22}O_3$	$[M+H]^+$	299.1660	299.1647	4.3	7-香叶酰氧基香豆素（7-geranyloxycoumarin）	羌活
65	22.97	$C_{10}H_{14}O_3$	$[M+H]^+$	183.1030	183.1021	4.9	3,4,5-三甲氧基甲苯（3,4,5-trimethoxytoluene）	细辛
66	23.17	$C_{12}H_8O_4$	$[M-H]^-$	215.0326	215.0344	-8.4	异佛手柑内酯 [2-oxo-2H-furo(2,3-h)-1-benzopyran]	独活
67	23.28	$C_{31}H_{43}N_3O_2$	$[M+H]^+$	490.3423	490.3434	-2.2	cristatumin F	白芷
68	23.53	$C_{18}H_{32}O_3$	$[M-H]^-$	295.2281	295.2273	2.7	蓖麻油酸（ricinoleic acid）	川芎
69	24.25	$C_{20}H_{18}O_6$	$[M+H]^+$	355.1165	355.1182	-4.8	episesaminone	细辛

续表

NO.	t_R/min	分子式	离子检测	实测值	理论值	error	化合物		来源
70	24.21	$C_{13}H_{10}O_5$	$[M+H]^+$	247.0611	247.0606	2.0	isopimpinelllin		防风
71	24.29	$C_{12}H_8O_4$	$[M+H]^+$	217.0504	217.0501	1.4	花椒毒素（xanthatoxin）		防风
72	24.72	$C_{12}H_8O_4$	$[M+H]^+$	217.0504	217.0501	1.4	佛手柑内酯（bergapten）		防风
73	24.91	$C_{16}H_{25}NO$	$[M+H]^+$	248.2023	248.2014	3.6	N–Isobutyl–（2E,4Z,8Z,10E）–dodecatetraenamide		细辛
74	25.08	$C_{20}H_{18}O_6$	$[M+H]^+$	355.1165	355.1182	−4.8	细辛脂素（1–asarinin）		细辛
75	25.18	$C_{12}H_{14}O_2$	$[M+H]^+$	191.1040	191.1072	−16.7	藁本内酯（ligustilide）		当归
76	25.19	$C_{12}H_{14}O_3$	$[M-H]^-$	205.0863	205.0865	−1.0	川芎内酯F（senkyunolide F）		川芎
77	25.28	$C_{33}H_{45}NO_{10}$	$[M-H]^-$	616.3088	616.3122	−5.5	次乌头碱（hypaconitine）		川乌
78	25.58	$C_{12}H_{12}O_2$	$[M+H]^+$	189.0916	189.0916	0.0	butylidenephthalide		当归
79	25.71	$C_{34}H_{47}NO_{11}$	$[M+H]^+$	646.325	646.3227	3.6	乌头碱（aconitine）		川乌
80	26.13	$C_{12}H_{14}O_3$	$[M-H]^-$	207.1045	207.1021	11.6	榄香素（elemicin）		川芎
81	26.18	$C_{12}H_{14}O_2$	$[M+H]^+$	191.1072	191.1072	0.0	正丁基苯酞（n–butylphthalide）		当归
82	28.44	$C_{17}H_{18}O_6$	$[M+H]^+$	319.1180	319.1182	−0.6	3'–O–乙酰基亥茅酚（3'–O–acetylhamaudol）		防风
83	28.96	$C_{12}H_{14}O_3$	$[M-H]^-$	205.0863	205.0865	−1.0	环氧藁本内酯（epoxyligustilide）		川芎
84	31.60	$C_{16}H_{32}O_2$	$[M-H]^-$	255.2322	255.2324	−0.8	palmitic acid		川芎
85	32.26	$C_{16}H_{14}O_4$	$[M+H]^+$	271.0966	271.097	−1.5	欧前胡素（imperatorin）		川芎
86	32.52	$C_{19}H_{22}O_6$	$[M+H]^+$	347.1501	347.1495	1.7	3'–i–butyrylhamaudol		防风
87	32.82	$C_{19}H_{20}O_5$	$[M+H]^+$	329.1416	329.1389	8.2	石防风素（deltoin）		防风
88	33.71	$C_{20}H_{22}O_6$	$[M+H]^+$	359.1507	359.1495	3.3	3–当归酰基亥茅酚（3'–i–angeloylhamaudol）		防风
89	34.18	$C_{18}H_{34}O_2$	$[M-H]^-$	281.2484	281.2481	1.1	油酸（oleic acid）		川芎

续表

NO.	t_R/min	分子式	离子检测	实测值	理论值	error	化合物	来源
90	34.77	$C_{16}H_{30}O_2$	$[M-H]^-$	253.2155	253.2168	-5.1	(9E)-9-hexadecenoic acid	川芎
91	34.81	$C_{18}H_{32}O_2$	$[M-H]^-$	279.2300	279.2324	-8.6	亚油酸（linoleic acid）	川芎
92	35.27	$C_{39}H_{54}O_5$	$[M-H]^-$	601.3893	601.3893	0.0	xiongterpene	川芎
93	35.44	$C_{18}H_{30}O_2$	$[M-H]^-$	277.2153	277.2168	-5.4	亚麻酸（linolenic acid）	川芎、红花
94	39.46	$C_{16}H_{14}O_4$	$[M-H]^-$	269.0835	269.0814	7.8	异欧前胡素（isoimperatorin）	羌活、独活
95	43.25	$C_{19}H_{20}O_5$	$[M-H]^-$	327.1275	327.1232	13.1	二氢欧山芹醇当归酸酯（columbianadin）	独活

三、讨论

为了更加全面地对荣筋祛痹方中的化学成分进行定性分析，本实验根据各成分的结构和性质，分别采用正、负离子两种模式进行全扫描，结果发现，在正离子模式下的响应值高于负离子，但发现川芎和独活中的成分在负离子模式下的响应值高，为了得到各成分较高的响应值，最后选择正离子和负离子的模式进行检测。

方中羌活、独活为君药。羌活性温散寒，具有祛风胜湿止痛的功效，对风寒湿"骨痹"有确切疗效。现代研究表明，羌活水煎液显著的抗炎镇痛作用对骨关节病有缓解作用[①]。《中国药典》2020年版中将紫花前胡苷作为羌活质量控制的化学成分之一，紫花前胡苷具有抗炎镇痛、抗氧化等功效。研究发现钙信号通路能够影响软骨细胞分化，而独活能够参与此条通路，从分子水平方向进一步揭示了独活治疗骨关节炎的潜在化学成分及作用机制。《中国药典》2020年版中将二氢欧山芹醇当归酸酯和蛇床子素作为独活质量控制的化学成分，二氢欧山芹醇当归酸酯通过NOD1途径来抑制脂多糖介导的炎症反应，起到一定的抗炎作用。

白芷、防风与川乌为臣药。白芷，味辛，气温，无毒，其香气烈，辛香散结而入血止痛，可祛皮肤游走之风、周身寒湿之痛。白芷中的重要成分异欧前胡素可以延缓软骨细胞的退化并且有下调mTOR Complex 1信号通路的作用。防风，主骨节间疼痛，具有解热镇痛、抗炎抗菌的作用，防风在2020版药典中将升麻素苷作为质量控制的化学成分之一，基于网络药理学及生物信息学的防风治疗骨关节炎相关机制探究，升麻素苷可以抑制JAK2/STAT3的磷酸化和抑制iNOS和COX-2的表达，从而起到抗炎作用。川乌是破除湿痹寒疼的良药，以《中国药典》2020年版为指导，乌头碱、次乌头碱、新乌头碱是川乌的指标性成分，次乌头碱能对抗内皮细胞的凋亡，并且能调节HDAC3-HMGB1通路达到抗炎作用。三药配伍可加强君药祛风胜湿止痛的功效。

川芎、当归、乳香、没药、红花为佐药。风寒湿邪阻滞经络，气血不通，瘀血内生。川芎活血行气，配用当归活血补血，两者相使为用，加强活血作用；当归、川芎相配，既能补血以濡养肌肤，缓解肌肤麻木，又能行气活血以减轻骨节酸痛。当归有改善骨关节末梢神经和微循环等功能，川芎则具有改善血液流变学

① 郑春松，严培晶，付长龙，等. 从化合物-靶点作用网络的角度证实羌活抗炎镇痛的作用[J]. 风湿病与关节炎，2017，6（8）：10-14.

特征、抗炎、解痉镇痛等作用，可解除骨关节病患者的痛苦。乳香能够对患者起到理筋续骨、活血化瘀的作用，用药后可使得患者的瘀血状态得到改善，继而促使其血肿快速吸收，帮助患者恢复。乳香、没药活血行气、消肿止痛，相须为用，治疗一切脉络不通所引起的骨关节疼痛。红花辛温，可活血祛瘀通经，增进微循环，从而改善骨内血流动力学和血液流变学状态，降低骨内高压，缓解疼痛。细辛辛温，散寒止痛，入肾经，散寒除湿，更可使药力直达病所，促进药物吸收，为使药；其具有解热、镇静、镇痛、抗炎等多重作用，可抑制炎性介质释放、对抗炎性介质等而发挥抗炎效果。

本研究运用 UPLC–Q–TOF–MS 技术鉴定了荣筋祛痹方中羌活、独活、白芷、防风、川乌、川芎、当归、乳香、没药、红花、细辛中的 95 个化学成分，其中白芷中鉴定了 5 个成分，防风中鉴定了 19 个成分，红花中鉴定了 9 个成分，川芎中鉴定了 30 个成分，当归中鉴定了 7 个成分，羌活中鉴定了 10 个成分，独活中鉴定了 5 个成分，细辛中鉴定了 6 个成分，川乌中鉴定了 7 个成分。此次鉴定涵盖了荣筋祛痹方中的各味药材，可较全面地表征复方中的主要化学物质基础，为后续的荣筋祛痹方药效物质基础及作用机制研究提供了实验依据。

第四节　荣筋祛痹方治疗骨关节炎的网络药理学研究

一、资料与方法

1.筛选骨关节炎的差异表达基因　在 GEO 数据库样本中以"osteoarthritis"为关键词检索相关芯片，获取编号为 GSE82107 的芯片数据原始文件和 GPL570 的芯片基因注释文件，该芯片数据中包含了 17 个滑膜活检样本，其中 10 名来自骨关节炎患者，健康对照 7 名。使用 R 语言对芯片的原始数据加以分析，采用 RMA 算法进行背景校正和矩阵数据归一化处理，利用 limma 程序包分析芯片数据的差异基因，将显著差异基因的筛选条件设定为 $P < 0.05$，差异倍数（FC）> 2；运用 plot 程序包绘制芯片原始的火山图、热图，最终获得骨关节炎的差异表达基因。

2.荣筋祛痹方的中药活性成分收集与筛选　使用 TCMSP、HERB 和 TCMID 数据库搜集荣筋祛痹方活性成分及其作用靶点，并根据外用药物经皮吸收的特点，设置活性成分属性值的筛选条件：以 DL $\geqslant$ 0.18，MW $\leqslant$ 500，AlogP 在 1 ～ 3 之间为标准筛选符合条件的化合物，获得候选活性分子，并结合文献资料，最终确定活性成分。获得荣筋祛痹方中 11 味药物的有效成分和靶点蛋白，并通过 UniPortKB 对靶点蛋白进行标准化注释。

3.复方 – 疾病交集基因的获取　应用 R 语言的 Draw Venn Diagrams 工具对获取到的疾病靶点与药物靶点进行处理，获得交集基因靶点，并输出 Venny 图展示。

4.蛋白 – 蛋白互作网络和药物活性成分 – 共同靶点网络构建　将"荣筋祛痹方"与"骨关节炎"的共同靶点导入 STRING 数据库构建蛋白 – 蛋白互作网络（PPI），使用 Cytoscape 3.7.2 软件对结果做可视化分析及后续的网络拓扑分析，同时利用该软件构建药物活性成分 – 共同靶点网络。

5.荣筋拈痛方作用的核心信号通路筛选　DAVID 数据库是一个具有全面功能注释、可视化和集成发现的数据库工具，可完成京都基因与基因组百科全书（KEGG）通路富集分析。利用 DAVID 在线分析工具对上述关键靶点进行功能富集分析，使用 Cytoscape 3.7.2 软件制作 KEGG 关系网络构建。

二、结果

1. 骨关节炎的差异基因　芯片 GSE82107 的原始数据文件中包含了 17 个滑膜活检样本，将 10 名骨关节炎患者的滑膜活检样本与 7 名健康人的滑膜活检样本组织进行对比。借助 R 语言分析，共获得 2072 个显著改变与影响的基因，其中上调基因数为 1191 个，下调基因数为 881 个，绘制骨关节炎差异基因的火山图、热图，详见图 5-9、图 5-10。

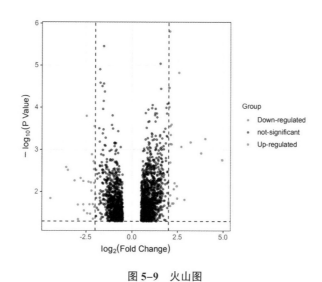

图 5-9　火山图

红色的点代表上调基因；绿色的点代表下调基因；黑色的点代表非差异基因

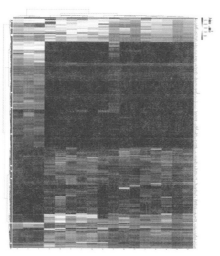

图 5-10　热图

C 为正常组；T 为患病组

2. 荣筋祛痹方中药物活性化合物分析 通过 TCMSP 数据库检索荣筋祛痹方中羌活、独活、白芷、防风、川乌、川芎、当归、乳香、没药、红花、细辛 11 味中药所含化合物，再根据化合物药代动力学特性，以 DL ≥ 0.18，MW ≤ 500，AlogP 在 1～3 之间并结合文献检索结果确定药物的活性化学成分。筛选获得了荣筋祛痹方中 71 种有效成分，利用 STITCH、CTD 和 SymMap 数据库搜索这些活性化合物在人体的潜在靶点，共对应 421 个靶点。结果表明，荣筋祛痹方中的核心化学成分如表 5-7 所示。

表 5-7 荣筋祛痹方中药物的核心化学成分

中药	编号	核心化学成分
独活	MOL003608	O-Acetylcolumbianetin
	MOL004777	Angelol D
羌活	MOL011970	diversoside
	MOL002881	Diosmetin
白芷	MOL005786	Byakangelicin
	MOL013430	Prangenin
防风	MOL009356	Tectochrysin
	MOL000173	wogonin
川乌	MOL002424	Aconiyine
当归	MOL000360	Ferilic acid
川芎	MOL001729	Crysophanol
红花	MOL002008	myricetin
	MOL002696	lirioresinol-A
没药	MOL001002	ellagic acid
	MOL001004	pelargonidin
乳香	MOL001280	isoincensolol
	MOL000390	Daidzein
细辛	MOL001558	sesamin
	MOL000986	1-Asarinine

3. 荣筋祛痹方作用靶点的预测 Venny 图与活性成分 - 靶点网络图的构建 应用 R 语言的 Draw Venn Diagrams 工具对获取到的疾病靶点与药物靶点进行处理，获得交集基因靶点为 52 个，并输出 Venny 图展示（图 5-11）。

结合芯片结果将 TCMSP 数据库有效成分预测模型配对分析后，得到有对应靶点的活性成分 40 个，再利用 Cytoscape 3.2.1 软件分别构建了 11 味中药的活性成分与交集基因靶点的网络图（图 5-12）。

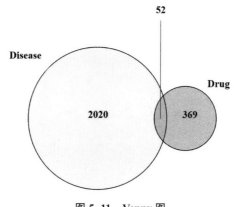

图 5-11 Venny 图

黄色部分为疾病的靶点数量；蓝色部分为复方的靶点数量；中间交集处为交集靶点数量

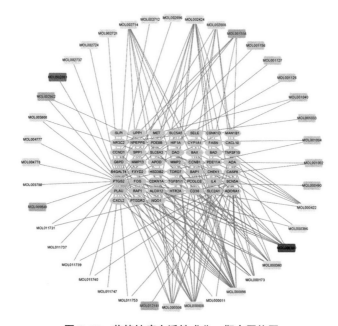

图 5-12 荣筋祛痹方活性成分 – 靶点网络图

矩形为有效成分；不同颜色代表不同药物的有效成分；椭圆为交集基因

4.蛋白 – 蛋白互作网络及网络拓扑分析 将"荣筋祛痹方"与"骨关节炎"的共同靶点导入 STRING 数据库构建蛋白 – 蛋白互作网络（PPI），使用 Cytoscape 3.7.2 软件运用了 HPRO、BIND、DIP、MINT、INTACT 和 BIOGRID 等数据库对结果做可视化分析及后续的网络拓扑分析，通过 PPI 蛋白互作网络分析得到疾病相关靶点 1818 个，靶点与靶点相互关系 32167 个。采用 CytoNCA 根据网络节点的拓扑属性经 DC、BC 值筛选后排除无关节点发现关键节点，最终确定 RAF1，见图 5-13（DC 值为网络中与靶点相关的靶点数量，DC 值越高可认为与其相关的

靶点数越多；BC 即中介中心度，经过一个靶点最短路径的数量，BC 值越高说明

网络中经过该靶点最短路径的数量越多）。

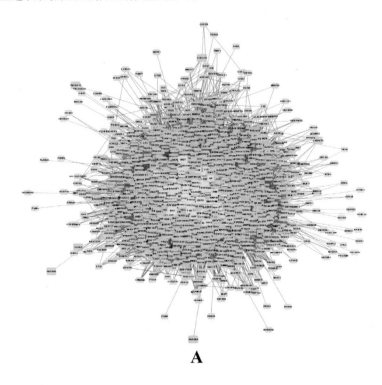

A

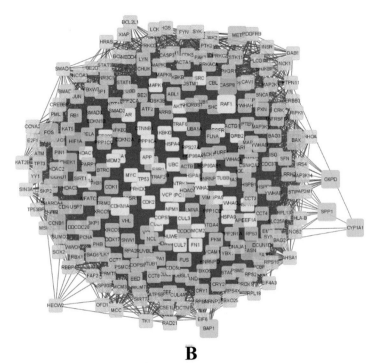

B

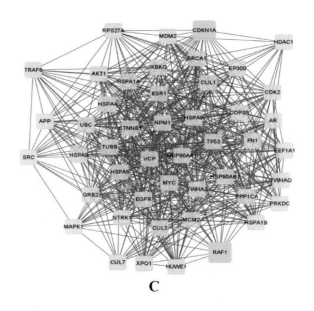

C

图 5-13　PPI 蛋白互作网络及网络拓扑分析

A 为 PPI 初始网络（1818 nodes and 32167 edges）；B 为设定 DC 值大于 61 的 PPI 网络（292 nodes and 8061 edges）；C 为设定 BC 值大于 400 的 PPI 网络（47 nodes and 566 edges）

5. 靶点基因功能富集分析　在 DAVID 数据库中进行 GO 和 KEGG 富集分析，其中 GO 分析结果生物过程（BP）主要富集在对金属离子的反应、对氧水平的反应、老化反应、对脂多糖的反应和对细菌源性分子的反应等方面，见图 5-14。GO 分析结果分子功能（MF）主要表现在细胞因子活性、细胞因子受体结合活性、泛素 – 类蛋白连接酶结合活性和受体 – 配体活性等方面，见图 5-15。GO 分析结果细胞组分（CC）主要涉及筏膜、膜微域、膜区、质膜筏、细胞器外膜等方面，见图 5-16。

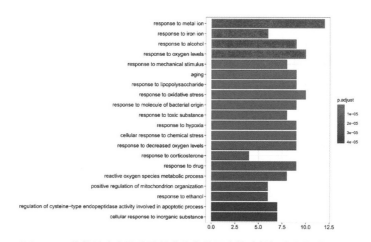

图 5-14　荣筋祛痹方治疗骨关节炎的基因本体论数据库生物过程分析

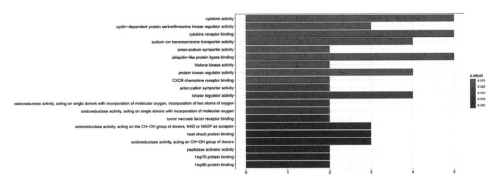

图 5-15　荣筋祛痹方治疗骨关节炎的基因本体论数据库分子功能分析

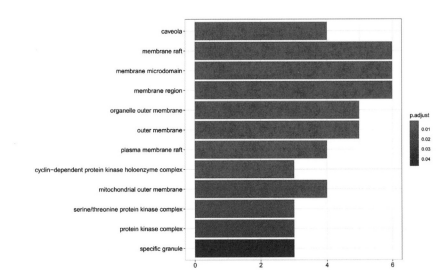

图 5-16　荣筋祛痹方治疗骨关节炎的基因本体论数据库细胞组分分析

6. 荣筋祛痹方作用的核心信号通路筛选　利用 clusterProfiler 对上述方法筛选出的 52 个药物作用潜在靶点进行 KEGG 信号通路富集分析，并筛选 p-adjust ＜ 0.05 的信号通路，结果共富集到 94 条信号通路。结果显示，52 个药物作用靶点主要分布于肿瘤坏死因子信号通路（TNF signaling pathway）、白介素 -17 信号通路（IL-17 signaling pathway）、风湿性关节炎（rheumatoid arthritis）、缺氧诱导因子 -1 信号通路（HIF-1 signaling pathway）等多个信号通路中，这表明荣筋祛痹方可以通过多条通路调控骨关节炎。为筛选出药物作用的核心信号通路，本课题组排除了与膝骨关节炎无关的信号通路，将节点大小按 degree 值从大到小进行排序。并构建了"靶点 - 通路"网络图（图 5-17），参考相关文献，认为药物可能通过 RAF1 调控以 MAPK 为核心的信号通路治疗骨关节炎。

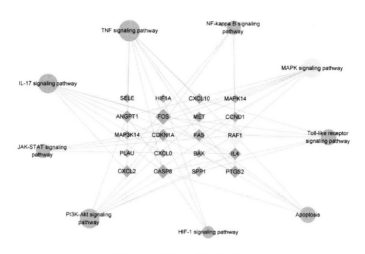

图 5-17 靶点 – 信号通路图

7. 分子对接分析 采用网络药理学预测和分析网站，依据活性成分 – 共同靶点网络图的节点度值排名，将主要活性成分汉黄芩素（wogonin）、槲皮素（quercetin）分别与 degree 靠前的蛋白包括 CDKN1A、RAF1 进行分子对接。由分子对接结果可知，两种化合物与目标受体蛋白对接的结合能均小于 - 5kJ/mol，说明各分子与目标受体均能较好结合，见图 5-18。以上结果间接证明，荣筋祛痹方的主要活性成分可对核心靶点发挥调控作用。

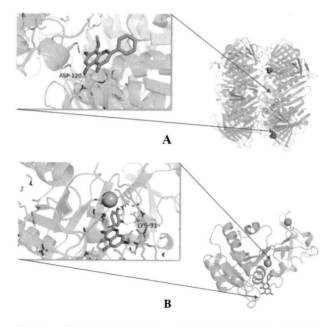

图 5-18 荣筋祛痹方活性成分 – 骨关节炎核心靶点的对接分析

图中较大分子为靶点蛋白，较小分子为活性成分；A 为汉黄芩素（wogonin）–CDKN1A；

B 为槲皮素（quercetin）–RAF1

三、讨论

迄今为止，文献中关于药物治疗骨关节炎的指南主要考虑了药物的成本、价格、安全性、有效性等因素。特异性环氧化酶-2（COX-2）抑制剂、对乙酰氨基酚及非类固醇类消炎药等制剂作为治疗骨关节炎的首选药物，在用药过程中能够迅速缓解患者的疼痛、改善关节功能，但并不能完全恢复关节软骨的生物力学结构和功能，且皮疹、胃肠道不适、消化道溃疡出血穿孔、急性肝肾功能衰竭等并发症限制了其临床应用[1]。随着中医学的发展，中医药在预防和治疗骨关节炎等方面显现出一定的优势。

如本研究的荣筋祛痹方，由羌活、独活、白芷、防风、川乌、川芎、当归、乳香、没药、红花、细辛等11味药组成。方中以羌活和独活二者为君药，羌活升也，独活降也，一升一降，可同善散风邪，而利周身骨节之痛，并除新旧风湿，有效发挥散寒除湿、通络镇痛之效。其余诸药祛湿止痛并用，活血祛瘀并调，可配合君药治疗由风寒湿邪气引起的瘀血阻滞、经脉痹阻不通等病症。且荣筋祛痹方经临床实践检验，具有疗效确切、安全稳定与接受度高等诸多优势。

本研究借助网络药理学方法获得荣筋祛痹方后得到有对应靶点的活性成分72个，荣筋祛痹方治疗骨关节炎相关作用靶点32个。初步筛选出荣筋祛痹方中的汉黄芩素、黄芩素、槲皮素、山奈酚等为治疗骨关节炎的关键成分。如汉黄芩素、黄芩素具有抗炎、抗氧化活性、保护软骨和抗肿瘤等作用。β-谷甾醇有影响成骨细胞 OPG/ODF 比值的特点，并能通过诱导卵巢颗粒细胞 E_2 合成使其与骨细胞膜上的雌激素受体结合，促进人体成骨作用。而汉黄芩素和黄芩素也属于黄酮类化合物，黄芩素可通过抑制某些炎症因子（如 IL-1 和 TNF-α 等）作用来抑制关节软骨中 MMPs 系列的基因表达和蛋白表达水平。该作用涉及了 NF-κB、ERK 和 p38 等信号通路。说明黄芩素具有一定的抗炎和软骨保护作用。山奈酚具有抗炎、抗氧化及抗肿瘤等功能。LI 等[2] 发现山奈酚可调节巨噬细胞 M1/M2 型极化，M1 细胞具有促炎及加速软骨破坏的功能，加速膝骨关节炎病程的进展。LEE 等[3] 发现山奈酚可抑制 IL-1β 从而抑制 RANKL 和 MAPKs

① Walker C, Biasucci LM. Cardiovascular safety of non-steroidal anti-inflammatory drugs revisited[J]. Postgrad Med. 2018, 130(1): 55-71.

② Li Y, Zheng D, Shen D, et al. Protective Effects of Two Safflower Derived Compounds, Kaempferol and Hydroxysafflor Yellow A, on Hyperglycaemic Stress-Induced Podocyte Apoptosis via Modulating of Macrophage M1/M2 Polarization. J Immunol Res. 2462039, 2020.

③ Lee WS, Lee EG, Sung MS, et al. Kaempferol inhibits IL-1β-stimulated, RANKL-mediated osteoclastogenesis via downregulation of MAPKs, c-Fos, and NFATc1[J]. Inflammation. 2014, 37(4): 1221-1230.

等对软骨的破坏。Xiao 等[1] 发现山奈酚可有效抑制 ROS 途径，从而降低炎症水平。最后绘制出与之关联的活性成分 – 靶点网络图，证明了中药方剂中的有效成分与其作用的靶点之间不仅存在密切的协同关系，而且从侧面反映出中医药治疗疾病具有多成分、多靶点、多路径的特色，这与中医学的整体观念和辨证施治思想不谋而合。

从 DAVID 对 32 个关键靶点富集分析结果可知，荣筋祛痹方主要通过干预细胞周期、炎症等相关通路而发挥治疗骨关节炎的作用。结合分子对接结果可见，汉黄芩素、黄芩素可靶向调控 CDKN1A、HIF–1A 等减缓骨关节炎病程的发展，可见荣筋祛痹方活性成分多具有抑制炎症、抗氧化、保护软骨基质等功能。

在细胞周期相关通路方面：①研究证实[2]，血管内皮生长因子在活动性关节炎中存在高表达现象，进而促进血管内皮增生，为炎症因子的聚拢提供条件，与骨关节炎的炎症密切相关。②破骨细胞在局部炎性因子与细胞因子的刺激下，其活性升高，大量增殖、分化与成熟，骨代谢平衡被打破，软骨下骨重塑增加，导致骨关节炎进展。③ NF–κB 信号通路被激活后，可诱导滑膜细胞生成大量细胞因子、趋化因子与基质金属蛋白酶，导致关节软骨分解加剧。④ PI3K–Akt 信号通路已被证实是参与抗软骨凋亡的重要路径，其中 Akt 在该通路中承担核心作用，而 PI3K 仅发挥传输信号的媒介作用。⑤ HIF–1 已被研究证明在细胞缺氧状态下广泛参与能量代谢、血管生成、pH 调控与细胞周期等生理进程，并且还对涉及软骨组织的疾病有重要的调控作用。⑥软骨细胞作为能合成软骨基质的唯一细胞，一旦病变释放出的炎症因子激活 MAPK 信号通路，最终可引发基质金属蛋白酶升高、软骨细胞凋亡与软骨破坏等病理反应。

在炎症相关通路方面：① TNF–α 在骨关节炎软骨退变中激活多种参与软骨基质降解的酶，此外 TNF–α 可诱导白介素的产生，反之又可促进 TNF–α 的活性，从而加速软骨破坏。②在骨关节炎早期 Toll 样受体表达即偏高并伴随关节肿痛与关节积液等症状，此外还有研究证实其在滑膜细胞与关节软骨中均可被检测到。

综上所述，本研究通过综合运用生物信息学与网络药理学的手段，探讨荣筋祛痹方治疗骨关节炎可能的关键基因及分子机制，可为治疗骨关节炎提供新的切入点，为深入挖掘其潜在的机制提供参考。不可否认的是本研究尚存在一些局限性，但同时其也为今后中药方剂关键作用机制的研究和新药的研发提供了新方法、新路径与新方向。

① Xiao HB, Lu XY, Liu ZK, et al. Kaempferol inhibits the production of ROS to modulate OPN-αvβ3 integrin pathway in HUVECs[J]. J Physiol Biochem. 2016, 72(2): 303-313.
② Hamilton JL, Nagao M, Levine BR, et al. Targeting VEGF and its receptors for the treatment of osteoarthritis and associated pain[J]. J Bone Miner Res, 2016, 31(5): 911-924.

第五节　荣筋祛痹方抗炎镇痛作用的实验研究

本研究通过观察荣筋祛痹方外洗对小鼠膝关节肿胀度及阈值的影响，探讨荣筋祛痹方治疗骨关节炎的抗炎镇痛效果。

一、材料与方法

（一）材料

1. 实验动物　4周龄SPF级雌性昆明种小鼠28只，体质量（20±2）g，由上海斯莱克实验动物有限责任公司提供，实验动物许可证号：SCXK（沪）2017-0005。

2. 实验药品与试剂　双氯芬酸二乙胺乳胶剂（扶他林，北京诺华制药有限公司，批号：EM2A）；碘乙酸（Aladdin公司，批号：K2024059）；水合氯醛；荣筋祛痹方：含羌活、独活、白芷等。

3. 仪器　游标卡尺（日本三丰精密仪器有限公司，型号：CD-AX）；电子压痛仪（济南益延科技发展有限公司，型号：YLS-3E）。

（二）方法

1. 试剂药品的制备　将碘乙酸用0.9%NaCl配置成100mg/mL浓度。将荣筋祛痹方以固液比1∶10加入纯水，煎煮2h，收集药液，共煎煮3次，将3次药液混合后4℃保存备用。

2. 模型的建立及分组干预　用随机数字表法将小鼠分为空白组（$n=7$）和造模组（$n=21$），用10%水合氯醛按体重3mL/kg的剂量腹腔注射诱导麻醉，用胰岛素枪头双侧膝关节腔注射1μL的液体，其中空白组注射0.9%NaCl，其余注射碘乙酸。将造模组分为模型组（$n=7$）、治疗组（$n=7$）、对照组（$n=7$），造模1周后进行干预，其中空白组和模型组给予纯水熏蒸方法同治疗组，治疗组用荣筋祛痹方熏洗，先将药液用恒温水浴锅加热至50℃温度并将小鼠置于固定器中，将小鼠下肢泡入药液中以没过膝关节为度，每日浸泡约30min，连续14天，对照组给予扶他林涂抹干预，用电子游标卡尺测量各组干预前及干预14天后膝关节宽度变化情况，用压痛仪测量各组干预前后小鼠机械压痛阈值变化情况。

3. 指标测量

（1）膝关节肿胀度测量　小鼠适应性喂养1周后，在模型建立后，荣筋祛痹方熏洗干预前后采用电子游标卡尺测量其膝关节宽度，连续测量3次，取其平均值。

（2）痛阈值的测量　在给药前和末次给药30min后，把小鼠放在固定器内，把小鼠的尾巴末端露出固定器外，等小鼠平息后方可开始实验。测痛之前要对小鼠做标记，标记在小鼠尾巴末端的1/3处作为刺激点。刺激时将小鼠出现嘶叫或者挣扎作为疼痛反应的指标，记录此压力值，即该鼠痛阈值。重复测定时，支撑点可以稍作移动，避免压伤小鼠组织。根据公式计算各组小鼠疼痛抑制率。抑制率（%）＝（给药后痛阈值－给药前痛阈值）/给药前痛阈值×100%。

4. 统计学处理　使用SPSS 22.0统计软件进行数据分析。计量资料符合正态分布采用均数 ± 标准差（$\bar{x} \pm s$）表示，不符合正态分布以中位数（四分间距位）表示。多组间比较采用单因素方差分析；组间两两比较，方差齐采用LSD检验，方差不齐采用Games-Howell检验。检验水准 $\alpha = 0.05$。

二、结果

1. 各组小鼠膝关节宽度　在干预前，与空白组相比，模型组、治疗组、对照组中小鼠膝关节宽度增高，差异均具有统计学意义（$P < 0.05$），说明本次造模较为成功。在干预14天后，膝关节的宽度与空白组相比，模型组、治疗组、对照组宽度依然均有不同程度的升高，说明荣筋祛痹方熏洗有改善的效果，但达不到治愈的效果；但与模型组相比，治疗组和对照组的膝关节宽度均出现不同程度的下降，差异均具有统计学意义（$P < 0.05$）；说明荣筋祛痹方熏洗具有缓解膝关节肿胀的作用，治疗组与对照组差异无统计学意义。说明二者具有相当的疗效，见表5-8。

表5-8　各组小鼠膝关节直径比较（$n = 7$，$\bar{x} \pm s$，单位：mm）

组别	干预前	干预14天后
空白组	3.37±0.14	3.33±0.10
模型组	5.28±0.14[*]	5.20±0.12[*]
治疗组	5.26±0.11[#]	4.69±0.05[#]
对照组	5.27±0.16[#]	4.68±0.04[#]

与空白组相比，[*]$P < 0.05$；与模型组相比，[#]$P < 0.05$。

2. 各组小鼠机械痛阈值　与空白组相比，模型组的痛阈抑制率提高没有明显变化，差异没有统计学意义（$P > 0.05$）；与模型组相比，治疗组与对照组痛阈抑制率皆有明显提高，对照组比治疗组的痛阈抑制率提高更多，差异具有统计学意义（$P < 0.05$），说明荣筋祛痹方具有镇痛的作用，但扶他林效果更佳。见表5–9。

表5–9　各组小鼠痛阈抑制率比较（$n = 7,\bar{x}\pm s$）

组别	痛阈的抑制率（%）
空白组	4.20±1.82
模型组	7.86±3.43[*]
治疗组	40.36±3.76[#▲]
对照组	54.94±7.94[#]

与空白组相比，[*]$P > 0.05$；与模型组相比，[#]$P < 0.05$。

三、讨论

膝骨关节炎在中医学中隶属"膝痹"范畴，《张氏医通》载："膝为筋之府……膝痛无有不因肝肾虚者，虚则风寒湿气袭之。"《素问·痹论》曰："风寒湿三气杂至，合而为痹。"故其病因病机常为肝肾亏虚，加之外邪。荣筋祛痹方是基于挖掘陈可冀院士主编的《清宫配方集成》《清宫医案研究》《慈禧光绪医方选议》《清宫药引精华》《清宫代茶饮精华》《清宫外治医方精华》《清代宫廷医话》等清宫系列书籍中的外用方拟定而成，全方由羌活、独活、白芷、防风、川乌、川芎、当归、乳香、没药、红花、细辛11味中药组成，具有祛风除湿、活血通经、祛瘀止痛的作用，能针对由肝肾气血虚损、风寒湿瘀痹阻引发的"膝骨痹"，发挥祛风湿、通经络、强筋骨而止痹痛之功效。

现代药理研究表明，羌活中的紫花前胡苷为羌活抗炎镇痛作用的有效单体化合物，羌活醇为羌活的止痛成分，而羌活挥发油具有显著的解热抗炎作用。独活挥发油可显著抑制蛋清所致大鼠足肿胀。独活醇提物可通过抑制环氧化酶起到治疗类风湿的作用及降低二甲苯诱导的炎症反应。白芷中的挥发油类、香豆素类等化合物，具有解热镇痛、抗氧化美白、抗菌抗炎、促进血管舒张和降血糖等主要药理活性。防风主要含有色原酮、香豆素、有机酸、杂多糖、丁醇等化合物发挥解热镇痛的作用。当归和川乌具有显著的镇痛抗炎的生理活性，已有川乌为主的内服或外用药物用于抗炎镇痛，二者的作用机制均可能与阻滞 NF-κB 信号通路及炎症因子的释放有关，而川乌亦可活化中枢强啡肽/κ- 阿片受体系统和抑制外周 TRPV1 通道活性从而起到镇痛作用。乳香和没药常作为化瘀止痛的经典组合。《医学衷中参西录》记载："二药并用为宣通脏腑流通经络之要药。故凡心胃胁腹肢体关节诸疼痛皆能治之。"二者中含有因香酚、乳香酸、槲皮素 –3– 葡萄糖醛酸苷、鞣花酸、花葵素等，可作用于神经、骨代谢等系统，综合发挥抗炎止痛等作用。而红花醇提或水提取物能抑制角叉菜胶、二甲苯引起的肿胀；在热板法和甩尾法中，红花提取物能够提高小鼠痛阈，说明其具有明显的抗炎镇痛活性。细辛挥发油中的主要成分甲基丁香酚可通过激动 GAGA 受体抑制 NO 水平来发挥抗炎镇痛的作用。

膝骨关节炎以关节滑膜炎症、软骨退变、软骨下骨硬化、骨赘形成等为主要病理特征，其中滑膜炎症又是致痛致炎的主要原因。中药熏洗具有渗透组织直接作用于病灶的优势，对缓解膝骨关节炎性滑膜炎临床疗效确切。本研究通过碘乙酸致膝骨关节炎性滑膜炎，前期小鼠有疼痛阈值降低及关节肿胀，且造模后小鼠出现活动频率下降、跛行等情况，而经过荣筋祛痹方熏洗后膝关节大鼠肿胀减轻，疼痛阈值升高。由此可见荣筋祛痹方熏洗具有良好的抗炎镇痛作用，对膝骨关节炎性滑膜炎症引起的肿胀、疼痛具有显著的药效活性，为后续更深入的作用机制研究及活性成分的寻找奠定基础。

第六节　荣筋祛痹方治疗骨关节炎临床疗效观察

本节内容主要是通过熏洗给药，临床观察荣筋祛痹方对改善疼痛、恢复关节功能方面是否有明显优势。

一、资料与方法

1. 一般资料　2021年2～8月纳入膝骨关节炎患者35例。根据国务院《医疗机构管理条例》规定，所有参与本研究的患者对该治疗知情同意，并且签署知情同意书。研究过程中1例患者因出差中止治疗，实际完成病例为34例。患者性别、年龄、BMI、病程等方面的基本资料见表5-10。

表 5-10　患者性别、年龄、BMI、病程

例数	男/女	年龄（岁）	BMI（kg/m²）	病程（月）
34	10/24	59.65±5.59	23.51±2.34	57.94±27.98

2. 诊断标准　西医诊断标准：参照2007年版的中华医学会骨科分会《骨关节炎诊治指南》。

3. 纳入标准　①符合上述诊断标准者；②近1周内未采用相关治疗药物；③年龄在40～75岁之间；④自愿参加本研究，并且签署相关知情同意书。

4. 排除标准　①妊娠或哺乳期妇女；②合并有影响到关节的并发症，如牛皮癣、痛风性关节炎等；③膝关节结构已严重变形或畸形者；④合并有严重内科方面疾病及精神疾病的患者；⑤对本试验操作过敏者，治疗不配合者。

5. 治疗方法　荣筋祛痹方药物包括羌活、独活、白芷、防风、制川乌、川芎、当归、乳香、没药、红花、细辛，均来自福建中医药大学附属国医堂医院中药房。按照配比称取药物，加入2000mL的水，浸泡30min，先用武火煮沸，再用文火煎煮15min。将煎好的荣筋祛痹方药液倒入熏蒸治疗机［河南省盛昌医疗器械有限公司生产，型号：SCZ-IA，生产许可证编号：豫食药监械生产许20080023号］，熏蒸膝关节局部，每次30min，每日1次，连续治疗2周。

6. 观察指标　①简化McGee疼痛评分：参照简化McGee疼痛标尺法，采用目测类比评分法。②临床症状评分：参照《中药新药临床研究指导原则》制定。观察治疗前后患者症状的轻重程度，逐一评分。轻度<10分；中度10～18分；

重度＞ 18 分。③Lysholm 膝关节运动功能评分：参照 Lysholm 膝关节运动功能评分量表。

7. 疗效评定标准 参照《中医病证诊断疗效标准》，将疗效判断分为显效、有效、无效三级。具体如下：①显效：膝关节疼痛、肿胀症状消失，关节活动功能恢复正常；②有效：膝关节疼痛、肿胀症状明显缓解，偶有疼痛，不影响工作和生活；③无效：膝关节疼痛、肿胀症状无缓解或加重，关节活动功能受限，影响工作和生活。

8. 安全性 观察治疗期间不良反应，判断药物安全性。

9. 统计学方法 运用 SPSS 20.0 统计软件对数据进行统计分析，计量资料符合正态分布采用均数 ± 标准差（$\bar{x}\pm s$）表示，不符合正态分布以中位数（四分间距位）表示。计量资料满足正态性和方差齐性采用独立样本 t 检验，不满足正态性和方差齐性采用秩和检验，组内前后比较采用配对 t 检验。$P < 0.05$ 为差异有显著性意义。

二、结果

1. 临床疗效 荣筋祛痹方熏蒸治疗膝骨关节炎的总有效率为 88.2%。见表 5–11。

表 5–11 临床疗效记录表

例数	显效	有效	无效	有效率（%）
34	20	10	4	88.2

2. 治疗前后 McGill 疼痛评分比较 与治疗前相比，治疗后 McGill 疼痛评分明显减少，差异有统计学意义（$P < 0.05$）。见表 5–12。

表 5–12 治疗前后 McGill 疼痛评分比较（分）

例数	治疗前	治疗后
34	7.18±0.97	3.26±1.24[*]

与治疗前比较，*$P < 0.05$。

3. 治疗前后临床症状评分比较 与治疗前相比，治疗后临床症状评分明显降低，差异具有统计学意义（$P < 0.05$）。见表 5–13。

表 5-13　治疗前后临床症状评分比较（分）

例数	治疗前	治疗后
34	14.94±3.90	4.44±2.09*

与治疗前比较，*$P < 0.05$。

4. 治疗前后膝关节运动功能评分比较　与治疗前相比，治疗后膝关节运动功能评分较前增加，差异具有统计学意义（$P < 0.05$）。见表 5-14。

表 5-14　治疗前后膝关节运动功能评分比较（分）

例数	治疗前	治疗后
34	34.29±5.40	61.50±7.70*

与治疗前比较，*$P < 0.05$。

5. 不良反应发生情况　治疗过程中未发现皮疹、皮炎等不良反应的病例。

三、讨论

膝骨关节炎是由多种原因引起的以膝关节软骨退行性病变、损伤及继发性骨质增生为特征的慢性疾病，主要临床症状为关节疼痛、活动受限和关节畸形。目前西药治疗能够暂时缓解膝骨关节炎患者关节疼痛症状，但其远期疗效差，同时有可能造成严重的不良反应。中医药在改善膝骨关节炎的临床症状方面独具特色，充分发挥中医药在该病诊治中的作用，是当下值得关注的热点。膝骨关节炎隶属中医学"骨痹"范畴，基本病机为患者素体气血亏虚，风、寒、湿等外邪易乘虚而入，筋络痹阻，气血不能濡养，虚实夹杂导致疼痛，故治疗原则为祛风除湿、活血通经、祛瘀止痛。

荣筋祛痹方源于国医大师陈可冀院士主编之清宫系列书籍（包括《清宫医案集成》《清宫配方集成》《慈禧光绪医方选议》《清宫膏方精华》《清宫医案精选》《清宫医案研究》《清代宫廷医学精华》《清宫外治医方精华》）中治疗骨痹的高频、核心用药组方，包括羌活、独活、白芷、防风、川乌、川芎、当归、乳香、没药、红花、细辛。其方解见本章第二节相关内容。全方祛湿止痛并用，活血祛瘀并调，治疗由风寒湿邪气引起的瘀血阻滞、经脉痹阻不通等病证。

本研究中荣筋祛痹方采用熏蒸的给药方式，熏蒸治疗是中药外治法的分支，通过物理温热和中药吸收的双重作用达到治疗目的。人体在熏蒸作用下毛孔开放，一方面可以将体内新陈代谢产物和有害物质排出体外，另一方面有效的中药成分通过开放的毛孔进入体内，从而起到活血化瘀、温经散寒、祛风除湿、消炎止痛的作用；而且将药物直接作用于病变部位，也避免了内服药对人体产生的毒副作用。本研究结果显示荣筋祛痹方治疗膝骨关节炎的总有效率为88.2％，并在缓解疼痛、改善临床症状、恢复关节功能方面有明显的优势，且因其非侵入性的治疗方式的特点，在膝骨关节炎的防治与康复方面具有广阔的应用前景。

第六章
相关单味药研究

大数据给生物医学领域带来了巨大影响，而生物医学领域的发展离不开数据分析，数据的开发、利用、整理和分析为临床实践及科学研究提供了大量有价值的信息。本章从医学临床实践和科研中的实际问题出发，运用生物信息学结合基础实验与临床应用，系统介绍清宫医案中治疗骨关节炎排名前三的高频核心用药（牛膝、当归、独活）与骨关节炎关系的研究进展及其相应的网络药理学研究。

第一节　牛　膝

一、牛膝治疗骨关节炎相关研究进展

牛膝为苋科植物牛膝 *Achyranthes bidentata* Bl. 的干燥根，河南产的怀牛膝为"四大怀药"之一。《神农本草经》载牛膝主治"寒湿痿痹，四肢拘挛，膝痛不可屈伸，逐血气，伤热火烂，堕胎。久服轻身耐老"。怀牛膝性平，味苦、甘、酸，归肝、肾经。具有补益肝肾、逐瘀通经、强壮筋骨和引血下行的功效。现代药理研究表明：牛膝的有效成分能够抑制破骨细胞的形成，延缓骨吸收，促进软骨细胞增殖，保护骨与软骨等，在骨关节炎的发生发展过程中起到极大的延缓作用。本部分内容主要探讨牛膝的主要微量元素成分在治疗骨关节炎中的作用机制，以及牛膝在治疗骨关节炎的现代临床应用，为牛膝所含成分的进一步研究及治疗骨关节炎的中药配伍提供理论参考。

（一）牛膝治疗骨关节炎主要有效成分研究

牛膝根含有三萜皂苷、植物甾酮类、多糖类、氨基酸、生物碱类和香豆素类化合物等多种微量元素。研究发现牛膝总皂苷、牛膝多糖与蜕皮甾酮是治疗骨关节炎最主要的活性成分，牛膝成分的生物活性在抗关节炎的应用中疗效显著。

1. 牛膝总皂苷　IL-1β 和 TNF-α 是骨关节炎代谢分解环节的关键诱导物。IL-6 通过刺激破骨细胞促进骨吸收，可抑制合成代谢和刺激分解代谢过程，是软骨下骨病理改变的关键细胞因子。从牛膝中提取的牛膝总皂苷（achyranthes bidentata saponins，ABS）为五环三萜类化合物，具有抗炎镇痛、调节免疫等作用，在治疗骨关节炎和骨质疏松等疾病中起到显著的治疗作用。Xu 等[1]研究发现怀牛膝皂苷可保护 IL-1β 诱导的软骨细胞炎症和凋亡，证明 ABS 可保护 IL-1β 刺激的软骨细胞，并且阐述其作用的分子机制，从而提出 ABS 可作为潜在药物治疗骨关节炎。牛膝总皂苷可促进人膝骨关节炎软骨细胞增殖，抑制软骨细胞凋亡，下调软骨细胞中 IL-1β、TNF-α 表达。张衡等[2]研究指出 ABS 可缓解 AA 大鼠的

---

[1] Xu XX, Zhang XH, Diao Y, et al. Achyranthes bidentata saponins protect rat articular chondrocytes against interleukin-1β-induced inflammation and apoptosis in vitro[J]. Kaohsiung J Med Sci, 2017, 33(2): 62-68.
[2] 张衡，吴虹，卜妍红，等. 微透析结合代谢组学探究佐剂性关节炎大鼠的代谢扰动及牛膝总皂苷的干预作用 [J]. 中国药理学通报，2021，37(6)：877-884.

足爪肿胀，从而改善大鼠滑膜组织病理形态，且能改善关节炎评分，提示其能抑制体内的免疫反应从而发挥抗炎镇痛作用。

2. 牛膝多糖　作为牛膝的主要功能成分之一的牛膝多糖，具有抗病毒、抗肿瘤、调节机体免疫和抗氧化等功能。据研究发现，骨桥蛋白（OPN）存在于骨关节炎患者的软骨及滑液中，与骨关节炎代谢密切相关，且 OPN 表达与骨关节炎的严重程度呈正相关。而牛膝多糖能够抑制 OPN 细胞因子的表达，缓解软骨退变。在研究治疗骨关节炎实验中发现牛膝多糖治疗组中 OPN 含量呈下降趋势，说明牛膝多糖能够抑制 OPN 表达，从而达到治疗骨关节炎的目的。牛膝多糖能够通过抑制关节间隙变窄，减少骨赘产生，改善膝关节活动度，起到改善膝关节周围软组织肿胀情况，修复骨关节炎炎症反应。牛膝多糖可激活巨噬细胞应答，增加巨噬细胞 IL-12 和 TNF-α 分泌量，提高 TLR-4 mRNA 表达水平，增强机体细胞免疫的作用。

3. 蜕皮甾酮　牛膝提取物中的蜕皮甾酮对脂多糖诱导的兔软骨细胞损伤起延缓作用，其作用类似于药物硫酸软骨素的效果，推测通过抑制一氧化氮合酶表达发挥治疗效果。研究发现蜕皮甾酮可促进 ERα、β-catenin 表达，抑制 p-AMPKα 表达，同时增强成骨细胞的增殖及分化，推测蜕皮甾酮可通过介导 ERα 激活 β-catenin，抑制 p-AMPKα，进而正向调控成骨细胞[①]。此外，炎症因子过量产生导致软骨基质稳态失衡，也可加速关节软骨退变。β- 蜕皮甾酮可能通过抑制 IL-1β，从而上调膝关节软骨细胞胶原和下调基质金属蛋白酶表达，进而延缓关节软骨细胞退变。

（二）牛膝治疗骨关节炎的机制研究

牛膝含有糖类、皂苷类、植物甾酮类、黄酮类等多种化学成分。这些化学成分也赋予了牛膝多样的生物活性和药理作用。现代药理研究表明，牛膝具有保护软骨细胞、抗炎、镇痛等药理作用，其具体机制可通过 MAPK 信号通路、Wnt/β-catenin 信号通路、PI3K/Akt/mTOR 信号通路、调控软骨细胞增殖和凋亡等机制保护软骨，缓解炎症反应，进而对骨关节炎产生防治作用。

1. 保护软骨细胞　软骨细胞是软骨中唯一的细胞，能产生大量的 Ⅱ 型胶原、蛋白聚糖等胞外基质，这些蛋白构成软骨基质。严重骨关节炎患者软骨基质中细

---

① 姜涛，邵敏，陈庆真，等 . 牛膝甾酮干预 SD 乳鼠成骨细胞的增殖与分化 [J]. 中国组织工程研究，2020，24(23)：3636-42.

胞减少，出现许多空软骨陷窝，即软骨细胞死亡。死亡的软骨细胞碎片会释放炎性因子，促进软骨降解并引起更多软骨细胞死亡，从而形成恶性循环。故治疗骨关节炎的关键是保护软骨细胞。

（1）通过 MAPK 信号通路　MAPK 信号通路是参与骨关节炎中软骨破坏最重要的通路之一。MAPK 信号通路是在真核细胞内广泛存在的一类丝 / 苏氨酸蛋白激酶，细胞外信号或刺激如炎性细胞因子、生长因子、细菌复合物等可以将MAPK 信号通路激活，激活后可以将细胞外信号逐级放大传至细胞核内，伴随转录因子活性的调节和相应基因调控的表达。p38MAPK 属于 MAPK 家族中的成员之一，炎性细胞因子、生长因子、热休克因子等多种细胞外的应激原均可将其激活，调控下游多种酶及转录因子的基因表达活性，从而调控细胞功能。骨关节炎患者的 ERK1 水平升高与细胞凋亡和软骨退变有关，ERK1 可能通过 p38MAPK 信号通路促进骨关节炎患者的软骨细胞凋亡。p38MAPK 信号通路对于细胞外刺激向细胞核的传递和调节转录因子活性至关重要，并且在介导骨关节炎软骨损伤中起关键作用，牛膝醇提物对 MAPK 信号通路具有一定抑制作用。

（2）通过 Wnt/ β-catenin 信号通路　Wnt/β-catenin 信号通路的激活可致金属蛋白酶类及蛋白聚糖酶类（ADAMTS-4/5）表达增加，导致细胞外基质降解，进而导致关节发展为骨关节炎。研究发现牛膝多糖可通过上调 Wnt-4、Frizzled-2、β-catenin 和细胞周期蛋白 D1 的表达，下调糖原合成酶激酶 3β 的表达，激活 Wnt/β-catenin 信号通路，促进 β-catenin 降解复合体的分解，从而达到稳定 β-catenin 的作用，同时，还介导 β-catenin 向核内转移，激活靶基因的表达，增加 II 型胶原的合成，对软骨具有保护作用。

（3）通过 PI3K/Akt/mTOR 信号通路　PI3K/Akt 在骨关节炎软骨细胞凋亡中起着重要作用。中药的一些活性成分通过调节 PI3K/Akt/mTOR 通路而表现出抗软骨细胞凋亡作用，对骨关节炎有良好的疗效。山柰酚作为牛膝的主要成分可激活PI3K/Akt/mTOR 信号传导途径起到抗骨关节炎作用。临床上通过在骨关节炎发病早期检测 PI3K/Akt/mTOR 的表达来判断病情的发生、发展。对其进行尽早的干预治疗，对延缓关节退化进程和患者后期关节功能恢复有着重要的意义。

（4）促进软骨细胞增殖　软骨细胞不仅是关节软骨的重要组成部分，还通过分泌合成细胞外基质来稳定软骨组织的内环境，所以软骨细胞的增殖能力在维持软骨功能方面至关重要。研究发现牛膝醇提物通过增加人膝骨关节炎软骨细胞的增殖活力、降低细胞生长阻滞、增加细胞 DNA 合成、减少细胞凋亡来促进软骨细胞的生长，对人膝骨关节炎软骨细胞具有保护作用。

（5）调控软骨细胞凋亡　细胞凋亡与机体的生长、发育密切相关，是损伤细胞的程序性死亡。凋亡的软骨细胞在骨关节炎的发病机制中起着重要的作用。软骨细胞凋亡会导致关节软骨结构和功能丧失，同时伴随有软骨修复和骨赘形成。生理状态下，软骨细胞增殖和凋亡处于动态平衡，以维持细胞数量及功能的稳定。然而，一旦软骨细胞发生过度凋亡，就会打破这一动态平衡。软骨细胞的凋亡数量决定了骨关节炎的严重程度，软骨细胞凋亡在骨关节炎病理进程中起重要作用。其中 TP53 具有抑制 DNA 复制、阻断细胞周期、导致细胞凋亡、加速软骨降解的作用。细胞实验证实牛膝提取物可以在体外抑制大鼠变性软骨细胞中 p53 的表达，这表明牛膝的某些活性成分是 TP53 的潜在抑制剂[1]。

caspase 家族在各种细胞的凋亡过程中都起到至关重要的作用，更是凋亡的中心执行者。当细胞受到损伤、刺激时，线粒体释放细胞色素 C，从而活化 caspase-9，激活 caspase-3，凋亡信号得以诱发及执行，导致细胞凋亡的发生。牛膝总皂苷作为牛膝的有效成分可抑制 IL-1β 所致的软骨细胞 caspase-3 的活性上升。

2. 调节炎症因子　软骨细胞和关节组织的其他细胞分泌的促炎因子是打破关节组织代谢平衡的关键因素。促炎因子有促进软骨细胞凋亡、软骨和软骨下骨重构、增加患者疼痛感等作用。TNF-α 是巨噬细胞和单核细胞在急性炎症过程中产生的炎症细胞因子，负责细胞内各种信号传导事件，TNF-α 可诱发细胞坏死或凋亡。余阗等[2]发现牛膝总皂苷灌胃后，兔骨关节炎模型的关节粘连度有所改善，关节液 TNF-α、IL-1β 水平降低。Xu 等[3]研究了怀牛膝皂苷对 IL-1β 诱导的软骨细胞炎症和凋亡的保护作用，首次证明了怀牛膝皂苷对 IL-1β 刺激的软骨细胞的保护作用及其分子机制，可认为怀牛膝皂苷可能是治疗骨关节炎的潜在药物。此外，牛膝甾酮和皂苷组分对于炎症渗出和炎症引发的局部肿胀都具有较好的抑制作用。

（三）牛膝治疗骨关节炎的临床应用研究

《素问·痹论》最早提出"骨痹"这一病名，骨关节炎在中医学中归于"痹

---

① Chen Z, Wu G, Zheng R, A systematic pharmacology and in vitro study to identify the role of the active compounds of achyranthes bidentata in the treatment of osteoarthritis[J]. Med Sci Monit, 2020, 26: e925545.

② 余阗, 彭力平, 马笃军, 等. 牛膝总皂苷对实验兔膝骨关节炎滑膜组织的影响 [J]. 中国中医骨伤科杂志, 2017, 25（6）: 1-5.

③ Xu XX, Zhang XH, Diao Y, et al. Achyranthes bidentata saponins protect rat articular chondrocytes against interleukin-1β-induced inflammation and apoptosis in vitro[J]. Kaohsiung J Med Sci, 2017, 33(2): 62-68.

证""骨痹"等范畴。王清任《医林改错》中也有瘀血致痹一说。肾主骨生髓，肝主筋，脾主肌肉，故本病外因有风、寒、湿邪内侵导致筋脉不通，内因为肝肾不足、气血失养而致筋脉拘急。其中肝肾不足为本，感受外邪、气血瘀滞为标。治疗骨痹不可单采取补肝肾或活血通脉的治疗方法，标本兼治才可防止骨痹的复发，发挥出中医药的特色。二者结合则可补益肝肾、扶正祛邪、疏经通络，使气血复荣、筋脉通畅、肢节滑利。诚然，牛膝具有补益肝肾、强筋壮骨、逐瘀通经的功效，契合骨痹通补兼施的治法。

值得注意的是，以牛膝配伍的方剂在治疗骨关节炎中发挥着重要的作用。近年来，大量独活寄生汤的临床疗效研究发现该方能有效减轻骨关节炎患者的临床症状。多项随机对照临床研究均证明独活寄生汤等效或优效于非甾体消炎药，临床有效率可达 87.96%。许涛[①] 用八味膝痹汤治疗 20 例膝骨性关节炎患者，4 周后患者炎症指标均有改善，证明八味膝痹汤可以抑制炎症从而延缓病情。

（四）小结

骨关节炎的发病率逐年增加，其发病机制仍不明确。牛膝补益肝肾、强筋壮骨、逐瘀通经的功效，对肝肾亏虚型和血瘀致痹型骨关节炎的治疗发挥着标本兼治的作用，且有可持续治疗、整体调节、通补兼施及副作用少等优势。现代药理方面，牛膝当中的牛膝总皂苷、牛膝多糖和蜕皮甾酮等成分能够起到抗炎镇痛作用，保护骨及软骨，延缓骨关节炎进程。大量研究表明，以牛膝配伍的复方可提高骨关节炎的临床治愈率，减轻患者的临床症状。综上所述，牛膝作为治疗骨关节炎使用频率较高的药物，对治疗骨关节炎的作用不可忽视。扩大牛膝的临床使用范围，研究其具体的药理作用，与中医辨证论治相结合，利用组方君臣佐使的配伍特色，规范对骨关节炎的治疗方案，提高其疗效等有待进一步发展。

中药有效成分防治骨关节炎的作用机制研究渐趋明朗，但目前仍存在一些问题。以牛膝为例，作为中药单体，其成分复杂、功效众多，各有效成分之间存在复杂的相互作用。因此，今后的研究方向应是在骨关节炎的研究中更好地将中医药理论与西医学结合起来，结合实验研究和临床观察研究，并充分利用网络药理学、基因组学、蛋白组学等新兴药理研究方法，尽可能地进行定性、定量、客观研究，以指导临床用药。此外，还应优化提取工艺，以挖掘牛膝有效部位中活性更强的单体或组合物，深入探究其治疗骨关节炎的作用机制，进一步尝试与现有

---

① 许涛. 八味膝痹汤治疗炎症为主型膝骨关节炎临床疗效的研究 [D]. 北京：北京中医药大学，2021.

治疗骨关节炎的药物联用，充分发挥其"引诸药下行"的作用，提高牛膝提取物在骨关节炎病变组织中的药物浓度。这些都是今后进一步开展中药有效成分防治骨关节炎的作用机制研究需要思考的问题。

二、牛膝治疗骨关节炎的系统药理研究及体外实验验证

（一）材料与方法

1. 动物　4 周龄 SPF 级雄性 SD 大鼠 6 只，体质量（90±5）g，购自上海 SLAC 实验动物有限公司［实验动物使用证号：SCXK（SH）2017-0005］。本研究由福建中医药大学动物伦理委员会批准。涉及动物的实验符合中国科技部 2006 年版"实验动物保护和使用指南"。

2. 筛选药物活性成分　中药系统药理数据库（TCMSP）是用于评价中药或相关成分的药代动力学特性的系统药理学数据库。它提供了具有潜在生物效应的药物的吸收、分布、代谢和系统排泄（ADME）的数据，如口服生物利用度（OB）和类药性（DL）。OB 是口服药物最关键的特征，因为它在评估药物通过体循环分布的有效性方面非常重要。DL 是指成分与已知药物之间的相似性。在药物开发中，DL 评价有助于确定合格的成分，提高候选化合物的成功率。根据已发表的文献和 TCMSP 数据库中的初步信息，将药名"牛膝"输入到 TCMSP 数据库的搜索窗口中，筛选出 OB ≥ 30%、DL ≥ 18% 的化合物供进一步研究。

3. 筛选药物靶点　利用 STITCH（http://stitch.embl.de/）数据库对牛膝有效成分的潜在靶标进行鉴定。STITCH 是一个通过实验、数据库和文献证据探索和预测化合物和蛋白质之间相互作用的数据库。本研究将活性成分输入 STITCH 数据库，筛选置信分数＞ 0.4 的牛膝目标蛋白进行进一步分析。

4. 检索骨关节炎相关靶点　骨关节炎相关靶点是从 Open Targets Platform 数据库（https://platform.opentargets.org/）和 DrugBank 数据库（https://go.drugbank.com/）检索并收集的。Open Targets Platform 是一个综合性的数据集成平台，用于获取和可视化与疾病相关的潜在药物靶标。它汇集了各种数据类型，旨在帮助用户识别靶点并为进一步的研究确定优先级。将疾病名称"osteoarthritis"输入 Open Targets Platform 数据库的搜索窗口，收集目标蛋白进行进一步分析。DrugBank 数据库是一个综合性的在线数据库，包含有关药品和药物靶点的信息。以"osteoarthritis"为关键词，搜索、筛选和收集治疗骨关节炎的已知药物靶点。

随后，本课题组选取与牛膝靶点重叠的蛋白进行进一步研究。

5. 构建化合物 – 靶点网络　为了揭示牛膝治疗骨关节炎的主要活性成分和调控机制，利用 Cytoscape 3.7.2 软件构建了牛膝治疗骨关节炎的"成分 – 靶点网络"示意图。

6. 构建靶点蛋白互作网络　为了鉴定并筛选靶蛋白中的关键蛋白，使用检索相互作用基因和蛋白的搜索工具（STRING v11.0；http://string–db.org/ ）并用 Cytoscape 3.7.2 对其进行可视化，建立了靶点蛋白质网络互作网络示意图。

7. 基因功能富集分析　用 clusterProfiler 分析基因功能和信号通路的富集情况。clusterProfiler 是一个用于基因簇富集分析的 R 包，可用于了解基因的功能和途径的富集。通过靶蛋白基因列表，clusterProfiler 使用基因本体论（GO）数据库和基因组百科全书（KEGG）数据库来分析这些基因的生物学功能和信号途径富集。

8. 牛膝提取物的制备　牛膝从福建中医药大学附属第二人民医院购买。原药材经福建中医药大学药理教研室许文博士鉴定为牛膝。将牛膝（500g）粉碎成细粉，用 80% 乙醇煮 2 次，1h，收集乙醇提取物，过滤。滤液在 50℃减压条件下浓缩至 500mL，浓度为 1g/mL。

9. 软骨细胞的分离与培养　从 4 周龄 SD 大鼠膝关节软骨分离软骨细胞。大鼠腹腔注射戊巴比妥钠 30mg/kg 麻醉后，快速断头处死之后分离和培养软骨细胞。

10. 构建退行性软骨细胞模型　第 3 代软骨细胞用 10ng/mL IL–1β 干预 24h，构建退行性软骨细胞模型。

11. 实验分组　将细胞分为退变软骨细胞组（对照组）、退变软骨细胞加牛膝提取物组（治疗组）。每组干预时间均为 24h。

12.Western blot 实验　RIPA 法提取各组总蛋白，采用 BCA 法进行蛋白定量。按每孔 20μg 上样，电泳（20V 10min、80V 30min、110V 60min），转膜，室温摇床封闭 1h，4℃摇床孵育一抗 TNF–α（1∶1000）、IL–6（1∶1000）、p53 抗体（1∶1000）、β– 肌动蛋白抗体（1∶2000）和内参（1∶20000）过夜，TBST 荡洗后室温摇床孵育二抗 1h，TBST 荡洗后滴加 ECL 发光液显影，Image Lab 分析条带。

（二）结果

1. 牛膝的活性成分和潜在靶点　通过上述方法检索并筛选出牛膝的活性化合物 20 种。20 个组分在 SINTCH 数据库中进行检索，其中 7 个活性成分在人体内共有 131 个靶蛋白。其中，汉黄芩苷 37 个，β- 谷甾醇 11 个，山柰酚 18 个，槲皮素 46 个，豆甾醇 3 个，黄芩苷 11 个，小檗碱 49 个。这 7 个活性成分的 ADME 属性如表 6-1 所示。

表 6-1　牛膝 7 种活性成分的 ADME 属性

分子 ID	分子名称	OB（%）	DL
MOL001454	小檗碱	36.86	0.78
MOL000173	汉黄芩苷	30.68	0.23
MOL002714	黄芩苷	33.52	0.21
MOL00035	β- 谷甾醇	36.91	0.75
MOL000422	山柰酚	41.88	0.24
MOL000449	豆甾醇	43.83	0.76
MOL000098	槲皮素	46.43	0.28

2. 骨关节炎相关蛋白的筛选与鉴定　通过检索 Open Targets Platform 数据库和 DrugBank 数据库，我们筛选出 74 个与骨关节炎治疗严格相关的靶点（图 6-1A）。如图 6-1B 所示，我们已经建立了组件 – 目标网络。这 7 个化合物中，槲皮素（度值 = 28）、小檗碱（度值 = 25）和黄芩素（度值 = 26）结合的靶点比其他 4 个化合物多，这表明它们可能在骨关节炎中起重要作用。牛膝的所有有效成分都与两个以上的靶点相连，表明牛膝在治疗骨关节炎方面表现出多靶点的特性。

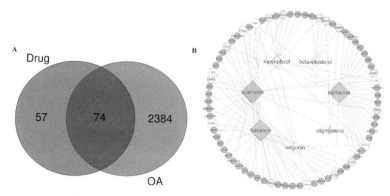

图 6-1　牛膝治疗骨关节炎的有效成分和潜在靶点的 Venn 分析和网络分析

A 为基于 Open Targets Platform 和 DrugBank 数据库的牛膝目标蛋白和骨关节炎相关蛋白的维恩图；B 为牛膝治疗骨关节炎的复方靶点网络，方形节点代表化合物，圆形节点代表靶点，节点大小与度数值成正比

3. 靶蛋白互作网络分析　通过 Cytoscape 软件，将 STRING 数据库获得的结果进行可视化分析（图 6-2A）。并根据靶蛋白之间的连接度构建了条形图（图 6-2B）。结果表明，IL-6、TNF 和 TP53 是网络中的中心靶点，具有较高的度

数值。

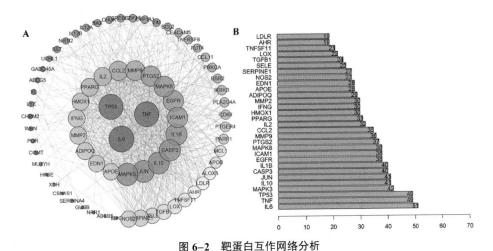

图 6-2　靶蛋白互作网络分析

A 为使用 Cytoscape 构建的目标 – 目标交互网络，节点的大小与其度数成正比；
B 为目标之间关联度的条形图

4. 信号通路富集分析　用 clusterProfiler 进行 GO 和 KEGG 分析，分析靶点的功能特征，阈值设为 $P \leq 0.01$。GO 分析的结果表明，317 个 GO 术语在"生物过程"（BP）中得到了富集。具有最显著 P 值的前 20 个项目如图 6-3A 所示。如前所述，对脂多糖的反应、对氧化应激的反应、对类固醇激素的反应及对炎症反应的调节参与了支持牛膝在骨关节炎中的作用。KEGG 途径富集的结果显示有 34 条信号通路。具有最显著 P 值的前 20 条信号通路如图 6-3B 所示。目前认为，细胞凋亡、肿瘤坏死因子信号通路、T 细胞受体信号通路、Toll 样受体信号通路、破骨细胞分化、NF-κB 信号通路、丝裂原活化蛋白激酶信号通路等参与了牛膝在骨关节炎中的作用。

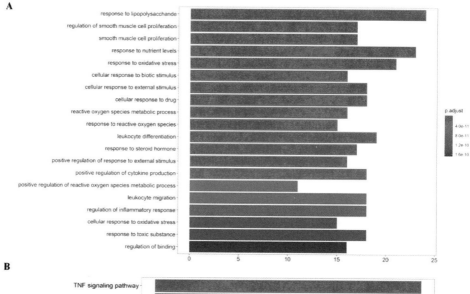

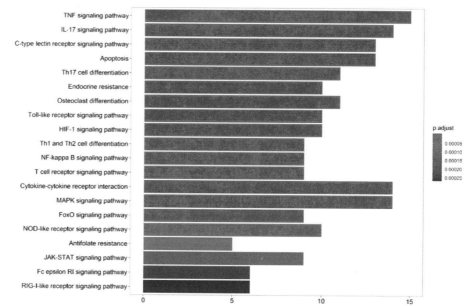

图 6-3 来自 GO 和 KEGG 分析的前 20 个生物过程术语

Y 轴表示生物过程，X 轴表示富集到的基因数量与上传的基因总数的比率；柱状图的颜色表示 P 值的显著程度

5. 牛膝提取物对退变软骨细胞模型中蛋白表达的调节作用 为验证牛膝提取物对退变软骨细胞炎症因子的影响，先用 10ng/mL IL-1β 处理大鼠软骨细胞 24h，再用牛膝提取物作用 24h，如图 6-4 所示，牛膝提取物能抑制软骨细胞中 TNF-α、IL-6 和 p53 蛋白的表达，与退变软骨细胞组比较，差异具有统计学意义（$P < 0.05$）。

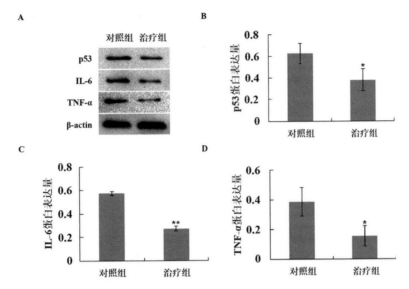

图 6-4　经 IL-1β 和 / 或牛膝提取物处理的软骨细胞相关蛋白表达

A 为代表性 Western blot 条带图；B ～ D 为目的蛋白定量表达水平。与对照组相比，

$^{**}P < 0.01$，$^{*}P < 0.05$

（三）讨论

系统药理学方法是一种应用生物信息学研究药理学的方法，它为拓展中药有效成分在治疗多种复杂疾病中的应用提供了一种系统的手段。骨关节炎是一种常见的慢性关节炎，具有足以影响患者生活质量的疼痛和功能障碍等症状。牛膝作为一种治疗骨关节炎的中草药已有数百年历史，但其作用的分子机制尚不清楚。

本研究从 ADME 系统评价、药物靶向、机制和途径研究、分子对接等方面对牛膝治疗骨关节炎的活性成分和靶蛋白进行系统药理学研究，筛选出 7 个活性成分，并与 73 个与骨关节炎相关的不同靶点相互作用。根据"成分 – 靶点网络"模型分析，槲皮素的靶向连接最多，其次是黄芩素和小檗碱。槲皮素是植物中含量最丰富的黄酮类化合物之一，以其抗氧化和抗炎活性而闻名。它通过促进关节炎成纤维细胞样滑膜细胞的凋亡和保护软骨细胞免受氧化应激而发挥积极的抗骨关节炎作用。黄芩素是一种天然化合物，具有强大的抗氧化和抗炎活性。黄芩素通过抑制 NF-κB 途径减少人骨关节炎软骨细胞中的促炎介质。小檗碱在体内具有广泛的生物学功能，包括抗氧化、抗炎、降血脂和降血糖作用。小檗碱还可以抑制大鼠关节软骨细胞的炎症反应。结合本研究结果，有证据表明槲皮素、黄芩素和小檗碱是牛膝治疗骨关节炎的 3 个关键活性成分。先前对牛膝的系统药理研究表明，槲皮素是牛膝治疗骨关节炎的主要活性成分，这与我们的结果一致。此外，在"成分－靶点"网络分析中，黄芩素和小檗碱似乎也在骨关节炎中起着重要作用。

TNF-α 和 IL-6 是骨关节炎抗炎治疗的两个重要靶点，是参与关节软骨退化的中枢炎性细胞因子。TNF-α 具有多种生物学效应，可直接引起软骨细胞的过氧化反应，促进软骨基质的降解。它还可以通过激活 NF-κB 途径和丝裂原活化蛋白激酶途径诱导其他炎性细胞因子的释放，如 IL-1 和 IL-6。IL-6 与 TNF-α 在骨关节炎的发病机制中具有协同作用，可以诱导破骨细胞分化，加速关节软骨的破坏。本研究发现 TNF-α 和 IL-6 是蛋白质相互作用网络的关键成分，Western blot 分析证实牛膝提取物能抑制体外培养的大鼠关节退变软骨细胞 TNF-α 和 IL-6 的表达。提示牛膝中的部分活性成分可作为 TNF-α 和 IL-6 的抑制剂。

依赖 TP53 的凋亡通路是软骨细胞凋亡诱导骨关节炎的重要机制。在骨关节炎中，TP53 可以抑制 DNA 复制，阻断细胞周期，导致细胞凋亡，加速软骨退化。TP53 也是蛋白质相互作用网络的重要元件。在本研究中，Western blot 分析证实牛膝提取物能抑制体外培养的大鼠退变软骨细胞中 p53 的表达，表明牛膝的某些活性成分是 TP53 的潜在抑制剂。

GO 和 KEGG 通路分析结果表明，牛膝通过调节细胞凋亡、药物代谢、炎症和免疫调节等多条途径在骨关节炎中发挥药理作用。

综上所述，槲皮素、黄芩素和小檗碱是牛膝治疗骨关节炎的 3 个重要活性成分。牛膝提取物可降低退变软骨细胞 TNF-α、IL-6 和 p53 的表达。本研究还表明牛膝通过调节细胞凋亡、药物代谢、炎症和免疫调节等多条途径发挥其在骨关节炎中的药理作用。然而，本研究是基于数据挖掘分析和大鼠软骨细胞的体外实验，本研究结果还需要在人软骨细胞和体内实验中得到进一步的验证。

第二节 当 归

一、当归治疗骨关节炎相关研究进展

当归为伞形科植物当归 *Angelica sinensis*（Oliv.）Diels 的干燥根。其性温，味甘、辛，归肝、心、脾经。当归具有补血活血、调经止痛、润肠通便的功效，临床用于血虚萎黄、眩晕心悸、经闭痛经、虚寒腹痛、跌打损伤、风湿痹痛、痈疽疮疡、肠燥便秘、久咳气喘等。当归为临床使用频率最高的中药之一，素有"十方九归"之称，有文献记载超过两千多年的历史，也是明清以来治疗的中医方药中应用频率最多的中药。当归中含有藁本内酯、阿魏酸、黄酮、当归多糖、氨基酸等多种有效成分，其中有关阿魏酸（FA）、当归多糖（APS）与骨关节炎的研究最多。本部分内容从当归治疗骨关节炎的作用机制及当归治疗骨关节炎的临床应用论述当归治疗骨关节炎的研究进展，以期为后世对当归的研究及骨关节炎的用药提供一些新的思路和方法。

（一）当归治疗骨关节炎主要有效成分研究

当归的化学成分结构丰富，已经有超过 80 种化合物从当归中鉴定出来，其主要有效成分为挥发油、多糖、氨基酸、有机酸和黄酮等有机物。其中当归挥发油主要包括藁本内酯、苯酞类及二聚体类化合物、当归酮等；水溶性成分含有阿魏酸、棕榈酸、香草酸等。除此之外，还有当归多糖及人体所需的微量元素。目前研究认为当归多糖与阿魏酸是当归治疗骨关节炎的主要活性成分。

1.阿魏酸 阿魏酸是当归的主要活性成分之一，就其结构而言，属于芳香酸类化合物。目前报道阿魏酸具有抗炎镇痛、清除自由基、抗氧化、抑制血小板聚集、抗凝血等广泛的药理作用，在骨关节炎的治疗中扮演着重要角色。

（1）阿魏酸的镇痛活性 嘌呤受体中的配体门控性非选择性阳离子通道受体 3（P2X3）在痛觉传输过程中发挥着重要的作用。现代研究发现多种伤害性刺激均可引起细胞内三磷酸腺苷（ATP）释放，激活 P2X3 受体，诱发疼痛；因此抑制 ATP 的释放和 P2X3 受体的激活，可以减少疼痛反应的发生。ZHANG 等[1] 先后开

---

[1] Zhang A, Gao Y, Zhong X, et al. Effect of sodium ferulate on the hyperalgesia mediated by P2X3 receptor in the neuropathic pain rats[J]. Brain Res, 2010, 1313: 215-221.

展了 FA 对 P2X3 受体介导的慢性压迫性神经损伤（CCI）大鼠的初级感觉传入神经痛及痛觉过敏作用的研究。研究发现，CCI 模型大鼠中背根神经节中 ATP 含量显著增加；而 FA 干预组，大鼠体内背根神经节中 ATP 含量显著降低，且 FA 组能显著减少 CCI 鼠背根神经节（DRG）神经元中 P2X3 激动剂激活的电流及 P2X3 mRNA 的表达；此外，FA 给药组可显著升高模型大鼠机械缩足反射阈值（MWT）和热缩足反射潜伏期（TWL）。以上结果表明，FA 可以抑制慢性神经性疼痛的发生及 P2X3 受体介导的初级传入神经痛觉过敏。XU 等[1] 发现 FA 给药组能时间剂量性地改善由机械刺激和热板法诱导的小鼠机械性触痛和热性痛觉过敏反应，同时小鼠脊髓中去甲肾上腺素（NA）与 5-HT 的水平显著升高；进一步研究发现，FA 给药组能够抑制模型小鼠髓中单胺氧化酶 -A（MAO-A）的含量，且 FA 对机械性触痛或热性痛觉过敏的干预作用可被 6- 羟多巴胺或对氯苯丙氨酸通过减少脊髓中 NA 或 5-HT 含量所阻断；此外，FA 抗机械痛作用能够被 β_2 受体拮抗剂 ICI118,551 或 δ 阿片受体拮抗剂纳曲吲哚所阻断，同时其抗热刺激诱导的痛觉过敏作用能够被 5-HT1A 受体拮抗剂 WAY-100635 或不可逆的 μ 阿片受体拮抗剂富纳曲胺阻断。以上结果可以表明，FA 可能通过调节脊髓单胺能系统（β_2- 肾上腺素受体和 5-HT1A 受体）和阻断 δ- 阿片受体来发挥抗神经性疼痛作用。

（2）阿魏酸对软骨的保护作用　阿魏酸可通过直接消除自由基、抑制超氧自由基引起的膜脂质过氧化反应和自由基反应等多种机制拮抗自由基对组织的损害。研究发现玻璃酸钠联合阿魏酸钠关节腔注射治疗骨关节炎的效果较单纯使用玻璃酸钠效果更佳，提示其机制可能与阿魏酸钠抑制关节腔内炎性细胞因子、抗氧化和抑制自由基作用有关。Du Kewei[2] 等研究发现阿魏酸通过 SIRT1/AMPK/PGC-1α 信号通路抑制软骨细胞变性，提示阿魏酸可破坏引起软骨细胞死亡的信号传导途径来延缓软骨退变。

2. 当归多糖　当归多糖在骨关节炎治疗中具有抗氧化、抗炎、抗凋亡的作用，多以酸性多糖和中性多糖的形式存在，主要有葡萄糖、半乳糖、木糖、阿拉伯糖等成分，酸性多糖除一些单糖外，还具有一定量的糖醛酸和半糖醛酸。

Xu[3] 研究结果表明，当归多糖通过抑制 caspase 途径发挥抗氧化作用，保护

[1] Xu Y, Lin D, Yu X, et al. The antinociceptive effects of ferulic acid on neuropathic pain: involvement of descending monoaminergic system and opioid receptors[J]. Oncotarget, 2016, 7(15): 20455-20468.

[2] Du K, Fang X, Li Z. Ferulic acid suppresses interleukin-1-induced degeneration of chondrocytes isolated from patients with osteoarthritis through the SIRT1/AMPK/PGC-1 signaling pathway[J]. Immun Inflamm Dis, 2021, 9(3): 710-720.

[3] Xu C, Ni S, Zhuang C, et al. Polysaccharide from Angelica sinensis attenuates SNP-induced apoptosis in osteoarthritis chondrocytes by inducing autophagy via the ERK1/2 pathway[J]. Arthritis Res Ther, 2021, 23(1): 47.

软骨细胞免受氧化应激和随后的细胞损伤，当归多糖也可通过降低 ROS、NO、MDA 的产生量和 iNOS、SOD、CAT 的活性来减轻软骨细胞凋亡，还可通过 ERK1/2 途径诱导自噬，来减轻骨关节炎软骨细胞凋亡。刘军[①] 等研究表明，当归多糖可通过促进软骨糖胺多糖的合成来帮助退变软骨修复。当归多糖可以通过抗氧化、抗炎和抗凋亡等途径发挥对骨关节炎软骨细胞损伤的保护作用。多项对小鼠进行的实验研究表明，当归的提取物当归多糖及当归组方制剂可通过调节 NF-κB 的表达，来抑制其炎症反应[②]。

3.藁本内酯 藁本内酯是一种从当归中提取的主要活性物质，具有抗炎、镇痛、抗氧化、神经保护等多种药理活性，在防治心脑血管疾病及各类痛症等方面有重要应用，还发现其对骨关节炎、骨质疏松和阿尔茨海默病等也有治疗作用。

（1）抑制软骨退变 软骨是由软骨细胞和细胞外基质组成的一种无血管、无淋巴的基质，主要成分是 Ⅱ 型胶原和软骨蛋白聚糖。软骨退变包括细胞外基质退变和软骨组织破坏。软骨细胞凋亡是导致软骨退变的主要因素，也是骨关节炎治疗的可能靶点。藁本内酯通过抑制 JNK 和 p38MAPK 途径保护软骨细胞免受刺激诱导的凋亡和关节软骨退变。还可通过 PI3K/Akt 途径激活 NF-κB，抑制细胞外基质降解。

（2）减轻软骨细胞炎症 IL-1β 是一种致炎细胞因子，广泛参与了人体组织破坏、水肿形成等多种病理损伤过程。IL-1β 显著诱导了 IKKα/β、IκBα 和 NF-κB p65 的磷酸化。藁本内酯通过抑制软骨细胞 NF-κB 信号传导，在基因水平上抑制了 IL-1β 刺激后 PGE$_2$、TNF-α 和 IL-6 等炎症因子的过度分泌，而同时在基因和蛋白水平上抑制了 COX-2 和 iNOS，减轻软骨细胞炎症反应。

（二）当归治疗骨关节炎的机制研究

现代研究发现，当归中富含苯酞类、有机酸及其酯类、多糖等多种化学成分，具有抗炎、镇痛、免疫调节、抗肿瘤、抗心血管疾病、神经保护和抗氧化等多种生物活性，具有抗氧化、提高巨噬细胞免疫应答和改善末梢神经、微循环等功能，其具体机制可通过 p38 丝裂原活化蛋白激酶信号通路、抗氧化应激损伤、调节炎症因子、抑制免疫细胞、调节脂肪因子功能等机制保护软骨，缓解炎症反应，改

① 刘军，陈廖斌，汪晖，等.当归多糖对大鼠骨性关节炎形态改变的影响 [J].武汉大学学报（医学版），2010，31（5）：608-612，710.
② 俞诗源，孟茹，李重阳，等.当归多糖对麻黄素小鼠肝组织抗氧化酶活性和 NF-κB、TNF-α 表达的影响 [J].西北师范大学学报（自然科学版），2015，51（1）：75-81.

善肥胖，调节雌激素，进而对骨关节炎产生防治作用；也可通过抗炎镇痛作用直接改善骨关节炎症状。未来通过对当归有效成分的深入研究及进一步开展临床研究，或可更加明确当归发挥治疗作用的物质基础及机制，为新药研发提供参考。

1. 保护软骨细胞 骨关节炎的主要症状是软骨及软骨下骨形态的改变和稳态平衡的破坏。在骨关节炎早期，软骨细胞发生肥大、凋亡等改变，使关节软骨受损，钙化软骨层高度矿化，继发软骨下骨异常重构，其生理屏障被破坏，血管、神经入侵，使骨软骨单元产生一系列生物力学及生物化学分子交流，加重骨关节炎的发生、发展。而当归可以通过 p38 丝裂原活化蛋白激酶（p38MAPK）信号通路、Wnt/β-catenin 信号通路、抗氧化应激损伤、调节 TGF-β 信号通路和促进软骨细胞增殖来保护软骨，继而延缓骨关节炎的发生发展。

（1）通过 p38MAPK 信号通路 Caveolin-1/p38MAPK 信号通路在软骨细胞损伤机制中影响最大。在骨关节炎的病程中，软骨和滑膜分泌的炎性因子 TNF-α、IL-1β 可以激活 p38MAPK 信号通路，促进 MMP-13 的表达。MMP-13 是诱发或加重软骨破坏的关键酶，在骨关节炎发生、发展的过程中扮演着重要的角色。当 p38MAPK 信号通路被阻断时，MMP-13 的表达水平明显降低。有研究发现，当归可以明显降低骨关节炎大鼠滑膜 p38MAPK 通路的信号因子 MMP-13 含量，且给药大鼠的膝关节病理改善显著，关节面光滑平整，软骨细胞形态得到好转[1]。证明当归通过阻断 p38MAPK 信号通路，降低 MMP-13 表达，进而在骨关节炎中发挥保护软骨细胞作用。

（2）通过 Wnt/β-catenin 信号通路 Wnt/β-catenin 信号通路及其相关产物可以影响软骨细胞的分化、成熟与凋亡。临床试验观察表明，当归提取物及其复方可以抑制 Wnt/β-catenin 信号通路，改善关节功能，缓解关节疼痛[2]。

（3）通过抗氧化应激损伤 在骨关节炎病变过程中，关节软骨发生退行性改变。通过体外模拟氧化环境，给予当归多糖干预大鼠关节软骨细胞，结果发现：当归多糖通过提高超氧化物歧化酶的活性，诱导超氧自由基发生歧化反应，清除骨关节炎引起的过量超氧自由基，对软骨细胞起到抗氧化、抗坏死作用，从而保护软骨细胞。当归能逆转 TNF-α 导致的细胞骨架重排，使骨架蛋白（F-actin）排列在细胞周围，并可以降低氧化低密度脂蛋白导致的 ICAM-1 表达增加，逆转

① 孙亮亮，章煌杰，鲁琛，等. 补肾活血中药"杜仲-当归"治疗骨性关节炎的作用及机制研究 [J]. 中华中医药学刊，2019，37（11）：2639-2644，2826-2828.
② 韦国雨，陈清雄，唐永亮，等. 基于 Wnt-β-catenin 信号调控 BMP-2 表达探讨当归四逆汤防治类风湿关节炎临床研究 [J]. 中华中医药学刊，2017，35（1）：243-246.

TNF-α 导致的 ICAM-1 重排，当归抗氧化的作用可能与这些作用有关。

（4）调节 TGF-β 信号通路　TGF-β 信号通路是影响软骨的重要通路之一，它可以调节软骨细胞的分化功能，影响骨关节炎的发展；而 TGF-β1 是此通路的效应因子之一。多项实验研究发现，当归注射液及其提取物可以降低 TGF-β1 的表达水平。

（5）促进软骨细胞增殖　软骨细胞增殖过程中表达 II 型胶原（type II collagen，COL2）和 XI 型胶原（type XI collagen，COL11），两者是细胞外基质的组成成分，细胞在停止增殖后会在骨骺软骨中发生肥大分化，进而表达 COL10 和基质金属蛋白酶（MMPs），这一生理过程有助于软骨降解和骨替代的发生。建立体外培养关节软骨细胞实验显示，中药当归注射液可有效地促进软骨细胞增殖，减缓骨关节炎关节软骨的退变。从而证实当归注射液可有效地防治骨关节炎。在细胞和分子水平研究其保护软骨、防治骨关节炎的作用与机制，为当归注射液在临床进一步的应用提供理论依据。

2. 缓解炎症反应

（1）调节炎症因子　细胞因子与骨关节炎的发病关系密切，在骨关节炎的发生、发展中，分解性细胞因子远远多于合成性细胞因子，造成软骨细胞坏死。当归能够显著改善软骨细胞代谢进而发挥抗骨关节炎的药理作用，并作为中药治疗有抗炎的效果。多项实验证明，当归提取物及其药对配伍可以有效调节炎症因子的产生。当归多糖可以显著减少 IL-1β 和 TNF-α 的释放，从而减轻炎症反应，当归与黄芩组合的药对通过影响 IL-1β 的表达而调节免疫功能。当归贝母苦参煎剂可以通过减少炎症细胞因子 IL-1β 的产生来治疗慢性炎症。当归拈痛汤能有效降低大鼠踝关节的 IL-1β 和 TNF-α 水平，进而缓解炎症反应。

（2）抑制免疫细胞　当归还可以通过抑制免疫细胞而缓解滑膜病变。滑膜炎在骨关节炎患者中出现的比例十分高，滑膜病变甚至可以出现在软骨病变前。骨关节炎患者滑膜中存在多种免疫细胞，其中辅助性 T 细胞 17（Th17）产生的细胞因子 IL-17 等具有明显促炎和破坏软骨作用，是骨关节炎严重程度的重要指标。国内多项实验发现，当归及其药对可以通过抑制 Th17 免疫应答，进而减少促炎因子 IL-17 等的产生[1]。

（3）抑制核转录因子 -κB（NF-κB）的表达　NF-κB 是细胞中具有转录功

---

[1] 王志旺，妥海燕，任远，等. 当归对阴虚哮喘小鼠模型 Th17 优势免疫应答的影响 [J]. 免疫学杂志，2016，32（1）：38-43.

能的一种蛋白质，是炎症反应基因内重要的转录激活因子，属 Toll 家族分子。现代研究认为，Toll 样受体 4 通路与炎症的发生联系密切，对骨关节炎的影响主要是在炎症反应方面发挥重要作用，TLR-4/MyD88/NF-κB 通路是介导上述反应的关键通路。在炎症等因素刺激下，细胞质中的抑制蛋白 IκB 被迅速磷酸化，同时释放 NF-κB 使之转入细胞核内，并结合于特定的 κB 序列上，同时启动炎症反应有关的基因转录，促进机体生成促炎细胞因子及氧自由基，加重炎症的发展[①]。

3. 改善肥胖　肥胖是导致骨关节炎的原因之一。一方面肥胖会引起体质量增加，增加机械负荷，导致关节软骨代谢稳态被破坏；另一方面脂肪因子［视黄醇结合蛋白 4（RBP4）、瘦素、脂联素、脂蛋白和抵抗素等］在软骨代谢稳态和炎症发生中有重要作用。国外研究发现，RBP4 是骨关节炎软骨细胞中最突出表达的脂肪因子，RBP4 的浓度和骨关节炎经典生物标记呈正相关，并与骨关节炎患者的 MMPs 相关。用当归注射液对脂肪肝大鼠进行干预治疗，结果发现治疗组大鼠的瘦素和体质量较模型组明显下降，证明当归可以通过调节脂肪因子功能改善肥胖。此外，当归具有润肠通便的功效，也对改善肥胖起到一定的作用。

4. 调节雌激素　流行病学发现，绝经期女性骨关节炎发病率较绝经前明显增加，提示雌激素与骨关节炎关系密切。多项实验证明，给予适量雌激素可以有效缓解骨关节炎的症状[②]。当归具有植物雌激素样作用。临床发现，当归复方可以有效改善绝经期女性骨质[③]。

5. 当归提取物抗炎镇痛作用

（1）当归提取物的抗炎活性　当归中富含苯酞类、有机酸、多糖等多种极性大小不同的活性成分，采用不同极性的有机溶剂进行提取，必然导致提取出的有效成分存在差异，进而引起其药理活性的改变。YANG 等[④]研究发现，与模型组相比，当归水提物能剂量依赖性地降低超高分子量聚乙烯（UHMWPE）诱导的 RAW264.7 细胞和小鼠炎症性骨溶解中炎症因子 TNF-α 和 IL-1β 含量；组织学分析显示，当归水提物高剂量给药组能显著抑制 UHMWPE 诱导的小鼠颅骨缝合区内的骨溶解，同时降低 UHMWPE 诱导的小鼠颅内破骨细胞数量；此外，微型计

① 俞诗源，孟茹，李重阳，等 . 当归多糖对麻黄素小鼠肝组织抗氧化酶活性和 NF-κB、TNF-α 表达的影响 [J]. 西北师范大学学报（自然科学版），2015，51（1）：75-81..
② 尚修帅，金文杰，陶海荣 . 雌激素与神经生长因子在骨关节炎疼痛中的作用机制 [J]. 国际骨科学杂志，2017，38（1）：38-41.
③ 张威，郑洪新 . 补肾健骨中药防治骨质疏松机制研究概况 [J]. 实用中医内科杂志，2018，32（11）：74-77.
④ Yang C, Niu S, Yu L, et al. The aqueous extract of Angelica sinensis, a popular Chinese herb, inhibits wear debris-induced inflammatory osteolysis in mice[J]. J Surg Res, 2012, 176(2): 476-483.

算机断层成像（CT）扫描结果显示当归水提物高剂量组能显著增加 UHMWPE 诱导的模型小鼠颅内骨矿物质含量（BMC）、骨密度（BMD）、骨体积与组织体积（BV/TV）及皮层平均厚度（CMT）。该研究提示当归水提物可通过抑制炎症反应而发挥抗骨溶解作用。

（2）当归提取物镇痛活性　有学者们先后采用热板和压板测痛仪开展了当归水煮液对神经痛大鼠、炎症痛大鼠及正常大鼠痛觉调节作用的研究[①]。实验结果表明，不管是对神经痛模型大鼠、炎症痛模型大鼠或正常大鼠，与对照组相比，当归水煮液干预组大鼠左、右爪热板各时间点后爪缩爪反应潜伏期（HWL）均有显著性差异；且左、右爪压板各时间点亦有显著性差异。提示当归水煮液具有明显的镇痛作用。

6. 当归不同炮制品的抗炎镇痛作用　中药炮制是我国的一项传统制药技术，亦是中华民族历代医家智慧的结晶。中药经过加工炮制后，其化学成分、药性和临床功效都会发生显著变化。当归的常见炮制品有当归炭、酒当归、油当归和土当归等不同品种，在临床实践中被广泛使用。

（1）当归不同炮制品的抗炎活性　有研究发现，与空白组相比，生当归及酒炙当归的水提物均能显著抑制二甲苯诱导的小鼠耳肿胀；而土炒当归、当归炭水提物无显著性差异，说明炮制确实会引起不同炮制品之间药理活性的差异[②]。钟立甲等[③]采用代谢组学方法开展了当归不同炮制品挥发油对大鼠急性炎症反应影响的研究。结果显示：当归炭挥发油（C-VOAS）、酒当归挥发油（J-VOAS）、土当归挥发油（T-VOAS）和油当归挥发油（Y-VOAS）4 种当归炮制品挥发油均能显著抑制模型大鼠血浆中炎性介质 PGE_2、HIS、5-HT 和 TNF-α 的释放，且能显著抑制模型大鼠足肿胀度，其中以 C-VOAS 和 J-VOAS 的抑制作用最好，Y-VOAS和 T-VOAS 抑制作用次之。同时采用 GC-MS 法开展了 4 种当归炮制品挥发油干预机体代谢的研究，试验结果发现：与正常相比，大鼠急性炎症模型血浆中 14 个内源性差异代谢物的代谢被干扰；与急性炎症模型组相比，J-VOAS 和 C-VOAS能有效地回调多数代谢物水平，而 T-VOAS 和 Y-VOAS 的回调能力次之。该研究进一步证实不同的炮制处理可以影响当归药效发生一定程度的变化。以上研究结果均证实，当归经炮制后，其抗炎活性发生显著变化，可为揭示当归的炮制机

① 王颖，付立波. 当归对炎症痛大鼠的痛觉调节作用 [J]. 中国老年学杂志，2015，35（10）：2623-2624.
② 王雁梅，王瑞芳，王文宝，等. 当归炮制品抗血栓抗炎镇痛泻下作用的比较研究 [J]. 中国中医基础医学杂志，2015，21（8）：1011-1013.
③ 钟立甲，张文泉，华永丽，等. 代谢组学方法评价当归不同炮制品挥发油抗大鼠急性炎症作用的研究 [J]. 中国中药杂志，2016，41（11）：2061-2069.

制提供依据。

（2）当归不同炮制品的镇痛活性　王雁梅等开展了当归的4种不同炮制品水煮液对冰醋酸所致小鼠扭体反应的研究，试验结果表明：与空白组相比，当归各炮制品除当归炭外均能减少冰醋酸所致小鼠扭体次数，其中酒当归抑制作用最强，生当归次之，土炒当归最弱。该研究表明炮制确会引起当归镇痛活性有所改变。

（三）当归治疗骨关节炎的临床应用研究

活血化瘀类中药防治骨关节炎已有大量基础研究作为支撑。《医林改错》云："痹有瘀血。"瘀是贯穿膝痹整个阶段的病理产物，亦是病症加重的因素之一，由于过度劳损、气血亏虚，加之外伤、外邪侵袭，而致血行不畅，瘀阻血络成痹。因此，活血化瘀应贯穿骨关节炎治疗的整个过程，通过行气活血、化旧去腐的治疗手段可祛除膝关节内沉积的瘀血及其他病理产物，同时化生新血及新组织，从而发挥祛瘀生新、滑利关节的作用。目前，临床上常用于治疗骨关节炎的活血化瘀药物有当归、桃仁、儿茶、鸡血藤等；针对病程较长的患者，还可适当运用土鳖虫、莪术等破血之品。而当归现已做了大量临床研究。

1. 当归注射液　临床常用的为复方当归注射液，其主要成分为当归、川芎、红花，辅料聚山梨酯80、氢氧化钠，主要有效成分为羟基红花黄色素A、绿原酸、阿魏酸和咖啡酸，现代药理研究表明：当归的主要药理作用为降低血小板聚集及抗血栓形成，对细胞免疫功能有一定的促进作用，明显促进机体的体液免疫反应，具有抗炎、镇痛、抗菌等作用。川芎的主要药理作用为抑制血小板聚集和抗血栓的形成，增强再生障碍性贫血骨髓造血细胞和基质细胞黏附分子的表达，改善外周血液循环，改善微循环，有利于造血细胞的增生；对中枢神经系统有镇静、镇痛的作用，有解除平滑肌痉挛的作用。红花的主要药理作用为抑制血小板聚集，抗血栓形成，增强机体抗应激能力，对机体具有一定的免疫调节作用，具有抗炎镇痛、抗过敏、抗氧化作用。复方当归注射液穴位注射联合"筋肉骨"辨证论治膝骨关节炎，能够改善膝关节功能，提高股四头肌的肌力。

2. 治疗骨关节炎以当归为主的有效用方　中医学将骨关节炎归于"痹证""骨痹""历节风"等范畴。《素问·痹论》最早提出"骨痹"这一病名。王清任《医林改错》中也有瘀血致痹一说。肾主骨生髓，肝主筋，脾主肌肉，故本病的病因病机为肝肾亏虚、气血不足而致筋脉失养拘急，风、寒、湿邪内侵致筋脉不通，气血瘀滞为痛。强调肝肾亏虚为本，感受风、寒、湿外邪，气血瘀滞为标。单补肾不能祛除关节之邪，仅活血通脉则不能兼顾病本，二者结合则可使肾气旺盛，经络通畅，气血复荣，筋膜坚韧有力，肢节滑利。因而临床上治疗骨关节炎的有效用方大多以活血化瘀、祛风寒湿、补益肝肾为主。而当归被广泛应用其中，作为君药或臣药发挥活血祛瘀、补益气血的功效。祛风胜湿剂加味当归四逆汤治疗寒湿痹阻型骨关节炎具有明显疗效，其能缓解膝关节疼痛，改善关节功能，且无明显的毒副作用，是治疗膝骨关节炎寒湿痹阻证的有效良方，且当归拈痛汤配合西药治疗膝关节骨关节炎风湿热痹证临床疗效显著。

（四）小结

综上所述，骨关节炎的发病率逐年增加，其发病机制仍不明确。当归既可调血治疗骨关节炎因风、寒、湿邪导致的血瘀，又可补血治疗因肝脾肾亏虚而致的血虚，对肝肾亏虚型和血瘀致痹型骨关节炎的治疗发挥着标本兼治的作用，且具有无成瘾性、无耐药性、可持续性、整体调节及不良反应少等优势。现代药理研究表明，当归对骨关节炎具有抑制炎症、抗氧化应激、调节软骨代谢平衡、改善局部微循环、镇痛等作用，尤以其主要有效成分当归多糖、阿魏酸、藁本内酯等通过抗氧化及抗炎镇痛等作用来减轻软骨退变，延缓骨关节炎进展。临床研究也表明当归注射液及大量含当归的有效用方对骨关节炎治疗确有疗效，以当归配伍的中药复方可作为一种有效的临床思路应用于骨关节炎的治疗上，具有较高的临床意义。

尽管目前不乏关于当归治疗骨关节炎的研究，但还存在以下不足之处：①研究主要集中在提取物或有效组分，单体化合物研究仅涉及藁本内酯和 FA，其他成分研究相对较少。②当归抗炎机制研究主要集中在 NF-κB、MAPK 和 STAT 等信号通路中相关蛋白表达和炎性因子释放等方面，其他细胞介质和信号通路研究不足，需要进一步深入开展。③当归镇痛活性及其作用机制的研究主要集中在提取物或不同炮制品，单体化合物的研究较少。④目前关于当归的镇痛活性主要集中在对炎性痛、痛经及神经性疼痛方面的研究，且多数镇痛实验结果是基于对动物的行为学观察进行评判，对其机制研究主要集中在对体内炎性因子和趋化因子等的产生和释放方面，缺乏对其他细胞介质和信号通路的研究，且当归究竟是外周镇痛还是中枢镇痛尚无定论。相信随着当归抗炎镇痛活性的深入研究，其有效成分及作用机制将会更加明确，可为当归的进一步合理开发和利用奠定基础。

临床上要充分利用药物的七情配伍加强当归的治疗作用。如独活寄生汤中，当归养血活血、调和血脉，川芎行气开郁、活血止痛，两者配伍，具有行气活血、散瘀止痛的功效。又如活络效灵丹中，当归补血活血、化瘀止痛，配伍丹参协同活血祛瘀之功效，用于治疗瘀血阻滞为病机的疼痛。当归与丹参配伍后阿魏酸的浓度显著高于当归单煎液，提示当归与丹参相配伍，可以提高阿魏酸的溶出率，增强疗效。还有当归与乳香、没药配伍，能活血祛瘀、行血止痛、消痈散疖，治疗气血瘀滞证。因此，对新药及复方的开发也为骨关节炎治疗的研究提供了新思路。

二、当归治疗骨关节炎的网络药理学研究

（一）材料与方法

1. 筛选骨关节炎的差异表达基因　从 GEO 数据库获得一组骨关节炎患者软骨组织基因表达的芯片数据（https://www.ncbi.nlm.nih.gov/geo/；编号 GSE75181）[①]。数据集包含 48 个样本，其中选择 12 个正常样本和 12 个经 IL-1β 处理的样本。下载 GSE75181 数据集的基因矩阵文件，用 LIMMA 软件包进行标准化，包括背景校正、标准化和归一化。平台注释文件用于注释探针并删除那些与基因不匹配的探针（基因符号）。对于针对同一基因的多个探针，以不同探针的平均值作为该基因的表达值。根据标本是否经 IL-1β 处理分为两组：非对照组和对照组。对于表达的差异，使用 LIMMA 软件包计算非对照和对照样本表达的 P 值和差异倍数（FC）。选择校正后 P 值 <0.05 和 $|\log_2 FC| > 2$ 作为筛选差异表达 mRNA 的阈值。

2. 当归的活性成分收集与筛选　使用 TCMSP 数据库，从数据库中选出 OB ≥ 30%、DL ≥ 18% 的化合物，同时结合文献与基因芯片结果进一步筛选有效化合物。

3. 复方 – 疾病交集基因的获取　应用 R 语言的 Draw Venn Diagrams 工具对"1"与"2"中获取到的疾病靶点与药物靶点进行处理，获得交集基因靶点，并输出 Venny 图展示。

4. 当归活性成分 – 靶点调控网络的构建　用 Perl 软件处理数据，导入 Cytoscape，得到丹参活性成分 – 靶点调控网络，利用 CytoHubba、CytoNCA 插件得出核心成分。

5. 当归与骨关节炎靶点蛋白相互作用网络（PPI）的构建　将共同靶点导入 STRING 网站，筛选条件为"Homo sapiens"种属，依据 DC、BC 值来筛选，下载

---

① von Mering C, Jensen LJ, Snel B, et al. STRING: known and predicted protein-protein associations, integrated and transferred across organisms[J]. Nucleic Acids Res; 2005, 33: D433-D437.

PPI 网络图，得到核心靶点。

6.分子对接　为进一步探究当归对骨关节炎的调控作用，将"4"中获取的主要化学成分与筛选得到的核心靶点进行分子对接验证。从 PubChem 数据库查询"4"中关键成分结构，优化结构并保存为 mol 格式。从 PDB 数据库下载核心靶点的 3D 结构，保存为 PDB 格式，使用 PyMol 软件删除蛋白结构的水分子和小分子配体，并导入 AutoDockTools 进行加氢等预处理。将活性成分和靶点蛋白均转换成 pdbqt 格式文件。最后运行 AutoDockTools 对活性成分和靶点蛋白分别进行对接，保存最低结合能数据作为分子对接的结果。结合能越低，表明活性成分与靶蛋白的结合力越强，一般认为结合能 $\leq$ –5.0kJ/mol 的药物分子与靶点具有较好的结合活性。

（二）结果

1.骨关节炎的差异基因　数据集包含 48 个样本，其中选择 12 个正常样本和 12 个经 IL–1β 处理的样本，借助 R 语言分析共获得 642 个显著改变与影响的基因，其中上调基因数为 422 个，下调基因数为 220 个，绘制骨关节炎差异基因的火山图、热图，详见图 6–5、图 6–6。

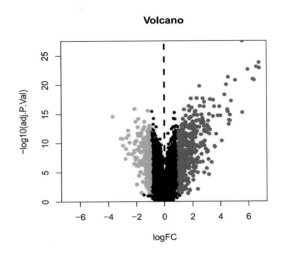

图 6–5　火山图

红色的点代表上调基因；绿色的点代表下调基因；黑色的点代表非差异基因

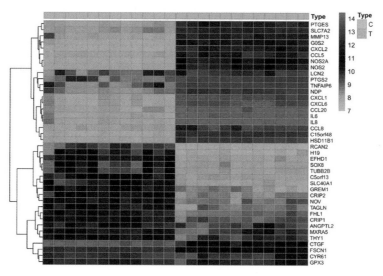

图 6-6　热图

C 为正常组；T 为患病组

2. 当归中药物活性化合物分析　依据 DL ≥ 0.18，OB > 30%，获得候选活性分子。再结合查询文献结果，共筛选得出当归中的活性化学成分 3 个，见表 6-2。

表 6-2　当归的活性化学成分

编号	化学成分	OB	DL
MOL000358	beta-sitosterol	36.91	0.75
MOL000449	stigmasterol	43.83	0.76
MOL000360	ferilic acid	18.41	0.21

3. 当归作用靶点的预测与活性成分 - 靶点网络图的构建　应用 R 语言的 Draw Venn Diagrams 工具对获取到的疾病靶点与药物靶点进行处理，获得交集基因靶点为 32 个，并输出 Venny 图展示（图 6-7）。

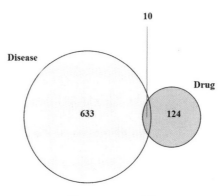

图 6-7　Venny 图

黄色部分为疾病芯片差异基因的靶点数量；蓝色部分为复方的靶点数量；中间交集处为交集靶点数量

结合芯片结果将 TCMSP 数据库有效成分预测模型配对分析后，得到有对应靶点的活性成分 3 个，再利用 Cytoscape 3.2.1 软件构建当归的活性成分与交集基因靶点的网络图（见图 6-8）。

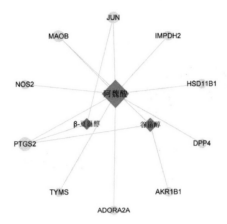

图 6-8　当归活性成分 – 靶点网络图

矩形为有效成分；椭圆为交集基因

4. 蛋白 – 蛋白互作网络及网络拓扑分析　将"当归"与"骨关节炎"的共同靶点导入 STRING 数据库构建蛋白 – 蛋白互作网络（PPI），使用 Cytoscape 3.8.2 软件运用 HPRO、BIND、DIP、MINT、INTACT 和 BIOGRID 等数据库对结果做可视化分析及后续的网络拓扑分析，通过 PPI 蛋白互作网络分析得到疾病相关靶点 679 个，靶点与靶点相互关系 10250。采用 CytoNCA 根据网络节点的拓扑属性经 DC、BC 值筛选后排除无关节点发现关键节，最终确定 RAF1，见图 6-9。

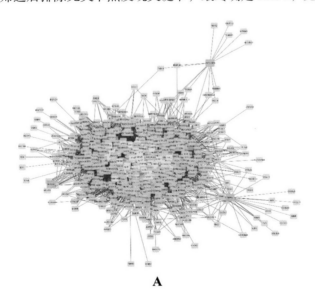

A

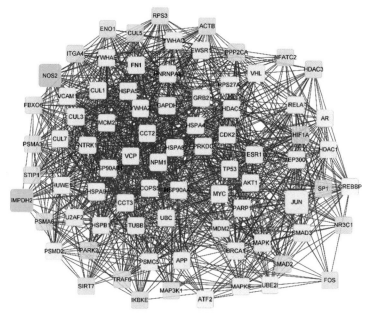

B

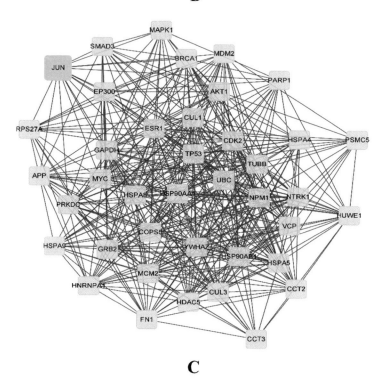

C

图 6-9　PPI 蛋白互作网络及网络拓扑分析

A 为 PPI 初始网络（672 nodes and 10250 edges）；B 为设定 DC 值大于 61 的 PPI 网络（80 nodes and
1251 edges）；C 为设定 BC 值大于 40 的 PPI 网络（40 nodes and 445 edges）

5.分子对接分析 依据活性成分－共同靶点网络图的节点度值排名，将主要活性成分当归多糖与 degree 靠前的蛋白 JUN 进行分子对接。由分子对接结果可知，化合物与目标受体蛋白对接的结合能小于 –5kJ/mol，说明分子与目标受体能较好结合，见图 6-10。以上结果间接证明，当归含有的活性成分当归多糖可通过核心靶点 JUN 发挥治疗骨关节炎的作用。

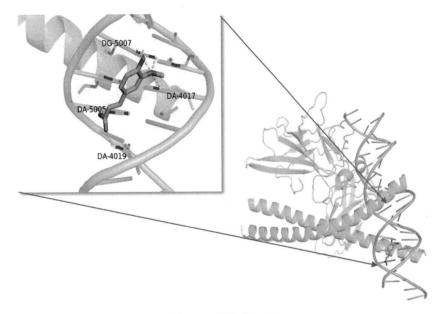

图 6–10 阿魏酸 –JUN

图中较大分子为靶点蛋白；较小分子为活性成分

（三）讨论

骨关节炎属于中医学"痹证"范畴。《素问·痹论》云："风寒湿三气杂至，合而为痹。""以冬遇此者为骨痹。""痹在于骨则重。"现多称之为"骨痹"。中医学认为，肝肾气血亏虚为发病的内在因素，风寒湿热、外邪、外伤、劳损为外在因素，痰瘀阻滞是主要病机。《类证治裁·痹证》曰："痹久必有瘀血。"有医家认为瘀血贯穿整个骨关节炎病程始终。骨关节炎相关证型研究则显示瘀血痹阻是主要证型之一，因此活血化瘀为治疗骨关节炎的重要方法。

当归为伞形科多年生草本植物，以其干燥根入药，具有补血活血、调经止痛、润肠通便的功效，为妇科圣药，素有"十方九归"之称。本研究利用网络药理学筛选出当归治疗骨关节炎的有效成分及靶点。根据"药物－活性成分－靶点"关系图，当归的主要有效成分为阿魏酸、β－谷甾醇、豆甾醇，按 degree 大小值，把阿魏酸作为当归的主要功能成分，其具有清除自由基、抗氧化、抑制血小板集聚、抗凝血、改善血液流变学特征、抗炎、解痉镇痛等作用，可通过直接消除自由基、抑制超氧自由基引起的膜脂质过氧化反应和自由基反应等多种机制拮抗自由基对组织的损害。研究发现玻璃酸钠联合阿魏酸钠关节腔注射治疗膝骨关节炎的效果较单纯使用玻璃酸钠效果更佳，提示其机制可能与阿魏酸钠抑制关节腔内炎性细胞因子、抗氧化和抑制自由基作用有关。

Du Kewei[①] 等研究发现阿魏酸通过 SIRT1/AMPK/PGC-1α 信号通路抑制软骨细胞变性，提示阿魏酸可破坏引起软骨细胞死亡的信号传导途径来延缓软骨退变。用不同浓度的阿魏酸注射液干预大鼠，疗效无明显差别，可见当归注射液中还含有其他有效的治疗成分。依据网络药理学结果，可以考虑 β- 谷甾醇、豆甾醇等有效成分。由 PPI 网络分析可知 JUN 为其关键靶点，Greenberg 研究小组的研究结果提示：MEKK1-MKK4-JNK 通路在细胞凋亡信号转导中起重要作用，激活的 JNK 可进一步使核内 c-Jun 等转录因子活性增强。而 JNK 促进细胞凋亡的机制有二：一是上调促凋亡蛋白的表达，JNK 通过使转录因子复合物 AP-1 活性增强，进一步促进 p53、Bax、FasL、TNF 等促凋亡蛋白的表达；二是作用于线粒体，如 Bax、Bak 等促使细胞色素 C 释放入胞浆，细胞色素 C 和 caspase-9 结合，最终作用于 caspase-3，激活的 caspase-3 与凋亡底物结合引起细胞凋亡。而结合分子对接结果显示，受体阿魏酸能跟配体蛋白 JUN 高效对接。因此认为当归治疗骨关节炎可能是其中的有效成分阿魏酸通过调节 JUN 的表达，进一步影响细胞凋亡来发挥治疗骨关节炎的作用。

综上所述，本研究借助网络药理学初步分析发现，当归的主要活性成分为阿魏酸、β- 谷甾醇、豆甾醇等，涉及治疗骨关节炎的 JUN、MAPK1、PARP1 等可能为关键靶点，结合分子对接结果，本研究认为当归治疗骨关节炎可能是其中的有效成分阿魏酸通过调节 JUN 的表达，进一步影响细胞凋亡来发挥治疗骨关节炎的作用。这在一定程度上验证了当归作为临床治疗骨关节炎常用药的可行性，也为今后开展相关实验研究和药物开发提供了理论依据。由于关于当归的临床和实验研究及各数据库的局限性，以及中药在临床治疗中需要辨证论治来使用等诸多因素影响，今后仍需要不断地深入开展相关研究。

---

① Du K, Fang X, Li Z. Ferulic acid suppresses interleukin-1-induced degeneration of chondrocytes isolated from patients with osteoarthritis through the SIRT1/AMPK/PGC-1 signaling pathway[J]. Immun Inflamm Dis, 2021, 9(3): 710-720.

第三节 独 活

一、独活治疗骨关节炎相关研究进展

独活是伞形科植物重齿毛当归的干燥根。其性微温，味辛、苦，具有祛风湿、止痹痛等功效。史书记载，独活可散伏风，祛风湿，止痹痛，治疗风寒湿痹。独活入肾经，而肾主腰膝，故主治部位在腰及下肢，善行祛腰膝筋骨间风寒湿邪所致的下焦病证，如腰膝痹痛、两足痛痹、足趾肿胀等。现代药理研究表明，独活具有抗炎、镇静、镇痛、催眠、降压、抗心律失常、抗凝血、抗肿瘤等药理作用[1]。实验证实，中、高剂量的独活能抑制蛋清所诱导的大鼠足趾肿胀，大鼠关节炎的原发性和继发性肿胀及小鼠腹腔毛细血管的通透性，证实独活有抗风湿性关节炎的作用；且独活对 COX-1 和 COX-2 有不同程度的抑制作用，在相同剂量时，独活对 COX-2 的抑制率大于 COX-1；此外，高剂量的独活挥发油还具有镇痛作用。

（一）独活治疗骨关节炎主要有效成分研究

独活的有效化学成分主要包括香豆素类和挥发油类，还有少量甾醇和糖类成分。

1. 香豆素类　独活的主要有效化学成分为香豆素类，其中蛇床子素的含量最高。蛇床子素具有抗肿瘤、杀菌、抗炎镇痛、保护中枢神经系统、预防骨质疏松等作用。郑春松等[2]研究表明，独活治疗骨关节炎疼痛的主要药效物质基础为香豆素类化合物和酚类化合物，药物的关键作用靶点为 IL-1β 和 IL-6。蛇床子素能够有效抑制大鼠血清中 IL-1β、TNF-α 及 IL-6 水平来保护大鼠软骨的功能；且能够有效降低大鼠血清中 MMP-3、MMP-9 及 MMP-13 水平，从而有效缓解大鼠软骨基质的降解；还通过显著降低 PI3K/Akt/NF-κB 信号通路关键蛋白 PI3K、p-Akt 及 p-NF-κB 蛋白的表达以达到缓解大鼠关节软骨退变的目的。

2. 挥发油类　独活挥发油（volatile oil of angelica，VOOA）具有抗炎、镇痛、调节成骨细胞及破骨细胞等药理作用，可能对骨关节炎具有潜在的治疗作用。研

---

[1] 周璐丽，曾建国. 独活化学成分及药理活性研究进展 [J]. 中国现代中药，2019，21（12）：1739-1748.
[2] 郑春松，付长龙，叶锦霞，等. 独活治疗骨关节炎疼痛的计算机模拟研究 [J]. 中医正骨，2017，29（7）：1-4.

究表明，独活挥发油可通过影响骨关节炎发生促进因子 IL-1 及骨关节炎发生保护因子 TGF-β 的表达来发挥抗炎作用，减慢关节软骨的退变[①]；研究证实独活挥发油具有较强的镇痛消炎作用[②]；独活挥发油高、低剂量组能够明显抑制大鼠蛋清致炎后足肿胀[③]。

（二）独活治疗骨关节炎的机制研究

独活的有效成分香豆素类化合物具有通过抑制破骨细胞的形成而减少骨质的丢失，促进成骨细胞的增殖而促进骨胶原的合成，有效防治类固醇性骨质疏松的作用；同时具有明显的抗炎效果。香豆素具有钙离子拮抗剂的作用，可抑制钙离子经钙通道进入细胞，维持胞质内的钙离子浓度在合适的水平，进而抑制细胞凋亡。独活通过直接或间接参与软骨细胞的增殖、凋亡，还通过调节炎症反应干预软骨细胞的功能。独活寄生汤是首载于中医典籍《备急千金要方》中的治疗名方，长期应用于骨关节炎的治疗。相关研究表明，独活寄生汤能够通过抑制炎性细胞因子、基质金属蛋白及氧自由基的生物效应，达到降低软骨细胞炎症反应和维持软骨基质降解与合成平衡的作用，有效延缓软骨退变[④]。

1. 促进软骨细胞增殖　骨关节炎发病与软骨细胞及软骨下骨的退变有关。人转录因子 9（SOX-9）、骨形态发生蛋白（BMP）、沉默信息调节因子 1（SIRT1）及 TGF-β 的表达可刺激软骨细胞的增殖与分化，此外，软骨中的主要成分 II 型胶原和蛋白聚糖的含量也可作为反映骨关节炎进展趋势的指标。

以膝骨关节炎患者血清中 BMP-2 mRNA 为观察指标进行临床试验，对照组予以口服塞来昔布胶囊联合关节腔注射玻璃酸钠治疗，观察组在对照组治疗的基础上予以独活寄生汤治疗 5 周，结果表明独活寄生汤能缓解患者疼痛症状，改善膝关节活动度，观察组患者膝关节血清中 BMP-2 mRNA 水平与对照组比较显著减低。以独活寄生汤含药血清为培养体系对大鼠膝关节软骨细胞进行体外传代培养，48h 后检测发现细胞核内 SOX6 分布明显增多，细胞内 II 型胶原和蛋白聚糖的表达也均高于 0.9% 氯化钠溶液对照组。

2. 抑制软骨基质降解　软骨基质由软骨细胞分化产生，主要成分是 II 型胶原

① 艾青青，高必兴，兰志琼，等 .GC-MS 分析康定独活根中的挥发油成分 [J]. 成都中医药大学学报，2016，39（1）：15-17.
② 卢伟伟，于笑霞，章鹏，等 . 通痹胶囊联合甲氨蝶呤治疗类风湿性关节炎的疗效和安全性比较 [J]. 内蒙古中医药，2017，36（12）：82-83.
③ 周璐丽，曾建国 . 独活化学成分及药理活性研究进展 [J]. 中国现代中药，2019，21（12）：1739-1748.
④ Zheng CS, Xu XJ, Ye HZ, et al. Computational approaches for exploring the potential synergy and polypharmacology of Duhuo Jisheng Decoction in the therapy of osteoarthritis[J]. Mol Med Rep, 2013, 7(6): 1812-1818.

和蛋白聚糖，它的降解与损伤是导致骨关节炎发病的基本病理之一。一些信号通路可激活基质金属蛋白酶家族，间接导致细胞外基质的转化分解，比如 MMP-3、MMP-13。因此，可通过检测以上指标判定独活寄生汤对于软骨基质降解作用的影响。

独活寄生汤灌服膝骨关节炎大鼠 8 周，以 Masson 染色观测胶原变化，以ELISA 法检测Ⅱ型胶原降解与合成标志物Ⅱ型胶原 C 端肽（CTXⅡ）和Ⅱ型胶原C 前肽（CPⅡ）。与正常组和模型组比较，治疗组Ⅱ型胶原及 CPⅡ含量显著增加，CTXⅡ含量显著降低，并得出结论独活寄生汤可通过抑制软骨基质主要成分丢失，从而有效减轻膝骨关节炎大鼠关节软骨基质破坏。

3. 抑制软骨细胞凋亡 健康的软骨细胞内即存在凋亡现象，正常的凋亡现象有利于维持关节功能及结构稳定，但凋亡过度则会引起软骨退变。凋亡相关的调控因子及通路众多，如抗凋亡蛋白 Bcl-2、内质网应激型 NO 途径、滑膜炎症相关的 Fas 途径、PERK/Bip 信号通路、抗凋亡通路 PI3K/Akt 途径等，作用机制复杂，共同组成控制凋亡的机制网络。

PERK/Bip 蛋白可感受内质网应激反应，在内质网应激状态下，大量未折叠蛋白与 PERK 竞争并与 Bip 结合，由此激活 PERK 信号通路，不仅可以抑制抗凋亡因子 Bcl-2 的表达，还通过一系列反应激活 caspase-3 启动凋亡。为研究独活寄生汤对骨关节炎大鼠 PERK/Bip 信号通路的影响，将独活寄生汤按剂量分为高、中、低组（分别为 33.48、16.72、8.37g/kg），干预寒冷刺激下造模的骨关节炎大鼠，测得高剂量组的大鼠血清内 IL-1β、TNF-α 等与炎症相关的因子表达明显低于模型组；PERK、Bip 及 caspase-9 等关键调控因子的蛋白表达水平也较模型组明显减低。证明独活寄生汤可减轻关节炎症，并抑制 PERK/Bip 凋亡通路。体外建立内质网应激性凋亡的软骨细胞模型，并将独活寄生汤分为高、中、低（500μg/mL、400μg/mL、300μg/mL）3 种浓度进行干预，结果发现独活寄生汤可上调 Bcl-2、XBP1 等抗凋亡蛋白和基因的表达，同时下调 caspase-3、caspase-9、Bax 等促凋亡蛋白及基因的表达，从而抑制内质网应激型凋亡通路。

4. 调控相关信号通路 关节软骨损伤可引起无菌性炎症信号通路被激活，在膝骨关节炎患者的关节滑液中含有较正常人更高水平的炎症因子，如 TNF-α、一氧化氮（NO）、白介素中的 IL-1、IL-6 等，参与关节局部炎症反应，诱发生成破骨细胞。这些炎症因子与某些小分子 RNA 共同作用，还可引起丝裂原活化蛋白激酶（MAPK）信号通路及 NF-κB 信号通路等被激活。

（1）NF-κB 信号通路　有学者以 SD 大鼠膝骨关节炎动物模型为研究对象，观察应用独活寄生汤对 miR-146a/-155 及其调控的 NF-κB 通路和 p38MAPK 通路的影响，Real-time PCR 结果表明独活寄生汤能显著抑制 miR-155、NF-κBp65 和 p38MAPK 基因表达，促进 miR-146a 基因表达；免疫组化检测表明独活寄生汤能抑制 NF-κBp65 和 p38MAPK 蛋白表达；同时 ELISA 结果提示独活寄生汤可有效抑制诱导型 iNOS、COX-2、MMP-3 和 MMP-13 表达。以上表明独活寄生汤可通过调控 miR-146a/-155-NF-κB/p38MAPK 信号通路，抑制膝骨关节炎炎症反应。

（2）Wnt/β-catenin 信号通路　采用独活寄生汤对骨关节炎大鼠进行关节腔注射，不仅可以改善骨关节炎模型大鼠膝关节肿胀程度，而且血清中骨形态发生蛋白 -2（BMP-2）、MMP-3、MMP-9 的表达水平也有不同程度的降低。说明独活寄生汤可以下调 Wnt/β-catenin 信号通路，为独活寄生汤治疗骨关节炎提供一定的研究借鉴意义。

（3）Znic/ZIP8 信号通路　有学者通过研究独活寄生汤含药血清，得出结论认为独活寄生汤可以降低由 IL-1β 诱导的炎症状态下软骨细胞内 Zn^{2+} 的浓度，并且成量 - 效关系；独活寄生汤含药血清对 ZIP8 mRNA 及蛋白表达水平具有明显抑制作用。因此，可初步认为独活寄生汤可通过调控 ZIP8 蛋白的表达，维持细胞内 Zn^{2+} 的稳态，从而抑制 MTF1 和基质金属蛋白酶的转录与激活，达到延缓关节软骨退变的作用。

（4）SDF-1/CXCR4 信号通路　有实验观察独活寄生汤对膝骨关节炎大鼠的影响，得出结论认为独活寄生汤是通过调节滑膜组织中 SDF-1 和软骨组织中 CXCR4 的表达，进而调节软骨组织中 MMP-3、MMP-9 和 MMP-13 的表达，起到防治膝骨关节炎的作用。有学者观察独活寄生汤治疗肝肾亏虚型骨关节炎患者血清、关节液，得出结论认为独活寄生汤治疗肝肾亏虚型膝骨关节炎疗效明显，可能与抑制 SDF-1/CXCR4 信号通路，减轻软骨组织炎症反应有关。

（5）PI3K/Akt 信号通路　PI3K/Akt 信号通路具有促进软骨细胞增殖和抑制自噬的作用。激活的 Akt 可以通过磷酸化作用于多种相关下游靶分子，如 Bad、NF-κB、mTOR 和 caspase-3 等，调节软骨细胞存活、自噬与凋亡，介导软骨组织损伤过程。激活 PI3K/Akt 信号通路促进软骨中胶原降解 MMP-13 的表达，导致软骨细胞的肥大分化显著提前，促进前成骨细胞和间充质干细胞的分化。PI3K/Akt 信号通路表达的下调可抑制软骨细胞增殖，引起软骨组织肥大细胞分化延迟、促进软骨细胞凋亡等软骨损伤性改变。独活寄生汤可促进 IL-1β 诱导后软骨细胞的生长，有效降低炎症状态下软骨细胞 TNF-α 的分泌，调节 IL-1β 诱导的软骨细胞中 PI3K、Akt 蛋白及 mRNA 表达，对损伤的软骨细胞有治疗作用。

（三）独活治疗骨关节炎的临床应用研究

骨关节炎在中医学中属于"痹证"范畴。中医学认为该病的病机为风寒湿三气杂至，侵袭经络，气血闭阻不畅，致气血瘀滞，从而引起关节疼痛、屈伸不利等。肾主骨，肝主筋，痹证日久，必损伤肝肾，消耗气血，引起肝肾两虚、气血不足而发病，治宜祛风散寒利湿、益肝肾、补气血。独活在临床运用中通常用于复方独活寄生汤加减。独活寄生汤方中独活为君药，性善下行，善治伏风、除久痹，可祛风寒湿邪。

（四）小结

独活中的有效化学成分香豆素类化合物和挥发油成分均可以抗炎镇痛，对缓解软骨基质降解和软骨退变有一定作用，对骨关节炎的治疗起到了不可或缺的作用。独活在分子层面通过对相关靶点及通路的调控作用，能有效抑制炎症反应，充分发挥其对骨关节炎的治疗作用。中医药在治疗骨关节炎的发生发展中具有极大的潜力，复方独活寄生汤在临床运用广泛，相比手术具有低风险的显著优势，在治疗骨关节炎方面确有广阔的前景，应当进一步加强研究力度，充分研发并实现更广泛的临床应用。

二、独活治疗骨关节炎的系统药理研究及体外实验验证

（一）材料与方法

1.动物 4 周龄 SPF 级雄性 SD 大鼠 6 只，体质量（90±5）g，购自上海 SLAC 实验动物有限公司［实验动物使用证号：SCXK（SH）2017-0005］。本研究由福建中医药大学动物伦理委员会批准。涉及动物的实验符合中国科技部 2006 年版"实验动物保护和使用指南"。

2.筛选药物活性成分 根据已发表的文献和 TCMSP 数据库中的初步信息，将药名"独活"输入到 TCMSP 数据库的搜索窗口中，筛选出 OB ≥ 30%、

DL ≥ 18% 的化合物供进一步研究 [1]。

3. 筛选药物靶点 利用 STITCH 数据库对独活有效成分的潜在靶标进行鉴定。STITCH 是一个通过实验、数据库和文献证据探索和预测化合物和蛋白质之间相互作用的数据库。本研究将活性成分输入 STITCH 数据库，筛选置信分数 > 0.4 的独活目标蛋白进行进一步分析。

4. 检索骨关节炎相关靶点 骨关节炎相关靶点是从 Open Targets Platform 数据库和 DrugBank 数据库检索并收集的。将疾病名称"osteoarthritis"输入 Open Targets Platform 数据库的搜索窗口，收集目标蛋白进行进一步分析。DrugBank 数据库包含有关药品和药物靶点的信息，以"osteoarthritis"为关键词，搜索、筛选、和收集治疗骨关节炎的已知药物靶点。随后，本课题组选取与独活靶点重叠的蛋白进行进一步研究。

5. 构建化合物 – 靶点网络 为了揭示独活治疗骨关节炎的主要活性成分和调控机制，利用 Cytoscape 3.7.2 软件构建了独活治疗骨关节炎的"成分 – 靶点网络"示意图。

6. 构建靶点蛋白互作网络 为了鉴定并筛选靶蛋白中的关键蛋白，使用检索相互作用基因和蛋白的搜索工具（STRING v11.0；http://string–db.org/）并用 Cytoscape 3.7.2 对其进行可视化，建立了靶点蛋白质网络互作网络示意图。

7. 基因功能富集分析 用 clusterProfiler 分析基因功能和信号通路的富集情况。通过靶蛋白基因列表，clusterProfiler 使用基因本体论（GO）数据库来分析这些基因的生物学功能和信号途径富集。

8. 骨关节炎基因芯片分析验证靶蛋白 从 GEO 数据库获得一组骨关节炎患者软骨组织基因表达的芯片数据（https://www.ncbi.nlm.nih.gov/geo/；编号 GSE75181）[2]。数据集包含 48 个样本，其中选择 12 个正常样本和 12 个经 IL–1β 处理的样本。下载 GSE75181 数据集的基因矩阵文件，用 LIMMA 软件包进行标准化，包括背景校正、标准化和归一化。平台注释文件用于注释探针并删除那些与基因不匹配的探针（基因符号）。对于针对同一基因的多个探针，以不同探针的平均值作为该基因的表达值。根据标本是否经 IL–1β 处理分为非对照组和对照组两组。对于表达的差异，使用 LIMMA 软件包计算非对照和对照样本表达的 *P*

[1] Yue SJ, Liu J, Feng WW, et al. System Pharmacology-Based Dissection of the Synergistic Mechanism of Huangqi and Huanglian for Diabetes Mellitus[J]. Front Pharmacol, 2017, 8: 694.
[2] von Mering C, Jensen LJ, Snel B, et al. STRING: known and predicted protein-protein associations, integrated and transferred across organisms[J]. Nucleic Acids Res; 2005, 33: D433-D437.

值和差异倍数（FC）。选择校正后 P 值 < 0.05 和 $|\log_2 FC| > 1$ 作为筛选差异表达 mRNA 的阈值。

9. 关键靶点和化合物的分子对接　Blind Docking 在线工具用于分子对接实验。本课题组从 PubChem 数据库下载了活性成分的晶体结构，从 PDB 数据库获得关键靶蛋白的结构；使用 Discovery Studio 软件修改蛋白质结构以实现分子对接；去除了所有的水分子和配体，并添加了必要的氢原子；将得到的受体和配体结构上传到盲对接服务器进行对接计算，选择结合能最低的构象为最佳构象。

10. 独活提取物的制备与分析　独活从福建中医药大学附属国医堂医院购买。原药材经福建中医药大学药理教研室许文博士鉴定为独活。将独活（500g）粉碎成细粉，用 4L 的 80% 乙醇煮 2 次，1h，收集乙醇提取物，过滤。滤液在 50℃ 减压条件下浓缩至 500mL，浓度为 1g/mL，采用高效液相色谱法，采用 Agilent1200 型高效液相色谱系统（Agilent Technologies, Inc.）测定提取液中谷甾醇的含量。Thermo Scientific™ BetaSil™ C18　柱（4.6mm×150mm，5μm；Thermo Fisher Scientific Inc.）。柱温 35℃，进样量 10μL，流动相为 100% 甲醇，流速为 1.0mL/min。紫外检测波长为 210nm，检测时间为 0 ～ 30min。

11. 软骨细胞的分离与培养　从 4 周龄 SD 大鼠膝关节软骨分离软骨细胞。大鼠腹腔注射戊巴比妥钠 30mg/kg 麻醉后，快速断头处死之后分离和培养软骨细胞。

12. 构建退行性软骨细胞模型　第 3 代软骨细胞用 10ng/mL IL-1β 干预 24h，构建退变软骨细胞模型。

13. 实验分组　分为 5 组：①正常对照组；②退变软骨细胞组；③退变软骨细胞＋独活提取物 1μM 组；④退变软骨细胞＋独活提取物 5μM 组；⑤退变软骨细胞＋独活提取物 25μM 组。各组干预时间均为 24h。

14. Real-time PCR　干预 24h 后，用 TRIzol 试剂盒提取各组软骨细胞总 RNA。根据生产厂家的说明书，在 PCR 扩增器中将 RNA 反转录成 cDNA。引物序列为前列腺素内过氧化物合成酶 2（PTGS2），正向 5'-AGCACAATAGACGCCCAAGA-3'，反向 5'-GGAGTCAAAGCATAGTCTTCA-3'；β-actin，正向 5'-ACCACTGGCATTGTGATGGA-3'，反向 5'-CGCTCGGTCAGGATCTTCT-3'。β-actin 为本次实验内参。实验重复进行 3 次，根据 3 次实验的独立测量结果，以平均值和标准差的形式表示基因表达率。采用 $2^{-\Delta\Delta Ct}$ 法对实验结果进行分析。

15. Western blot 实验　RIPA 法提取各组总蛋白，采用 BCA 法进行蛋白定量。按每孔 20μg 上样，电泳（20V 10min、80V 30min、110V 60min），转膜，室温摇

床封闭 1h，4℃摇床孵育一抗 PTGS2 抗体（1∶1000）、β-actin 抗体（1∶2000）过夜，TBST 荡洗后室温摇床孵育二抗 1h，TBST 荡洗后滴加 ECL 发光液显影，Image Lab 分析条带。

（二）结果

1.独活的活性成分和潜在靶点　通过上述方法检索并筛选出独活的活性化合物 9 种。9 个组分在 SINTCH 数据库中进行检索，其中 8 个活性成分在人体内共有 30 个靶蛋白。其中，欧前胡素 5 个，异欧前胡素 7 个，谷甾醇 14 个，二氢欧山芹醇 9 个，香独活内酯 D2 个，香独活内酯 G1 个，独活酮 5 个，香豆素 8 个。这 8 个活性成分的 ADME 属性如表 6-3 所示。

表 6-3　独活 8 种活性成分的 ADME 属性

分子 ID	分子名称	OB	DL
MOL001941	欧前胡素	34.55	0.28
MOL001942	异欧前胡素	45.46	0.27
MOL000358	谷甾醇	36.91	0.23
MOL003608	二氢欧山芹醇	60.04	0.29
MOL004777	香独活内酯 D	34.85	0.3
MOL004778	香独活内酯 G	46.03	0.29
MOL004780	独活酮	30.99	0.26
MOL004792	香豆素	57.12	0.27

2.骨关节炎相关蛋白的筛选与鉴定　通过检索 Open Targets Platform 和 DrugBank 数据库，本课题组筛选出 20 个与骨关节炎治疗严格相关的靶点（图 6-11A）。如图 6-11B 所示，已经建立了组件 - 目标网络。8 个组成部分中有 7 个有与骨关节炎相关的目标。在这 7 种成分中，谷甾醇（度数值 = 11）可能在骨关节炎的治疗中起重要作用，其次是二氢欧山芹醇（度数值 = 7）和香豆素（度数值 = 6）。所有成分均与 PTGS2 连接，提示独活可能是 PTGS2 的潜在抑制剂。

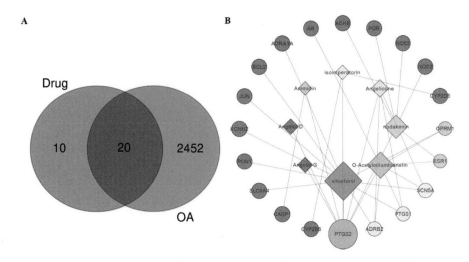

图 6-11　独活治疗骨关节炎的有效成分和潜在靶点的 Venn 分析和网络分析

A 为基于 Open Targets Platform 和 DrugBank 数据库的独活目标蛋白和骨关节炎相关蛋白的维恩图。B 为独活治疗骨关节炎的复方靶点网络，方形节点代表化合物，圆形节点代表靶点，节点大小与度数值成正比。OA，骨关节炎；PTGS2，前列腺素内过氧化物合成酶 2；NOS3，一氧化氮合酶 3；CYP2B6，细胞色素 P4502B6；AChE，乙酰胆碱酯酶；ESR1，雌激素受体 1；SLC6A4，溶质载体家族 6 成员 4；CYP2D6，细胞色素 P450 2D6；NOS2，一氧化氮合酶 2；OPRM1，阿片受体 μ1；CASP1，caspase 1；AR，雄激素受体；PTGS1，前列腺素内过氧化物合成酶 1；PON1，氧化酶 1；AD1A，肾上腺素 α1A；ADRB2，肾上腺素能受体 β₂；KCNH2，钾电压门控通道成员 2；OPRM1，阿片受体 μ1；CASP1，caspase 1；AR，雄激素受体；PTGS1，前列腺素内过氧化物合成酶 1；PON1，氧化酶 1；ADRA1A，肾上腺素 α1A；ADRB2，肾上腺素能受体 β₂；KCNH2，钾电压门控通道成员 2；OPRM1，阿片受体 μ1；CASP1，caspase 1；AR，雄激素受体；PTGS1，前列腺素内过氧化物合成酶 1；ADRA1A，肾上腺素 α1A；ADRB2，肾上腺素 β₂；KCNH2，钾电压门控通道 2；OPRM1，阿片受体 μ1；CASP1，caspase 1；AR，雄激素受体；SCN5A，钠电压门控通道 α 亚基 5

3. 靶蛋白互作网络分析　通过 Cytoscape 软件，将 STRING 数据库获得的结果进行可视化分析（图 6-12A）。根据靶蛋白之间的连接度构建了条形图（图 6-12B）。结果表明，一氧化氮合酶 3（NOS3）、PTGS2 和细胞色素 P4502B6（CYP2B6）是该网络的中枢靶标，具有较高的度数值。

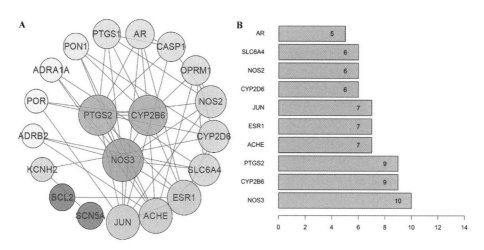

图 6-12　靶蛋白互作网络分析

A 为使用 Cytoscape 构建的目标 – 目标交互网络, 节点的大小与其度数成正比; B 为目标之间的关联度的条形图

4. 信号通路富集分析　用 R 中的 clusterProfiler 软件包进行靶点功能特征的 GO 分析, 阈值设为 $P \leq 0.01$。GO 分析的结果表明, 75 个 GO 术语在 "生物过程" 中得到了富集。图 6-13 提供了 P 值最显著的前 20 项。独活的神经递质代谢过程、对营养水平的反应和一氧化氮代谢过程是独活的功能作用之一, 这可能解释了其抗炎作用。

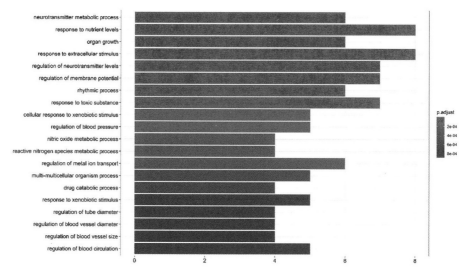

图 6-13　来自 GO 分析的前 20 个生物过程术语

Y 轴表示生物过程; X 轴表示富集到的基因数量与上传的基因总数的比率; 柱状图的颜色表示 P 值的显著程度

5. 基因芯片分析验证靶蛋白　从两组软骨样本中共鉴定出 665 个差异表达

基因。如图 6-14 所示，与独活的中枢靶点相比，IL-1β 处理组 PTGS2 显著上调
（adj.p.val < 0.05；|log₂FC| > 1）。

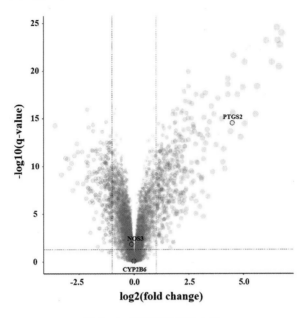

图 6-14　基因芯片的火山图

红点表示上调基因（adj.p.val < 0.05，|log₂FC| > 1）；绿点表示显著下调的基因（adj.p.val < 0.05，
|log₂FC| < -1）；灰点表示无明显变化的基因

6. 分子对接　在两个关键目标的活性位置使用 Blind Docking 在线工具进行对
接研究，以调查有源组件与潜在目标 PTGS2（PDB 代码 5F19）和 NOS3（PDB 代
码 3NOS）之间可能的相互作用。通常结合能越低，分子之间的结合越紧密。本课
题组选择每个组分与靶之间的组分 - 靶复合物中最低结合能的构象，并在表 6-4
中列出了它们的结合能。

表 6-4　通过 Blind Docking 在线工具分析独活有效成分与蛋白质活性位点（PDB ID：5F19
和 3NOS）之间的最低结合能（kcal/mol）

化合物	PTGS2	NOS3
谷甾醇	-11.76	-10.67
二氢欧山芹醇	-9.12	-8.71
欧前胡素	-8.47	-8.16
独活酮	-7.71	-7.91
香独活内酯 D	-8.16	-7.34
香独活内酯 G	-8.12	-7.36
香豆素	-9.13	-9.31
异欧前胡素	-7.62	-8.19

在表 6-4 中可以看到在所有活性成分中，谷甾醇和中心靶点贡献的构象具有最高的结合能。本课题组使用 Discovery Studio 可视化谷甾醇与关键靶蛋白的结合模式。谷甾醇在 PTGS2 活性位点的结合模式如图 6-15A 的三维模型所示，二维图如图 6-15B 所示。谷甾醇与 B 链上的 ASN537 残基相互作用，B 链上的 GLY533 残基有两个氢键，与 Phe142 和 LEU145 氨基酸残基有两个疏水相互作用。谷甾醇在 NOS3 活性位点的结合模式如图 6-15C 的三维模型所示，二维图如图 6-15D 所示。谷甾醇显示 B 链上 Trp356 残基存在静电相互作用。参与相互作用的其他重要残基是 A 链上的 Ala423、Met358、VAL185、VAL418、Cys184、Phe353、Arg183、Met339、Phe473、Ala181、Trp178 和 PRO334。这些相互作用增加了两个分子之间的结合亲和力。

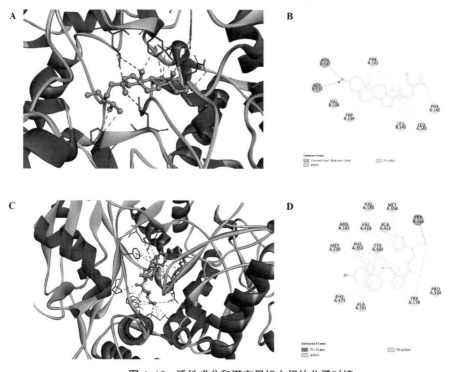

图 6-15 活性成分和潜在目标之间的分子对接

A 为谷甾醇在蛋白质 PTGS2 活性位点结合模式的三维模型，活性部位的氨基酸残基用管表示，而化合物用球表示；B 为蛋白质 PTGS2 活性位点谷甾醇的二维图；C 为谷甾醇在 NOS3 蛋白活性位点结合模式的三维模型；D 为 NOS3 蛋白活性位点谷甾醇的二维图

7. 独活提取物中有效成分的分析 HPLC 分析表明，独活提取物含有谷甾醇（图 6-16A 和图 6-16B），网络分析和分子对接证实谷甾醇是治疗骨关节炎的重要活性化合物，可能与其抗炎活性有关。

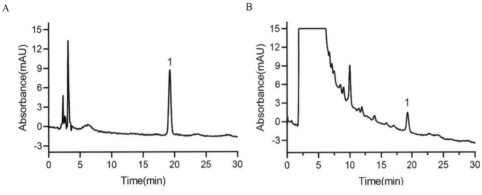

图 6-16 高效液相色谱分析示意图

A 为谷甾醇的色谱图；B 为独活 80% 乙醇提取物的色谱图。1，谷甾醇；mAU，毫升吸光度单位

8. 独活提取物对退变软骨细胞模型中基因和蛋白表达的调节作用 为验证独活提取物对退行性软骨细胞炎症因子的影响，先用 10ng/mL IL-1β 处理大鼠软骨细胞 24h，再用独活提取物（1、5、25μM）作用 24h，如图 6-17 所示，IL-1β 组 PTGS2 表达明显高于正常组，与基因芯片分析结果一致。同时，独活提取物能显著降低 IL-1β 诱导的退变软骨细胞 PTGS2 的表达（$P < 0.05$），提示独活提取物中的某些活性成分能够抑制退变软骨细胞 PTGS2 的表达。检测 PTGS2 蛋白表达以验证独活对退变软骨细胞的影响（图 6-18A 和图 6-18B）。与正常组比较，IL-1β 诱导的退变软骨细胞 PTGS2 蛋白表达明显增加（$P < 0.01$）；与退变软骨细胞组比较，独活 1、5、25μM 组 PTGS2 蛋白表达明显减少（$P < 0.05$）。

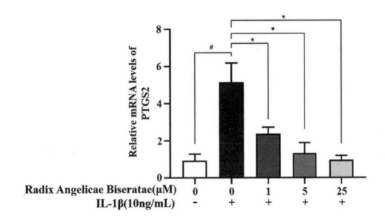

图 6-17 独活提取物抑制 IL-1β 诱导的大鼠软骨细胞炎症因子表达

用 10ng/mL IL-1β 处理软骨细胞 24h，再用独活提取物（1、5、25μM）作用 24h，Real time PCR 检测软骨细胞 PTGS2 mRNA 水平。与正常组相比，[#]$P < 0.05$；与退变软骨细胞组相比，[*]$P < 0.05$

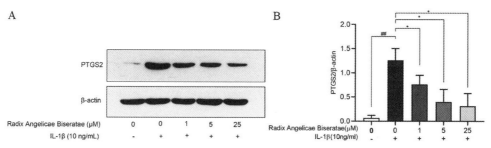

图 6-18 经 IL-1β 和 / 或独活提取物处理的软骨细胞 PTGS2 蛋白表达

A 为具有代表性的 Western blot 图像；B 为目的蛋白定量表达水平。与正常组相比，$^{##}P < 0.01$；与退变软骨细胞组相比，$^{*}P < 0.05$

（三）讨论

系统药理学方法是一种应用生物信息学研究药理学的方法，它为拓展中药有效成分在治疗多种复杂疾病中的应用提供了一种系统的手段。骨关节炎是一种常见的慢性关节病，具有足以影响患者生活质量的疼痛和功能障碍等症状。独活作为一种治疗骨关节炎的中草药已有数百年的使用历史，但其作用的分子机制尚不完全清楚。

本研究以系统药理学为基础，从 ADME 系统评价、网络分析、通路分析、分子对接等方面对独活治疗骨关节炎的有效成分和潜在靶点进行评价，筛选出 8 个活性成分，并与 30 个与骨关节炎相关的不同靶点相互作用。根据组分 – 靶网络模型的分析，谷甾醇的靶连接数最多（度值＝ 11），其次是二氢欧山芹醇（度值＝7）和香豆素（度值＝ 6）。谷甾醇在体内具有广泛的生物学功能，如抗肿瘤、抗氧化、抗糖尿病、抗炎和降低胆结石活性。结合本研究的分子对接结果，本课题组认为谷甾醇是独活治疗骨关节炎的关键活性成分。

PTGS2 是环氧合酶 –2（COX–2）的编码基因，COX–2 是骨关节炎抗炎治疗的重要靶点，也是关节软骨退化的主要炎症因子之一。NOS3 编码的一氧化氮合酶（NOS）也是骨关节炎发生发展过程中的重要炎症介质。它可以促进微环境中一氧化氮（NO）的产生，增加活性氧（ROS）的产生，并诱导软骨细胞凋亡。CYP2B6 属于细胞色素 P450 超家族酶，与药物代谢密切相关。最近的一项研究表明，CYP2B6 可以影响炎症刺激下 NO 的代谢[1]。本研究表明，PTGS2、NOS3 和 CYP2B6 是独活治疗骨关节炎的潜在靶点，在靶点互作网络中具有较高的价值。

---

[1] Lee CM, Tripathi S, Morgan ET. Nitric oxide-regulated proteolysis of human CYP2B6 via the ubiquitin-proteasome system[J]. Free Radic Biol Med, 2017, 108: 478-486.

基因芯片分析显示，与非对照组相比，退变软骨细胞组 PTGS2 高表达。RT-PCR 和 Western blot 证实独活提取物在体外能抑制 PTGS2 在软骨退变模型中的表达，提示独活部分活性成分可能通过抗炎作用发挥治疗骨关节炎的作用。

结合分子对接结果，谷甾醇可能成为 NOS3 和 PTGS2 的潜在抑制剂，谷甾醇可能对骨关节炎有抗炎作用。富集分析结果表明，独活通过调节药物代谢、炎症、免疫等多条途径发挥其对骨关节炎的药理作用。

总之，谷甾醇是独活治疗骨关节炎的关键活性成分。独活提取物可降低退变软骨细胞 PTGS2 的表达，这可能是独活抗炎治疗骨关节炎的机制之一。不过，这项研究是基于数据挖掘分析和体外实验，结果还需要通过体内实验进一步验证。